国家科学技术学术著作出版基金资助出版

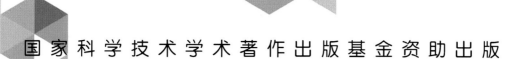

血管外科疾病图解

Atlas of Vascular Disease

主　编　刘　鹏　温见燕
副主编　潘　琳　叶志东　樊雪强

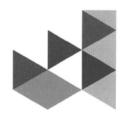

国家国际科技合作专项项目（NO:2013DFA31900）

人民卫生出版社

图书在版编目（CIP）数据

血管外科疾病图解/刘鹏，温见燕主编. —北京：
人民卫生出版社，2017
ISBN 978-7-117-23325-5

Ⅰ.①血… Ⅱ.①刘…②温… Ⅲ.①血管外科学-
图解 Ⅳ.①R654-64

中国版本图书馆 CIP 数据核字(2017)第 071425 号

| 人卫智网 | www.ipmph.com | 医学教育、学术、考试、健康，购书智慧智能综合服务平台 |
| 人卫官网 | www.pmph.com | 人卫官方资讯发布平台 |

血管外科疾病图解

主　　编：刘鹏　温见燕
出版发行：人民卫生出版社（中继线 010-59780011）
地　　址：北京市朝阳区潘家园南里 19 号
邮　　编：100021
E - mail：pmph @ pmph. com
购书热线：010-59787592　010-59787584　010-65264830
印　　刷：三河市宏达印刷有限公司（胜利）
经　　销：新华书店
开　　本：889×1194　1/16　　印张：31
字　　数：982 千字
版　　次：2017 年 5 月第 1 版　2017 年 5 月第 1 版第 1 次印刷
标准书号：ISBN 978-7-117-23325-5/R·23326
定　　价：246.00 元

打击盗版举报电话：010-59787491　E-mail：WQ @ pmph.com
（凡属印装质量问题请与本社市场营销中心联系退换）

编 者 (以姓氏汉语拼音为序)

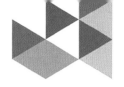

陈　洁　中日友好医院
陈　卓　中国中医科学院西苑医院
崔向宁　中国中医科学院广安门医院
崔艺耀　中日友好医院
董　哲　中日友好医院
鄂亚军　河北大学附属医院
樊雪强　中日友好医院
高艳香　中日友好医院
郭　静　中日友好医院
郭　毅　北京清华长庚医院
韩金涛　北京大学第三医院
韩伟强　中日友好医院
华　扬　首都医科大学宣武医院
孔　杰　中日友好医院
李金勇　中日友好医院
李　丽　北京大学医学部
李　选　北京大学第三医院
林　凡　中日友好医院
刘昌伟　北京协和医院
刘　鹏　中日友好医院
刘晓飞　中日友好医院
娄晋宁　中日友好医院
马　博　中日友好医院
聂强强　中日友好医院
潘　琳　中日友好医院
钱松屹　中日友好医院
任师颜　中日友好医院
宋江平　中国医学科学院阜外医院
苏　伟　北京清华长庚医院
孙　光　中日友好医院
孙宏亮　中日友好医院
孙维梁　中日友好医院

田　艳　中日友好医院
田　宇　中日友好医院
王　程　北京大学医学部
王　非　中日友好医院
王　峰　中日友好医院
王　峰　大连医科大学附属第一医院
王凤林　中日友好医院
王　谦　中日友好医院
温见燕　中日友好医院
吴立玲　北京大学医学部
武敬平　中日友好医院
徐　浩　中国中医科学院西苑医院
徐荣伟　中日友好医院
杨煜光　中日友好医院
叶志东　中日友好医院
殷小平　河北大学附属医院
于长安　中日友好医院
张建彬　中日友好医院
张伟丽　中国医学科学院阜外医院
张文健　中日友好医院
张小明　北京大学人民医院
赵　红　中国医学科学院阜外医院
赵元立　首都医科大学附属北京天坛医院
甄雅南　中日友好医院
郑金刚　中日友好医院
郑　敏　中日友好医院
郑　夏　中日友好医院
周　允　中日友好医院
邹英华　北京大学第一医院
Huei-Sheng Vincent Chen　美国印第安纳大学医学院
Tarik Tihan　美国加州大学旧金山分校

3

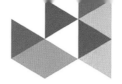

主编简介

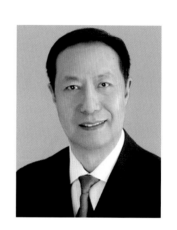

刘鹏,主任医师,教授,北京协和医学院、北京大学医学部博士生导师。中日友好医院心血管病中心主任,心脏血管外科·电化疗科主任。

两届中国医师奖获得者,国家卫生计生突出贡献中青年专家突出贡献奖,作为国内较早开展颈动脉内膜切除术治疗颈动脉狭窄的专家之一,在外周动脉合并冠状动脉病变的联合治疗方面有着丰富的经验,其开展的颈动脉内膜切除同期冠状动脉搭桥治疗心脑血管并存动脉硬化疾病,有着很好的近远期疗效。同时在外周血管疾病的微创治疗、复合技术治疗、静脉曲张治疗以及血液透析通路建立维护方面成绩显著。

目前任中华医学会医学工程分会血管外科与组织工程专业委员会副主任委员、中华医学会外科分会血管外科学组委员、中国医师协会血管外科分会常委、中国医师协会心外科分会委员、中国医师协会腔内血管学专业委员会常委、中华医学会北京分会血管外科专业委员会常委、北京医师协会腔内与血管外科专家委员会副主任委员、北京医师协会心脏外科分会委员、国家科学技术奖评审专家。担任《中国心血管病研究杂志》常务编委、《介入放射学杂志》常务编委、《血管外科》编委、《中华胸心血管外科》编委。获得国家自然科学基金、科技部、卫生部科研基金项目 10 余项,在国家核心期刊发表论文 120 余篇,其中 SCI 22 篇,主编血管外科专著 3 部,参编 8 部,专利 1 项。

主编简介

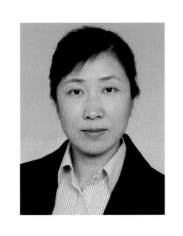

温见燕,副研究员,中日友好医院心脏血管外科。2006年毕业于北京协和医学院,2015年在加州柏南医学研究所完成博士后研究回国。主要从事心血管疾病相关的干细胞基础临床及转化研究,动脉粥样硬化临床和发病机制研究。利用可诱导的多潜能干细胞,构建心血管疾病相关的干细胞模型,在干细胞的定向诱导分化及谱系命运转归方面进行了深入研究,在利用分子生物学手段及干细胞技术研究血管疾病方面也取得了一定的成绩。现任中国生物化学与分子生物学会脂质与脂蛋白专业委员会青年委员(常委)、中国医药质量管理协会临床试验及大数据质量管理分会委员、国际心脏病学研究会会员、中国病理生理学会会员、《中国组织工程研究与临床康复》和《中国神经再生研究(英文版)》青年审稿人。先后发表论文近30篇,其中SCI论文14篇,主持国家自然科学基金3项,主持省部级课题4项,作为课题骨干参与国家级课题6项,主编著作1部,参编著作5部,申请专利5项。

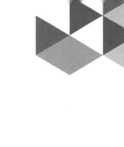

序

       血管外科是临床外科中的年轻学科,随着人民生活水平的大幅度提高、生活方式的改变及人口老龄化的到来,心血管疾病的发病率逐年升高,心血管外科已成为新兴的重要学科。国内外关于血管外科疾病的研究著作较多,但是尚缺乏从宏观到微观系统介绍血管外科疾病的专著。现在,我要向诸位推荐的正是这样一本好书。这本书是刘鹏教授及其团队以严谨、求实、孜孜不倦的态度,历时七年完成的临床与基础相结合研究的心血结晶,该书不仅包括血管疾病的临床表现、影像学检查、治疗方式,还包括手术标本肉眼观以及相对应的病理组织学改变。

       刘鹏教授是国内较早开展颈动脉内膜切除术治疗颈动脉狭窄的心血管外科专家,在同期颈动脉与冠状动脉手术治疗方面有着丰富的经验,同时他在外周血管疾病的微创治疗、复合技术治疗以及血液透析通路的建立与维护方面也成绩显著,积累了丰富的临床经验。多年来,刘鹏教授坚持临床与基础紧密结合的指导原则,开展了大量、系统的血管外科疾病诊疗工作。刘鹏教授不仅重视临床工作,还非常重视带领团队进行基础科学研究,《血管外科疾病图解》就是临床科研与基础科研紧密结合的硕果。书中不仅收集了大量典型病例的影像学检查、手术标本及其病理组织学改变,而且就相关疾病的蛋白分子作用机制进行了深入浅出的分析和研究。全书共分为12章,涵盖了血管外科的常见疾病,以新颖的撰写手法,通过采用直观易懂的鲜明图片,对疾病的症状和表现、影像学检查及外科诊断治疗都进行了系统而连贯的描述;此外,通过精湛的实验病理学技术与现代生物学技术的结合,准确地再现了血管外科疾病的病理组织学改变。该书还利用了血管外科疾病研究中的动物模型和细胞模型,展现了血管疾病的发生发展过程,并就内皮祖细胞、干细胞等技术在心血管疾病中的应用进行了简明阐述。为了帮助青年外科医师对血管疾病建立一个清晰的立体思维,书中采用大量丰富的原始研究图片直观展示血管疾病的发生与发展。

       《血管外科疾病图解》是刘鹏教授及其团队在心血管外科领域多年积累的原创性工作,该书内容系统全面,文字言简意赅,临床与基础紧密结合,写作方式新颖,图文并茂,从宏观到微观展现了血管外科疾病的发生与发展过程,是一本心血管外科专业源头创新的专著。本书包括大量清晰、详实的临床资料、影像学及病理图片,同时部分病例资料具有系统性及连续性,具有很高的学术水平和价值,在国内外同类专著中处于领先地位,具有重要的指导意义。该书能使从事血管外科相关专业的临床和科研工作者深入了解血管外科疾病的发生机制和外科治疗手段,从而实现对患者的精准医疗,同时对心血管外科青年医生、病理医生和医学研究生的培养具有重要意义,具有很高的临床和科研应用价值。

       我非常高兴地将该书推荐给所有与心脑血管疾病相关的临床医生,特别是心血管外科医生、病理医生,以及科研人员、医学研究生,期望更多的同仁与读者能从本书获益!

首都医科大学附属北京安贞医院血管外科 吴庆华

2017 年 4 月

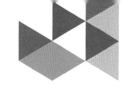

前　言

　　近20年来,随着我国经济的飞速发展,人们的生活方式及饮食习惯也发生了很大的改变,伴随人口老龄化的到来,我国慢性疾病的发病率逐年增加,如高血压、糖尿病、高脂血症、肥胖等。这些慢性疾病的最终发展阶段都会引起血管及相关脏器的病理改变,进而导致临床事件的发生,如心绞痛、急性心肌梗死、脑卒中、顽固性高血压等。作为一名在临床一线工作多年的心脏、血管外科医生,我们诊治了大量的心血管疾病患者。我们认为临床医生不仅要知其然,更要知其所以然。如何系统全面地把常见血管疾病从诊断、治疗、预防到微观病理组织学改变清晰立体地展现出来,是我们多年来的夙愿。本书的编写团队不仅有临床一线医生,还有在心血管疾病基础研究方面具有丰富经验,且具备相关临床专业背景知识的科研人员,正因为如此,我们心中酝酿许久的愿望才得以启动与实施。潘琳老师是造诣很深的实验病理学专家,多年来为我们积累了大量宝贵的病理学资料,为本书地顺利撰写奠定了坚实的病理学基础。我们经过反复斟酌、数易其稿,决定本书内容以临床、影像、病理和科研相结合,用叙事医学的方式来阐述血管外科疾病的发生和发展。

　　全书分为12章,章节内容按照从头颅到下肢的解剖学顺序展开,图文并茂地详细解析。全书共采用1200多幅原创图片和手术示意图,收集了大量临床具有代表性的血管外科典型病例,既有颈动脉狭窄、静脉曲张等常见病例,也有冠心病并存颈动脉狭窄的疑难病例;既有血液透析通路的静脉动脉化,也有支架内再狭窄等临床热点问题。每种疾病按照临床表现、影像学检查、治疗方法、病理组织学改变、动物实验、蛋白分子水平等从多层面来立体阐述血管外科疾病。通过对具体病例的分析,将患者的临床资料与疾病标本的病理组织学改变进行对比,以期帮助临床医生更全面清晰地认识血管疾病的发生和发展规律。

　　此外,由于收集的很多血管外科疾病手术标本属于疾病发展的终末阶段,在人体中很难观察到疾病较早期的演变过程,因此我们通过穿插介绍研究血管外科疾病的动物模型和细胞模型来清晰阐述疾病的发生与发展过程。同时,本书也介绍了我们利用干细胞技术对心血管疾病的发生及干细胞定向分化调控的机制,从科学研究和临床研究角度深入解析,以期帮助临床医生及研究人员更好地认识该技术未来在临床上的应用前景。

　　本书从开始筹备到完成撰写历时七年,实现了我们和其他编者多年的心愿,本书在编写过程中得到了诸多同仁、老师、同事、青年医师及研究生的大力支持,在这里要对各位编者的辛勤劳动表示衷心感谢! 感谢王泰龄教授对本书的人体病理图片进行审校! 感谢 Allen Yu 和 Laura Smales 对本书的英文部分进行校正!

　　医学是一门始终发展的学科,囿于水平,本书尚存在一些不足或瑕疵,衷心希望各位同仁与读者给予批评指正,让我们的图解进一步得到完善!

温见燕

2017 年 4 月

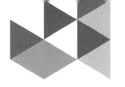

目　录

网络增值服务

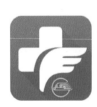

人卫临床助手

中国临床决策辅助系统

Chinese Clinical Decision Assistant System

扫描二维码，
免费下载

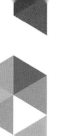
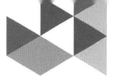

Contents

第一章　血管解剖组织学基础

▶

▶ 第一节　血管组织学

人体内的一切组织和器官原基均来自胚胎外、中、内三个胚层,心血管系统就来自中胚层。按构造功能不同,人体血管系统分为动脉、毛细血管、静脉三种,动脉起自心脏,在行程中不断分支,愈分愈细,最后移行为毛细血管,分布到全身各组织和细胞间。毛细血管再汇合成小静脉,在向心回流过程中不断接受属支,逐渐汇合成中静脉、大静脉,最后返回心脏。

一、动脉

在整个血管系统中,动脉壁表现出相同的组织结构和组成,由三层规律排列的细胞和基质纤维构成的结缔组织组成:内膜、中膜和外膜。

内膜由动脉壁最里面靠近管腔的一层延伸到内弹力膜。内膜的管腔面由血管内皮细胞排列组成。实际的内膜层非常薄,主要由内皮细胞、平滑肌细胞和结缔组织纤维构成;中膜从内弹力膜延伸到外膜。中膜含有血管平滑肌细胞、弹性蛋白以及高度有机排列的胶原纤维。在正常情况下,内弹力膜下方的组织基质中的平滑肌细胞不会受到流动血液的直接切应力。在较低的和生理压力下,中膜是动脉壁性能的主要决定因素,其组成和微结构确保了动脉的稳定性,弹性则保证了动脉的膨胀性和容量,同样也影响了动脉壁的力学承载负荷;外膜从外弹力层延伸到边界,这个血管边界难以界定,因为它通常与血管周围结缔组织相连。主动脉具有最少的外膜纤维结缔组织,大的肌性动脉则含有大量外膜弹性纤维和胶原纤维。一般来说,外膜细胞稀疏,主要由成纤维细胞组成。外膜含有滋养血管和神经,它们为外膜和中膜提供营养,并帮助调节中膜平滑肌功能。

动脉系统开始于主动脉和大动脉,它们的主要功能是为血液流向周围组织提供一个流通管道,并在心室射血间歇期保证脉搏的平顺。主动脉是血管系统的主干。它起自于左心室的上半部分,直径约 3cm。主动脉弓向后跨过左肺根部,在脊柱左侧下降,直径逐渐减小,在第四腰椎下缘终止,直径约 1.75cm,后分为左、右髂总动脉,标志着大动脉系统的开始。

由于主动脉和大动脉的直径较大,因此它们对血流的阻力很小。大动脉在心脏收缩期储存了大部分的血液量,并在舒张期将血液排走。它们还能调节心脏的每搏输出量。

小动脉是外周阻力的主要调节者,因为它们能够根据外周刺激显著改变直径。小动脉提供的阻力是通过其直径-压力关系起作用的,其顺应性取决于结缔组织和平滑肌细胞的数量、排列和形状,以及平滑肌细胞的活化水平。

微动脉是血管阻力的主要来源,控制着血流分布。异常的限制和扩张将分别导致体循环高压和低压。微动脉的平滑肌,还有小肌性动脉的平滑肌,调节着靶组织的血流量。

二、毛细血管

毛细血管负责血液和组织之间的营养物质和代谢产物的转运。它们的低血流速度和巨大面积易于对周围组织进行营养物质和氧的供应,促进了营养物质的吸收,以及废物和二氧化碳的排出。所有毛细血管的表面积和血容量显著高于主动脉,这也是毛细血管处血流速度和血压下降的原因。毛细血管有着很大的表面积/容量比,使营养物质能够通过毛细血管壁。毛细血管直径在 $4 \sim 5\mu m$ 不等,只有内膜层,该层由血管内皮细胞、基膜和被称为周细胞的不完整细胞层组成。共有三种类型的毛细血管:连续、带孔和非连续毛细血管。在连续性毛细血管,内皮细胞层和基膜起选择性过滤器的作用,使物质有选择地通过毛细血管壁。带孔毛细血管包含称为窗孔的小开口内皮,可以让血液和组织间液从毛细血管周围的组织中流进流出。非连续性毛细血管由带孔内皮细胞组成,该内皮细胞可能甚至没有形成一个完整的细胞层,其基膜也是不完整的。这种毛细血管形成了巨大的形状不规则的血管——血窦,血窦允许物质自由交换或血液和组织间细胞的自由交换,如在肝、脾、红骨髓等器官。

三、静脉

静脉血管源于毛细血管床,毛细血管床融合成为最小的静脉血管——微静脉。微静脉比毛细血管稍大,由周细胞或者偶尔由一些平滑肌细胞包围。微静脉含有特殊的内皮细胞,是炎症黏附和迁移进入组织间隙的主要位点。微静脉汇合组成小到中型的静脉。

静脉在中膜包含有平滑肌细胞带。外膜发育良好,在某些情况下含有纵向平滑肌束。除了头颈部,其他部位的静脉有静脉瓣膜。在内膜,松散的口袋形皱褶伸入血管腔形成瓣膜。瓣膜开口朝向心脏以引导血流往心脏方向流动。通常情况下,瓣膜由 $1 \sim 3$ 个袋形皱褶构成,如果血流方向逆转,血液填充瓣袋,闭塞管腔,以阻止血液逆流。

静脉作为贮存器官,容纳了返回心脏的多达 70% 的血容量。与动脉系统相比,静脉壁较薄,但直径较大,并且血管壁组织结构不清。静脉内膜既薄又窄,只有大静脉才含有明显的内皮下结缔组织。内弹力膜和外弹力膜缺失或非常薄。中膜比外膜薄,有时这两层往往融合到一起。

下肢静脉壁通常比上半身静脉壁厚。嵌入组织的静脉壁可能受到某种结构的支持,因为它们比那些不受支持的静脉壁要薄。最大的静脉存在于腹腔和胸腔,它们是没有瓣膜的。这些静脉在血管内膜中包含有内皮下结缔组织,它们的内膜和中膜都相当薄,包含有平滑肌束。外膜是逐渐过渡到周围结缔组织的。与同级动脉相比,大静脉壁中滋养血管的出现更为频繁,很可能是因为静脉血中氧分压较低的缘故。

▶ 第二节　血管解剖学

动脉与静脉通过心脏连通,全身血管构成封闭式管道。血液在其中循环流动,根据循环途径的不同,可分为体循环(大循环)和肺循环(小循环)两种(图 1-2-1)。

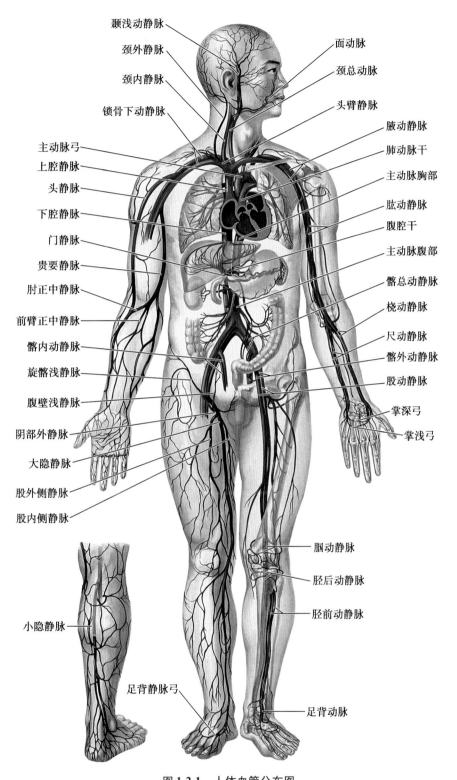

颞浅动静脉
颈外静脉
颈内静脉
锁骨下动静脉
主动脉弓
上腔静脉
头静脉
下腔静脉
门静脉
贵要静脉
肘正中静脉
前臂正中静脉
髂内动静脉
旋髂浅静脉
腹壁浅静脉
阴部外静脉
大隐静脉
股外侧静脉
股内侧静脉
小隐静脉
足背静脉弓

面动脉
颈总动脉
头臂静脉
腋动静脉
肺动脉干
主动脉胸部
肱动静脉
腹腔干
主动脉腹部
髂总动静脉
桡动静脉
尺动静脉
髂外动静脉
股动静脉
掌深弓
掌浅弓
腘动静脉
胫后动静脉
胫前动静脉
足背动脉

图 1-2-1　人体血管分布图
Figure 1-2-1　Distribution of human blood vessels

一、动脉

1. 肺循环的动脉　肺动脉干起自右心室,在升主动脉前方向左后上方斜行,至主动脉弓下方分为左、右肺动脉。

2. 体循环的动脉

（1）升主动脉:左、右冠状动脉

（2）主动脉弓:头臂干(右颈总、右锁骨下动脉)、左颈总动脉、左锁骨下动脉

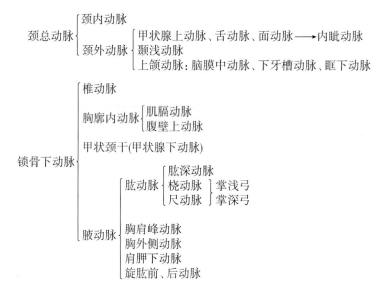

（3）胸主动脉

壁支:肋间后动脉、肋下动脉。

脏支:支气管支、食管支、心包支。

（4）腹主动脉

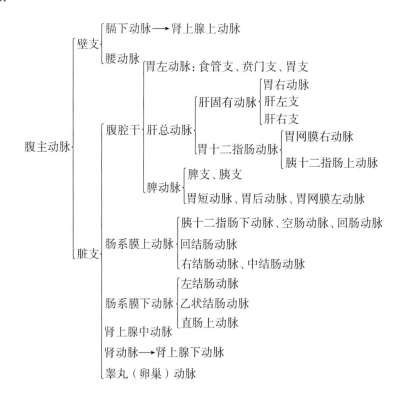

（5）髂总动脉

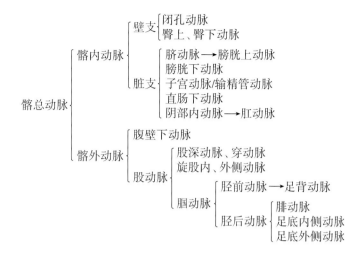

二、静脉

1. 肺循环的静脉 每侧两条,分别为左上、左下肺静脉和右上、右下肺静脉。肺静脉起自肺门,向内穿纤维心包,注入左心房后部。

2. 体循环的静脉

（1）上腔静脉系

1）头颈部的主要浅静脉

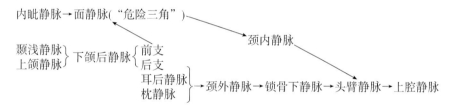

2）上肢的主要浅静脉

$$手背静脉网的桡侧→头静脉→腋静脉→锁骨下静脉→头臂静脉→上腔静脉$$
$$手背静脉网的尺侧→贵要静脉→肱静脉$$

（2）下腔静脉系

1）下肢的主要浅静脉

$$足背静脉弓内侧→大隐静脉→股静脉→髂外静脉$$
$$足背静脉弓外侧→小隐静脉→腘静脉$$

大隐静脉的 5 个属支:腹壁浅静脉、阴部外静脉、旋髂浅静脉、股内侧浅静脉、股外侧浅静脉

2）睾丸（卵巢）静脉

3）肝门静脉系

肝门静脉属支:肠系膜上静脉、脾静脉、肠系膜下静脉、胃左静脉、胃右静脉、胆囊静脉、附脐静脉

4）肝门静脉与上、下腔静脉的吻合:

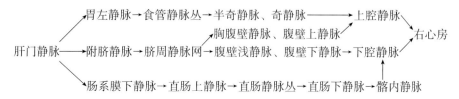

附:全身静脉回流概况表

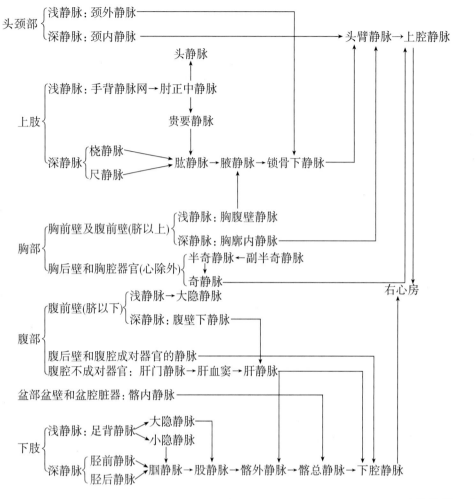

（徐荣伟　刘鹏）

参 考 文 献

郭光文,王序.人体解剖彩色图谱.北京:人民卫生出版社,1986.

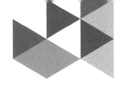

第二章 血管疾病概述

第一节 常见血管疾病

一、颈动脉狭窄性脑缺血

通常是指颅外段颈动脉管腔缩窄而引起的颅内缺血的一系列临床症状。病因包括动脉粥样硬化、大动脉炎、放疗损伤等。随着国内动脉硬化性疾病的发病率日益增高,颈动脉狭窄的发病率也逐渐增高,在60岁以上人群中患颈动脉狭窄者约占9%。动脉粥样硬化是血管系统疾病的主要病理基础,是从儿童时期开始并贯穿发展于整个成人时期的一种慢性血管炎症。其危险因素与全身动脉硬化的危险因素相同:吸烟、高血压、糖尿病、肥胖、高脂血症等,同时由于颈动脉血流动力学的特征,造成左侧颈动脉的血流不稳定,更容易形成涡流、湍流,使得左侧颈动脉狭窄的比例高于右侧。研究表明:脑缺血的发生与颅外颈动脉狭窄的程度以及局部斑块的性状有关,随着狭窄程度的增高,患者发生颈动脉狭窄相关性脑缺血的几率也逐渐增大,同时斑块的不稳定性也是导致患者出现脑卒中的重要因素,危险因素的控制以及他汀类调脂药物的应用可以降低脑卒中的发生率。颈动脉狭窄可以通过药物控制或外科手术及腔内介入支架的方式来治疗。

二、锁骨下动脉狭窄

锁骨下动脉狭窄,是指无名动脉或锁骨下动脉分出椎动脉之前的近心端发生狭窄或完全性闭塞,由于虹吸作用,引起患侧椎动脉血液逆流,反向供应缺血的患侧上肢,结果会导致椎-基底动脉缺血性发作和患侧上肢的缺血症状。部分因冠心病接受乳内动脉搭桥患者,如果存在重度锁骨下动脉狭窄和窃血现象,可出现心绞痛症状。病因包括动脉硬化、大动脉炎等。治疗方式包括解剖途径的血运重建(主动脉-锁骨下动脉人工血管转流术)或解剖外途径的血运重建,包括:锁骨下动脉转位术、腋-腋动脉转流术、颈-腋动脉转流术等。随着介入技术的发展,多数患者可以通过腔内的手段得以解决。

三、主动脉夹层

主动脉夹层是指由于内膜局部撕裂,在受到强有力的血液冲击时,内膜逐步剥离、扩展,在动脉内形成真、假两腔的分离状态。主动脉夹层是主动脉异常中膜结构和异常血流动力学相互作用的结果。常见的因素包括:马方综合征、先天性心血管畸形、特发性主动脉中膜退行性变化、主动脉粥样硬化、主动脉炎性疾病等。最为常见的原因是高血压,几乎所有的主动脉夹层患者都存在控制不良的高血压现象,国内主动脉夹层的平均发病年龄较国外年轻10岁,充分控制血压是主动脉夹层抢救的关键,降低血压能减少血流对主动脉壁的切应力、降低心肌收缩力,特别是左室射血速度,可减少左室搏动性张力,能有效稳定和终止夹层的继续分离。

主动脉夹层的治疗手段主要包括保守治疗、介入治疗和外科手术治疗。其中腔内介入修复技术丰富了主动脉夹层的治疗手段,并且使手术的创伤性减小,安全性增加。

四、主动脉瘤

主动脉病理性的扩张,超过正常血管直径的 50% 称之为主动脉瘤。主动脉瘤分为真性主动脉瘤和假性主动脉瘤。真性动脉瘤是血管病变,涉及血管壁的三层结构。假性动脉瘤是动脉局部破裂,由血块或邻近组织包裹而形成。可由动脉粥样硬化、血管中层囊性坏死、梅毒感染、细菌感染、风湿性主动脉炎及创伤引起,其中最常见病因为动脉粥样硬化。动脉瘤的主要危害为:动脉瘤破裂、动脉瘤内血栓形成及脱落、压迫周围脏器等。依据主动脉瘤的位置、与内脏血管的关系、患者的全身状况选择不同的治疗方式,具体包括动脉瘤切除和血管重建术、动脉瘤切除及动脉修补术、动脉瘤内修补术、动脉瘤包裹和腔内隔绝术等。由于主动脉内分支支架、开窗支架、烟囱技术、三明治技术的应用,近年来腔内隔绝术的应用日益增多,使得主动脉瘤腔内治疗的适应证逐渐扩大。

五、肾动脉狭窄

肾动脉狭窄是由多种病因引起的一种肾血管疾病,常由动脉粥样硬化、肌纤维发育不良及大动脉炎引起。目前国内的肾动脉狭窄病因逐渐由肌纤维发育不良(FDM)及大动脉炎过渡至动脉粥样硬化,后者主要见于中老年人,而前两种病因则主要见于青年人,女性居多。肾动脉狭窄常引起肾血管性高血压,这是由于肾缺血后刺激肾素分泌,导致体内肾素-血管紧张素-醛固酮系统(RAAS)活化,进而外周血管收缩、水钠潴留而形成。肾动脉狭窄还能引起缺血性肾脏病,患侧肾脏缺血导致肾小球硬化、肾小管萎缩及肾间质纤维化,进而出现慢性肾功能不全。临床上患者出现严重的、难以控制的高血压,血管杂音,反复发作的突发性肺水肿,应该考虑肾动脉狭窄的可能。对高度怀疑者,首先进行筛选检查,确诊则依靠血管造影,并进行肾动脉狭窄的分级,以决定患者是否需要手术治疗。肾动脉狭窄的早期治疗以控制危险因素、高血压和保护肾功能为主,后期治疗包括肾动脉血运重建、自体肾移植术或肾动脉介入治疗,但目前 RCT 试验结果并不支持介入治疗的获益性,与多数单中心的结果不一致,所以介入治疗时需要严格地筛选患者,才能使得患者受益。

六、下肢动脉硬化闭塞症

下肢动脉硬化闭塞症是由于下肢动脉管腔狭窄或闭塞而引起的肢体缺血症状,是全身动脉粥样硬化在下肢的表现。在过去的 10 年中,我国下肢动脉硬化病变发病率增长较快,且集中在 40~60 岁的人群中。其临床表现与患者的下肢动脉病变程度、侧支循环建立情况以及患者活动量有关,临床症状自轻至重表现为:下肢间歇性跛行,且跛行距离逐渐缩短,逐渐出现静息性疼痛,进一步发展可演变为肢体远端组织坏死。2007 年第 2 版泛大西洋协作组(Trans-Atlantic Inter-Society Consensus,TASC)依据下肢动脉病变程度及范围,将病变分为 A、B、C、D 四级,并推荐 A、B 级病变行腔内介入治疗,而 C、D 级病变倾向于外科手术治疗,但随着近年介入器材的发展和技术的进步,C、D 级病变的介入治疗取得了不劣于外科手术的效果,但介入治疗后再狭窄是导致患者反复就医的主要因素,药物球囊、载药支架和覆膜支架的研发与应用在一定程度上降低了术后再狭窄的发生率。

七、慢性下肢静脉功能不全

慢性下肢静脉功能不全(chronic venous insufficiency,CVI)是血管外科的常见疾病,是一组下肢静脉疾病的总称。国内在 1993 年的流行病学调查显示其发病率为 8.8%,并且有逐年升高的趋势。其重要的病理生理学改变为静脉反流及静脉高压。病因方面有瓣膜学说和血管管壁重塑学说,近年研究认为白细胞激活对疾病的发展和病理生理过程起到重要作用,下肢的静脉高压将白细胞激活,与静脉血管内皮细胞黏附,并释放出细胞因子(细胞间黏附因子-1,血管细胞黏附因子-1,L-选择素,基质金属蛋白酶-9),而这些细胞因子作用于静脉瓣膜及静脉壁并产生炎症反应,从而造成静脉瓣膜缺陷及静脉壁结构重建,从而加重下肢静脉高压的发展,使得疾病处于恶性循环中。临床表现为:静脉曲张、下肢水肿、皮肤色素沉着、静脉性湿疹、静脉性血管炎、反复难愈性溃疡等。

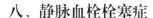

八、静脉血栓栓塞症

静脉血栓栓塞症(venous thromboembolism,VTE)是继缺血性心脏病和脑卒中后的第三大常见心血管疾病,包括下肢深静脉血栓(deep venous thrombosis,DVT)和肺动脉栓塞(pulmonary embolism,PE)。具有发病率高、误诊率高的特点,也是导致院内猝死的重要疾病之一。

19世纪中期,Virchow提出深静脉血栓形成的三大因素:静脉血流滞缓、静脉壁损伤和血液高凝状态。部分患者是由于左侧髂静脉受压而引起(Cockett综合征)。在住院患者中,下肢深静脉血栓形成是常见病,在骨科大手术后并发DVT的比例可高达58%,内科长期住院患者中的DVT发生率为9.7%,ICU和脑卒中患者中发生率为27%和21.7%,此病可后遗下肢水肿、继发性静脉曲张、皮炎、色素沉着、淤滞性溃疡等。通过预防可以明显降低DVT及PE的发生率,住院期间的主要预防措施包括机械性预防(分级加压弹力袜、间歇性充气加压泵和足底静脉泵)和药物性预防(普通肝素、低分子肝素、维生素K拮抗剂、直接凝血因子Xa抑制剂)。

肺动脉栓塞(pulmonary embolism,PE)是指内源性或外源性栓子堵塞肺动脉而引起的肺循环障碍的临床和病理生理综合征,包括肺血栓栓塞症(pulmonary thromboembolism,PTE)、脂肪栓塞、羊水栓塞、空气栓塞和肿瘤栓塞等,其中临床中PTE最为常见,但死亡率及误诊率均颇高,漏诊率高达80%以上,未诊治的PE死亡率可达20%~30%,而经过及时诊治的PE病死率可降低至2%~8%。高达80%的肺栓塞患者没有临床症状,而有症状的患者其临床表现也缺乏特异性,主要取决于栓塞的大小、部位、数量以及患者的心肺功能状况,有时候晕厥可能是PE的首发症状。

九、静脉畸形肢体肥大综合征

静脉畸形肢体肥大综合征(Klippel-Trénaunay syndrome,KTS)是一种复杂的先天性血管发育异常疾病,1900年Klippe和Trenaunay两名医师首先报道该疾病,它有3个主要临床特征:①血管瘤;②软组织和骨质增生,病肢增粗和过长;③浅静脉曲张。KTS病因较为成熟的学说是中胚层发育异常,在肢芽的胚胎发育过程中,胚胎血管的退化推迟,以致造成患肢血流量增加、皮温升高、浅静脉管径及数量增加,从而引起患肢一系列的临床表现。本病以下肢为主,主要表现为三联征:①浅静脉曲张:曲张静脉常在肢体外侧,严重者浅静脉呈瘤样改变。部分患者同时伴有深静脉瓣膜缺失,病变后期可出现患肢水肿、色素沉着,甚至溃疡;②多发性皮肤血管痣或色素斑:患肢多有红色、紫色或褐色斑记,略高于皮肤,表面不光滑,压之不褪色;③患肢过度生长,患肢软组织和骨骼发育过度,较对侧增粗、增长,可有肤温高、汗液分泌多。

辅助检查包括:彩色多普勒超声、下肢静脉(动脉)造影、CTA\CTV\MRA等。治疗措施的选择需谨慎,前提是在充分地了解病情及完善血管检查后,可以选择下肢压力治疗,以达到纠正血流动力学、缓解症状的目的,对于深静脉通畅且伴有浅静脉曲张的患者,可以选择浅静脉曲张切除手术,对于存在较大动静脉畸形的患者,可以选择性介入栓塞手术。

(叶志东 樊雪强 刘鹏)

▶ 第二节 血管疾病外科治疗方法

一、切除手术

是外科疾病最常见的治疗手段。血管外科疾病的主要病理改变为动静脉的狭窄及扩张,导致脏器的供血及回流障碍,进而影响脏器功能。切除手术的前提是可以完整或基本完整地去除病灶,但不影响局部或全身的血流动力学及脏器功能。基本技术包括游离、显露、控制、切除以及重建等步骤,对于多数血管外科手术,术中的控制包括出血的控制及血栓预防的控制。可以达到完整切除的手术包括下肢静脉曲张的曲张静脉团切除、局限性动脉硬化疾病的内膜切除、外周动脉瘤切除等。

二、重建手术

对于涉及重要脏器血供的疾病,通常在切除术后需要重建局部血运,重建手术的目的是恢复脏器的正常血供。重建材料包括自体血管和人工血管,材料学的发展使得可重建的血管直径越来越细,重建后的长期通畅率越来越好。根据重建的靶血管位置不同,可分为解剖途径的血运重建和非解剖途径的血运重建,前者可以维持更好的远期疗效,良好的远期通畅率也与近端及远端靶血管的条件和质量有关,但重建术后的血流动力学变化,使得吻合口部位的内膜、内皮细胞受到异常切应力,导致局部内膜增生发生,从而影响远期效果。

三、旁路转流手术

是血运重建的一部分,条件允许的情况下,尽量选择应用解剖途径的血运重建手术。

四、腔内介入成形术

是自 20 世纪 50 年代逐渐发展并兴起的治疗手段,近 20 年在血管外科的发展突飞猛进,归因于其有效性、微创性、可重复性,在一定程度上可理解为原位血运重建手术,是近年提倡的一种治疗手段。目前主要集中在动脉狭窄或扩张疾病的治疗中,静脉疾病中的导管接触性溶栓、髂静脉狭窄的球囊扩张成形支架置入术、下肢静脉曲张的导管内硬化剂注射治疗,改变了这些疾病传统的治疗方式。腔内介入技术的发展主要依赖于介入器材的性能改进,现阶段介入入路器材的微创化使得穿刺点的并发症逐渐降低,支架材质的不断改进、药物球囊、载药支架的不断问世,使得介入治疗的远期疗效在不断提高,同时也在逐渐解决支架术后的内膜增生这个持续影响介入疗效的主要问题。主动脉的介入治疗发展 20 余年后,随着烟囱技术、开窗技术、潜望镜技术、三明治技术的应用以及分支支架的研发,大大拓宽了主动脉疾病的治疗适应证,使得更多患者从腔内介入技术中获益。

五、复合手术

复合技术(杂交技术)是开放手术与腔内介入治疗的结合,通过外科和介入的技术优势,来解决较为复杂、难处理的临床问题,减少对患者的创伤,达到痛苦最小化,疗效最大化的治疗方法。1996 年,由英国学者 Angelini 提出,并应用于冠状动脉重建中,近年在血管外科广泛应用。应用在大血管领域的复合技术可以在很大程度上降低手术的难度,同时可以保证手术的疗效,扩大患者接受治疗的范围。有专家指出:随着腔内介入器材发展的日新月异,未来的复合手术可能会被完全腔内技术所代替。外科手术重建或者腔内介入技术,都是血管外科疾病治疗的不同手段,作为现代的血管外科医师,必须熟练掌握这两种技术,才能达到更简单、更安全、更有效的临床诊治目的。

六、其他

新近研制的技术或器械,包括干细胞移植、基因治疗,可能是未来的治疗趋势。

(刘鹏　叶志东　樊雪强)

参 考 文 献

[1] 王深明,张赟建.重视下肢原发性慢性静脉功能不全的临床研究.中华普通外科杂志,2014,29(4):241-243.

[2] 张宏伟,牟艳,刘洋,等.下肢慢性静脉功能不全的病因学研究进展.中国全科医学,2007,10(15):1291-1293.

[3] 李强,李仙龙.肺栓塞的诊治进展.临床肺科杂志,2012(1):122-123.

[4] 李小鹰.内科住院患者深静脉血栓栓塞的风险与防治.中国实用内科杂志,2011,31:34-35.

[5] 邱贵兴,戴尅戎,杨庆铭,等.预防骨科大手术后深静脉血栓形成的专家建议.中国临床医生,2006(2):31-33.

[6] 梁静.Klippel-Trenaunay 综合征的诊治研究进展.贵州医药,2014,(1):89-91.

[7] 叶有强,彭虹,郑芳.下肢 Klippel-Trenaunay 综合征的影像学对比分析.中外医学研究,2013(21):80-81.

[8] 闫波,苏少飞,田玉峰.静脉畸形骨肥大综合征的诊治.中国血管外科杂志(电子版),2013(2):103-105.

第三章　血管疾病常用临床诊断技术

▶ 第一节　头颅部检查常用方法

一、计算机体层摄影

计算机体层摄影(computed tomography,CT)是用 X 线束对人体检查部位一定厚度的层面进行扫描,由探测器接收透过该层面的 X 线,转变为可见光后,由光电转换器转变为电信号,再经模拟/数字转换器(analog/digital converter)转为数字,输入计算机处理。图像形成的处理就像将选定层面分成若干个体积相同的立方体,称之为体素(voxel)。扫描所得信息经计算而获得每个体素的 X 线衰减系数或吸收系数,再排列成矩阵,即数字矩阵(digital matrix),数字矩阵可存储于磁盘或光盘中(图 3-1-1)。

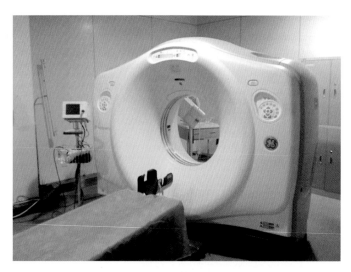

图 3-1-1　CT 机

Figure 3-1-1　computed tomography

1. CT 图像特点　CT 图像是由一定数目从黑到白不同灰阶的像素按矩阵排列所构成的灰阶图像,这些像素反映了相应体素的 X 线吸收系数,不同 CT 装置所得图像的像素大小及数目不同。像素越小,数目越多,构成图像越细致。CT 图像是以不同灰度来表示,反映器官和组织对 X 线的吸收程度。可用组织对 X 线吸收系数说明其密度差异的程度,具有一个量化的标准,实际工作中,不用吸收系数,而换算成 CT 值。

CT 值代表 X 线穿过组织被吸收后的衰减值。每种物质的 CT 值等于该物质的衰减系数与水的衰减系数之差再与水的衰减系数相比之后乘以 1000,即某物质 CT 值 $=1000\times(\mu-\mu_{水})/\mu_{水}$,其单位名称为 HU(Hounsfield unit),可见 CT 值不是一个绝对值,而是一个相对值。不同组织的 CT 值各异,各自在一定范围内波动。骨骼的 CT 值最高,约为 1000HU,软组织的 CT 值约为 20~70HU,水的 CT 值约为 0(±10)HU,脂肪的 CT 值约为 -50~-100HU 以下,空气的 CT 值约为 -1000HU。

2. CT 检查技术　患者卧于检查床上,摆好位置,选好层面厚度、层间距与扫描范围,并将扫描部位伸入扫描架的孔内,即可进行扫描。大都用横断面扫描,层厚一般选择 5mm,特殊需要可选用 0.5~1mm 薄层扫描。患者保持静止状态,因为轻微的移动或活动可造成伪影,影响图像质量。

头颅 CT 检查分平扫(uncontrast CT scan)、增强扫描(contrast enhancement CT scan,CE-CT)和脑池造影扫描。

(1) 平扫:是指不用对比剂增强的普通扫描。一般都是先作平扫(图 3-1-2A)。

(2) 对比剂增强扫描:是经静脉注入水溶性有机碘剂再行扫描的方法,较常用。血管内注入碘对比剂后,器官与病变内碘的浓度可产生差别,形成密度差,能使病变显影更为清楚。常用方法为团注法,即在短时间内将对比剂迅速注入(图 3-1-2B)后进行动脉期及静脉期扫描,根据临床需要可以进行相应的三维重建处理。

(3) 造影扫描:是先进行器官或结构的造影,然后再行扫描的方法。例如向脑池内注入碘曲仑 8~10ml 或注入空气 4~6ml 行脑池造影再行扫描,称之为脑池造影 CT 扫描,可清楚显示脑池及其中的小肿瘤。因检查有创及设备的更新,此种检查逐渐被磁共振成像(MRI)取代。

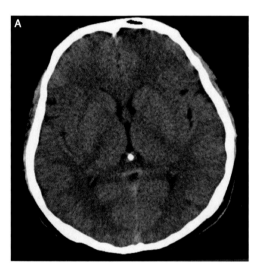
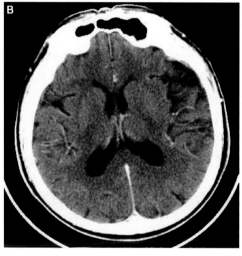

图 3-1-2
Figure 3-1-2
A. 头颅 CT 平扫
A. Cranial plain or non-contrast CT scan
B. 头颅 CT 增强扫描
B. Head contrast CT scan

3. 图像后处理技术　螺旋 CT 扫描速度快,成像时间短,扫描范围大,层厚较薄并能获得连续层面数据,经过计算机后处理,可重组冠状、矢状位乃至任意方位的断层成像,并可得到其他显示方式的图像。

多层螺旋 CT 后处理系统主要包括:①最大密度投影(maximum intensity projection,MIP),能很好地显示血管的狭窄、扩张、充盈缺损及血管壁的钙化与血管腔内的对比剂。②多平面重组技术(multiplanar reformation,MPR),将直接扫描图像叠加,沿一定方向组合得到任意方向的二维断层图像,容积扫描基础上的 MPR 或各向同性 MPR 图像质量与原始图像相仿,可作为诊断依据。③表面遮盖显示(shaded surface display,SSD),主要用来显示血管之间、血管与邻近其他解剖结构的毗邻关系,一般不用于测量血管的径线或者判断血管的狭窄程度和血管是否闭塞。④容积再现(volume rendering,VR),可以清晰显示大范围复杂血管的完整形态、走行,图像立体感强,又有一定的透明度,更适合用于观察血管。VR 具有 MIP 和 SSD 的优点,更优于 MIP 和 SSD。

头颅 CT 血管成像(CTA)指静脉注射含碘造影剂后,经计算机对图像进行处理后,三维显示颅内血管系统的检查,可以取代部分诊断性 DSA 检查。CTA 可清楚显示大脑动脉环(Willis 环),以及大脑前、中、后动脉及其主要分支,对闭塞性血管病变可提供重要的诊断依据。可以将缺血性脑血管病的诊断提早到发病后 2 小时(图 3-1-3~图 3-1-4)。

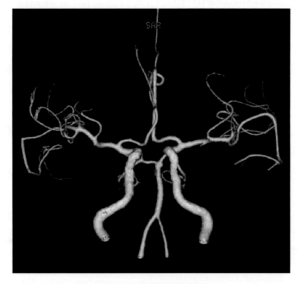
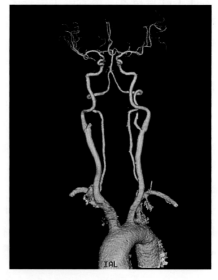

图 3-1-3　头部血管 3D-CTA

Figure 3-1-3　Cerebrovascular 3D-CT angiograph（CTA）

图 3-1-4　头颈部血管 3D-CTA

Figure 3-1-4　Head and neck vessels 3D-CTA

以往人们只单纯关注血管粥样硬化狭窄性病变的狭窄程度,近年来逐渐意识到斑块本身的性质是除狭窄程度之外影响患者临床事件和预后的重要因素,如斑块的成分、纤维帽的完整程度、斑块内出血和斑块溃疡等。随着 CT 设备软硬件技术的提升,一定程度上满足了这方面的需求,通过组织分割及 CT 值阈值的设定可以鉴别出纤维斑块、脂质斑块和钙化斑块的总量、比例和位置等信息(图 3-1-5),提出了"易损斑块"的概念,是指粥样斑块内含有较大脂质坏死核心,而表面纤维帽不完整,破裂引起血栓栓塞的风险大。不过由于后处理时间较长,还未广泛临床应用。

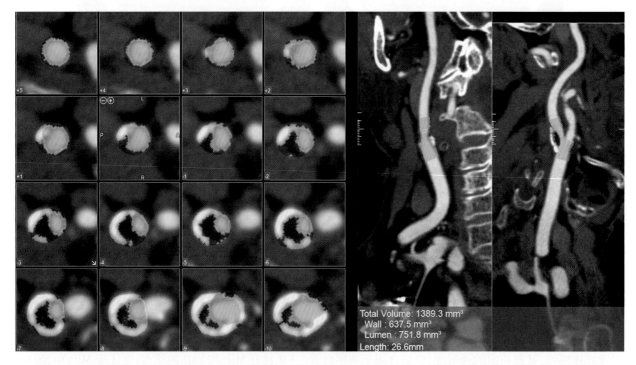

图 3-1-5　颈部 CTA 后处理斑块分析界面,对斑块进行组织分割,分别用蓝色、红色和黄色代表纤维斑块、脂质斑块和钙化斑块,可自动计算出各种成分的含量和比例,提高了诊断的精确性

Figure 3-1-5　Atherosclerotic plaque component segmentation in carotid CTA data，blue，red and yellow represents fibrous plaque，lipid plaque and calcified plaque respectively，the content and proportion of each component can be calculate automatically，it can improve the accuracy of diagnosis

4. 颅脑 CT 灌注成像　是经静脉团注有机水溶性碘对比剂后,对感兴趣器官,如脑,在固定的层面行连续扫描,得到多帧图像,通过不同时间影像密度的变化,绘制出每个像素的时间-密度曲线,而算出对比剂到达病变的峰值时间(time to peak, TTP)、平均通过时间(mean transit time, MTT)、局部脑血容量(regional cerebral blood volume, rCBV)和局部脑血流量(regional cerebral blood flow, rCBF)等参数,再经伪彩色编码处理可得到四个参数图。它是一种功能成像,主要用于急性或超急性期脑局部缺血性诊断,脑梗死及缺血半暗带的判断及肿瘤新生血管的灌注,区别胶质瘤的恶性程度(图3-1-6)。

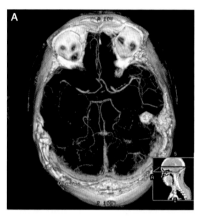
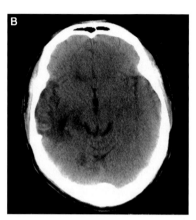
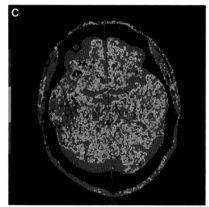
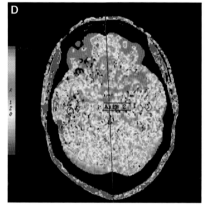
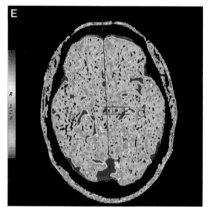

图 3-1-6　脑 CT 灌注成像
Figure 3-1-6　CT perfusion imaging of the brain
A. 3D-CTA 显示右侧大脑中动脉狭窄
A. 3D-CTA reveals stenosis of right middle cerebral artery
B. CT 平扫显示右侧颞叶脑梗死
B. CT scan shows infarction in right temporal lobe
C. CBF
D. MTT
E. CBV

5. CT 检查优势

(1) 密度分辨力高,可直接显示 X 线检查无法显示的器官和病变。

(2) 检查方便、迅速而安全,只需患者不动,即可顺利完成检查,易为患者接受,且随诊方便,尤其是对于急诊患者能较快做出诊断,对争取时间抢救患者起到重要作用。此外,CT 还可以对急症在短期内重复检查,有利于观察病变的演变。

(3) 克服了传统 X 线片影像重叠,相邻器官组织密度差异不大而不能形成对比图像,软组织构成器官不能显影或显影不佳等缺点。与核素扫描及超声图像相比,CT 图像清晰,解剖关系明确,病变显示好,因此,病变的检查率和诊断准确率高。

(4) 可获得各种正常组织与病变组织的 X 线吸收系数(或衰减系数),以行定量分析,即不仅显示出不同密度的器官、组织或病变的影像,且直接得到各自对X线吸收多少的数值即吸收系数。

(5) 由于图像是来自吸收系数的转换,因此,可进行图像处理,窗宽窗位调节,使图像的密度或灰度调节到适合观察某种组织或病变,而X线片各部影像密度是不能调节的。

(6) 必要时还可以加做增强扫描或血管成像,使图像更为清晰,并对某些病变进行鉴别诊断,提高病变的诊断准确率及显示率。

二、磁共振成像

磁共振成像(magnetic resonance imaging,MRI)是利用原子核在磁共振仪(图 3-1-7)磁场内所产生的信号经重建成像的一种影像技术。含单数质子的原子核,例如人体内广泛存在的氢原子核,其质子有自旋运动,带正电,产生磁矩,犹如一个小磁体。小磁体自旋轴的排列无一定规律。但如在均匀的强磁场中,则小磁体的自旋轴将按磁场磁力线的方向重新排列。在这种状态下,用特定频率的射频脉冲(radio frequency,RF)进行激发,作为小磁体的氢原子核吸收一定量的能而共振,即发生了磁共振现象。停止发射射频脉冲,则被激发的氢原子核把所吸收的能逐步释放出来,其相位和能级都恢复到激发前的状态。这一恢复过程称为弛豫过程(re-laxation process),而恢复到原来平衡状态所需的时间则称之为弛豫时间(relaxation time)。有两种弛豫时间,一种是自旋-晶格弛豫时间(spin-lattice relaxation time)又称纵向弛豫时间(longitudinal relaxation time),反映自旋核把吸收的能传给周围晶格所需要的时间,也是90°射频脉冲质子由纵向磁化转到横向磁化之后再恢复到纵向磁化激发前状态所需时间,称 T_1。另一种是自旋-自旋弛豫时间(spin-spin relaxation time),又称横向弛豫时间(transverse relaxation time)反映横向磁化衰减、丧失的过程,也即是横向磁化所维持的时间,称 T_2。T_2 衰减是由共振质子之间相互磁化作用所引起,反映的是质子由同相位逐渐失相位的变化过程。

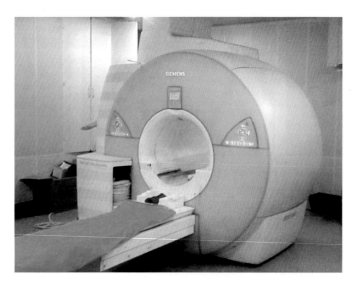

图 3-1-7 磁共振机
Figure 3-1-7 MRI machine

1. MRI 图像特点 人体不同器官的正常组织与病理组织的弛豫时间是相对固定的,而且它们之间有一定的差别。这种组织间弛豫时间上的差别,是 MRI 的成像基础,犹如组织间吸收系数(CT 值)差别是 CT 成像基础的道理。但 MRI 不像 CT 只有一个参数,即吸收系数,而是有 T_1 加权像(图 3-1-8A)、T_2 加权像(图 3-1-8B)及质子密度加权像等几个参数,其中 T_1 与 T_2 尤为重要。因此,获得选定层面中各种组织的 T_1(或 T_2)值,就可获得该层面中包括各种组织影像的图像。MRI 成像的高敏感性基于正常组织与病理组织的弛豫时间 T_1 及 T_2 的不同,并受质子密度、脉冲序列的影响。常用的脉冲序列有自旋回波序列(SE)、反转恢复序列(inversion recovery,IR),其中常用的有液体衰减反转恢复(fluid attenuated inversion recovery,FLAIR 图 3-1-8C)、快速自旋回波序列(turbo SE,TSE;fast SE,FSE)梯度回波序列(gradient echo,GRE)、快速梯度自旋回波序列(TGSE)、单纯激发半傅里叶采集快速自旋回波序列(half-fourier acquisition single-shot-turbo-SE,HASTE)、平面回波成像(echo planar imaging,EPI)。

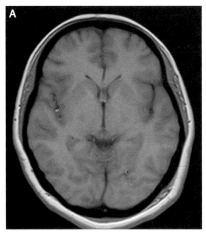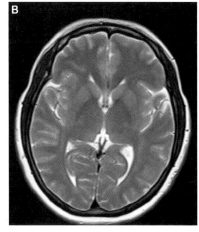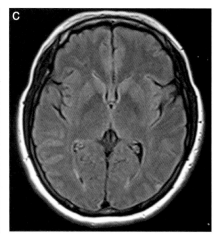

图 3-1-8
Figure 3-1-8
A. T_1WI; B. T_2WI; C. FLAIR
A. T_1 Weighted Image; B. T_2 Weighted Image; C. FLAIR

MRI 的成像方法也与 CT 相似。犹如把检查层面分成 Nx,Ny,Nz……一定数量的小体积,即体素,用接收器收集信息,数字化后输入计算机处理,获得每个体素的 T_1 值(或 T_2 值),进行空间编码。用转换器将每个 T 值转为模拟灰度,从而重建图像。

2. 头颅 MRI 检查方法 头颅 MRI 检查方法包括平扫及增强扫描。MRI 影像具有良好的组织对比,但正常与异常组织的弛豫时间有较大的重叠,其特异性仍较差。为提高 MRI 影像对比度,一方面选择适当的脉冲序列和成像参数,以更好地反映病变组织的实际大小、程度及病变特征;另一方面则致力于人为地干预组织的 MRI 特征性参数,即缩短 T_1 和 T_2 弛豫时间。头颅 MRI 增强扫描常用对比剂为 Gd-DTPA。

3. MR 血管造影技术 是对血管和血流信号特征显示的一种技术。MRA 现已经成为 MRI 检查的常规技术之一。与 DSA 比较具有无创、简便、费用低、一般不需要对比剂等优点。根据原理分为两类:

(1)依靠血液流动特性来实现的 MRA:包括时间飞跃法(time-of-flight technique,TOF)和相位对比法(phase contrast technique,PC),由于流动血液的 MR 信号与周围静止组织的 MR 信号差异而建立图像对比度的一种技术。这种技术可以用于测量血流速度,观察血管和血流状态的特征。它是一种不需要引入任何造影剂的非侵入性磁共振造影技术(图 3-1-9)。

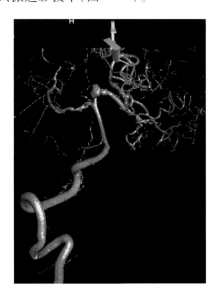

图 3-1-9 MRA
Figure 3-1-9 MRA

优缺点

1）常规 MRA 作为一种无创性检查,不需使用对比剂,流动的液体即是 MRI 成像固有的生理对比剂。无放射损伤,操作方便。

2）扫描时间长;涡流可引起散相位,局部信号降低;层面内血流部分被饱和,信号降低和丢失,经 MIP 重建后会出现"竹节状"伪影,小血管分支显示不佳,有时血管狭窄病变容易被放大。

（2）对比剂增强磁共振血管成像:对比剂增强磁共振血管成像(contrast enchanced magnetic resonance angiography,CE-MRA),依赖于 Gd-DTPA 将邻近的自旋质子的 T_1 时间显著缩短,使动静脉血液与周围组织之间的 T_1 时间产生差别而成像(图 3-1-10)。

优缺点

1）扫描快速、多时相显示、伪影少;减影方法可以去除短 T_1 物质的干扰;无创伤性,对比剂使用剂量小;避免因扭曲血管、湍流及慢血流等所致信号丧失。

2）操作相对复杂,要求扫描与注射过程准确配合,才能使 K 空间中心与对比剂注入中心重叠。

4. 脑功能成像 扩散加权成像(diffusion weighted imaging,DWI),在中枢神经系统应用较多,常用于脑缺血的检查,是由于脑细胞的不同神经组织的缺血,导致水分子扩散运动受限,这种扩散受限可以通过扩散加权成像显示(图 3-1-11)。

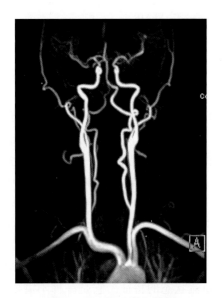

图 3-1-10　CE-MRA 成像
Figure 3-1-10　Contrast enchanced MRA

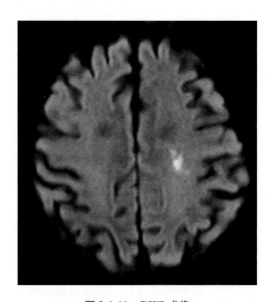

图 3-1-11　DWI 成像
Figure 3-1-11　DWI

扩散张量成像(diffusion tensor imaging,DTI)技术是近年来在 MR-DWI 基础上发展起来的成像及后处理技术,它利用组织中水分子的自由热运动的各向异性的原理,探测组织的微观结构达到研究人体功能的目的。目前,DTI 是唯一可在活体显示脑白质纤维束的无创成像技术(图 3-1-12)。

灌注成像(perfusion weighted imaging,PWI)(图 3-1-13)是通过引入顺磁性对比剂,使成像组织的 T_1、T_2 值缩短,同时利用超快速成像方法获得成像的时间分辨力。通过静脉团注顺磁性对比剂后周围组织微循环的 T_1、T_2 值的变化率,计算组织血流灌注功能;或者以血流为内源性示踪剂(通过利用动脉血液的自旋反转或饱和方法),显示脑组织局部信号的微小变化,计算局部组织的血流灌注功能(relCBF,relCBV,relMTT,TTP 等)。

脑活动功能成像-血氧水平依赖功能磁共振成像(blood oxygen level dependent MRI,BOLD MRI)是利用脑活动区域局部血流中氧合血红蛋白与去氧血红蛋白比例的变化,所引起局部组织 T_2^* 的改变,从而在 T_2^* 加权像上可以反映出脑组织局部活动功能的成像技术(图 3-1-14)。它是通过刺激周围神经,激活相应皮层中枢,使中枢区域的血流量增加,进而引起血氧浓度及磁化率的改变而获得的。

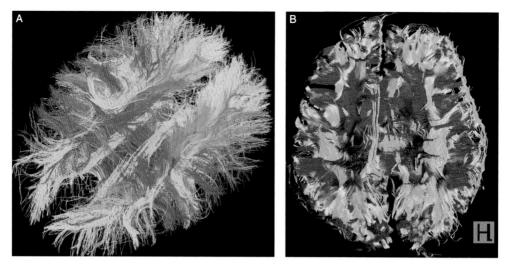

图 3-1-12　DTI 成像
Figure 3-1-12　DTI

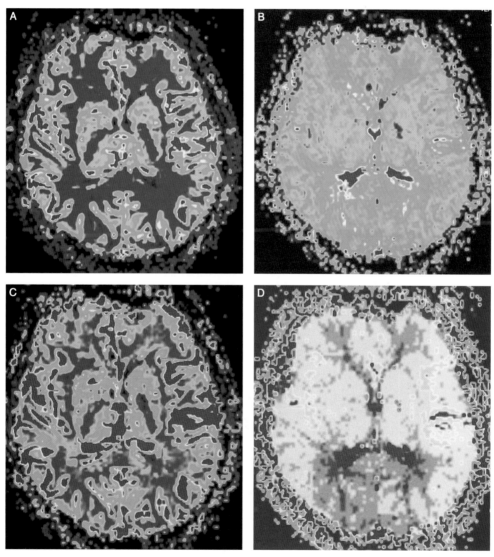

图 3-1-13　PWI 成像
Figure 3-1-13　PWI
A. R-CBF；B. R-MTT；C. R-CBV；D. TTP

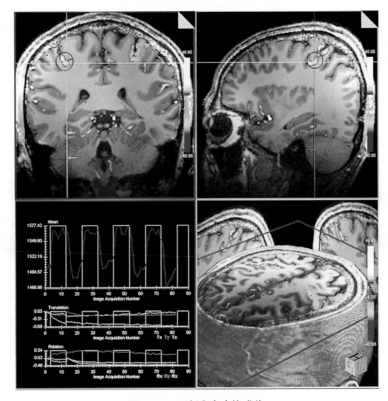

图 3-1-14　脑活动功能成像
Figure 3-1-14　Brain functional MR scan

　　MR 波谱（MR spectroscopy，MRS）技术是医学影像学近年来发展的新型检查手段，作为一种无创伤性研究活体器官组织代谢、生化变化及化合物定量分析的方法，是利用 MR 中的化学位移现象来测定分子组成及空间分布的一种检查方法。对一些由于体内代谢物含量改变所致的疾病有一定诊断作用。目前常用的局部 1H 波谱技术，在中枢神经系统疾病中应用较广泛（图 3-1-15）。

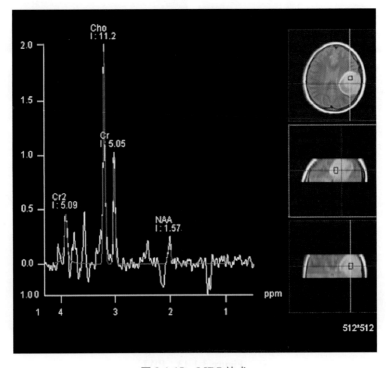

图 3-1-15　MRS 技术
Figure 3-1-15　MRS

磁敏感加权成像(susceptibility weighted imaging,SWI)(图3-1-16)是基于不同组织间磁敏感性的差异,形成不同于传统 T_1、T_2 及质子密度的新型对比,它是反映组织磁化属性的对比度增强技术。在任何对于局部或内部磁化效应敏感的序列上,都可以应用这项技术,为了突显其表现细小静脉以及小出血的能力,通常使用高分辨率的3D梯度回波序列。在SWI图像中,与动脉血以及正常组织相比,静脉血管表现为显著的黑色,由于层面厚度很薄,只有通过三维显示才能显示完整的静脉血管形状,但因为静脉血表现为黑色,可选择最小强度投影(minMIP)的方式显示。相对于传统序列可以更加敏感地发现细小出血灶,另外其可以广泛应用于急性脑血管意外、轴索损伤、海绵状血管瘤、肿瘤出血、静脉畸形及淀粉样变性等疾病的评估。

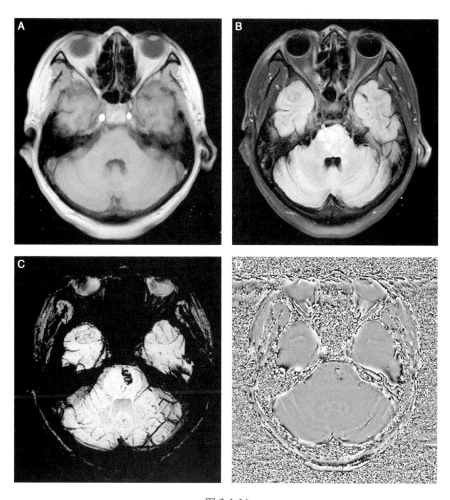

图 3-1-16
Figure 3-1-16
A. T_1 TSE;B. T_2 FLAIR;C. SWI;D. Matrix 384

5. MRI 检查优势

(1) MRI 是一种全新的无放射性损伤的影像检查方法。

(2) MRI 的多方位、多参数、多轴倾斜切面可以直接做出各种方位的体层图像,可全面显示被检查器官或组织的结构,病变定位准确。对中枢神经系统病变的定位定性诊断极具优越性。在对中枢神经系统疾病的诊断中,除了对颅骨骨折及颅内急性出血不敏感外,对其他如脑部肿瘤、感染、血管病变、白质病变、发育畸形、脑挫伤、颅内亚急性血肿等,均有较大优势。

(3) 不受骨像干扰,对于颅后窝及颅颈交界区病变的诊断优于CT。

(4) MRI 具有软组织分辨率高的优势,显示病变结构更清楚,可以清楚地分辨肌肉、肌腱、脂肪等软组织。

(殷小平　孙宏亮　李金勇)

第二节 CTA、MRA 在血管疾病诊断中的应用

医学技术的进步带动着血管外科学的发展,检查手段的丰富让我们对疾病有了更多的认识。计算机断层扫描(computed tomography,CT)以及磁共振成像(magnetic resonance imaging,MRI)是心脏血管外科除超声外最常应用的检查技术。他们具有直观、形象、立体的特点,可以让医师对疾病有直观的认识,对于手术方式的制订有巨大帮助,而且避免了 DSA(digital subtraction angiography)的创伤,门诊易于安排开展,有利于疾病的诊断和筛查。目前的检查技术已经使得 CT 和磁共振检查的准确性接近于 DSA,而且还可获得血管腔外的信息,因此在某些情况下超越了 DSA 的重要性。

一、CT 在血管疾病诊断中的应用

1. CT 原理 CT 的工作原理与 X 线的工作原理相似,利用 X 线穿过人体各组织后产生衰减,不同组织会有不同的衰减程度,探测器将接收到的信号转化为数字信号,将其转化为具体的数值,并以行和列的方式进行排列,然后将数字矩阵转化为可视图像的像素矩阵,将其通过不同的灰度呈现在图像上。

2. CT 的发展 随着 CT 技术的发展,逐渐增加了 CT 的探测器数目,加快了扫描速度,缩短了检查的时间,提高了图像的清晰程度。1989 年,在传统 CT 层面采集方式的基础上开发了滑环技术和连续进床技术,从而实现了螺旋扫描采集,即螺旋 CT。随后进一步地发展为多排探测器螺旋 CT(multi detector-row CT,MDCT)或称多层螺旋 CT(multi-slice CT,MSCT),使得 X 线球管绕人体旋转 1 周能同时获得多幅横断面图像,较之单排螺旋 CT 大大提高了扫描速度。2005 年进一步出现了双源 CT,即同时使用两套 CT 管球进行扫描,可以进一步提高扫描的速度,主要应用于心脏血管的相关检查。

3. CTA 的发展 在造影剂应用之后即出现了 CT 血管造影的尝试,但因为设备的限制,无法得到满意的图像。随着多层螺旋 CT 的出现,这些问题得以解决,多层螺旋 CT 短时间内完成大范围的连续扫描,加上计算机后处理功能的提高,使得 CT 血管造影(CT angiography,CTA)成为可能。利用注射对比剂,使目标区域的血管显影,在显影的同时立即进行 CT 扫描,扫描后利用成像技术,将所得数据进行处理,最终得到 CTA 图像。CTA 广泛用于全身各部位血管结构的显示,由于多层螺旋 CT 大范围薄层采集的各向同性,血管造影图像质量好,在一定程度上可以替代诊断性血管造影检查。

4. CTA 的优点 CTA 检查结果客观,较少受到人为因素的干扰,除得到血管相关的信息外同时也采集了相应检查部位的其他信息,对于诊断以及鉴别诊断有重要意义。CTA 检查具有较高的准确性,在较高的设备技术支持下,在一定程度能够替代血管造影,而且因其具有无创性,更易于接受、方便患者进行检查。利用成像技术可将平面图像立体化,得到周围毗邻关系、角度变化的其他信息,对于血管外科医师而言更为直观,有利于对病情的判断以及手术方案的制订。

5. CTA 的不足 造影剂肾病(contrast induced nephropathy,CIN)指由造影剂引起的肾功能急剧恶化。常用的低渗性造影剂,含碘量高达 37%,在体内以原形由肾小球滤过而不被肾小管重吸收,脱水时该药在肾内浓度增高,可致肾损害而发生急性肾衰竭。接受造影剂者血清肌酐通常在 24 小时内升高,96 小时达峰值,一般 7～10 天后可恢复基础值。60% 以上 CIN 患者早期即可出现少尿,对袢利尿剂有抵抗性,也有非少尿者。大多数患者肾功能可自然恢复,10% 患者需要透析治疗,不可逆肾衰竭且需要长期维持透析者少见。对老年人、糖尿病患者和已有慢性肾病尤其存在慢性肾功能不全者,尽可能避免使用。

虽然目前 CT 的扫描周期已大大缩短,但是仍会受到呼吸频率、心动周期的影响,尤其是扫描范围较大,而且没有处理好呼吸、心跳影响的时候,就会出现伪影干扰成像,必要时需采用心电门控扫描,部分不能配合检查的患者,检查过程中的移动也会造成图像质量的大大下降。此外,目标区域附近存在金属往往

也会干扰图像的采集,引起周围的放射状高信号线状影,影响图像的质量。除此之外,还可能受到 CT 机器硬件如放射源、接收器的影响。

6. CTA 临床应用

(1)冠状动脉 CTA:无创的冠脉成像需要一个能在患者屏息 20 秒内获取自由运动且具有高空间分辨率图像的系统。64 排多层螺旋 CT(MDCT)能够充分满足这些要求。由于在心脏等容收缩期或等容舒张期,冠状动脉保持相对静止,因此 CT 可利用这个运动暂停期来获取冠状动脉图像。研究表明,当心率为 70 次/分时,舒张末期运动暂停持续的时间为 80~120ms,心率越慢,持续的时间越长,心率越快,持续的时间越短。冠状动脉比较细小,其主干近端的直径仅有 5mm 左右,因此冠状动脉 CTA 的图像质量取决于时间分辨力和空间分辨力。64 排螺旋 CT 在 Z 轴上的分辨力有显著提高,其空间分辨力达到 0.3~0.4mm,十分接近冠状动脉造影的空间分辨力,256 排螺旋 CT 的分辨能力进一步提高,有报道 256 排螺旋 CT 冠状动脉成像与冠状动脉造影相比,对冠状动脉狭窄诊断的灵敏性可达 96%,特异性可达 98%。

对于主干及粗大分支血管能够较好地成像,狭窄程度的判断较为准确,同时能够判断斑块的性质。但同时受到患者配合、心率的影响,当影响较小时其成像效果较好,可达到与 DSA 造影结果基本一致的效果。

(2)外周动脉:CTA 可应用于主动脉、颈部血管、肾动脉、肠系膜动脉以及四肢动脉检查,其检查快速,结果准确率高,且利用三维成像技术能够给出最为直观的图像,在临床应用中具有明显优势。

(3)静脉:CTA 技术已基本成熟并得到广泛应用,在静脉方面的应用尚少。Stehling 最早于 1994 年报道了 CTV(computed tomography venography)的应用,目前主要应用于颅内静脉、肺静脉、门静脉以及下肢静脉,相比于传统超声检查,CTV 可以达到胸腔、颅内、腹腔等超声难以达到的部位,同时具有无创性,配合 3D 重建可以更加直观地展现给医生,更易于判断。在 VTE(venous thromboembolism)诊断方面,使用间接法 CTV 在检查下肢静脉的同时可以进行 CTPA(computed tomography pulmonary angiography)检查,能够同时对下肢深静脉与肺动脉进行检查,故其诊断更为全面,有利于及时合理有效的治疗。在下肢静脉曲张疾病诊断方面,因 CTV 可形象直观地将外观改变与皮下血管病变联系起来,有利于手术方案的制订,对于复杂下肢静脉疾病的诊断及治疗有指导意义。

二、MRA 在血管疾病诊断中的应用

1. 磁共振检查的原理 它是利用磁场与射频脉冲使人体组织内进动的氢核产生射频信号,经计算机处理而成像的。原子核在进动中,吸收与原子核进动频率相同的射频脉冲,原子核就发生共振吸收,去掉射频脉冲之后,原子磁共振矩又把所吸收的能量中的一部分以电磁波的形式发射出来,共振吸收和共振发射的过程叫做"磁共振"。

2. 磁共振检查的发展简史 最早的磁共振成像实验是由 1973 年劳特伯发表的,并立刻引起了广泛重视,短短 10 年间就进入了临床应用阶段。人体组织中由于存在大量水和碳氢化合物而含有大量的氢核,一般用氢核得到的信号比其他核大 1000 倍以上。正常组织与病变组织的电压信号不同,结合 CT 技术,即电子计算机断层扫描技术,可以得到人体组织的任意断面图像。劳特伯之后,MRI 技术日趋成熟,应用范围日益广泛,成为一项常规的医学检测手段,广泛应用于帕金森症、多发性硬化症等脑部与脊椎病变以及癌症的治疗和诊断。

3. 设备的进步 最初的检查设备笨重巨大,磁体的磁场较小,信噪比高,且信号采集困难,往往得到的图像不够理想。20 世纪 80 年代,设备发展开始采用超导磁体,提高了磁场强度及信号质量,同时发展出紧凑型的 MRI 检查仪器,缩小的设备空间减轻了患者的不适,同时出现的表面线圈技术进一步提高了成像细节。近年来,3.0T 的检查设备已经广泛推广。磁共振检查设备正进一步向多源磁共振发展当中。

4. MRA 的发明 磁共振血管造影(magnetic resonance angiography,MRA)有两种方式,一种为不用经

静脉注射对比剂,利用血液流动与静止的血管壁及周围组织形成对比而直接显示血管;另一种方法为高压注射器注入对比剂(为钆制剂)。MRA 已经成为 MRI 检查的常规技术之一,在注射对比剂的同时快速 MR 成像,这类似于 CTA,称为增强 MRA(CE-MRA)。CE-MR 对血管腔的显示比直接 MRA 更为可靠,出现血管狭窄的假象明显减少,对血管狭窄程度的反映比较真实,与 CTA 类似,其可靠性与传统 DSA 血管造影非常接近。

5. MRA 的优点　MRA 对目标血管周围的软组织更为敏感,可得到更为全面的信息。另一方面,MRA 与 DSA 相比,TOF-MRA 可不使用对比剂,必要时可选择 CE-MRA,CE-MRA 使用的造影剂相比传统 CT 的对比剂,具有更安全、用量少、价格便宜等优点。此外,TOF-MRA 较好地显示了血管狭窄的部位、程度和范围,如能采用三维法检查,能够进一步提高准确性。如采用 CE-MRA,病变显示更为精确,并较可靠地显示了血管硬化斑与管壁溃疡。与超声检查一样 MRA 还能反映病变部位的血流方向,与 DSA 检查的准确性相近。

6. MRA 的不足　因为 MRA 检查处于强磁场内,故患者体内不能存在磁性金属。目前一般使用的冠脉支架以及外周支架,可以在<1.5T 的磁场下进行检查。当需要 3.0T 的磁场进行更为详细的检查时,可能产生金属移位、发热等问题,因此检查受限。

此外,由于 MRA 的检查时间较长,噪声较大,空间密闭,部分患者较难配合,尤其对于有幽闭恐惧症的患者无法进行检查。

7. MRA 临床应用

(1)头部应用:MRA 最早应用于头部检查,对于颅内、颈部血管检查具有明显优势。头部 3D-TOF-MRA 最大的优点是不需要静脉内注射对比剂,无碘剂过敏风险,利用血液流入增强效应,直接显示出头部动脉血管。可以检测颅内动静脉畸形、颅内动脉瘤、颅内动脉粥样硬化、烟雾病、血管纤维肌性发育不良。对于动脉瘤、颅内血管狭窄,TOF-MRA 受到血流速度、涡流的影响,因此它的特异性、敏感性稍低于 CTA 及 DSA,必要时可采用 CE-MRA 提高准确程度。

(2)外周血管:近年来检查技术的发展,通过注射对比剂还可以将 MRA 应用于主动脉、颈部血管、肾动脉、肠系膜动脉以及四肢动脉检查,目前临床应用较少。

(郑夏　孙光)

▶ 第三节　DSA 在血管疾病诊断中的应用

1977 年 Nedelman 将计算机技术与血管造影技术结合,首次获得数字减影血管造影图像。它是 20 世纪 80 年代继 CT 之后出现的一项医学影像学新技术,是电子计算机与常规 X 线血管造影相结合的一种检查方法。

一、DSA 成像原理

DSA 的减影方式最常用的是时间减影法。它是应用计算机程序进行两次成像完成的。在注入造影剂之前,首先进行第一次成像,并用计算机将图像转换成数字信号储存起来,即蒙片(mask 像)。注入造影剂后,再次成像并转换成数字信号。两次信号相减,消除相同的信号,得到一个只有造影剂的血管图像。这种图像较以往常规脑血管造影所显示的图像更清晰和直观,一些精细的血管结构亦能显示出来。

二、DSA 的特点

DSA 是在常规血管造影的基础上与计算机结合发展起来的,良好的空间分辨率决定了其是血管影像诊断中的金标准。DSA 的特点:①采用高压注射器(图 3-3-1)能够团注对比剂,保证注入速度、压力及总量的精确调节,精确控制摄影时间;②单平板(图3-3-2)或双平板 DSA(图3-3-3)均可以摄取正侧位或者斜位图像,但双平板可以同时摄取多角度的图像,大大减少了对比剂的用量;③图像后处理工作站(图3-3-4),可减去颅骨影响,仅显示脑血管,且图像亮度和对比度可任意调节,提高了脑血管的分辨率;④数字化图像适应了网络化发展,便于存储、检索和传输。⑤连续摄影,一次推注对比剂可摄取动脉期、毛细血管期和静脉期图像。

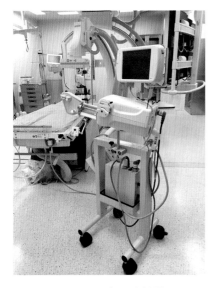

图 3-3-1 高压注射器

Figure 3-3-1 High-pressure injector

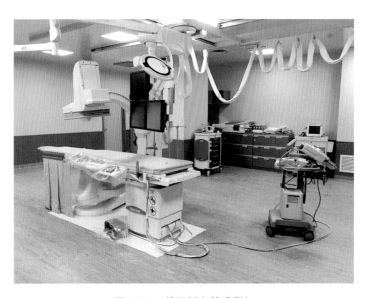

图 3-3-2 单平板血管造影机

Figure 3-3-2 Interventional angiography systems

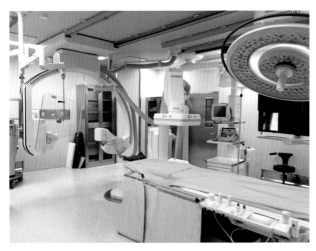

图 3-3-3 双平板血管造影机

Figure 3-3-3 Biplane interventional angiography system

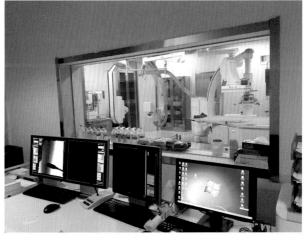

图 3-3-4 图像后处理工作站及 PACS 系统

Figure 3-3-4 Digital image post-processing workstation and picture archiving and communication system (PACS)

三、2D-DSA 图像特点

与传统的血管造影相比,2D-DSA 图像(图3-3-5)具有如下特点:①图像密度分辨率高,可显示出密度差值为 1% 的影像;②血管路径图功能,可以作为插管的向导,减少手术中的透视次数和检查时间;③能消除造影血管以外的结构,图像清晰且分辨率高;④具有多种后处理功能,对图像进行各种处理、测量和计算,有效地增强诊断信息;⑤对微量碘信息敏感性高,造影剂用量少、浓度低,而图像质量高。

尽管常规 2D-DSA 已得到广泛临床应用,已成为血管病变诊断的金标准,但常规 2D-DSA 一次采集只能获得某一个平面的血管影像,而且这些血管影像是互相重叠的。因此,仅依靠正、侧位影像,常规 2D-DSA 有可能将血管的扭曲和(或)重叠误为动脉瘤。而且,常规 2D-DSA 可以出现假阴性和假阳性。在常规 2D-DSA 检查中采用多方位投照或许可以避免这种漏诊,但这必然会增加对比剂用量和患者接受的 X 线辐射剂量,延长检查时间。

四、3D-DSA 重建技术

3D-DSA 重建技术是建立在球管旋转技术、二维数字减影血管造影技术和三维重建技术三者结合的基础上。3D-DSA 影像重建技术种类包括:①最大密度投影

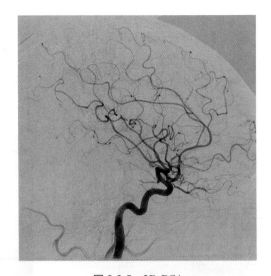

图 3-3-5　2D-DSA
Figure 3-3-5　2D digital subtraction angiography

法(MIP):MIP 可 360°全方位旋转,血管影像清晰,原始信息丢失较少(图 3-3-6);②表面阴影显示法(SSD):在 MIP 重建的基础上,设置适当的图像阈值形成的立体感较强的图像,主要用于整体血管三维重建(图 3-3-7);③模拟血管内镜(virtual angioscopy,VA):VA 可以观察血管腔内情况;④多平面容积重建(multiplanar volume reconstruction,MPVR):MPVR 用于血管或病灶容积重建,实质上是充盈血管或病灶造影剂的容积测量;⑤容积再现(volume rendering,VR):3D-DSA 使血管壁在一定程度上透明化,可以发现血管内壁上的硬化斑块及透视出血管壁上的动脉瘤或其分支的开口(图 3-3-8 ~ 图 3-3-10);⑥3D 曲面校正(advantage straight):它可以校正由于球管因素造成的影像变形,主要用于血管畸形立体定向治疗的准确定位;⑦3D 高级血管分析(advanced vessel analysis):用于分析血管的狭窄程度,可以使弯曲的血管伸直,对血管成形术和放置血管内支架有重要意义;⑧MRI/DSA 融合法(MRI/DSA fusion):这种方法可以立体、多平面、多角度地分析血管在脑内的位置和走行,为血管内治疗和显微外科手术提供明确的解剖学依据;⑨自动置位功能(autopositioning):可将工作站选好的图像投射角度数据输送到 DSA 系统,使球管自动调整到工作站所选好的合适角度,而清晰的工作角度在神经介入治疗中是非常重要的(图 3-3-11)。

旋转 DSA 三维重建技术通过一次注射对比剂,即可获得满意的三维血管影像,可以从多角度观察血管形态,在回放时分别得到相应角度的减影图像,清晰地显示血管解剖学的结构和形态,尤其对于颅内动脉瘤的诊断及具体形态的观察具有重要的价值。

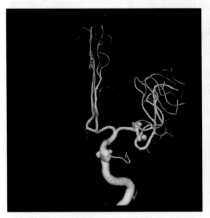 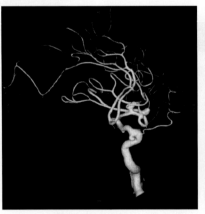 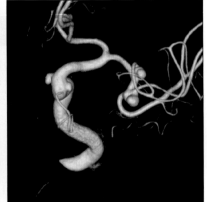

图 3-3-6　3D-DSA
Figure 3-3-6　3D digital subtraction angiography

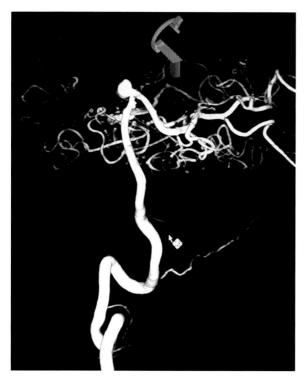

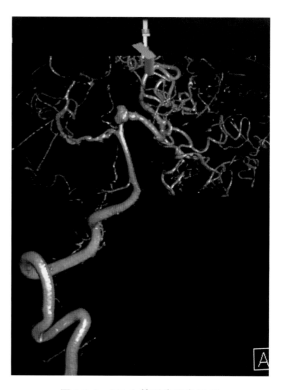

图 3-3-7 3D 血管成像

Figure 3-3-7 3D vascular reconstruction

图 3-3-8 3D 血管影像彩色重建

Figure 3-3-8 3D vascular color-coded volume rendered reconstruction

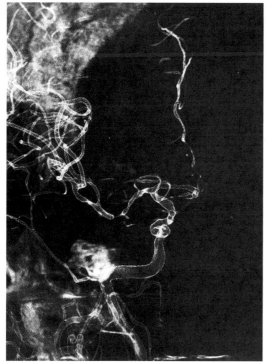

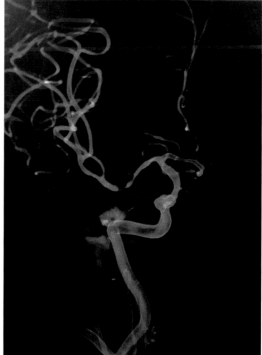

图 3-3-9 3D-DSA VR 重建

Figure 3-3-9 3D digital subtraction angiography volume rendering reconstruction

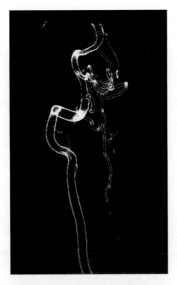

图 3-3-10　3D-DSA VR 重建
Figure 3-3-10　3D digital subtraction angiography volume rendering reconstruction

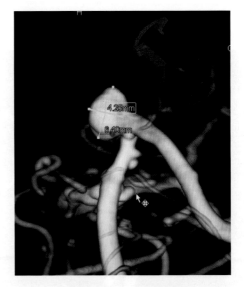

图 3-3-11　3D 血管路图
Figure 3-3-11　3D road map

五、DSA 的不足

DSA 为有创检查,受解剖变异、患者的配合情况以及操作者熟练程度的影响,有少数患者无法完成检查。检查过程中患者可能出现出血、夹层、栓塞、过敏等不良反应。检查后穿刺点需进行压迫,患者多需配合卧床制动,此外,穿刺点还可能出现出血、血肿、假性动脉瘤等并发症。

熟练的操作者可进行全身的 DSA 检查,缩短患者的检查时间,尤其适宜合并多部位动脉疾病的患者。但需注意患者以及检查者会因检查时间长出现射线暴露多的情况,尤其需短期内进行反复检查者,应考虑到射线暴露安全。

DSA 的常用造影剂为各类含碘的造影剂,主要为非离子型造影剂,包括碘海醇、碘佛醇等,这类造影剂具有渗透压低(500~700mOsm/kg)、耐受性好等特点,性能稳定。近年来出现的碘克沙醇为非离子型二聚体造影剂,其渗透性更低,对肾脏的损害更小。除此之外,还可以将二氧化碳作为造影剂。将二氧化碳气体作为血管造影剂始于 20 世纪 80 年代,但是由于受到血管造影机设备技术及二氧化碳气体输送装置不成熟等因素影响,二氧化碳气体在临床造影检查中迟迟未能推广。目前用于造影的气体是医用纯二氧化碳,造影时只需要用很细的头皮针,通过专门设计的二氧化碳注射装置,向血管内注射一定量的气体,二氧化碳在血管内可暂时将血液分开快速显像,完成造影后,二氧化碳气体会迅速与血红蛋白结合,通过肺部进行呼吸交换排出体外。目前除心脑血管外,其他部位的血管均可采用二氧化碳气体进行血管造影。但部分患者会出现腹痛、恶心、呕吐等不良反应,多数可自行缓解。

六、DSA 的临床应用

DSA 被广泛应用于血管外科各种疾病的诊疗过程中,尤其对于细小的血管、快速运动的血管,成像效果优异,一直作为诊断的金标准。

首先在冠状动脉方面,虽然 CTA 已经得到明显的发展,其准确度及特异度与 DSA 相比差距在逐渐缩小,但当出现诊断不一致的情况时,仍需要 DSA 作为最后判断。近年来出现的血管腔内超声(IVUS)可以配合冠状动脉造影对病变进行评估,尤其是对于 50%~60% 的狭窄病变,腔内超声可以更加准确地判断狭窄程度、斑块性质,但受超声导管直径的限制,无法通过特别狭窄或扭曲的病变。压力导丝的出现使得能够测量冠状动脉血流储备分数(FFR),通过测量冠状动脉血流储备分数可以评估狭窄病变对所供心肌区域的影响,真正描述出狭窄病变的影响,FFR<0.75 的病变患者预后较差。此外,冠脉造影,能够在发现疾病的同时对疾病进行治疗。

在颅内血管方面,随着 MRA、CTA 的发展,其准确性及特异性不断提高,诊断颅内血管瘤与 DSA 相比已经无显著差异,在颅内血管狭窄的检查方面无显著差异,但当 CTA 或 MRA 检查无法确诊时,DSA 仍是最终诊断的金标准。

DSA 还可广泛应用于主动脉、颈部血管、肾动脉、肠系膜动脉、四肢动脉以及静脉疾病检查。但因 CTA 的发展,多数疾病已首选 CTA 进行检查,当结果难以进行判断时,应选择 DSA 进行检查,具体疾病的 DSA 表现将在后续章节分别介绍。

(鄂亚军　苏伟　郑夏)

▶ 第四节　超声在血管疾病诊断中的应用

超声技术在外周血管疾病诊断方面的应用已有漫长的历史,1975 年 Nippa 等利用双向连续波多普勒超声技术成功显示血流方向,从而准确判断下肢静脉反流的存在,但由于连续波多普勒超声技术无法显示血管结构,只能根据血管解剖关系判断深、浅静脉,其精确度较差。20 世纪 50 年代 B 型超声的诞生为 20 世纪 70 年代双功多普勒超声技术的出现打下了良好的基础。双功多普勒超声技术实现了血管二维灰阶图像的显示,首次观察到人类颈动脉斑块。

二维超声可显示动脉的横轴和纵轴解剖图像,观察动脉内中膜的厚度,斑块部位、形态、大小,管腔的狭窄、闭塞。彩色血流影像反映血流分布及充盈状态,评价管腔内径变化产生的血流动力学改变。彩色多普勒超声显像在血管疾病的诊断中通过实时二维及彩色血流成像,可直观形象地显示血流形态、血流方向、流速和血流性质,对于血管疾病中的血管狭窄、侧支循环、血栓再通的血流显示具有较大的优势。超声检查具有快速、安全、廉价、方便、无创等特点,易于被人群接受。

超声检查已广泛用于外周血管疾病的诊断、随诊以及疗效评价中。二维超声与多普勒超声相结合能够同时提供解剖及功能两方面的信息,这是超声所具有的独特优势。但是仍具有一些局限性,如对深部及低速血流的检测存在一定困难,对声束-血流夹角的依赖,对检查者的操作及仪器设置的依赖等。动脉粥样硬化是导致心脑血管疾病最重要的危险因素,其中斑块的性质与心脑血管疾病关系密切。近年来研究发现,斑块内新生血管可以促进粥样硬化病变的发展,甚至诱发斑块内出血、斑块破裂及相关并发症的发生,是斑块不稳定的一个重要因素,因此斑块内新生血管逐渐引起人们的高度重视。超声造影技术具有较高的时间及空间分辨率,因造影剂微泡具有类似红细胞的血流动力学特征,可作为血管内示踪剂。

超声造影对活体颈动脉斑块内新生血管的检测具有很高的敏感性,而且具有定量评价的功能。同时组织学研究表明,易损斑块内的新生血管是缺血性脑血管疾病患者的重要特征。超声造影成像可以无创检测斑块内的新生血管,具有重要的临床意义。超声造影可根据图像中斑块内造影剂的分布、形态等特点,将斑块内新生血管分为 3 级:0 级,斑块内造影剂微泡无增强;1 级,斑块肩部出现造影剂微泡轻度增强;2 级,斑块内部造影剂微泡弥漫性增强(图 3-4-1 ~ 图 3-4-3);免疫组织化学方法(用 CD34 标记新生血

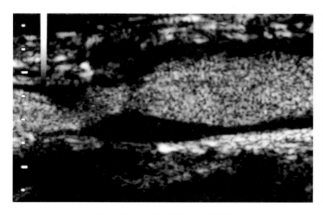

图 3-4-1　0 级,斑块内无增强
Figure 3-4-1　Grade 0 , no visible microbubbles in plaque

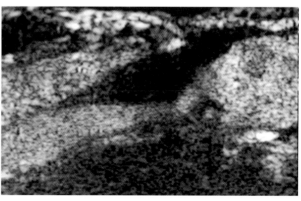

图 3-4-2　1 级,斑块肩部出现轻度增强
Figure 3-4-2　Grade 1 , moderate microbubbles confined to the shoulder side of plaque

管)与超声造影的结果相一致(图3-4-4～图3-4-6)。

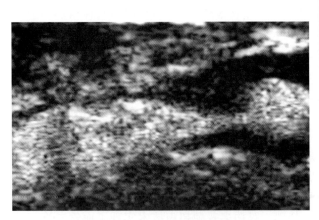

图3-4-3　2级,斑块内部弥漫性增强
Figure 3-4-3　Grade 2, extensive microbubbles in plaque

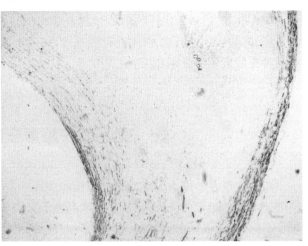

图3-4-4　免疫组织化学方法0级,斑块内无明显CD34阳性表达的新生血管形成(EnVision法)
Figure 3-4-4　Immunohistochemistry assay grade 0, no CD34-positive expression showing neovascularization in plaque (EnVision)

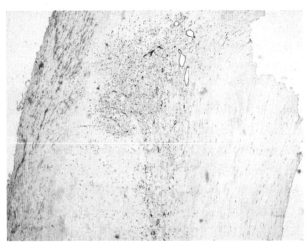

图3-4-5　1级,斑块内见分布较稀疏的CD34阳性表达的新生血管(EnVision法)
Figure 3-4-5　Grade 1, low-density CD34-positive neovascularization in plaque (EnVision)

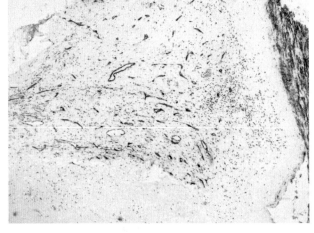

图3-4-6　2级,斑块内见分布密集的CD34阳性表达的新生血管(EnVision法)
Figure 3-4-6　Grade 2, High-density CD34-positive neovascularization in plaque (EnVision)

(郑敏　武敬平　田艳　华扬)

参 考 文 献

[1] 叶菡洋,袁伟杰,边琪,等.血管造影术后肾损害的临床相关危险因素探讨.中华肾病杂志,2006,22(6):375-376.

[2] 朱润章,郝丽,王德光,等.造影剂早期肾损伤的诊断及水化治疗的防护作用.中华高血压杂志,2014,30(1):24-28.

[3] 张琼.256排螺旋CT冠脉成像在冠心病诊断中的应用.中国医疗前沿,2013,8(1):75-76.

[4] 姜建威,殷允娟,常军,等.直接法CT静脉造影对下肢静脉曲张的诊断价值.中国医学影像学杂志,2013,11:825-828.

[5] Hamish Maher, Lockwood Alistair, Cosgrove Christine, et al. Management of popliteal artery aneurysms. ANZ J Surg. 2006,76(10):912-915.

[6] 张坤毅.核磁共振(MRI)的成像原理与临床应用.中国医疗设备,2008,05:101-103.

[7] 陆建平,刘崎,何新红,等.三维对比剂增强MR血管成像对颈部动脉病变的诊断价值.中华放射学杂志,2004,01:

76-81.

［8］韦金喜.钆对比剂的不良反应:36 例病例回顾.国外医学(临床放射学分册),1997,03：184-185.

［9］杨军,周康荣,陈祖望,等.动态增强 MRA 的临床研究.中华放射学杂志,1998,06：38-41.

［10］Jack L. Cronenwett,K. Wayne Johnston 著.郭伟,符伟国,陈忠译.卢瑟福血管外科学(第 7 版).北京:北京大学医学出版社,2013.

［11］欧阳忠南,唐军,何建军,等.旋转三维采集数字减影对脑血管疾病的临床应用.中华放射学杂志,2002,36(12)：1147-1150.

［12］邹英华,金龙,吕永兴,等.颈动脉狭窄经皮腔内血管成形与支架术的临床应用价值.中华放射学杂志,2001,35(3)：193-196.

［13］Pozzi Mucelli F,Bruni S,Doddi M,et al. Virtual angioscopy by means of three-dimensional rotational angiography of the aort-oiliac arteries. Radiol Med (Torino),2007,112(3)：420-434.

［14］任重阳,狄镇海,毛学群,等.DSA 步进技术在糖尿病下肢血管疾病诊断中的临床应用.介入放射学杂志,2010,19(9)：737-740.

［15］王维强,金丽云等.RSM-DSA 技术在介入放射血管造影中的应用.医疗设备信息,2006(21)(11):85-85.

［16］边铁城,崔明惠,陈光,等.旋转 DSA 技术及 COMPAS 功能在血管造影中的应用.实用医学影像杂志,2006(7)：107-109.

［17］卢伟,李彦豪,等.二氧化碳血管造影不良反应的分析与处理.中华放射学杂志,2002,36(2)：120-122.

第四章　头颅部血管疾病

▶ 第一节　颅内动脉瘤

颅内动脉瘤是颅内动脉血管壁的异常局部扩张。颅内动脉瘤的形成机制仍然有争议,可能导致颅内动脉瘤发生的常见因素包括先天易感性(如动脉壁肌层缺陷)、动脉粥样硬化、高血压、感染及创伤等。吸烟和高血压是动脉瘤发生、发展及破裂的两个常见又可控的危险因素。人和动物的基础研究提示颅内动脉瘤可能是由血流动力学应力诱导的COX_2-$NF\kappa B$信号通路和巨噬细胞浸润调控的慢性炎症性疾病。

【流行病学】

颅内动脉瘤的患病率很难估算出来。在全世界范围内,成人人群中大约3.2%的人存在未破裂的颅内动脉瘤,并且随着高分辨率磁共振扫描的广泛应用,偶然发现颅内动脉瘤的机会逐渐增多。绝大多数动脉瘤终生不会破裂,仅有0.25%的成年动脉瘤患者发生动脉瘤破裂。

【分类】

1. 根据动脉瘤的形态分为囊性(图4-1-1)及梭形动脉瘤,大于2.5cm的梭形动脉瘤被称为巨大蛇形动脉瘤(GSA)(图4-1-2C-D)。

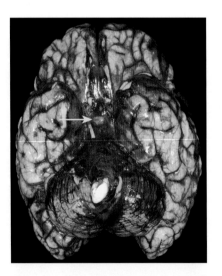

图4-1-1　囊状动脉瘤及明显的蛛网膜下腔出血

Figure 4-1-1　Saccular aneurysm and severe subarachnoid hemorrhage

2. 根据动脉瘤的大小分为小型(<5mm),中型(6~15mm),大型(16~25mm),巨大型(>25mm)(图4-1-3)。

3. 根据动脉瘤的部位分为前循环动脉瘤(图4-1-2A-D),后循环动脉瘤(图4-1-2E-F)。

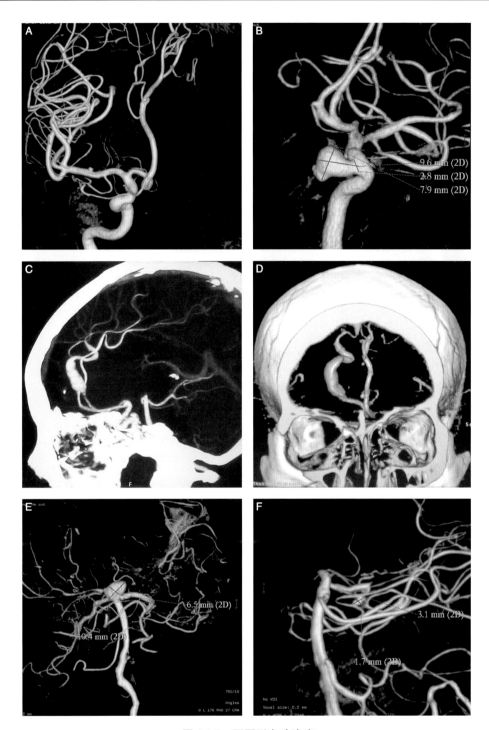

图 4-1-2 不同形态动脉瘤

Figure 4-1-2 Different forms of cerebral aneurysm

A. 右侧大脑中动脉血泡形动脉瘤

A. Blood blister aneurysm of right middle cerebral artery

B. 左侧颈内动脉床突上段夹层动脉瘤

B. Intracranial dissecting aneurysm of left internal cerebral artery（LICA）

C 和 D. 大脑前动脉蛇形动脉瘤

C&D. Giant serpentine aneurysm of anterior cerebral artery

E. 基底动脉动脉瘤

E. Aneurysm of basal artery

F. 大脑后动脉 P2 段动脉瘤

F. Aneurysm of P2 segment of posterior cerebral artery

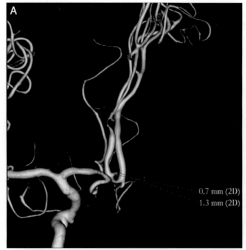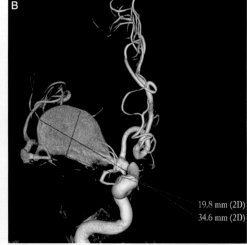

0.7 mm (2D)
1.3 mm (2D)

19.8 mm (2D)
34.6 mm (2D)

图 4-1-3　不同大小动脉瘤
Figure 4-1-3　Different size of cerebral aneurysm
　　A. 微小前交通动脉瘤
　　A. Microaneurysm of anterior communicating artery
　　B. 巨大大脑中动脉瘤
　　B. Giant aneurysm of middle cerebral artery

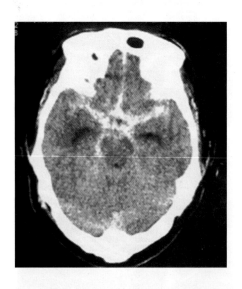

图 4-1-4　头颅 CT 扫描显示蛛网膜下腔出血
Figure 4-1-4　Head CT scan shows sub-arachnoid hemorrhage

　　4. 根据动脉瘤的数量分为单发和多发(图 4-1-5),15% ~30% 的患者存在 2 个以上动脉瘤。
　　5. 根据动脉瘤是否破裂分为破裂动脉瘤和未破裂动脉瘤。
【临床表现】
　　1. 破裂出血　最常见为蛛网膜下腔出血(图 4-1-1,图 4-1-4),其次为脑内血肿(图 4-1-6)、脑室内出血、硬膜下出血等。
　　2. 巨大动脉瘤可出现占位效应或脑神经损害,如动眼神经麻痹、视野缺损等。
　　3. 癫痫。
　　4. 头痛。
　　5. 无症状　因其他原因行影像学检查偶然发现。
【外科治疗】
　　未破裂动脉瘤的最佳治疗方式选择基于多种因素分析,如动脉瘤大小、部位、形态特征、患者年龄、既往动脉瘤性蛛网膜下腔出血史、脑动脉瘤家族史、多发动脉瘤、共存的其他脑血管疾病、动态随访动脉瘤生长等。
　　动脉瘤栓塞术(图 4-1-7):对于特定的患者,尤其是手术死亡率高的病例如基底动脉尖和老年患者,动脉瘤栓塞术优于外科手术夹闭。

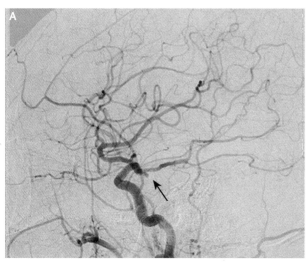
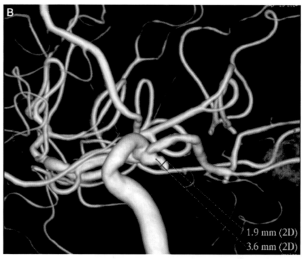
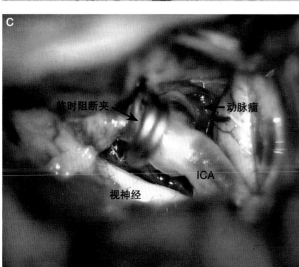
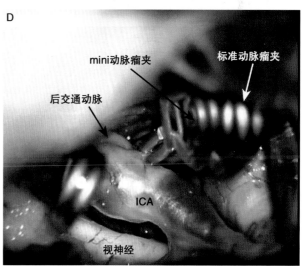

图 4-1-5　右侧后交通动脉瘤
Figure 4-1-5　Right posterior communicating artery（PCoA）

A. DSA 显示右侧后交通动脉瘤及右侧胚胎型后交通动脉

A. DSA shows right PCoA aneurysm and right fetal PCoA

B. 3D-DSA 清晰显示后交通动脉瘤与后交通动脉关系

B. 3D-DSA demonstrates PCoA aneurysm and PCoA clearly

C. 术中所见动脉瘤

C. Aneurysm exposed under surgical microscope

D. 动脉瘤夹闭后，ICA：internal carotid artery 颈内动脉

D. Aneurysm clipped with clips. ICA：internal carotid artery

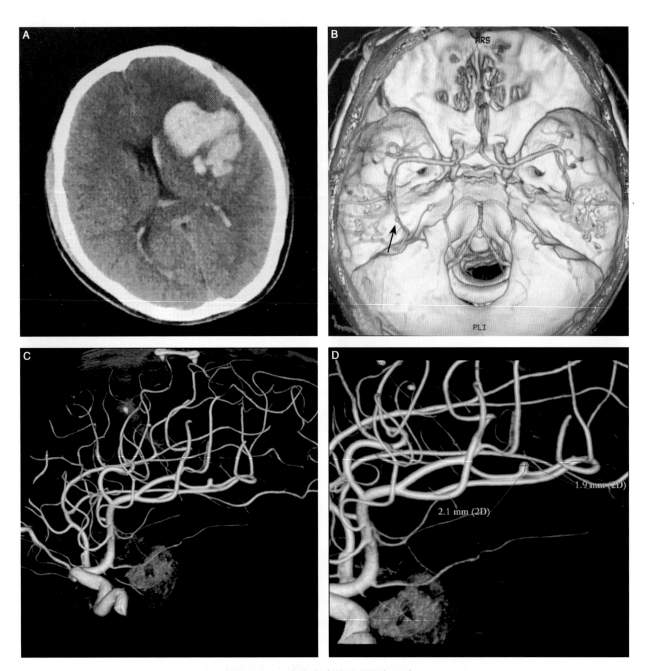

图 4-1-6 动脉瘤破裂形成脑内血肿

Figure 4-1-6 Intracerebral hematoma due to rupture of aneurysm

A. CT 显示左侧基底核区脑内血肿

A. CT scan shows hematoma in left basal ganglia

B. CTA 提示左侧大脑中动脉 M2 小动脉瘤

B. CTA reveals small aneurysm in M2 segment of left middle cerebral artery

C 和 D. 3D-DSA 显示左侧大脑中动脉 M2 段小动脉瘤

C&D. 3D-DSA reveals small aneurysm in M2 segment of left middle cerebral artery

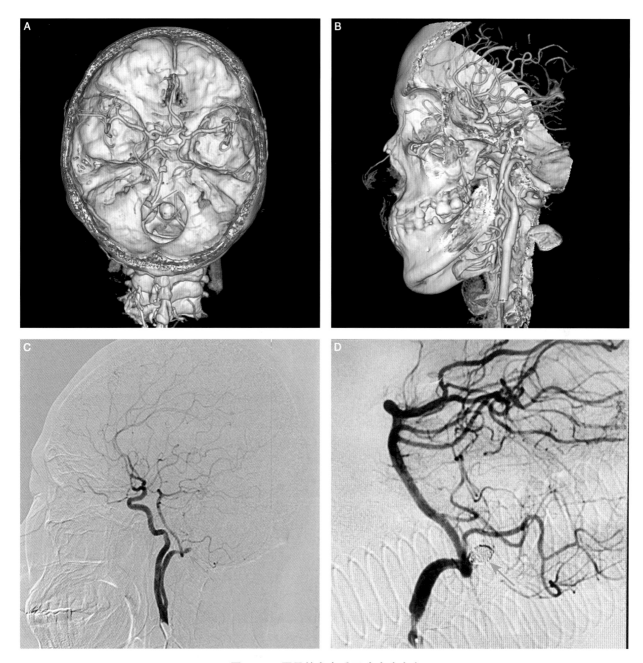

图 4-1-7　罕见的永存舌下动脉动脉瘤

Figure 4-1-7　Persistent primitive hypoglossal artery（PHA）aneurysm

A. CTA 显示位于左侧舌下神经管处的动脉瘤

A. CTA shows aneurysm located in the left hypoglossal canal

B. CTA 显示永存舌下动脉起源于左侧颈内动脉，动脉瘤位于左侧舌下神经管处

B. CTA shows PHA originating from LICA，aneurysm located in the left hypoglossal canal

C. 全脑血管造影显示永存舌下动脉起源于左侧颈内动脉，并延续成基底动脉，动脉瘤起源于左侧舌下动脉

C. DSA shows PHA originating from LICA，extending toward the hypoglossal canal，and joining the basilar artery，aneurysm origi-

nating from left PHA

D. DSA 显示动脉瘤完全栓塞

D. DSA shows aneurysm completely embolized

动脉瘤夹闭术(图4-1-5,图4-1-8):外科手术夹闭动脉瘤是一项有效的治疗方式。

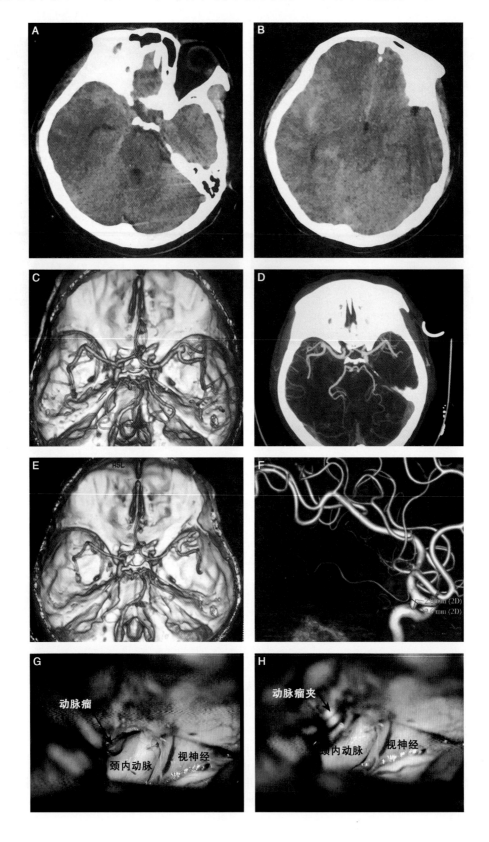

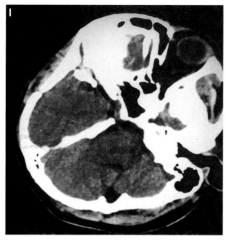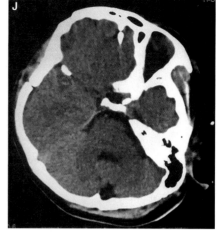

图 4-1-8　颅内多发动脉瘤
Figure 4-1-8　Intracranial multiple aneurysms

A 和 B. CT 显示蛛网膜下腔出血,右侧外侧裂处明显

A&B. CT shows subarachnoid hemorrhage predominantly in the right Sylvain fissure

C 和 D. CTA 显示颅内多发动脉瘤,右侧大脑中动脉瘤和左侧后交通动脉瘤,根据 CT 提示右侧大脑中动脉瘤为责任动脉瘤,左侧后交通动脉瘤为未破裂动脉瘤

C&D. CTA reveals multiple aneurysms located in the right middle cerebral artery and left posterior communicating artery. According to the CT scan, right middle cerebral artery aneurysm was considered the responsible aneurysm, and left posterior communicating artery aneurysm an unruptured aneurysm

E. 右侧大脑中动脉瘤夹闭术后复查 CTA 显示动脉瘤夹和动脉瘤完全夹闭

E. Postoperative CTA shows clip and right middle cerebral artery aneurysm was completely clipped

F. 3D-DSA 显示左侧颈内动脉后交通动脉瘤

F. 3D-DSA shows left posterior communicating artery aneurysm

G 和 H. 二次手术夹闭左侧动脉瘤

G&H. In the second operation, left posterior communicating artery aneurysm was clipped

I 和 J. 二次术后复查 CT,显示双侧动脉瘤夹

I&J. Postoperative CT scan after second surgery shows clips in both sides

　　针对老年患者(>65 岁)、伴有并发症的小型无症状的未破裂动脉瘤患者、出血风险低的患者(根据动脉瘤部位、大小、形态、家族史及其他相关因素分析),可酌情保守动态观察病情进展情况。

(郭毅　赵元立　Tarik Tihan)

▶ 第二节　脑血管畸形

　　脑血管畸形是先天性血管发育异常,典型的脑血管畸形包括四种病理类型:动静脉畸形、海绵状血管瘤、静脉畸形和毛细血管扩张症。动静脉畸形是临床最常见的脑血管畸形。

一、动静脉畸形

　　动静脉畸形是先天发育异常的一团盘旋扭曲的异常血管团,包括异常扩张的供血动脉、引流静脉和两者之间的畸形血管团,畸形团内缺乏正常的毛细血管床,动脉血通过畸形血管团直接进入引流静脉,导致静脉压增高(图 4-2-1,图 4-2-2)。发病率大约为 0.14%,由于为先天性病变,因此出血的风险持续终生。

【临床表现】

　　1. 出血最常见,约占 50%。出血的高峰年龄在 15~20 岁,每次出血有 10% 致死率和 30%~50% 致残率。平均出血风险为每年 2%~4%。根据最新的未破裂脑动静脉畸形的随机临床试验研究(ARUBA)结果,出血率每年为 2.2%。

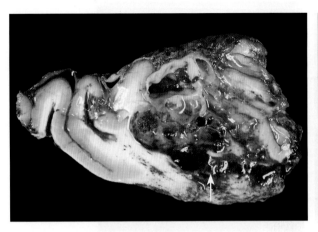

图 4-2-1A　脑动静脉畸形大体标本
Figure 4-2-1A　Surgical specimen of brain arteriovenous malformations（BAVM）

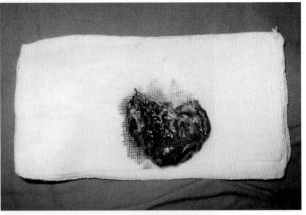

图 4-2-1B　脑动静脉畸形大体标本
Figure 4-2-1B　Surgical specimen of BAVM

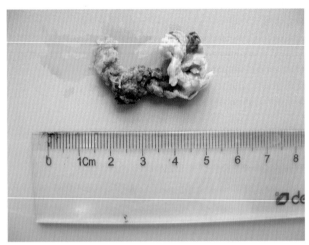

图 4-2-1C　固定后脑动静脉畸形大体标本
Figure 4-2-1C　Fixed surgical specimen of BAVM

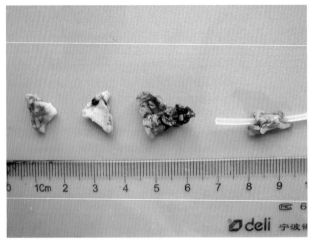

图 4-2-1D　固定后脑动静脉畸形大体标本
Figure 4-2-1D　Fixed surgical specimen of BAVM

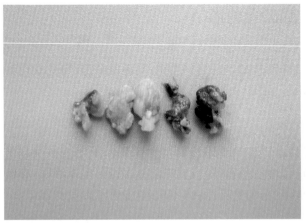

图 4-2-1E　固定后脑动静脉畸形大体标本
Figure 4-2-1E　Fixed surgical specimen of BAVM

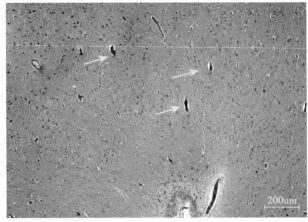

图 4-2-1F　正常脑组织内微血管（Masson）
Figure 4-2-1F　Microvessel in the normal brain tissue（Masson）

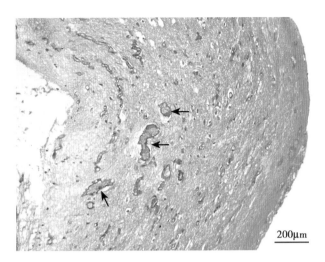

图 4-2-1G　低倍镜下见脑组织内数条异常增生血管分布（HE）

Figure 4-2-1G　Lower magnification showing several abnormal dysplasic vessels distributed in brain tissue（HE）

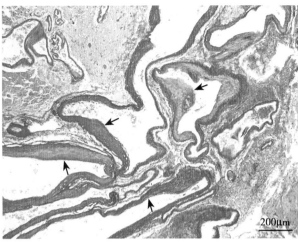

图 4-2-1H　增生血管管壁厚薄不一,凸向管腔内形成"内膜垫"（SR）

Figure 4-2-1H　The proliferation vessel wall is uneven and protruding into the lumen and formed "intimal cushions"（SR）

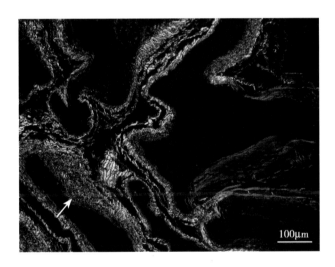

图 4-2-1I　偏振光显微镜下见异常增生血管壁 I 型胶原增多（SR）

Figure 4-2-1I　Polarization light microscope of type I collagen expression increased in the proliferated abnormal vessel

图 4-2-1J　异常血管管壁厚薄不一, I 型胶原增多（SR）

Figure 4-2-1J　Abnormal vascular wall thickness is uneven and type I collagen expression is increased（SR）

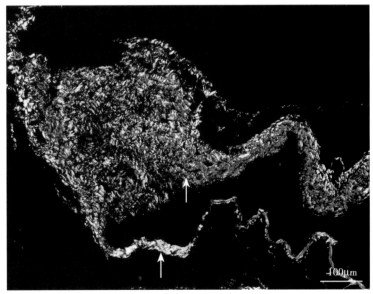

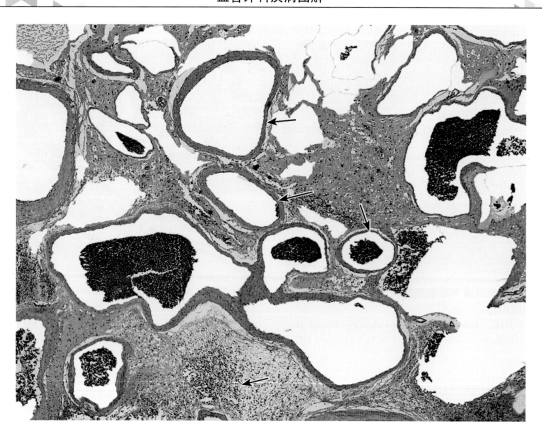

图 4-2-2A　脑组织内动静脉畸形增生,周围炎细胞浸润(HE)
Figure 4-2-2A　BAVM under microscope,inflammatory cells infiltration around（HE）

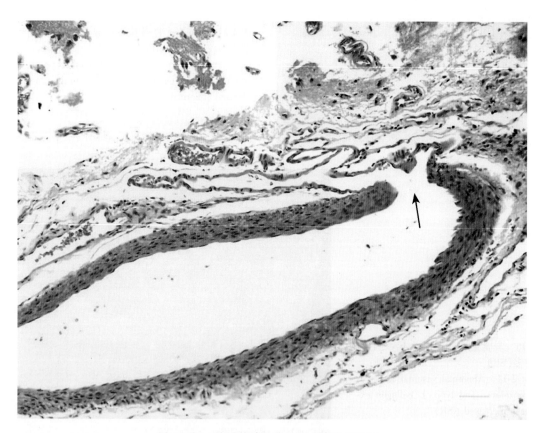

图 4-2-2B　脑动静脉畸形血管动静脉瘘(HE)
Figure 4-2-2B　BAVM and arterial-venous fistula(HE)

出血危险因素：

（1）最强的独立危险因素是患者存在既往出血史。但该因素对于约50%的无出血病史的患者不适用。

（2）血管构筑因素：深部静脉引流，畸形团位于深部或幕下是比较明确的危险因素，而畸形团大小则有争议。血流相关或畸形团内的动脉瘤是另一个需要考虑的危险因素。

（3）静息微量出血和遗传变异是目前正在研究的新的危险因素。

2. 癫痫。

3. 占位效应。

【影像学评估】

1. 脑血管造影　可清晰显示畸形团、供血动脉、引流静脉及相关动脉瘤（图4-2-3）。

2. MRI　评估畸形团的大小、部位、毗邻结构，是否有水肿和既往出血等（图4-2-4）。

3. 术中评估　术中吲哚菁绿造影（图4-2-5）。

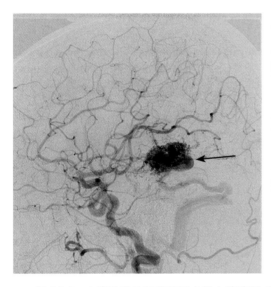
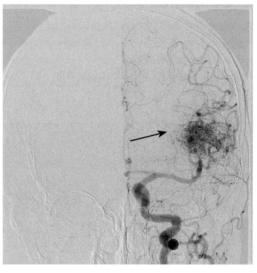

图 4-2-3　左颞叶脑动静脉畸形全脑血管造影，可以清晰显示供血动脉、畸形血管团及引流静脉
Figure 4-2-3　DSA showing BAVM in the left temporal lobe. Its feeding arteries, nidus and draining veins can be identified

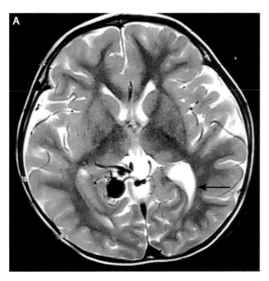
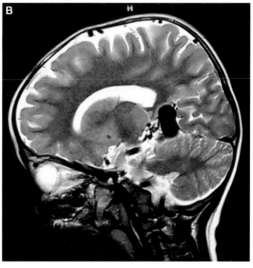

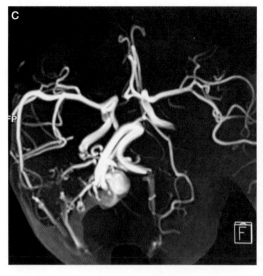
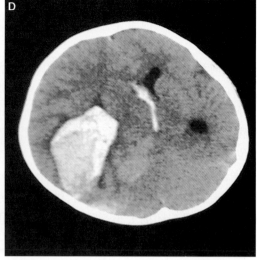

图 4-2-4　患儿 3 岁时发现未破裂的右侧颞枕叶深部动静脉畸形,并且合并血流相关性动脉瘤(A-C),未予治疗,8 岁时畸形血管团突然破裂出血(D)

Figure 4-2-4　This 3-year-old patient was diagnosed with unruptured BAVM, with the aneurysm located in the right medial temporo-occipital lobe (A-C). She was untreated, and the BAVM ruptured suddenly when she was 8 years old(D)

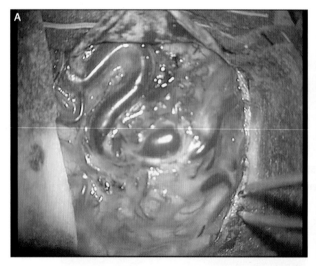
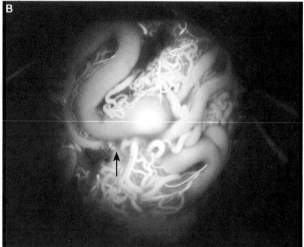

图 4-2-5　脑动静脉畸形术中所见

Figure 4-2-5　BAVM photo during surgery

A. 显微镜下脑表面可见畸形血管

A. Abnormal vessels in cerebral cortex observed under a surgical microscope

B. 术中吲哚菁绿荧光造影

B. Intraoperative ICG angiography

【手术治疗】

1. 对于破裂动静脉畸形,急性大量出血的患者,需紧急手术清除颅内血肿减压,根据术中情况可不处理畸形血管,术后详细评估后二期处理(图 4-2-6)或一期切除畸形团(图 4-2-7)。少量出血的患者予以保守支持治疗,并完善脑血管造影及 MRI 检查,仔细评估后择期手术治疗。

2. 血管内栓塞多作为手术或伽马刀治疗前的辅助治疗措施。

3. 立体定向放射外科适用于小型、深部的动静脉畸形。

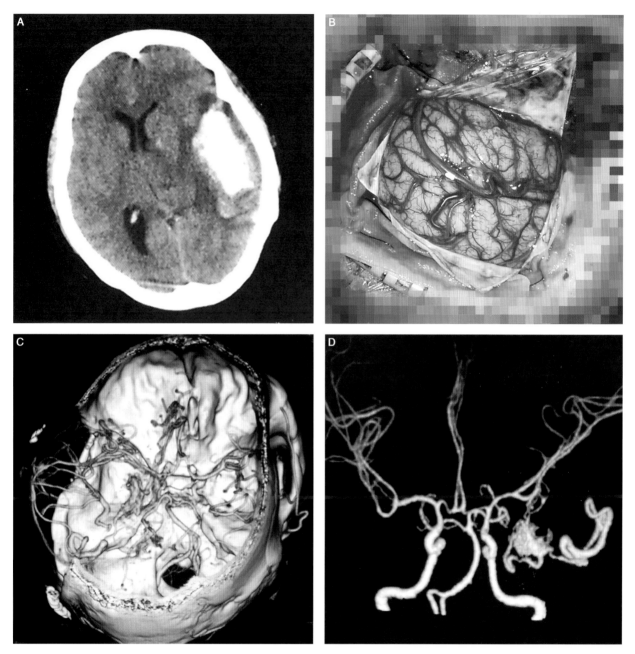

图 4-2-6   41 岁中年女性突发颅内出血起病,合并脑疝

Figure 4-2-6   This 41-year-old woman had intracranial hemorrhage and brain herniation due to severe increased intracranial pressure

A. 急诊头颅 CT 扫描显示左侧颞叶脑出血

A. CT scan revealed large hematoma in left temporal lobe

B. 紧急开颅手术,见脑张力极高,脑表面异常引流静脉

B. Emergency decompressive craniectomy was performed; abnormal draining vein in cerebral cortex was identified during surgery

C 和 D. 清除血肿减压,术后进一步查头颅 CTA,发现左颞叶深部畸形血管团,由大脑中动脉供血,引流静脉汇入岩上窦和乙状窦

C&D. Hematoma was removed for decompression. Postoperative CTA revealed AVM nidus located in left medial temporal lobe supplied by the middle cerebral artery with draining to the superior petrous sinus and sigmoid sinus

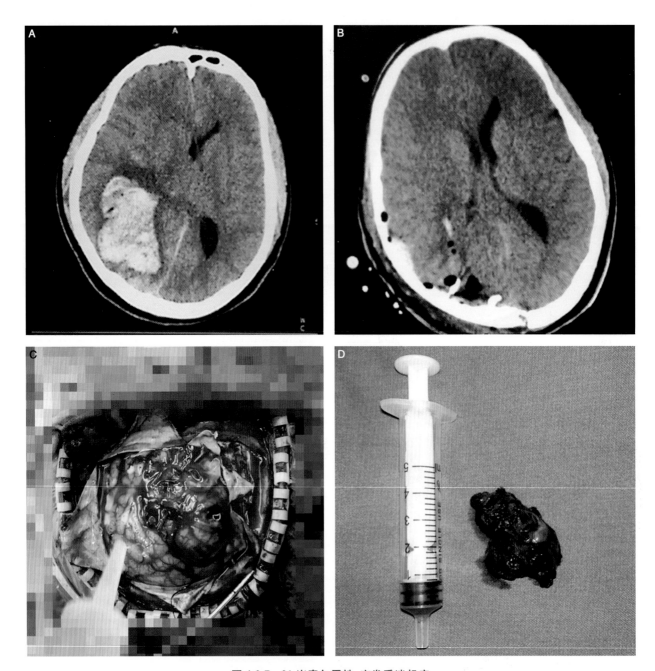

图 4-2-7 21 岁青年男性,突发昏迷起病

Figure 4-2-7 This 21-year-old man lost consciousness suddenly

A. 急诊头颅 CT 提示右侧颞枕叶大血枳脑内血肿

A. CT scan shows large intracerebral hematoma in right temporo-occipital lobe

B. 供血动脉来自右侧大脑中动脉和大脑后动脉,引流静脉汇入矢状窦,术后复查 CT 满意

B. Feeding arteries were right middle cerebral artery and right posterior cerebral artery, drained to superior sagittal sinus. Postoperative CT scan shows hematoma totally removed

C. 患者脑疝晚期,双侧瞳孔散大,紧急开颅手术,术中发现右侧颞枕叶动静脉畸形破裂出血并有活动性出血

C. The patient underwent emergency decompressive craniectomy for brain herniation. During surgery, AVM nidus was discovered, and the nidus and hematoma were removed

D. 予以清除血肿,切除畸形血管团

D. Surgical specimen of nidus

【病理组织学改变】

与正常脑内小动脉（图4-2-8）不同，动静脉畸形团内的血管壁可见钙化，血管壁的胶原纤维构成和比例发生变化（图4-2-9～图4-2-11），血管壁厚薄不均，弹力纤维分层、断裂、紊乱或消失（图4-2-12）。畸形团内可见巨噬细胞、淋巴细胞等炎细胞浸润（图4-2-13，图4-2-14）。在动静脉畸形的病理标本中，可以见到陈旧微量出血的证据，甚至在临床病史为未破裂的动静脉畸形中亦存在含铁血黄素沉积（图4-2-15，图4-2-16），被称为静息微量出血，近年的研究结果表明，静息微量出血与症状性出血存在关联性，是一种新的危险因素。

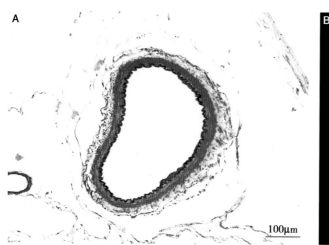
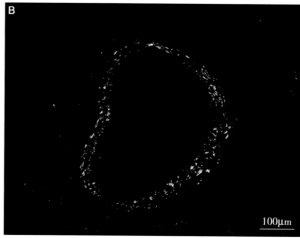

图 4-2-8　正常脑小动脉血管
Figure 4-2-8　Normal brain small artery

A. 明场显微镜下见动脉包含三层结构，外膜、中膜及内膜，内膜下有完整的染成蓝色的内弹力膜，由于血管收缩，呈波浪形（VB+SR 法）

A. Three distinct layers-adventitia, media and intima-in the artery wall under bright light microscope; complete internal elastic membrane located under intima（VB+SR）

B. 偏振光显微镜下见血管外膜主要由Ⅰ型和Ⅲ型胶原构成

B. Type Ⅰ and type Ⅲ collagen fibers were major components under polarized light microscope

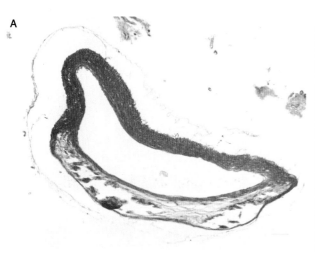
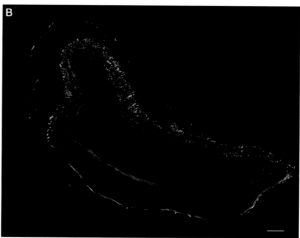

图 4-2-9　脑动静脉畸形中的异常血管
Figure 4-2-9　Abnormal vessels in BAVM nidus

A. 血管壁内钙化

A. Calcification of vessel wall

B. 偏振光显微镜下见异常血管壁Ⅰ型胶原增多（VB+SR 法）

B. Increased type Ⅰ collagen fibers in abnormal vessel wall under polarized microscope（VB+SR）

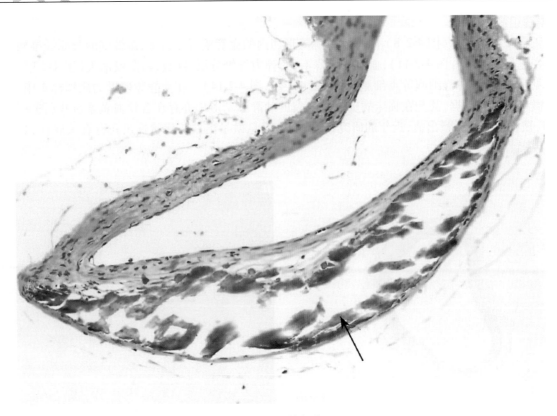

图 4-2-10　脑血管钙化（HE）
Figure 4-2-10　Brain vessel calcification（HE）

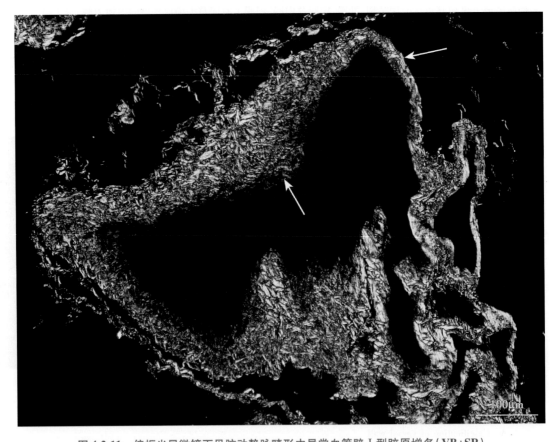

图 4-2-11　偏振光显微镜下见脑动静脉畸形中异常血管壁 Ⅰ 型胶原增多（VB+SR）
Figure 4-2-11　Increased type Ⅰ collagen fibers in abnormal vessel wall under polarized microscope（VB+SR）

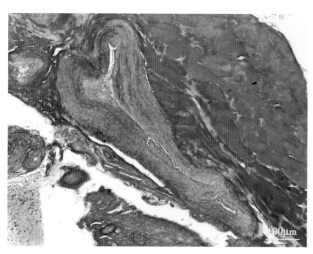

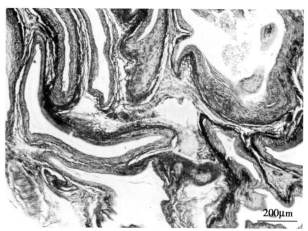

图 4-2-12　脑动静脉畸形
Figure 4-2-12　BAVM
A. 脑动静脉畸形异常血管壁厚薄不一,内膜增厚,弹力纤维分层、断裂或消失(VB+SR)
A. Uneven abnormal vessel wall of BAVM,thickened intima; elastic fibers in vessel walls were broken or disappeared

图 4-2-12B　脑动静脉畸形异常血管壁厚薄不一,蓝染弹力纤维分层或不连续,红染的胶原增多(VB+SR)
Figure 4-2-12B　The vessel wall within BAVM is uneven, blue-stained elastic fiber is separated; red-stained collagen is increased(VB + SR)

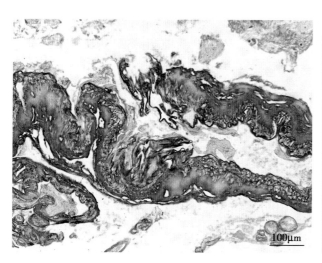

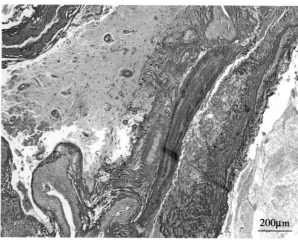

图 4-2-12C　脑动静脉畸形弹力纤维增生紊乱(VB+SR)
Figure 4-2-12C　Fibrotic fibers in BAVM proliferating and unorganized

图 4-2-12D　脑组织内动静脉畸形血管大小不一,弹力纤维及胶原杂乱分布(VB+SR)
Figure 4-2-12D　The vessel in BAVM is uneven; elastic fiber and collagen distribution is unorganized(VB+SR)

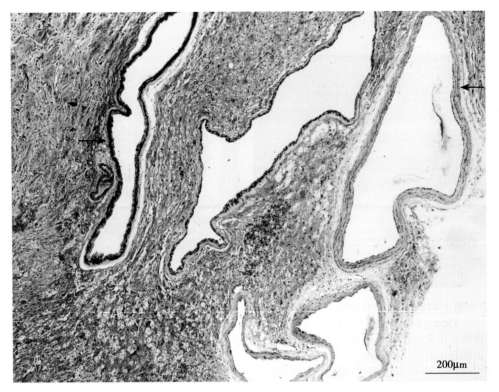

图 4-2-12E　脑组织内畸形血管壁红染平滑肌及绿染胶原杂乱分布（Masson）
Figure 4-2-12E　Abnormal vessel in the brain has red-stained smooth muscle vessel wall and disordered green-stained collagen

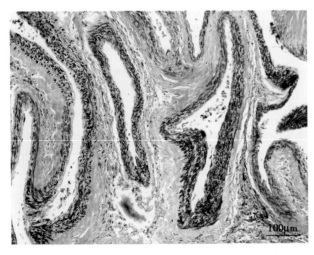

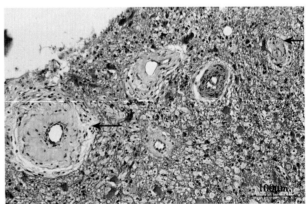

图 4-2-12F　脑组织内畸形血管壁红染平滑肌及血管外膜绿染胶原增生（Masson）
Figure 4-2-12F　Abnormal vessel in the brain tissue shows red-stained smooth muscle and green-stained collagen in the adventitia（Masson）

图 4-2-12G　脑组织内畸形小血管壁绿染胶原增生（Masson）
Figure 4-2-12G　Abnormal microvessel in the brain tissue shows proliferation of green-stained collagen（Masson）

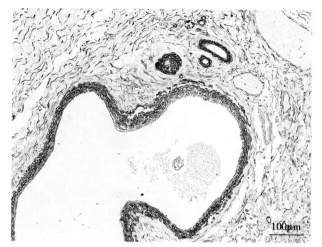

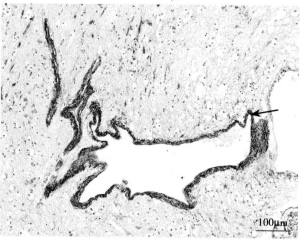

图 4-2-12H 脑组织内动静脉畸形血管平滑肌 Desmin 阳性表达(EnVison)

Figure 4-2-12H Vascular smooth muscle of BAVM is Desmin-positive(EnVison)

图 4-2-12I 脑组织内动静脉畸形血管平滑肌 Desmin 阳性表达(EnVison)

Figure 4-2-12I Vascular smooth muscle of BAVM is Desmin-positive(EnVison)

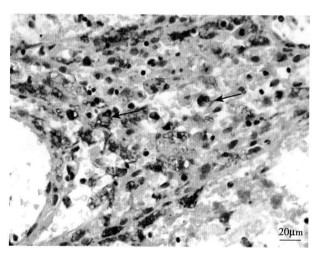

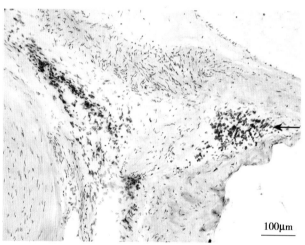

图 4-2-13 脑动静脉畸形中 CD68 染色阳性的巨噬细胞浸润(En Vison)

Figure 4-2-13 CD68-positive macrophage infiltration in BAVM sections(En Vison)

图 4-2-14 脑动静脉畸形中 CD3 染色阳性的 T 淋巴细胞浸润(En Vison)

Figure 4-2-14 CD3-positive T-lymphocyte infiltration in BAVM(En Vison)

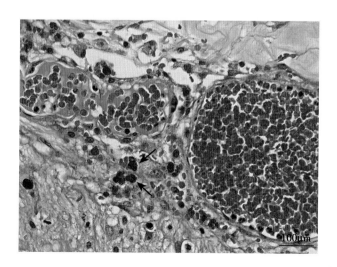

图 4-2-15 脑动静脉畸形中异常血管周围的含铁血黄素沉积(HE)

Figure 4-2-15 Hemosiderin deposition around abnormal vessels in BAVM(HE)

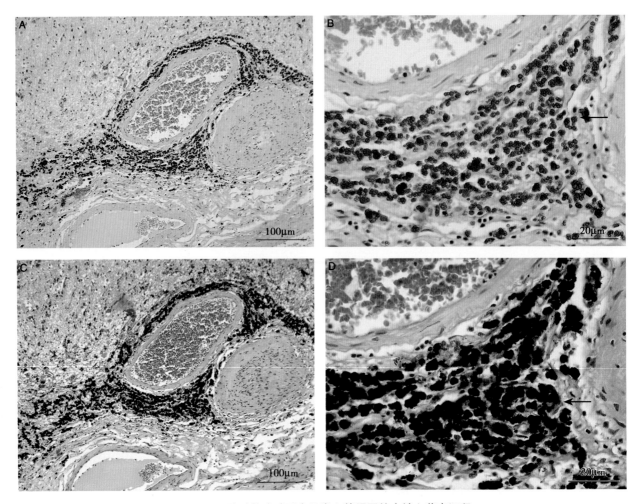

图 4-2-16　脑动静脉畸形中异常血管周围的含铁血黄素沉积

Figure 4-2-16　Hemosiderin deposition around abnormal vessels in BAVM

A. 和 B. 为 HE 染色

A&B.　H&E staining

C. 和 D. 为普鲁士蓝染色,Bar:A 和 C 为 100μm,B 和 D 为 20μm

C&D.　Prussian blue staining. Bar:A&C:100μm,B&D:20μm

二、海绵状血管瘤

【临床表现】

海绵状血管瘤是由不规则的血窦样血管构成,没有大的供血动脉和引流静脉(图 4-2-17)。可单发或多发,19% 的病例为多发颅内海绵状血管瘤。平均发病年龄为 30.6 岁。

1. 出血　约 36% 病例发生出血,年出血率约为 2.4% 。多表现为反复少量出血,既往出血史和女性是出血的危险因素。

2. 癫痫　是幕上海绵状血管瘤最常见的表现。

3. 头痛。

4. 局灶症状。

5. 无临床症状。

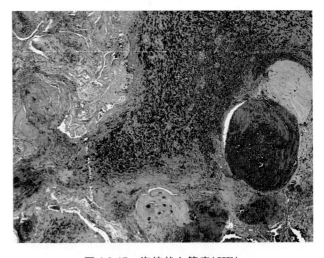

图 4-2-17　海绵状血管瘤(HE)

Figure 4-2-17　Cavernous hemangioma(HE)

【影像学评估】

1. CT　可能发现出血或钙化(图4-2-18D),但易漏诊。

2. MRI　T_1WI、T_2WI 和 T_2*WI 对于显示海绵状血管瘤非常敏感(图4-2-18A-C,图4-2-19)。

3. 血管造影不能显示病变。

【外科治疗】

1. 手术对于有症状的病变(如局部神经功能障碍、症状性出血、癫痫等)、手术可达到的部位,应积极手术切除。病变位于手术困难的部位(如功能区、深部或脑干等),反复出血并有进展性神经功能障碍表现者也应手术切除。

2. 立体定向放射外科对于手术无法达到的部位的病变可考虑放射治疗。

3. 保守观察适用于无症状或偶然发现的病变。

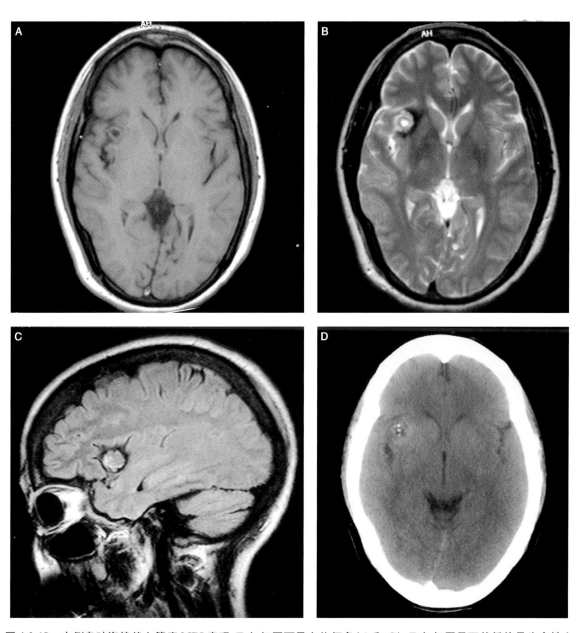

图4-2-18　右侧岛叶海绵状血管瘤 MRI 表现,T_1加权图可见占位征象(A 和 C),T_2加权图见环状低信号为含铁血黄素沉积(B),CT 可见钙化(D)

Figure 4-2-18　Right cavernous hemangioma on MR scan. Mass lesion can be identified on T_1WI(A&C); hemosiderin deposition identified as a circular hypo-signal on T_2WI(B); Calcification on CT scan (D)

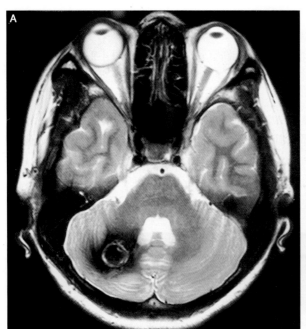 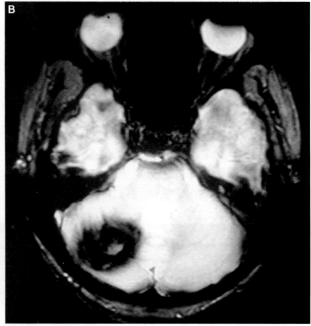

图 4-2-19 右侧小脑的海绵状血管瘤 MRI 表现
Figure 4-2-19 Cavernous hemangioma of right cerebellum on MR scan
A. T_2 加权像显示可见反复出血导致的含铁血黄素沉积呈低信号
A. Hypo-signal on T_2 WI is hemosiderin deposition due to multiple bleeding
B. GRE 梯度回波 T_2 * 加权序列显示更加清晰
B. clear on GRE T_2 * WI

三、静脉畸形

由一丛髓静脉汇入扩大的静脉干引流向表浅或深部静脉系统,不存在异常动脉,与动静脉畸形不同,血管间夹杂有神经组织。大多数静脉畸形病例没有临床症状,癫痫或出血罕见。典型的脑血管造影表现为"海蛇头"(图 4-2-20),一般无需手术干预。

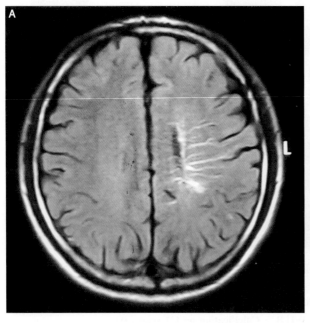 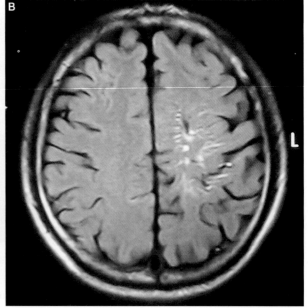

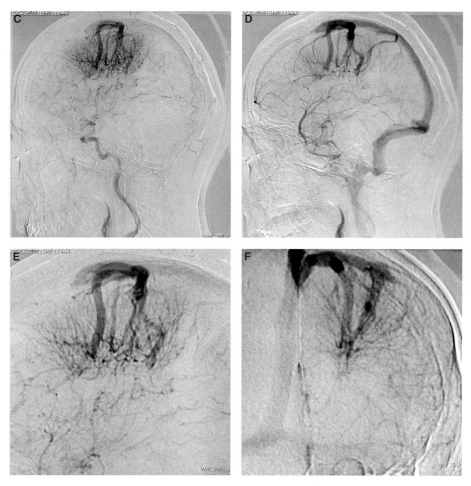

图 4-2-20　左额顶叶脑静脉畸形在 MRI T₁加权像（A 和 B）和脑血管造影（C～F）上典型的"海蛇头"样表现

Figure 4-2-20　Typical "Medusa" cerebral vein malformation of left frontoparietal lobe on T₁WI of MR scan（A&B）and DSA（C～F）

（郭毅　赵元立　Tarik Tihan　潘琳）

▶ 第三节　烟　雾　病

烟雾病（moyamoya disease）是一组不明原因引起的以颅内段颈内动脉及其近端分支进展性狭窄闭塞，脑的前循环主干血管血流减少引起代偿性的侧支小血管网出现为特点的脑血管病。而有特征性的烟雾血管病变并且存在比较明确的诱发因素如镰状细胞病、Ⅰ型神经纤维瘤病、颅脑放疗后、唐氏综合征等被归类为烟雾综合征。这些异常的侧支小血管邻近颈内动脉分叉、皮层表面、软脑膜和供应硬脑膜及颅底的颈外动脉分支。

【临床表现】

1. 在青少年患者中以缺血症状，如短暂性脑缺血发作、可逆性神经功能障碍或梗死等为主。也可能会发生癫痫、视觉障碍或人格改变甚至误诊为精神疾病。

2. 在成年患者出血比较常见，出血部位见于脑室内、基底核区或蛛网膜下腔。

3. 头痛。

【影像学表现】

1. CT　可提示出血或梗死，但也可能未见异常。

2. MRI MRI 及 MRA 的广泛应用增加了烟雾病的检出率,MRI 对于缺血性改变更为敏感。

3. 脑血管造影 颈内动脉颅内段远端及大脑前、中动脉近端的狭窄或闭塞为明显特征性改变(图 4-3-1)。

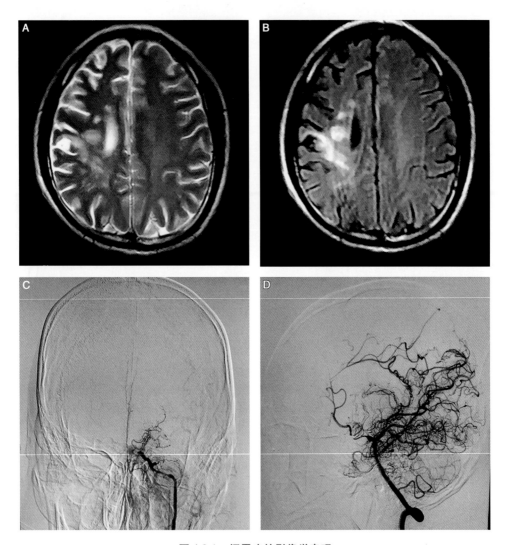

图 4-3-1 烟雾病的影像学表现
Figure 4-3-1 Imaging characteristics of moyamoya disease
A 和 B. MRI 提示右侧分水岭梗死
A&B. MRI scan revealed right watershed infarction
C. 颈内动脉造影显示左侧颈内动脉远端分叉部位大脑前动脉和大脑中动脉消失,代之以烟雾状血管
C. DSA shows left anterior cerebral artery and middle cerebral artery disappearance, moyamoya vessels can be seen
D. 后循环造影显示后循环明显代偿增生
D. DSA of posterior circulation shows collateral proliferation

【治疗】

1. 药物治疗 没有有效的治疗药物,可应用抗血小板药、抗凝药或钙通道抑制剂。

2. 手术治疗

(1) 直接血运重建术(颅内外血管搭桥术):即颈外动脉的分支与皮层动脉直接做血管吻合(图 4-3-2)。

(2) 间接血运重建术:间接血运重建技术是将颈外动脉供血的富血管组织,包括硬脑膜、颞肌或颞浅动脉,与脑组织表面直接接触,新生血管供应其下的脑皮层(图 4-3-3)。

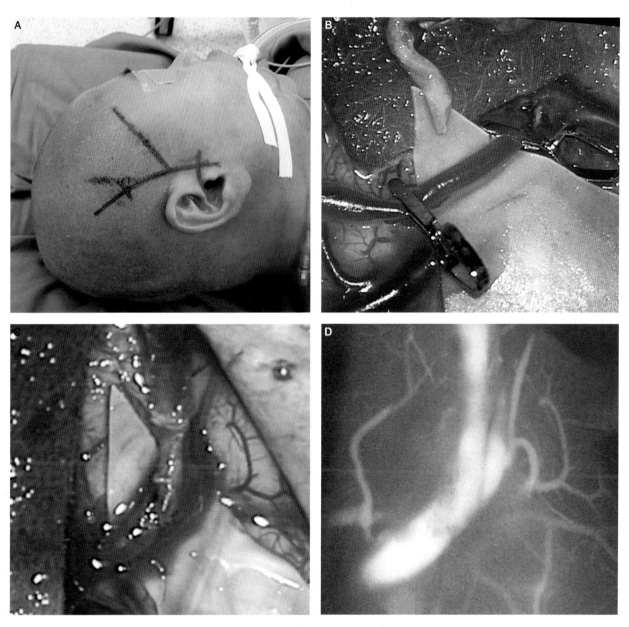

图 4-3-2　直接血运重建手术

Figure 4-3-2　Direct revascularization surgery

A. 手术切口

A. incision

B. 准备颞浅动脉和皮层动脉吻合

B. preparation of superior temporal artery and cortex artery anastomosis

C. 吻合完毕

C. the anastomosis was completed

D. 术中吲哚菁绿造影提示吻合口通畅

D. the angiography of indocyanine green shows the anastomosis is patency

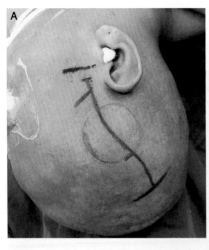
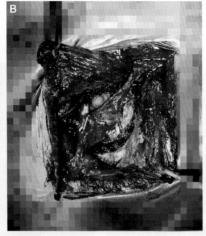
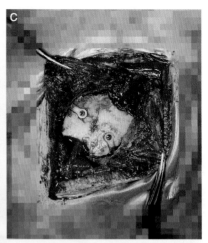

图 4-3-3　脑-硬膜-动脉贴敷术（EDAS），间接血运重建手术术式之一

Figure 4-3-3　Encephlo-dural-arteri（EDAS），one of indirect revascularization procedures

A. 手术切口

A. Incision

B. 游离颞浅动脉，与脑表面贴敷，并将硬膜反转贴敷于脑皮层表面

B. Dissection of STA，attached with cortex，dura flaps

C. 还纳颅骨骨片并固定，注意避免压迫颞浅动脉主干

C. Bone flap were fixed，and STA was careful not to be compressed

（郭毅　赵元立）

▶ 第四节　卒　　中

卒中又称为脑血管意外（cerebrovascular accident，CVA），包括缺血性卒中和出血性卒中（图 4-4-1 和图 4-4-2）。具有高发病率、高复发率、高致残率和高死亡率的特点。

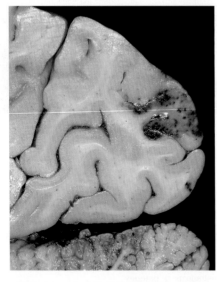

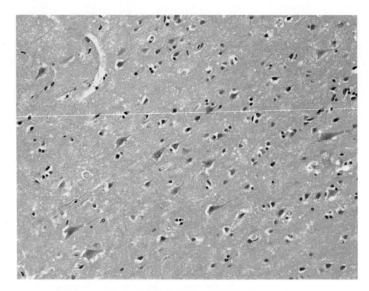

图 4-4-1　枕叶出血性脑梗死大体病理标本

Figure 4-4-1　Gross pathology of hemorrhagic infarction of occipital lobe

图 4-4-2　缺血性脑组织神经元嗜酸性变（HE）200×

Figure 4-4-2　Microscopic photograph of ischemic neurons（HE）200×

一、缺血性卒中

【临床表现】

随着我国经济水平的快速发展,大众生活条件的改善及生活方式的改变,目前脑卒中已成为严重危害我国中老年人群健康与生命的疾病。据统计数据显示,我国脑卒中发生率正以每年 8.7% 的速度上升,估计到 2020 年我国脑卒中患者年增长达 370 万。2014 年 *Lancet* 发表了从 1990 年至 2010 年脑卒中全球和区域-发病情况的最新统计数据,其中,我国的年龄标准化的脑卒中发病率超过 336.3/10 万。

危险因素

1. 传统危险因素 吸烟、高血压、高胆固醇血症、低密度脂蛋白增高、高密度脂蛋白降低、糖尿病。

2. 诱发性危险因素 超重或肥胖、缺乏锻炼、男性、早发冠心病家族史、社会经济因素、行为因素和胰岛素抵抗。

3. 条件性危险因素 高同型半胱氨酸血症、纤维蛋白原、脂蛋白、小颗粒低密度脂蛋白、C-反应蛋白等。

4. 正在显现的危险因素 脂蛋白结合型磷脂酶 A_2、妊娠相关性血浆磷酸酶、非对称性二甲基精氨酸、髓过氧化物酶、亚硝基酪氨酸、氧化应激标记物和候选基因多态性。

【影像学表现】

1. 彩色双功多普勒颈部血管超声。

2. 经颅多普勒(TCD)。

3. 数字减影血管造影(DSA)(图 4-4-3)。

4. 电子计算机体层扫描 包括平扫 CT、CTA(图 4-4-4、图 4-4-5)、灌注 CT 成像(图 4-4-6)。

5. MRI 技术 包括平扫、MR 弥散加权成像、MR 灌注加权成像、液体衰减翻转恢复序列(FLAIR)、MR 波谱、MR 弥散张量成像、MR 血管造影(MRA)(图 4-4-7A-D)。

6. 单光子发射计算机断层扫描(SPECT)。

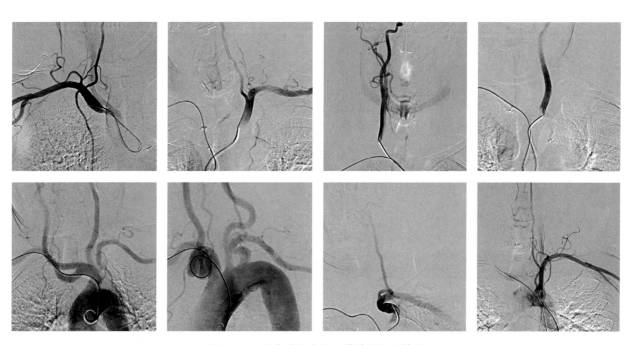

图 4-4-3 经桡动脉全脑血管造影弓上情况
Figure 4-4-3 Transradial angiography of aortic arch arteries

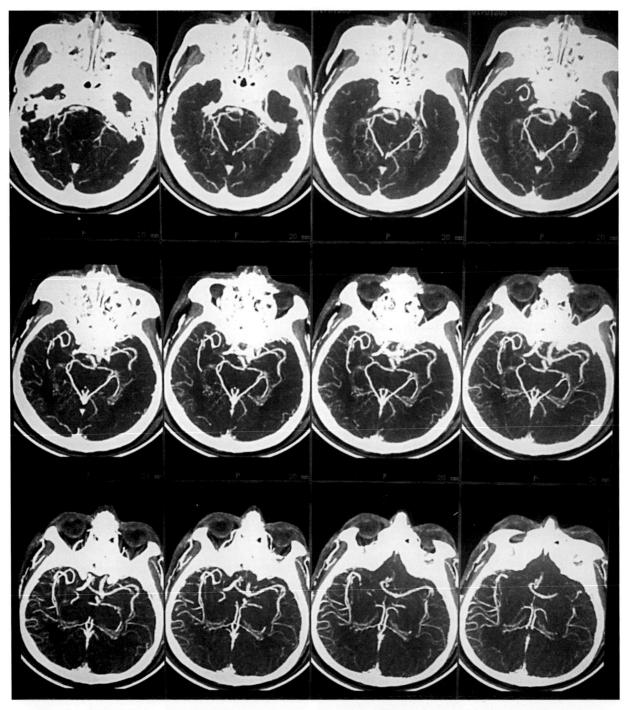

图 4-4-4 颅脑血管 CTA 最大密度投影像(CTA-MIP),显示颅内大血管情况,同时可以显示颅骨、脑组织及其与血管的关系
Figure 4-4-4 Cerebrovascular CTA maximum intensity projection(CTA-MIP)to demonstrate intracranial vasculature

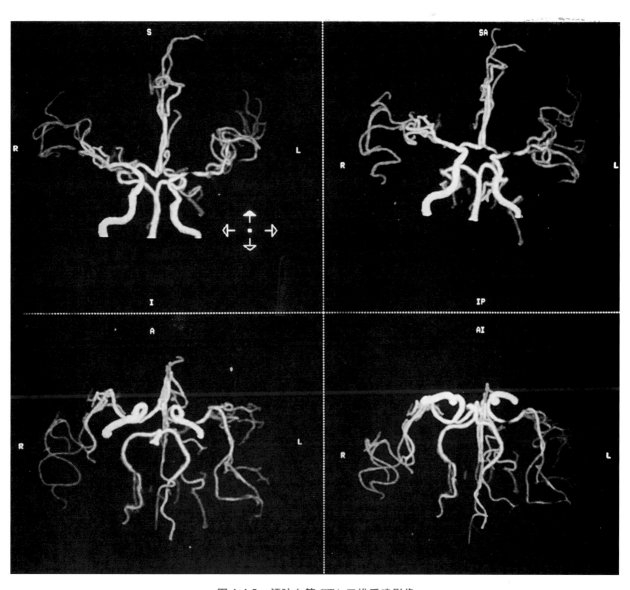

图 4-4-5 颅脑血管 CTA 三维重建影像
Figure 4-4-5 Three-dimension computed tomographic angiography（3D-CTA）

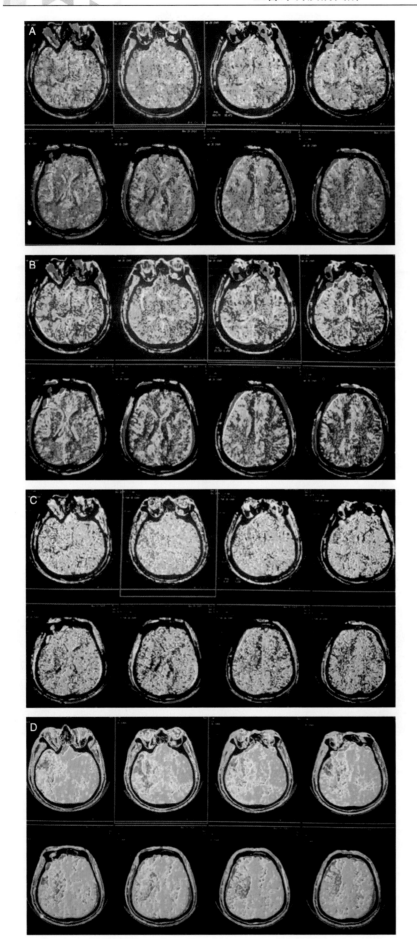

图 4-4-6　颅脑 CT 灌注图像
Figure 4-4-6　CT perfusion imaging in cerebral ischemia

A. 脑血流量（CBF）

A. Cerebral blood flow（CBF）

B. 脑血容量（CBV）

B. Cerebral blood volume（CBV）

C. 平均通过时间（MTT）

C. Mean transit time（MTT）

D. 达峰时间（TTP）

D. Time to peak（TTP）

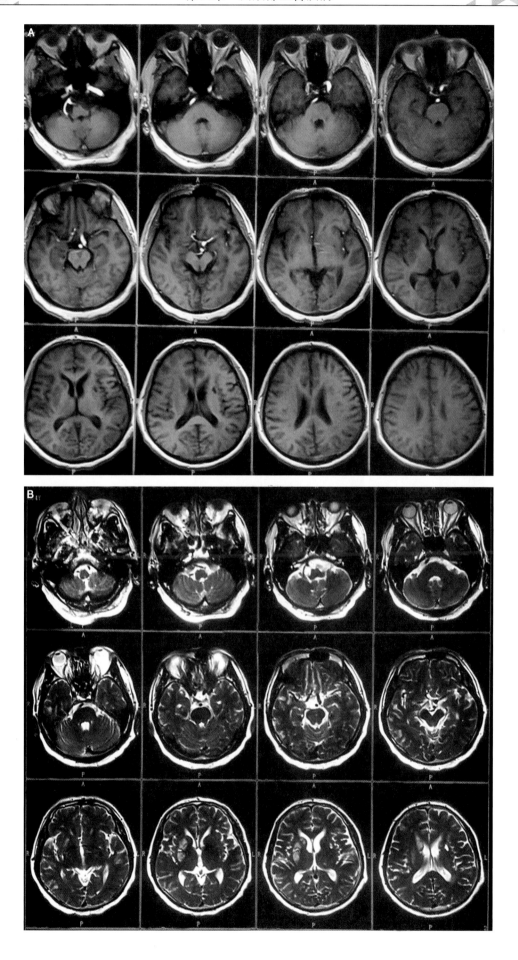

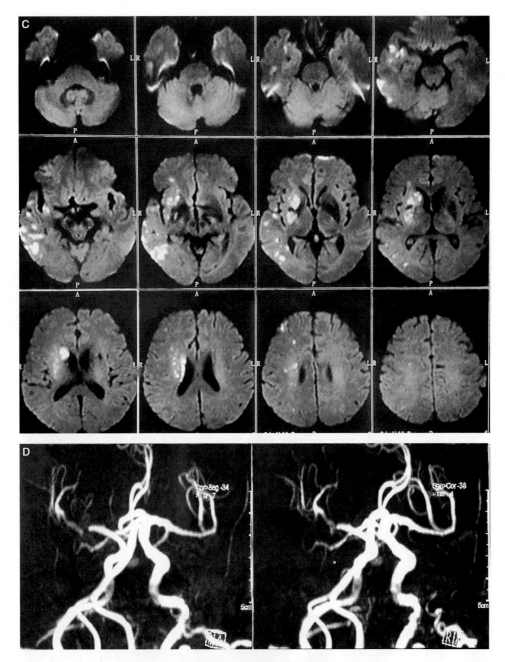

图 4-4-7　急性缺血性卒中

Figure 4-4-7　Acute ischemic stroke by MRI

A. 颅脑 MR T_1 加权像

A. T_1 WI

B. 颅脑 MR T_2 加权像

B. T_2 WI

C. 颅脑 MR DWI

C. DWI

D. MRA 显示右侧大脑中动脉狭窄

D. MRA shows stenosis of right middle cerebral artery

【治疗】

1. 内科治疗

（1）静脉溶栓。

（2）抗血小板药物的应用:抗血小板药物是卒中二级预防的基石,包括单一抗血小板药物的应用、双联抗血小板药物的应用,需注意阿司匹林抵抗的问题。

2. 外科治疗

（1）动脉内膜切除术。

（2）颅内外动脉搭桥术。

3. 神经介入治疗

（1）急性缺血性脑卒中机械取栓（图4-4-8）。

（2）颅外动脉狭窄球囊扩张与支架置入。

（3）颅内动脉狭窄球囊扩张与支架置入。

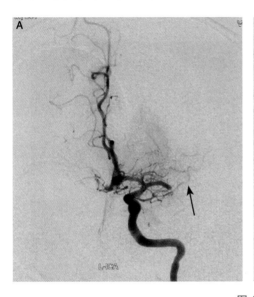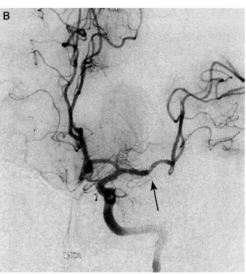

图 4-4-8

Figure 4-4-8

A. 急性大脑中动脉闭塞 DSA

A. Middle cerebral artery occlusion in an acute ischemic stroke patient

B. Solitaire 支架机械取栓术后 DSA

B. DSA after mechanical thrombectomy with the solitaire stent AB device

二、出血性卒中

脑出血是卒中的第二位常见类型，约占全部卒中的 15% ~ 30%。常被称为"高血压脑出血"（图4-4-9）。危险因素包括高龄、男性、既往脑血管意外病史、酗酒、吸烟、高血压等。

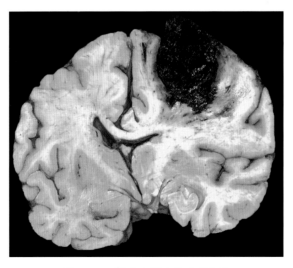

图 4-4-9　脑内血肿大体病理标本

Figure 4-4-9　Gross pathology of intracerebral hemotoma

【临床表现】

突然发作的严重头疼、呕吐和意识水平改变,根据出血部位不同可有相应的神经系统功能障碍表现。病情恶化是由再出血、脑水肿、脑积水和癫痫等几种原因的任意组合导致。

常见出血部位

1. 壳核(图4-4-10):脑出血最常见的部位。

2. 丘脑(图4-4-11)。

3. 小脑(图4-4-12)。

4. 脑叶(图4-4-13)。

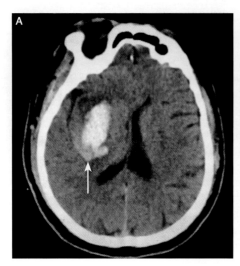
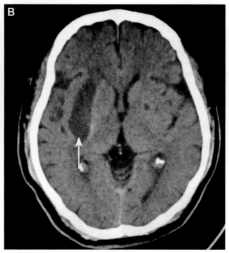

图4-4-10 壳核脑出血
Figure 4-4-10 Putamen hemorrhage
A. 壳核出血急性期CT显示为高密度
A. Acute phase of putaminal hemorrhage on CT scan is hyperdensity
B. 保守治疗3周后血肿液化CT显示为低密度表现
B. Hypodensity on CT scan after 3 weeks of conservative treatment

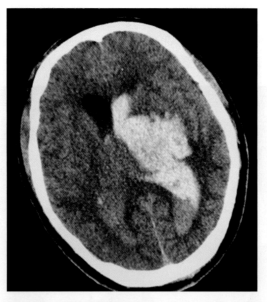

图4-4-11 头颅CT显示左侧丘脑出血破入脑室系统,脑室铸型
Figure 4-4-11 CT scan shows bleeding in left thalamus and ventricle system

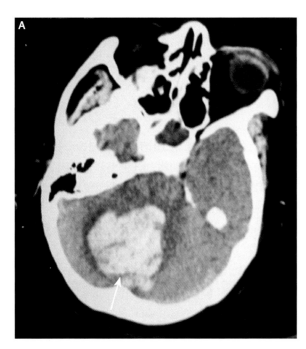
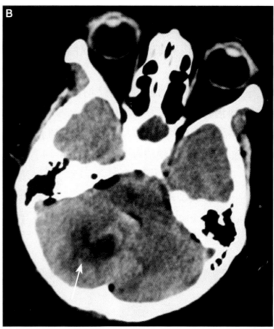

图 4-4-12　小脑出血急性期头颅 CT 显示为高密度（A）；手术治疗后血肿清除满意，第四脑室受压减轻（B）

Figure 4-4-12　Acute phase of bleeding in cerebellum is high density on CT scan（A）; After surgical removal of clots, the fourth ventricle was decompressed（B）

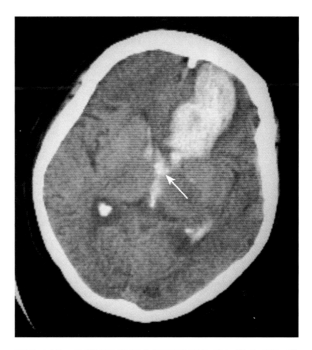

图 4-4-13　头颅 CT 显示左侧额叶出血破入脑室系统，进一步检查及手术探查未发现动脉瘤及脑血管畸形

Figure 4-4-13　CT scan shows hemorrhage in left frontal lobe and intraventricular extension of blood; no evidence of aneurysm and vascular malformations by further imaging examination and surgical exploration

【影像学表现】

1. CT 是评估急性期脑出血的最有效手段。

2. MRI 通常不作为初始接诊的检查方法,待病情稳定后 MRI 扫描可能对判断出血原因有帮助。

3. 脑血管造影:对于诊断脑内血肿无帮助,可除外脑动静脉畸形和动脉瘤等。

【治疗】

无论是内科治疗还是外科治疗均未达成统一的共识。

1. 内科治疗 推荐采用卒中单元与早期神经康复治疗。

2. 外科治疗 对于何时及何种方式进行颅内血肿清除仍存在争议。常用的外科手术方式包括:标准开颅清除血肿,锁孔开颅清除血肿(图 4-4-14),微创方法如立体定向穿刺抽吸(图 4-4-15)或内镜抽吸(图 4-4-16)。对于脑室内出血或急性脑积水,可采用侧脑室穿刺外引流术(图 4-4-15)。目前微创术式有微创手术联合重组组织型纤溶酶原激活物行脑出血碎吸引流术(minimally invasive surgery plus rt-PA for intracerebral hemorrhage evacuation,MISTIE)和 CT 引导内镜(CT-guided endoscope,ICES),但微创手术清除颅内血肿的有效性尚待进一步确定。

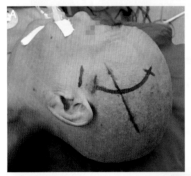
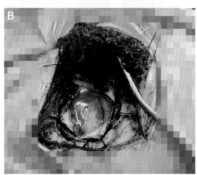
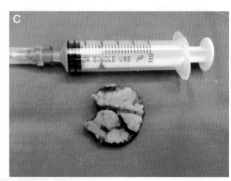
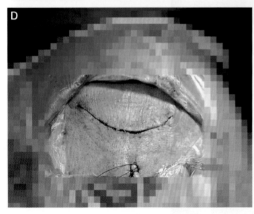
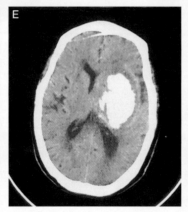
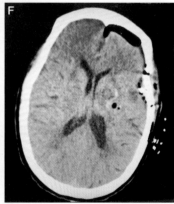

图 4-4-14　经外侧裂岛叶锁孔入路清除左侧基底核区脑内血肿

Figure 4-4-14　Surgical evacuation of intracerebral hematoma in left basal ganglia by transsylvian transinsular approach

A. 和 D. 手术切口

A&D. Surgical incision

B. 剪开硬脑膜后可见外侧裂血管

B. Superficial sylvian vein exposed after dura opened

C. 骨瓣直径约 3cm

C. Diameter of bone flap is about 3cm

E. 和 F. 术前和术后 CT 显示血肿彻底清除

E&F. Hematoma was evacuated completely on postoperative CT scan

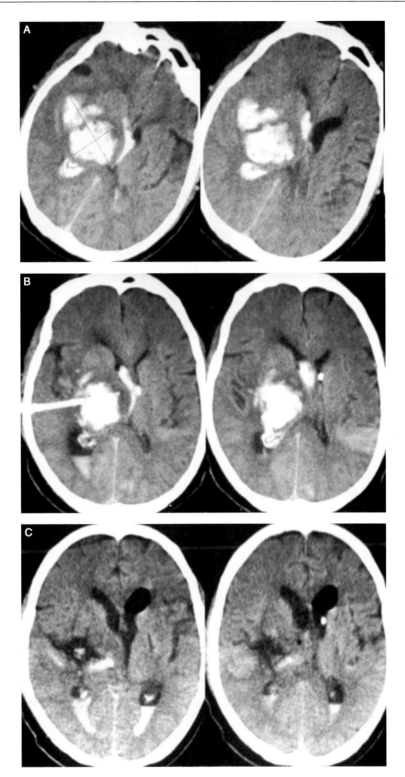

图 4-4-15　右侧丘脑出血破入脑室系统

Figure 4-4-15　Hemorrhage in right thalamus and intraventricular extension of blood

A.　术前 CT

A.　Preoperative CT scan

B.　左侧侧脑室引流，右侧丘脑血肿立体定向血肿穿刺

B.　External ventricular drainage in left frontal horn of ventricle, external clot drainage in right thalamus hematoma

C.　术后第 7 天复查见血肿彻底清除

C.　7 days postoperative CT scan shows hematoma was evacuated completely

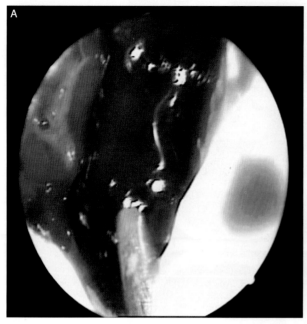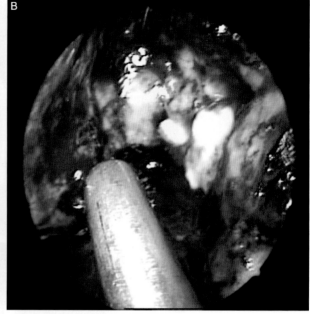

图 4-4-16　经内镜抽吸清除左侧基底核区脑内血肿
Figure 4-4-16　Remove the hematoma through the endoscope

三、脑出血动物模型

脑出血对人们的健康构成了极大的威胁。因大鼠模型制作简单,重复性好,且大鼠体积小,组织病理易于观察,脑血管解剖与人类接近,故一般脑出血实验研究采用大鼠进行。大鼠脑尾状核是脑内最大核团,易于定位,且尾状核属基底核,是人类脑出血的最好发部位。目前常用的实验性脑出血模型有以下 4 种:自体血注入脑出血模型;胶原酶诱导脑出血模型;自发性脑出血模型;微球囊充胀脑出血模型。其中自体血注入脑出血模型最为常用。

大鼠尾状核自体血注入脑出血模型

(一) 模型概述

大鼠尾壳核是脑内最大核团,易于立体定位,且尾壳核属基底核,与人类高血压性脑出血好发部位基底核区相一致,因此大鼠脑出血模型中多定位于该处。

(二) 造模方法

1. 大鼠麻醉后固定,左股部切开,分离暴露股动脉,用经拉制的细 PE 管行股动脉插管;

2. 大鼠俯卧固定于定向仪上,前囟与后囟在同一平面上;

3. 头皮正中切开,暴露前囟及冠状缝,按大鼠立体定向图谱所示尾状核中心坐标,颅骨垂直钻孔,保留硬膜完整;

4. 从股动脉抽血 0.2ml,注血 50μl 即相当于人脑 40ml 的出血量,较接近临床实际。注血速度为 10 ~ 15μl/min,注射完毕后留针 20 分钟,缓慢退针,以免血液自针道反流。缝合伤口,消毒。

(三) 病理组织学改变

出血区大量炎细胞浸润,血肿周围脑组织疏松水肿。出血水肿周围脑组织与坏死区交界处及坏死区存在大量小胶质细胞,吞噬碎屑后形成格子细胞。血肿区脑组织疏松水肿,脱髓鞘改变,大量格子细胞聚集吞噬红细胞。近血肿区周围脑组织疏松水肿,神经细胞萎缩,脱髓鞘改变(图 4-4-17 ~ 图 4-4-29)。

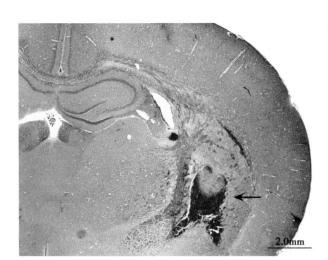

图 4-4-17 脑出血模型，大鼠颅内自体血定位注射位置正确，血肿见于尾壳核区（HE）

Figure 4-4-17 Brain haemorrhage model：rat autologous blood intracranial injection site positioned correctly，the haematoma is in the caudate nucleus region（HE）

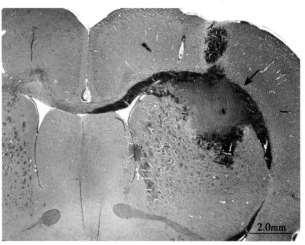

图 4-4-18 错误定位，大鼠颅内定位注射位置偏上，血肿见于侧脑室（HE）

Figure 4-4-18 Wrong location：the rat intracranial injection is too high and hematoma was seen on lateral ventricle（HE）

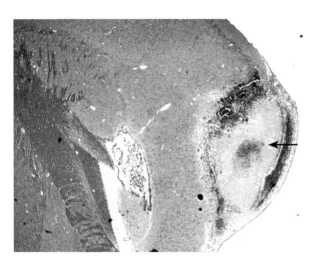

图 4-4-19 错误定位，大鼠脑出血模型，注射血位置过深，血肿见于脑右下皮质区（HE）

Figure 4-4-19 Wrong location：rat brain haemorrhage model，the location of injection is too deep，the haematoma was seen in the lower right cortical site（HE）

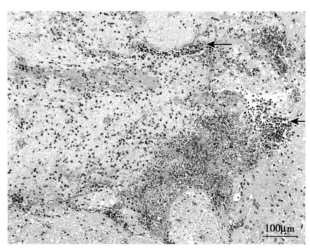

图 4-4-20 大鼠脑出血 1 天模型，出血周围水肿，炎细胞较多（HE）

Figure 4-4-20 The first day of rat brain haemorrhage model：many inflammatory cells around the haemorrhage site（HE）

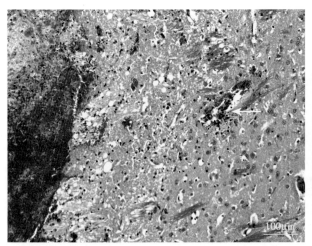

图 4-4-21　大鼠脑出血 2 天模型,出血周围脑组织小血管白细胞靠边聚集分布(HE)

Figure 4-4-21　The second day of rat brain haemorrhage model:leukocytes in small vessel around the haemorrhage site were peripherally aggregated(HE)

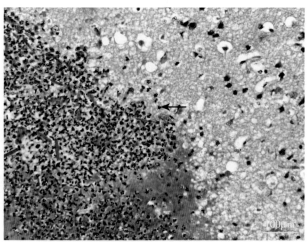

图 4-4-22　大鼠脑出血 2 天模型,出血区大量炎细胞浸润,血肿周围脑组织疏松水肿(HE)

Figure 4-4-22　The second day of rat brain haemorrhage model:lots of inflammatory cells infiltrated the haemorrhage site and the loose connective tissue around the haematoma is edematous(HE)

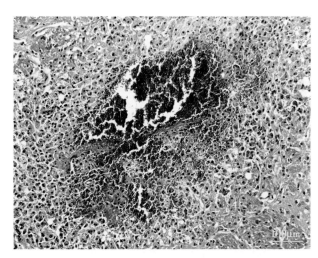

图 4-4-23　大鼠脑出血 3 天模型,出血水肿,大量炎细胞浸润(HE)

Figure 4-4-23　The third day of rat brain haemorrhage model:haemorrhage,edema and lots of inflammatory cells infiltrating(HE)

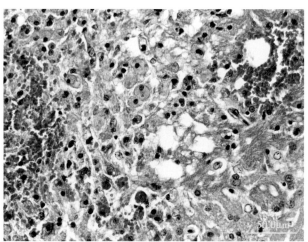

图 4-4-24　大鼠脑出血 3 天模型,出血水肿,周围脑组织与坏死区交界处,在坏死区大量小胶质细胞,吞噬碎屑后形成的格子细胞(HE)

Figure 4-4-24　The third day of rat brain haemorrhage model:the tissue between haemorrhagic edema tissue and necrosis region shows many microglia and gitter cells in the necrosis site(HE)

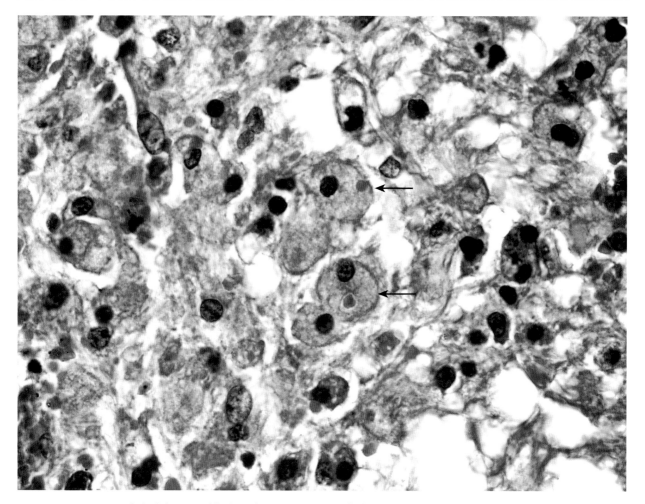

图 4-4-25　大鼠脑出血 3 天模型,血肿区脑组织疏松水肿脱髓鞘,大量格子细胞聚集吞噬红细胞(HE)
Figure 4-4-25　The third day of rat brain haemorrhage model: the brain tissue in the haemorrhage site is loose and demyelinated. A large number of grid cells gathered with injected blood cells(HE)

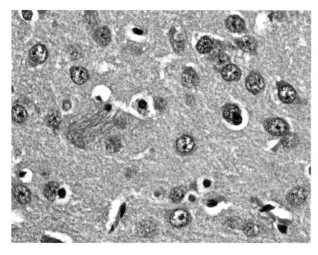

图 4-4-26　大鼠脑出血 3 天模型,远离血肿区的正常脑组织(HE)
Figure 4-4-26　The third day of rat brain haemorrhage model: brain tissue far from the haemorrhage region (HE)

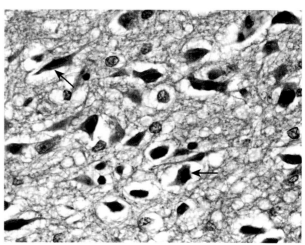

图 4-4-27　大鼠脑出血 3 天模型,近血肿区周围脑组织疏松水肿,神经细胞萎缩,周围脱髓鞘改变(HE)
Figure 4-4-27　The third day of rat brain haemorrhage model: the brain tissue near the haemorrhage region is loose, with edema and demyelination. Neuron cells were atrophic and demyelinated(HE)

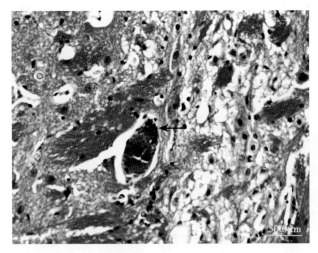 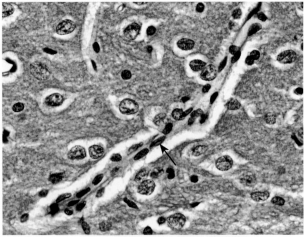

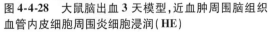

图 4-4-28　大鼠脑出血 3 天模型,近血肿周围脑组织血管内皮细胞周围炎细胞浸润(HE)

Figure 4-4-28　The third day of rat brain haemorrhage model: the endothelial cells of the brain tissue near the haemorrhage site is infiltrated with inflammatory cells(HE)

图 4-4-29　大鼠脑出血 3 天模型,远血肿周围脑组织血管内皮细胞肿胀(HE)

Figure 4-4-29　The third day of rat brain haemorrhage model: endothelial cells far away from the haemorrhage site are edematous (HE)

（郭毅　崔向宁　苏伟　Tarik Tihan　潘琳　温见燕　孙维梁　郭静）

参 考 文 献

［1］Fukuda M,Aoki T. Molecular basis for intracranial aneurysm formation. Acta Neurochir Suppl. 2015,120：13-15.

［2］Thompson BG,Brown RD Jr,Amin-Hanjani S,et al. Guidelines for the Management of Patients With Unruptured Intracranial Aneurysms：A Guideline for Healthcare ProfessionalsFrom the American Heart Association/American Stroke Association. Stroke,2015,46(8)：2368-2400.

［3］Kim JE,Jeon JS. An update on the diagnosis and treatment of adult Moyamoya disease taking into consideration controversial issues. Neurol Res,2014,36(5)：407-416.

［4］Scott RM,Smith ER. Moyamoya disease and moyamoya syndrome. N Engl J Med,2009,360(12),1226-1237.

［5］Morgan T,Zuccarello M,Narayan R,et al. Preliminary findings of the minimally-invasive surgery plus rtPA for intracerebral hemorrhage evacuation (MISTIE) clinical trial. Acta Neurochir Suppl,2008,105：147-151.

［6］Mould WA,Carhuapoma JR,Muschelli J,et al. MISTIE Investigators. Minimally invasive surgery plus Recombinanttissue-type plasminogen activator for intracerebral hemorrhage evacuation decreases perihematomal edema. Stroke,2013,44(3)：627-634.

［7］Hemphill JCⅢ Greenberg SM,Anderson CS,et al. Guidelines for the Management of Spontaneous Intracerebral Hemorrhage：A Guideline for Healthcare Professionals From the American Heart Association/American Stroke Association. Stroke,2015,46(7)：2032-2060.

第五章　颈部血管疾病

▶

▶ 第一节　正常颈部动脉解剖

一、颈总动脉

颈总动脉(common carotid artery)是头颈部的主要动脉干,位于颈内静脉内侧。两侧的颈总动脉起始方式不同。右侧绝大多数起于头臂干,偶见起自主动脉弓;左侧多数直接发自主动脉弓,少数起于头臂干或与左锁骨下动脉共干起于主动脉弓。两侧颈总动脉均经胸锁关节后方,沿食管、气管和喉的外侧上行,至甲状软骨上缘或第四颈椎高度分为颈内动脉和颈外动脉,也可于第一颈椎至第二胸椎水平的范围内分叉。颈总动脉分叉前和颈内动脉颅外段,一般无肉眼可见的分支(图 5-1-1)。颈总动脉上段位置表浅,在活体上可摸到其搏动。在颈动脉分叉处有颈动脉窦和颈动脉体两个重要结构。

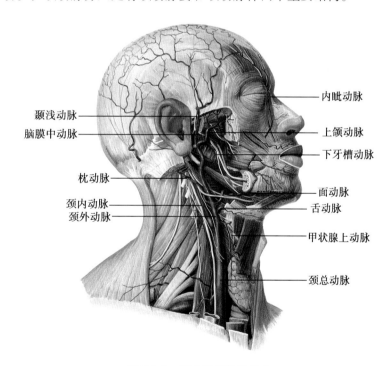

颞浅动脉
脑膜中动脉
枕动脉
颈内动脉
颈外动脉

内眦动脉
上颌动脉
下牙槽动脉
面动脉
舌动脉
甲状腺上动脉
颈总动脉

图 5-1-1　颈动脉行程及分支
Figure 5-1-1　Carotid artery and the branches

1. 颈动脉窦(carotid sinus)　位于颈总动脉末端和颈内动脉起始处的膨大部分,窦壁外膜较厚,其中有丰富的游离神经末梢,称为压力感受器,与血压调节功能有关。管壁的机械牵张是压力感受器的适宜刺激。当血压升高时,窦壁扩张,刺激压力感受器,可反射性地引起心跳减慢、末梢血管扩张,血压下降。

2. 颈动脉体(carotid body)　又称颈动脉小球(carotid glomus),是一个细小的卵圆形或不规则形的粉红色组织,位于颈动脉分叉处的后方,借结缔组织连于动脉壁上,大小不一,平均直径约3.5mm,平均体积为6mm×4mm×2mm左右,其血供主要来自颈外动脉,血液通过咽后静脉和舌静脉回流。颈动脉体为化学感受器,可感受血液中二氧化碳分压、氧分压及氢离子浓度变化。当机体血液内出现缺氧、二氧化碳分压升高、氢离子浓度增加等变化时,颈动脉体接受刺激而使机体发生相应的变化,促使呼吸加深加快,心跳加快,心输出量增多,脑和心脏血流量加大,而腹腔内脏的血流量减少。当头面部大出血时,可在胸锁乳突肌前缘,平喉的环状软骨高度,向后将颈总动脉压向第6颈椎的颈动脉结节,进行急救止血。

二、颈外动脉

颈外动脉(external carotid artery)平甲状软骨上缘或第四颈椎高度起自颈总动脉,供应头面部、硬脑膜和上颈段的血液。主干近端居颈内动脉前内侧,然后经其前方转至外侧上行,穿腮腺至下颌颈处分为颞浅动脉与上颌动脉两个终支。其主要分支有:

(一)前支

1. 甲状腺上动脉(superior thyroid artery) 一般在舌骨大角平面稍下方,发自颈外动脉起始部的前内侧壁,有时甲状腺上动脉也可直接起于颈总动脉,偶见甲状腺上动脉与舌动脉共干(甲舌动脉干)发出。动脉起始后与喉上神经外支伴行向前下方,沿甲状软骨外侧下行,至甲状腺上端附近分为前、后两支。前支沿甲状腺侧叶前缘下行,分布于侧叶前面;后支沿侧叶后缘下行。其分支除与对侧同名动脉分支相吻合外,也与甲状腺下动脉的分支交通。甲状腺上动脉发出喉上动脉,伴喉上神经内支穿甲状舌骨膜入喉。临床上颈外动脉结扎术在甲状腺上动脉与舌动脉之间进行。

2. 舌动脉(lingual artery) 于舌骨大角处,起自颈外动脉前内侧壁,位于甲状腺上动脉的起始部与面动脉之间,偶尔与面动脉合干构成舌面干。舌动脉为口底舌部肌肉和舌下腺的主要血液供应动脉。舌动脉向上内斜行,然后向下前呈弧形弯成袢状,水平向前,最后向上在舌的浅面走行至舌尖。

3. 面动脉(facial artery) 约平下颌角起自颈外动脉的前面,行向前内上方,经二腹肌后腹与茎突舌骨肌深面,进入下颌下三角,继经下颌下腺的深方,在咬肌止点前缘处绕过下颌体下缘转至面部,沿口角和鼻翼外侧,迂曲行向内眦,易名内眦动脉。面动脉主要供应面部皮肤、咬肌、唾液腺及口腔黏膜的血液。面动脉在咬肌前缘绕下颌骨下缘处位置表浅,在活体可摸到动脉搏动。当面部出血时,可在该处压迫止血。面动脉的分支主要有颏下动脉、下唇动脉、上唇动脉和鼻外侧动脉等。

(二)后支

1. 颞浅动脉(superficial temporal artery) 为颈外动脉的表浅终末支,在腮腺的深面,平下颌颈高度,发自颈外动脉,在外耳门前方上行,与颞浅静脉和耳颞神经伴行,越颧弓根至颞部皮下,多数在眶上缘平面以上分为额、顶2个终支。颞浅动脉分支分布于腮腺和额、颞、顶部软组织。在活体外耳门前上方颧弓根部可摸到颞浅动脉搏动,可在此处进行压迫止血。

2. 上颌动脉(maxillary artery) 为颈外动脉的深终末支,平下颌颈高度发自颈外动脉,在下颌颈深面入颞下窝,行经翼外肌的浅面(少数在深面),经翼外肌两头间入翼腭窝。沿途分支至外耳道、鼓室、牙及牙龈、鼻腔、腭、咬肌和硬脑膜等处。上颌动脉依据毗邻关系以翼外肌为标志全程分为三段:

(1)下颌段:自起始处至翼外肌下缘,位于下颌骨颈部的后面。该段的主要分支有:

1)脑膜中动脉(middle meningeal artery):最大的脑膜动脉,在下颌颈深处发出,行经翼外肌深面,穿耳颞神经两根之间垂直向上,穿棘孔入颅中窝,分前、后两支,分布于颞顶区内面的硬脑膜。

2)脑膜副动脉(meningeal vice artery):在脑膜中动脉入棘孔前发出,也可是上颌动脉的分支,出现率约88%,向前上方走行,通过卵圆孔进入颅内。

3)下牙槽动脉(inferior alveolar artery):由上颌动脉的近侧端发出,然后下降,经下颌孔入下颌管,分支至下颌骨、下颌牙及牙龈,自颏孔穿出,终支为颏动脉,分布于颏区。

(2)翼肌段:为最长的一段,位于翼外肌的浅面(少数在深面)。分支分布于咬肌和颞下颌关节表面,主要有:

1）咬肌动脉（masseteric artery）：供应咬肌，与同名神经水平行向外侧，于颞肌后方经下颌切迹进入咬肌；

2）翼肌动脉（wing muscular artery）：供应翼肌，一般有两支，分布于翼内肌和翼外肌；

3）颞深动脉（deep temporal artery）：分为前、中、后三支，供应颞肌；

4）颊动脉（buccal artery）：与颊神经伴行，分布于颊肌及颊黏膜，与面动脉和眶下动脉吻合。

（3）翼腭窝段：为上颌动脉的末段，经翼外肌两头间进入翼腭窝。主要分支有：

1）上牙槽后动脉（posterior superior alveolar artery）：于上颌动脉即将进入翼腭窝处发出，向前下穿入上颌骨后面的牙槽孔，分布于上颌窦黏膜、上颌后份的牙槽突、牙及牙龈等；

2）眶下动脉（infraorbital artery）：从上颌动脉的最前端发出，经眶下裂、眶下沟及眶下管，出眶下孔，沿途发出分支，分布于上颌前份的牙槽突、牙、牙龈，最后分布于下睑及眶下方的皮肤，与眼动脉的分支有吻合。

3. 枕动脉（occipital artery）　与面动脉起自同一水平，起自颈外动脉的后方，少数情况下可发自椎动脉，向后上跨过颈内动脉、颈内静脉、舌下神经、迷走神经和副神经，至寰椎横突和颞骨的乳突之间，然后在颞骨的枕动脉沟行走，位于乳突和胸锁乳突肌和其他肌肉的内侧。供应枕部肌肉、皮肤和硬脑膜的血液。枕动脉的主要分支有胸锁乳突肌支、乳突支、耳支、肌支和脑膜支。

4. 耳后动脉（posterior auricular artery）　这是一支小动脉，直接发自颈外动脉后方，起始处在腮腺深面，较枕动脉开口高，亦可与枕动脉共干起始。起始后在耳廓后面上行，分为枕支和耳支供应耳廓、腮腺及其后上方皮肤的血液，与颞浅动脉的耳前动脉有吻合。

5. 咽升动脉（ascending pharyngeal artery）　自颈外动脉起始部内侧壁向上发出，垂直走在颈内动脉和咽部的侧壁之间至颅底，是咽部肌肉的主要供血动脉，同时还供应脑膜、鼓室等。

三、颈内动脉

颈内动脉（internal carotid artery）在第4颈椎水平，约相当于甲状软骨上缘处由颈总动脉发出，自颈外动脉的后外方行至其后内方，沿咽侧壁垂直上行至颅底，经颞骨岩部的颈动脉管进入颅内，紧贴海绵窦的内侧壁向前上，至前床突的内侧又向上弯转并穿出海绵窦而分支，故颈内动脉按其行程，以颅底的颈动脉管外口为界，可分为颅外段和颅内段。颅外段又称颈段，颅内段又可细分为五段即岩骨段、海绵窦段、膝段、床突上段和终段。颈内动脉直径约4~5mm。颈内动脉及其分支共同组成颈内动脉系，或称前循环，供应大脑半球的前2/3和部分间脑的血液（图5-1-2）。

1. 颅外段　因全程位于颈部，故又称颈段，是颈内动脉各段中最长的一段，自颈总动脉分叉处开始至颞骨的颈动脉管外口为止。它先在颈外动脉的后外侧，以后逐渐转向颈外动脉的后内侧，沿咽侧壁到达颅底。颈内动脉颈段有以下特点：

（1）全长没有任何分支；

（2）起始部呈梭形膨大，为颈动脉窦；

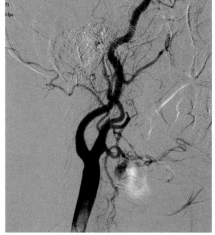

图 5-1-2　正常颈内动脉颅外段造影像
Figure 5-1-2　Angiography of the normal extracranial internal carotid artery

（3）位置较深在，不易触摸到。颈段的前面有舌下神经、面总静脉和枕动脉通过，后面与颈上交感神经节、舌咽和迷走神经相毗邻，其前内侧为颈外动脉，前外侧为颈内静脉。

2. 颅内段

（1）岩骨段（C5）：本段从颞骨岩部的颈动脉管外口起至穿过硬脑膜进入海绵窦之前止，位于颞骨岩部的颈动脉管内。该段在颅底进入颈动脉管外口后，先上行一段很短的距离，然后骤然转弯，随即以近乎水平位的方向由后外走向前内，约行至颞骨岩部尖端处，出颈动脉管内口至破裂孔上部，越过破裂孔软骨上方,从蝶骨小舌和岩骨突之间三叉神经半月神经节内侧进入颅中窝,在硬脑膜外行走一段后穿过硬脑膜,续为海绵窦段。岩骨段的特点是:全程大部位于骨性管道内,且通常在穿过硬脑膜进入海绵窦时形成一正常环状狭窄。此段动脉发出颈鼓室支和翼管支。

(2)海绵窦段(C4):为岩骨段的直接延续。颈内动脉在颞骨岩部穿出颈动脉管内口后,在蝶鞍的后下角,相当于后床突的外侧,急转向前,进入海绵窦,在窦内稍上升一短距离后,便近水平位沿蝶骨体两侧的颈动脉沟,略呈S形地由后走向前,直到前床突,然后沿前床突内侧的凹沟弯转向上,依次穿过海绵窦顶部的硬脑膜以及蛛网膜,进入蛛网膜下腔内,移行为膝段。海绵窦段的特点是:其外侧与穿过海绵窦的脑神经——动眼神经、滑车神经、眼神经、上颌神经以及展神经相邻。若干细小的动脉发自海绵窦段,主要供应海绵窦和岩窦壁,还供应穿过海绵窦的脑神经、三叉神经半月神经节、垂体、下丘脑结节区以及颅前窝、颅中窝部分的硬脑膜。此外海绵窦段还发出幕缘动脉和幕底动脉,主要供应小脑幕。

(3)膝段(C3):又称虹吸弯,位于前床突附近,为海绵窦段和床突上段的转折处,呈C形,故称膝段。眼动脉从此段或此段与海绵窦互相移行处发出。

(4)床突上段(C2):为海绵窦段的直接延续,因为它位于前、后床突假想连线的地方,故此段为床突上段。该段血管位于蛛网膜下腔脑脊液内,走行方向与海绵窦正相反,海绵窦是由后向前,床突上段是由前向后,即床突上段大约在视神经根部或视神经移行为视交叉的下方弯行向后,朝后外方行去,约在前穿质下方续为终段。

海绵窦段、膝段、床突上段通常合称"虹吸部"。颈内动脉虹吸部可呈多种形式:最常见的为U型和V型弯曲。此外,还可见到C型、S型等。虹吸部的形态往往随着年龄的增长而变化,一般年龄越大,血管曲度也越大,是动脉硬化的好发部位。

(5)终段(C1):通常是指颈内动脉参加Willis环的一段。该段短,但颈内动脉的所有主要分支,包括后交通动脉、脉络膜前动脉、大脑前动脉和大脑中动脉都发自此段,其中大脑中动脉实际是颈内动脉的直接延续(图5-1-3、图5-1-4)。

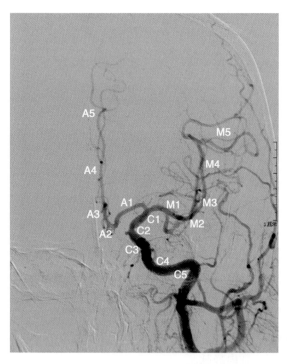

图5-1-3 正常颈内动脉颅内段正位造影像
Figure 5-1-3 Anteroposterior projection angiography of the normal intracranial internal carotid artery

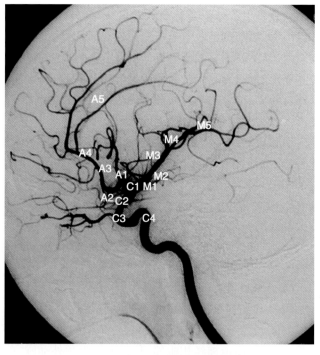

图5-1-4 正常颈内动脉颅内段侧位造影像
Figure 5-1-4 Lateral projection angiography of the normal intracranial internal carotid artery

3. 颈内动脉主要分支

（1）眼动脉（ophthalmic artery）：颈内动脉穿出海绵窦后，在前床突内侧发出眼动脉，为颈内动脉第一个较大的分支。眼动脉在行程中发出分支供应眼球、眼球外肌、泪腺和眼睑，并与颈外动脉的分支如面动脉等有丰富的吻合。

（2）后交通动脉（posterior communicating artery）：位于脑底，下丘脑灰结节和乳头体两侧，起于颈内动脉终段，发出后沿视束下面水平位向后行走，与基底动脉的终支——大脑后动脉相连接，参与组成 Willis 环，是颈内动脉系与椎-基底动脉系的吻合支。

（3）脉络丛前动脉（anterior choroidea artery）：此动脉细小且行程长，多数在后交通动脉起始处外方 1.5～4.5mm 处，直接从颈内动脉发出，沿视束下面向后外行，经大脑脚与海马回钩之间进入侧脑室下角，终止于脉络丛。沿途发出分支供应外侧膝状体、内囊后支的后下部、大脑脚底的中 1/3 及苍白球等结构。

（4）大脑前动脉（anterior cerebral artery）：在视交叉外侧，正对嗅三角处，呈直角或近乎直角方向由颈内动脉发出，在视神经上方向前内行，进入大脑纵裂，与对侧的同名动脉借前交通动脉（anterior communicating artery）相连，然后沿胼胝体沟向后行至压部，与大脑后动脉的末梢支吻合，从而形成颈内动脉系和椎-基底动脉系的另一吻合途径。大脑前动脉分支可分为皮质支和中央支两组。皮质支分布于顶枕沟以前的半球内侧面、额叶底面的一部分和额、顶两叶上外侧面的上部；中央支自大脑前动脉的近侧端发出，经前穿质入脑实质，供应尾状核、豆状核前部和内囊前肢。

大脑前动脉分段：大脑前动脉按其走行可进一步分为五段，即水平段、上行段、膝段、胼周段和终段。

1）水平段（A1）：自大脑前动脉从颈内动脉分出处起，至前交通动脉处止。该段动脉近乎水平位从后外到前内，横越视神经上方至大脑纵裂，在此借助前交通动脉与对侧同名动脉相连接；

2）上行段（A2）：自前交通动脉起，到胼胝体膝部的下方止；

3）膝段（A3）：呈 C 形回绕胼胝体膝走行的一段动脉；

4）胼周段（A4）：为膝段的延续。此段动脉位于大脑镰下方胼胝体上方，行于胼胝体沟内（即胼周动脉），其走行方向由前向后，从此段发出的分支称为胼缘动脉；

5）终段（A5）：胼周段走至胼胝体压部，移行为楔前动脉，通常楔前动脉一段称为终段。

（5）大脑中动脉（middle cerebral artery）：可视为颈内动脉的直接延续，是颈内动脉分支中最粗大的一支，成人平均管径约 4mm。大脑中动脉通常在视交叉外侧，嗅三角和前穿质的下方，由颈内动脉分出，分出后近水平位向外行进入外侧沟内，分为数支皮质支，营养大脑半球上外侧面的大部分和岛叶，其中包括躯体运动中枢、躯体感觉中枢和语言中枢。若该动脉发生堵塞，将出现严重的功能障碍。大脑中动脉途经前穿质时，发出一些细小的中央支，又称豆纹动脉，垂直向上进入脑实质，营养尾状核、豆状核、内囊膝和后肢的前部。豆纹动脉行程呈 S 形弯曲，因血流动力学关系，在高血压动脉硬化时容易破裂（故又名出血动脉）而导致脑出血，出现严重功能障碍。

大脑中动脉分段：大脑中动脉按其走行特点也可分为五段，即水平段、回转段、侧沟段、分叉段和终段。

1）水平段（M1）：自颈内动脉分出后，便延续为大脑中动脉的水平段。此段位于脑底面，水平位向外侧至侧裂窝，续为回转段。豆纹动脉由此段发出；

2）回转段（M2）：此段在侧裂窝外方，回绕岛叶前端进入大脑外侧裂，续为侧裂段；

3）侧裂段（M3）：隐藏于大脑外侧裂内，该段动脉紧贴岛叶外面，由前下走向后上，沿途发出数条皮质支分布于大脑半球背外侧面；

4）分叉段（M4）：大脑中动脉主干从大脑外侧裂上端，到分叉为角回动脉及颞后动脉的一段；

5）终段（M5）：为大脑中动脉的终末支——角回动脉。

四、正常动脉组织学

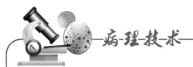

病理技术

苏木精-伊红染色法
（Hematoxylin-Eosin Staining）

简称 HE 染色法，该法在组织学、胚胎学、病理学教学与科研中是最基本、使用最广泛的技术方法，它能清晰地显示组织结构及其病变。苏木精染色液为碱性，主要使细胞核内的染色质和胞质内的核糖体染成紫蓝色，而伊红为酸性染料，主要使细胞质和细胞外基质中的成分着染成红色。

动脉分为三层：内层是由基底膜和其上生长的单层内皮细胞组成，内皮细胞层与血液直接接触；中层主要由平滑肌细胞和成分复杂的细胞外基质组成；外层主要由成纤维细胞、肥大细胞、神经末端和微血管组成。

正常动脉组织学结构（图 5-1-5 ~ 图 5-1-9）。

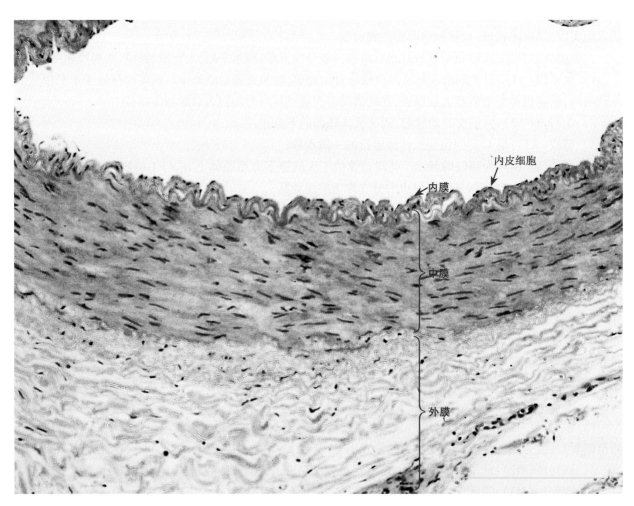

图 5-1-5　正常乳内动脉，属于中动脉，由内膜、中膜、外膜三层组成，其主要组织成分为内皮、平滑肌、弹性纤维和结缔组织（HE）

Figure 5-1-5　Normal internal mammary artery. The middle size artery consists of intima, tunica media and adventitia. The main histological component is intima, vascular smooth muscle, elastic fiber and connective tissue（HE）

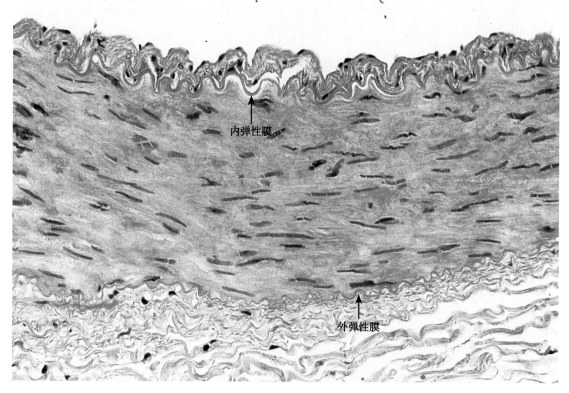

图 5-1-6　正常乳内动脉，内皮下内弹性膜折光性强，呈红色波浪状，与中膜分界明显，中膜较厚，由环行排列的平滑肌组织构成，外膜由结缔组织构成，在中膜与外膜交界处有较明显的外弹性膜（HE）

Figure 5-1-6　Normal internal mammary artery. The internal elastic membrane under intima has strong light refractivity ability and was stained red with a wave shape. The middle elastic membrane is thick and consists of smooth muscle. The external membrane consists of connective tissue. The external elastic membrane was obvious at the border of the middle and external membrane（HE）

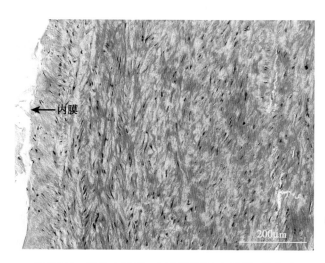

图 5-1-7　正常主动脉，主动脉属于大动脉，分为内膜、中膜、外膜，中膜很厚。图中显示内膜与中膜（主动脉打孔标本）（HE）

Figure 5-1-7　Normal aorta. Aorta belongs to the large artery and consists of intima, tunica media and adventitia; the tunica media is thick. The figure demonstrates the intima and tunica media （HE）

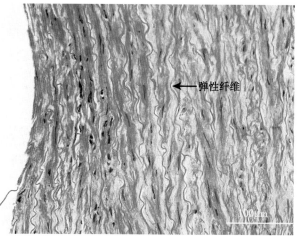

图 5-1-8　正常主动脉，主动脉中膜环行排列的平滑肌之间含有大量弹性纤维，呈红色波浪状（主动脉打孔标本）（HE）

Figure 5-1-8　Normal aorta. Many elastic fibers with a wave shape found among the circular arranged smooth muscle in tunica media of aorta （HE）

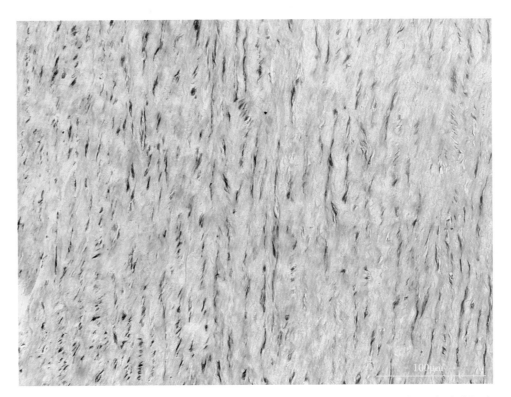

图 5-1-9　正常主动脉，Masson 染色显示主动脉红色的血管平滑肌及绿色的胶原（主动脉打孔标本 Masson）

Figure 5-1-9　Normal aorta. Masson trichrome staining shows the red vascular smooth muscle and green collagen in the aorta（Masson）

（徐荣伟　刘鹏　温见燕　潘琳）

▶ 第二节　颈动脉粥样硬化性狭窄

动脉粥样硬化（atherosclerosis，AS）是指在动脉内形成粥样硬化斑块的过程，动脉粥样硬化是全球的常见病、多发病，易导致心肌梗死，脑卒中等急性心脑血管事件，是威胁人们生命健康的"第一杀手"，目前占总死亡原因的40%～50%。颈动脉粥样硬化性疾病指颈动脉由于动脉粥样硬化造成狭窄或闭塞性疾病。

【临床表现】

1. 部分患者无明显神经系统缺血表现，定义为无症状性颈动脉狭窄。

2. 多数患者有脑缺血性表现，但不具有特异性，定义为有症状性颈动脉狭窄，如：眩晕、黑矇、视物模糊、头晕、失眠、记忆力减退、视力下降、偏盲、复视等。

3. TIA 发作表现为单侧肢体感觉或运动感觉短暂性障碍，一过性单眼失明或失语，通常持续数分钟，发病后 24 小时内可恢复，影像学检查无局灶性病变。

4. 缺血性脑卒中　临床表现为单侧肢体感觉障碍、偏瘫、失语，严重者出现昏迷等，影像学特征与神经系统体征具有对应性。

【影像学改变】

1. 彩色多普勒超声　是检查、检测颅外段颈动脉狭窄最简便、有效、经济的手段，可以测量颈总动脉、颈动脉分叉及颈内、外动脉管径及内-中膜厚度，可以初步判定斑块的性状及狭窄率，了解血流动力学改变（图 5-2-1），超声造影可以了解斑块内新生血管及溃疡的情况。

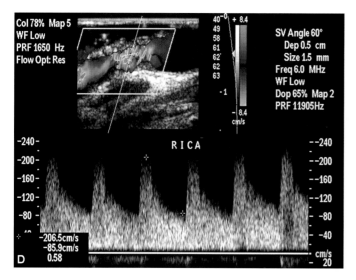

图 5-2-1　右侧颈内动脉狭窄,局部可见五彩斑斓血流,狭窄部位血流峰值流速 206.5cm/s

Figure 5-2-1　Right internal carotid artery stenosis. Aliasing flow can be seen in the stenotic region, the peak systolic velocity (PSV) is 206.5cm/s

2. CT 血管造影(computed tomographic angiography,CTA)　CT 血管造影是更为客观地检测颈动脉狭窄的常用辅助检查手段,可以了解主动脉弓类型、动脉硬化斑块范围及钙化等情况,对颈动脉狭窄血运重建有很大帮助(图 5-2-2)。

3. 磁共振血管成像(magnetic resonance angiography,MRA)　高分辨磁共振血管成像可以通过分辨斑块内脂质核心、新生血管及出血情况判定斑块的稳定性,且不需要应用造影剂,但有扩大狭窄程度的倾向(图 5-2-3)。

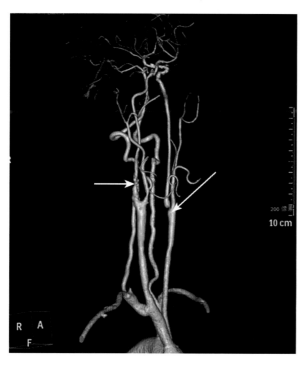

图 5-2-2　颈动脉 CTA 提示双侧颈内动脉重度狭窄
Figure 5-2-2　CTA shows severe bilateral internal carotid artery stenosis

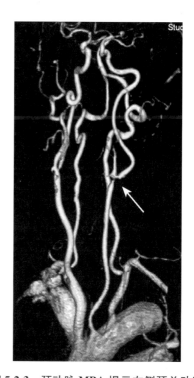

图 5-2-3　颈动脉 MRA 提示左侧颈总动脉远端、颈内动脉中重度狭窄
Figure 5-2-3　MRA shows moderate to severe stenosis in the proximal region of the left common carotid artery and LICA

4. 数字减影血管造影术(digital subtraction angiography,DSA)　目前仍是测量颈动脉狭窄的"金标准",测量标准参考 NASCET 标准。可以表现为:局部充盈缺损、龛影等(图 5-2-4)。

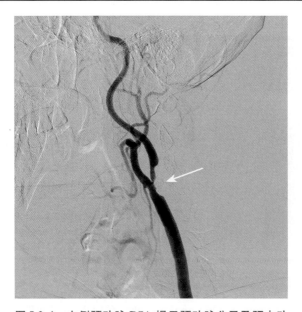

图 5-2-4　左侧颈动脉 DSA 提示颈动脉分叉及颈内动脉近端管腔明显充盈缺损

Figure 5-2-4　DSA shows obvious filling-defect at the bifurcation of the carotid artery and proximal part of the internal carotid artery

【外科治疗】

1. 轻、中度狭窄无症状患者口服药物治疗,以控制危险因素及调脂、抗血小板为主。

2. 有症状性颈动脉狭窄,且狭窄超过70%的患者推荐行颈动脉内膜切除术。

3. 手术方式分为　经典的颈动脉内膜切除术及外翻式颈动脉内膜切除术(图 5-2-5 ~ 图 5-2-7)。

4. 对于有颈动脉狭窄血运重建手术指征,同时伴有手术禁忌或不能耐受手术者,可以行颈动脉腔内支架成形手术(图 5-2-8)。

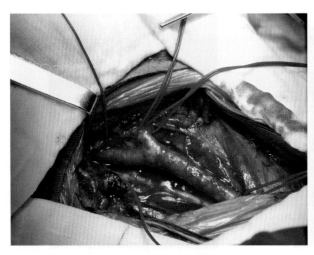

图 5-2-5　颈动脉内膜切除术过程

Figure 5-2-5　Procedure of carotid endarterectomy

A. 打开颈动脉鞘,显露右侧颈总动脉、颈内动脉及颈外动脉,游离并保护舌下神经

A. Cut open the carotid artery sheath, expose the right common carotid artery, internal carotid artery and external carotid artery. Isolate and protect the hypoglossal nerve

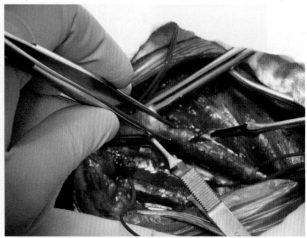

图 5-2-5B　阻断后,自颈总动脉切开,直至颈内动脉

Figure 5-2-5B　Clamp the carotid artery, make the arteriotomy at the common carotid artery toward the internal carotid artery

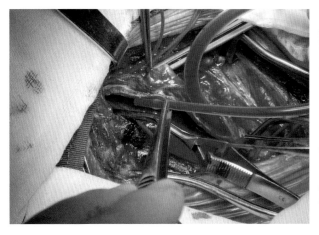

图 5-2-5C　置入颈动脉转流管

Figure 5-2-5C　Place the carotid artery shunt

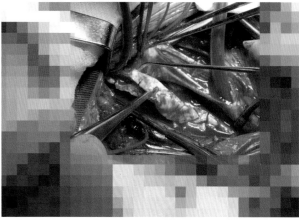

图 5-2-5D　完整剥离切除动脉切口内斑块

Figure 5-2-5D　Remove the plaque completely

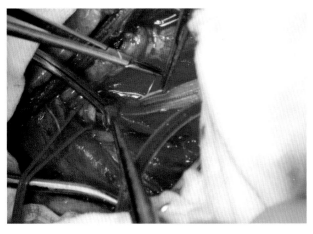

图 5-2-5E　应用涤纶人工血管补片修补颈动脉切口

Figure 5-2-5E　Repair the carotid arteriotomy with the Dacron patch angioplasty

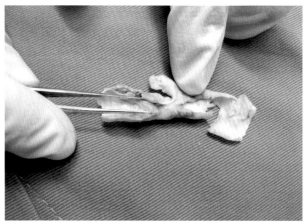

图 5-2-5F　切除的颈动脉斑块,可见颈内动脉起始部管腔重度狭窄

Figure 5-2-5F　The removed plaque. Severe stenosis can be seen in the proximal part of internal carotid artery

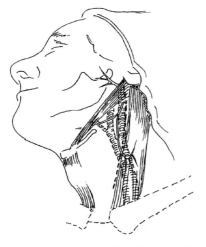

图 5-2-6　颈动脉内膜切除术示意图

Figure 5-2-6　Schematic diagram of the carotid endarterectomy

A. 手术切口示意图

A. Schematic diagram of the incision

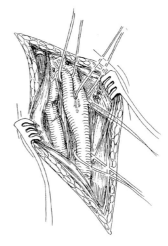

图 5-2-6B　游离并控制颈总动脉、颈内动脉、颈外动脉及甲状腺上动脉

Figure 5-2-6B　Isolate and control the common carotid artery, internal carotid artery, external carotid artery and the superior thyroid artery

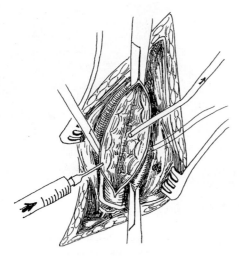

图 5-2-6C　阻断后,自颈总动脉切开,直至颈内动脉
Figure 5-2-6C　Clamp the carotid artery, cut open the vascular wall from common carotid artery to internal carotid artery

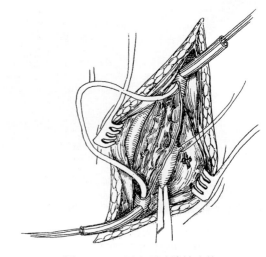

图 5-2-6D　置入颈动脉转流管
Figure 5-2-6D　Place the carotid artery shut

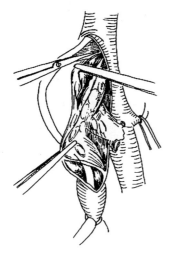

图 5-2-6E　仔细剥离斑块
Figure 5-2-6E　Remove the plaque carefully

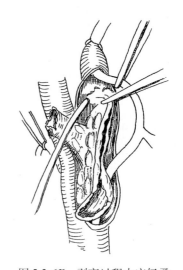

图 5-2-6F　剥离过程中应轻柔
Figure 5-2-6F　Be gentle during the endarterectomy procedure

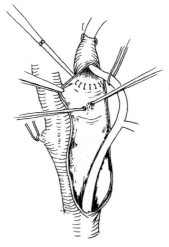

图 5-2-6G　斑块剥离后
Figure 5-2-6G　Plaque has been removed.

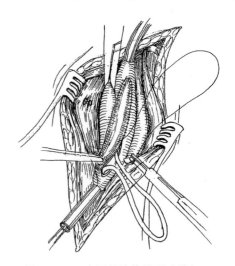

图 5-2-6H　应用补片修补颈动脉切口
Figure 5-2-6H　Carotid artery angioplasty with patch.

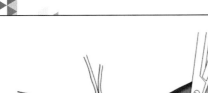
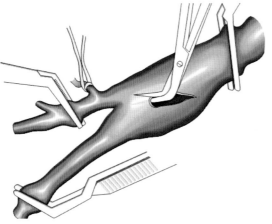

图 5-2-7 颈动脉外翻剥脱术
Figure 5-2-7 Eversion carotid artery endarterectomy
A. 自颈动脉窦前壁切开动脉
A. Cut open the carotid artery wall at the site of carotid artery sinus

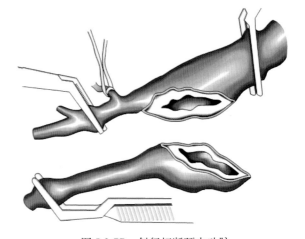

图 5-2-7B 斜行切断颈内动脉
Figure 5-2-7B Cut off the internal carotid artery obliquely

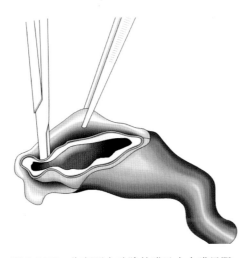

图 5-2-7C 分离颈内动脉外膜及内中膜界限
Figure 5-2-7C Dissect the intima, tunica media and adventitia

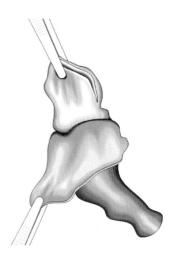

图 5-2-7D 外翻式剥离斑块
Figure 5-2-7D Remove the plaque

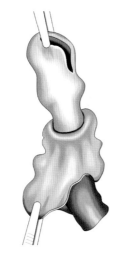

图 5-2-7E 剥离过程中,轻柔钳夹动脉内膜及斑块
Figure 5-2-7E Be gentle during the procedure

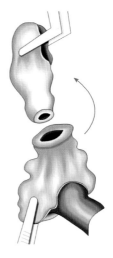

图 5-2-7F 剥离直至斑块远端
Figure 5-2-7F Remove the plaque completely until the normal intima

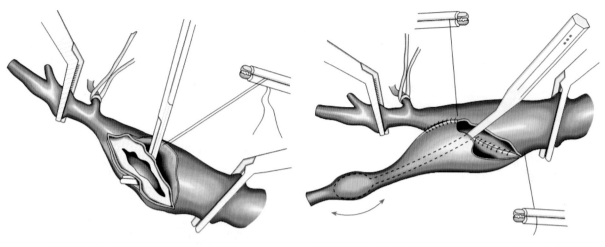

图 5-2-7G　剥离切除颈总动脉内斑块
Figure 5-2-7G　Remove the plaque in the common carotid artery

图 5-2-7H　端-端吻合颈内动脉与颈总动脉,术中阻断颈内动脉远端
Figure 5-2-7H　Make an end-to-end anastomosis between the internal and common carotid artery. The internal carotid artery is clamped during the procedure

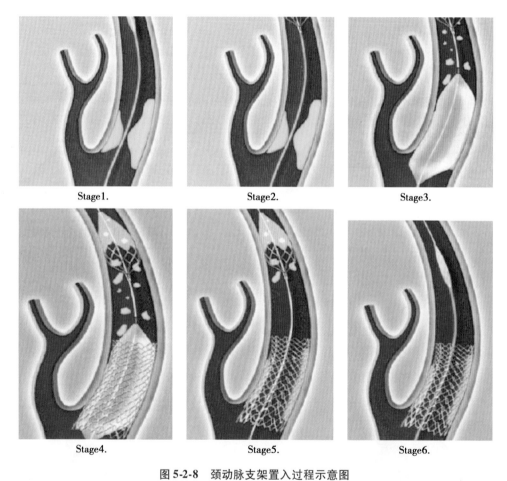

Stage1. Stage2. Stage3.

Stage4. Stage5. Stage6.

图 5-2-8　颈动脉支架置入过程示意图
Figure 5-2-8　Schematic diagram of the carotid artery stent implantation

【颈动脉粥样硬化的基本病理特征】
　　颈动脉粥样硬化是一个慢性、长期的血管炎症。在动脉粥样硬化发生的初始阶段,动脉粥样硬化形成于血管腔面的单层内皮细胞,在血脂异常、高血压或其他促炎症介质的作用下,内皮细胞表达黏附分子,促进血液循环中的白细胞黏附在血管内皮细胞上,同时,内皮细胞层通透性发生改变,低密度脂蛋白包裹着胆固醇进入内皮细胞层下的细胞外基质成分中,动脉壁出现脂质条纹(fatty streak)、纤维斑块(fibrous plaque)、粥样斑块(atheromatous plaque)、伴有并发病变的病灶(complicated lesion)(又称复合斑块)四种类型的变化。

1. 脂质条纹(fatty streak)　是 AS 肉眼可见的最早病变。为点状或条纹状黄色不隆起或微隆起于内膜的病灶,常见于主动脉后壁及其分支开口处,显微镜下可见病灶处内皮细胞下有大量泡沫细胞聚集。

2. 纤维斑块(fibrous plaque)　是由脂纹发展而来。内膜面散在不规则表面隆起斑块,颜色从浅黄或灰黄色变为瓷白色。显微镜下可见病灶表层为大量胶原纤维、平滑肌细胞、少数弹性纤维及蛋白聚糖形成的纤维帽,胶原纤维可发生玻璃样变。纤维帽下方可见不等量的泡沫细胞、平滑肌细胞、细胞外脂质及炎细胞。病变晚期,可见脂质蓄积池及肉芽组织反应。

3. 粥样斑块(atheromatous plaque)　亦称粥瘤(atheroma),是纤维斑块深层细胞的坏死发展而来。内膜面可见灰黄色斑块既向内膜表面隆起又向深部压迫中膜。显微镜下可见在玻璃样变的纤维帽深部,有大量粉染的无定形物质,为细胞外脂质及坏死物,其中可见胆固醇结晶,有时可见钙化,底部及周边部可见肉芽组织、少量泡沫细胞和淋巴细胞浸润。

4. 继发性改变(complicated lesion)　又称复合斑块,是指在纤维斑块和粥样斑块的基础上继发的病变:①斑块内出血:斑块内新生的血管破裂形成血肿,血肿使斑块进一步隆起,甚至完全闭塞管腔,导致急性供血中断;②斑块破裂:斑块表面的纤维帽破裂,粥样物自裂口溢入血流,遗留粥瘤样溃疡。排入血流的坏死物质和脂质可形成胆固醇栓子,引起栓塞;③血栓形成:斑块破裂形成溃疡后,由于胶原暴露,可促进血栓形成,引起动脉管腔阻塞,进而引起器官梗死;④钙化:在纤维帽和粥瘤病灶内可见钙盐沉积,导致管壁变硬、变脆;⑤动脉瘤形成:严重的粥样斑块底部的中膜平滑肌可发生不同程度的萎缩和弹性下降,在血管内压力的作用下,动脉壁局限性扩张,形成动脉瘤。动脉瘤破裂可致大出血;⑥血管腔狭窄:弹力肌层动脉(中等动脉)可因粥样斑块而导致管腔狭窄,引起所供应区域的血量减少,导致相应器官发生缺血性病变(图5-2-9)。

【颈动脉粥样硬化斑块形成的病理生理机制】

AS 发病机制研究多年来一直是医学界的重点和热点问题,随着动物实验和临床研究的进一步深入,易损斑块发生、发展的分子生物学机制研究已取得很大进展。目前有多个学说,如脂质浸润学说、血栓形成学说、损伤反应学说、免疫炎症学说等,从不同侧面反映了动脉粥样硬化形成的复杂因素。

1. 炎症机制与斑块易损性　斑块内炎症是引起斑块不稳定的关键因素,斑块破裂及斑块糜烂几乎总是与炎症共存。斑块表浅层炎症的发生率及其严重程度与斑块破裂密切相关,炎细胞主要通过细胞间黏附分子(intercellular adhesion molecule-1, ICAM-1)、血管细胞黏附分子(vascular cell adhesion molecule 1, VCAM-1)、P-选择素、E-选择素等以及化学趋化因子被募集到斑块中,在氧化脂质、炎细胞因子(如白介素-1、白介素-6、肿瘤坏死因子-α、干扰素-γ等)的作用下被激活。外膜新生微血管增加也是炎细胞进入斑块纤维帽的重要途径。参与炎细胞募集和活化的还有血管紧张素Ⅱ活性增强、动脉血压升高、糖尿病、感染以及免疫激活等因素。斑块内大量巨噬细胞聚集是炎症活跃的主要标志。巨噬细胞可通过吞噬作用、分泌基质金属蛋白酶(matrixmetallopeptidases, MMPs)或释放纤溶酶原激活物降解细胞外基质,削弱纤维帽,斑块的纤维帽中侵入的巨噬细胞越多,斑块就越脆弱(图5-2-9)。

2. 脂质氧化应激与斑块易损性　脂质氧化应激可引起血管内皮细胞功能障碍,是动脉粥样硬化形成和发展的又一关键因素。沉积在内皮下的低密度脂蛋白经动脉壁中内皮细胞、平滑肌细胞、巨噬细胞产生的氧自由基氧化修饰,形成氧化低密度脂蛋白(oxidized low density lipoprotein, oxLDL)。oxLD 是高度炎症性和细胞毒性物质,能够诱导巨噬细胞、血小板等释放多种生长因子和白介素,导致血管平滑肌细胞增殖、内膜增厚及血小板聚集、血栓形成,对凝血、抗凝血系统产生不良影响。oxLDL 被认为是易损斑块的标志物。研究表明当脂核占斑块体积40%以上时,粥样斑块易于破裂。

3. 免疫损伤与斑块易损性　随着对 AS 免疫机制的深入了解,目前对 AS 的认识已由代谢性疾病向免疫性疾病转变,AS 不仅是血管局部炎性病变,还是多种免疫细胞异常导致的全身免疫紊乱。天然和获得

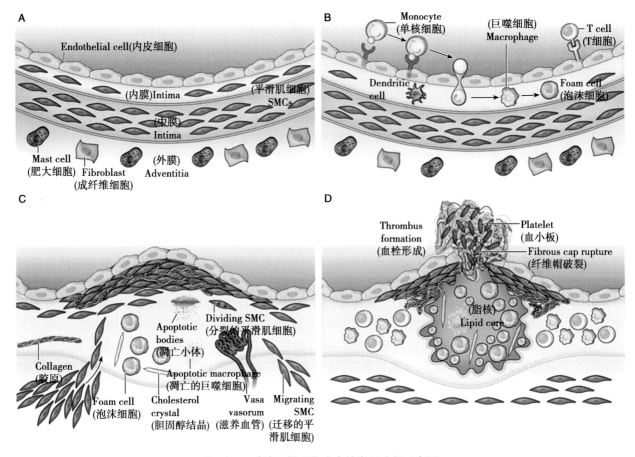

图 5-2-9　动脉粥样硬化病变的发展阶段示意图
Figure 5-2-9　The devolvement of arterial atherosclerosis

A. 正常血管分三层,内膜、中膜、外膜;

A. The normal vascular wall can be divided into 3 layers:intima, tunica media and tunica externa;

B. 病变起始阶段,白细胞黏附,单核细胞吞噬脂质迁移至内膜形成泡沫细胞;

B. initial phase of atherosclerosis, the adhesion of the leukocyte, the monocyte ingested lipid and migrate to the intima to form foam cells;

C. 病变进展阶段,血管平滑肌细胞迁移、细胞外基质大量合成;

C. The progress of atherosclerosis, the migration of the vascular smooth muscle and the synthesis of the extracellular matrix.

D. 脂核形成,斑块破裂,血栓形成

D. The formation of lipid core, the rupture of plaque and the formation of thrombosis

性免疫反应参与了动脉粥样硬化发生、发展的各个阶段。动脉粥样斑块中存在多种免疫细胞如 T-淋巴细胞、树突状细胞、自然杀伤细胞、肥大细胞以及少量的 B 细胞,这些细胞分泌肿瘤坏死因子-α 和干扰素-γ,促进斑块局部免疫反应的发生、发展。Toll 样受体(Toll like receptors,TLR)是一类Ⅰ型跨膜蛋白,可识别病原体相关分子模式(pathogen-associated molecular patterns,PAMP)和损伤相关分子模式(damage-associated molecular patterns,DAMP),是先天免疫和获得性免疫系统的关键受体,在动脉粥样硬化斑块形成中起关键作用。研究表明,TLR 主要通过以下分子机制促进易损斑块的进展:①上调选择素、黏附分子和趋化因子的表达,促进白细胞在动脉粥样硬化斑块中的浸润;②通过促进游离胆固醇的酯化和脂滴的形成,抑制胆固醇逆向转运等多种方式促进脂质核心的形成;③可诱导细胞外基质降解,致使纤维帽变薄,斑块变得易于破裂。

4. 血管内皮细胞功能障碍与斑块易损性　血管内皮细胞对血管自身的稳态和平衡起关键作用。内皮细胞功能障碍可影响血管张力、脂质代谢和凝血机制,炎细胞激活并合成、分泌各种水解酶、细胞因子和生长因子,导致细胞过度增生,最终导致细胞坏死和易损斑块。大约 25% ~ 50% 的血栓形成处无斑块破裂,但可见内皮侵蚀现象,血栓形成处的内膜含有大量平滑肌细胞和糖蛋白基质,炎症反应较轻。高胆固醇血症和其他危险因素均可促进这个过程,糖尿病、高血压、吸烟、血脂异常、血浆半胱氨酸升高患者常常在早期出现内皮细胞功能障碍,虽然这时患者可能还没有明显的动脉粥样硬化与缺血症状。大量的动物实验与临床干预研究均证实,他汀类药物改善血管内皮细胞功能,使斑块趋于稳定。

5. 斑块所受的应力和血流剪切力与斑块易损性 动脉粥样斑块的破裂与斑块所受的应力和血流剪切力密切相关。斑块所受的外力主要包括周向应力、血流剪切力、动脉局部痉挛对斑块的挤压力以及湍流所产生的压力等。斑块纤维帽的厚度与周向应力密切相关,纤维帽越薄,周向应力越易集中在斑块肩部,而斑块边缘或肩周区是斑块破裂的好发区域(图5-2-10)。局部血管壁的血流剪切力降低可促进内膜下脂质沉积和斑块形成,诱发斑块破裂。

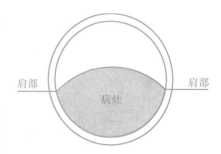

图 5-2-10 动脉粥样硬化斑块"肩部"示意图
Figure 5-2-10 Shoulder part of the atherosclerotic plaque (Schematic diagram)

6. 新生血管和血管重构与斑块的易损性 斑块内新生血管所引起的斑块内出血是造成斑块不稳定的重要原因。新生血管的管壁发育不完善,血管脆性大,容易破裂导致斑块内出血,由于红细胞膜富含胆固醇,斑块内出血也是促进脂核形成的重要机制之一。此外,斑块内新生血管为炎细胞进入斑块提供了通道。炎细胞及其分泌的细胞因子可促进粥样斑块脂质核心的扩大、破坏纤维组织完整性、降解细胞外基质,导致斑块的不稳定。

颈动脉粥样硬化性狭窄典型病例

为了帮助外科医生能够更为深入地了解 AS 发生发展的规律,实现精准的疾病诊断和治疗,我们从叙事医学的角度,选取了部分具有代表性的病例,从临床表现、影像学检查、外科治疗、手术标本的肉眼观察再到显微镜下病理组织学改变、蛋白分子水平的研究,立体地展现 AS 的演变过程。

(一)颈动脉狭窄患者影像学、手术标本表现(图 5-2-11 ~ 图 5-2-14)。

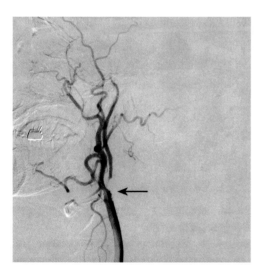

图 5-2-11 DSA 示术前右侧颈内动脉重度狭窄
Figure 5-2-11 The DSA shows severe stenosis in the right internal carotid artery before surgery

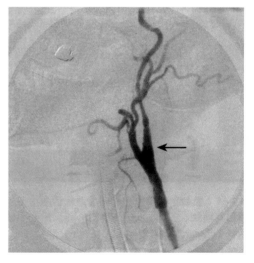

图 5-2-12 术后 3 年复查,右侧颈内动脉管腔畅,无再狭窄
Figure 5-2-12 The DSA shows patent right internal carotid artery 3 years after surgery

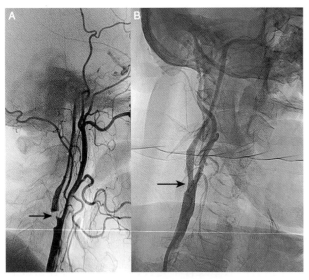

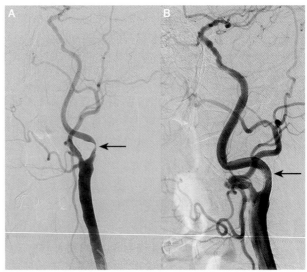

图 5-2-13　闭环颈动脉支架

Figure 5-2-13　Closed-cell carotid stent

A. 右颈动脉起始部重度狭窄

A. Severe stenosis at the beginning of the right carotid artery

B. 植入闭环自膨式颈动脉支架后狭窄消失

B. The stenosis disappears after carotid stent placement

图 5-2-14　开环颈动脉支架

Figure 5-2-14　Open-cell carotid stent

A. 左颈内动脉起始段重度狭窄,局部弯曲成角

A. Severe stenosis at the beginning of the left carotid artery with angle

B. 植入开环自膨式颈动脉支架狭窄消失

B. The stenosis disappears after carotid stent placement

（二）颈动脉狭窄患者超声表现（图 5-2-15 ~ 图 5-2-20）。

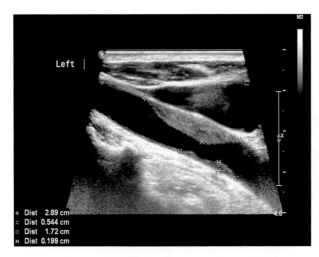

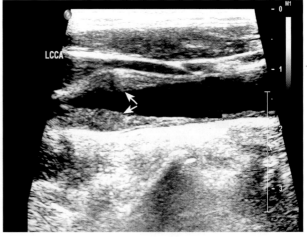

图 5-2-15　颈动脉斑块的测量颈总动脉远端前壁扁平均质回声斑块。长 2.89cm,厚 0.544cm。后壁不规则斑块长 1.72cm,厚 0.199cm

Figure 5-2-15　Measurement of the carotid plaque. Homogeneous echo plaque can be detected on the anterior wall at the distal part of the common carotid artery. The size was 2.89cm×0.544cm and the irregular plaque on the posterior wall was 1.72cm×0.199cm

图 5-2-16　规则型斑块。颈动脉分叉处内侧壁扁平不均回声斑块,表面光滑

Figure 5-2-16　Regular plaque. Inhomogeneous plaque can be detected on the medial wall at the bifurcation of the carotid artery. The surface is smooth

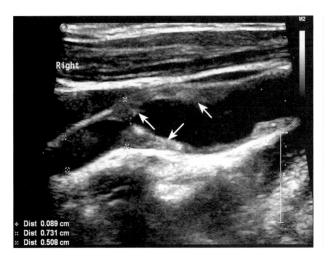

图 5-2-17　不规则形斑块。颈动脉球部前、后壁不规则形斑块致血管狭窄,残余管径 0.089cm,原始管径 0.731cm,ICA 近段管径 0.508cm

Figure 5-2-17　**Irregular plaque. Irregular plaque on the anterior and posterior wall of the carotid bulb leads to stenosis of the lumen. The original diameter of the lumen was 0.731cm and the residual lumen was 0.089cm; the diameter of the proximal part of ICA was 0.508cm**

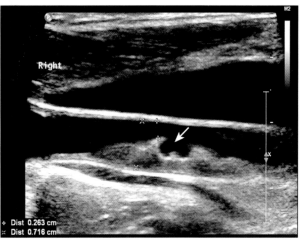

图 5-2-18　溃疡形斑块。颈总动脉远端近分叉水平后壁不规则形溃疡性斑块,表面纤维帽不连续,形成"火山口"征。局部管径减小,残余管径 0.263cm,原始管径 0.716cm

Figure 5-2-18　**Ulcerative plaque. Irregular ulcerative plaque can be detected on the posterior wall of the distal end of the common carotid artery. The fibrous cap is discontinuous and the "crater sign" can be seen. The residual diameter of the lumen was 0.263cm and the original diameter was 0.716cm**

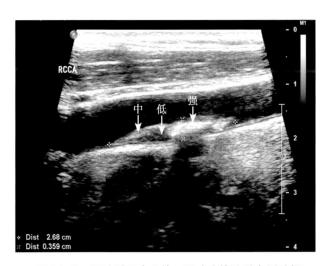

图 5-2-19　不均质回声斑块。颈动脉管腔后内侧壁探及长 2.68cm,厚 0.359cm 斑块,其内部有强、中、低回声相间,为不均质回声斑块

Figure 5-2-19　**Nonhomogeneous echo plaque. A 2.68cm × 0.359cm plaque can be detected on the medial posterior wall of the carotid artery. Strong, medium and low echo can be detected in plaque, so plaque is defined as nonhomogeneous**

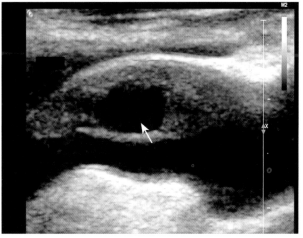

图 5-2-20　斑块内出血。颈动脉球部前壁斑块,斑块内出现无回声区域

Figure 5-2-20　**Hemorrhage in plaque. Plaque on the anterior wall of the carotid bulb and no echo area detected in plaque**

（三）颈动脉内膜剥脱术后大体标本（图5-2-21～图5-2-41）。

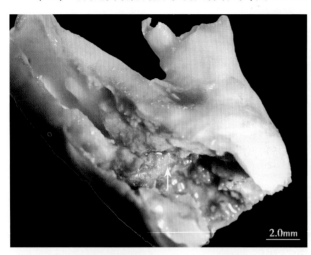

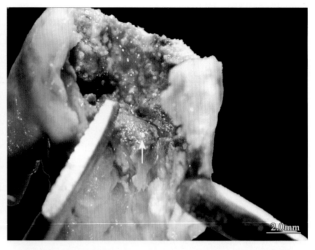

图5-2-21　颈动脉斑块。颈动脉分叉处内膜剥脱术标本，颈动脉管腔狭窄，斑块与动脉纵轴平行
Figure 5-2-21　Carotid artery plaque. The specimen of carotid endarterectomy, the longitudinal axis of plaque and the artery is parallel

图5-2-22　颈动脉斑块，斑块表面凹凸不平，呈褐色结节状，质硬
Figure 5-2-22　Carotid artery plaque. The surface of plaque is irregular; plaque is hard with brown nodule

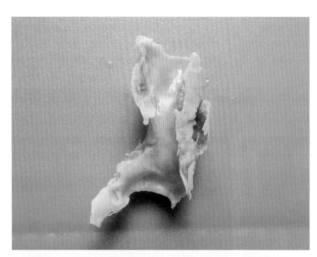

图5-2-23　颈动脉斑块，斑块见黄色脂质与白色纤维相间
Figure 5-2-23　Carotid artery plaque. Yellow lipid and white fibrous tissue can be seen in plaque

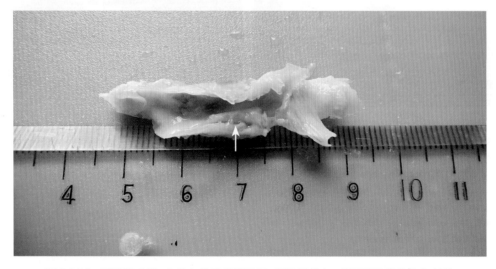

图5-2-24　颈动脉斑块，斑块与动脉纵轴平行，脂核呈黄色，表面覆盖较薄白色纤维
Figure 5-2-24　Carotid artery plaque. The longitudinal axis of plaque and the artery are parallel. The lipid core was yellow and covered with thin white fiber

第五章　颈部血管疾病

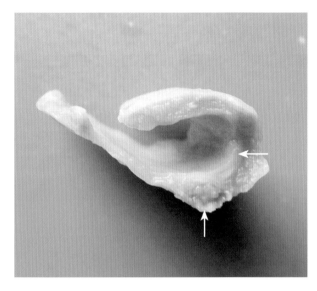

图 5-2-25　颈动脉斑块,斑块横断面见黄色脂核及表面白色纤维
Figure 5-2-25　Carotid artery plaque. Yellow lipid core and white fiber can be seen in the cross section

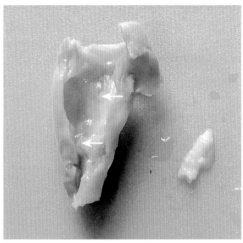

图 5-2-26　左颈动脉斑块,斑块表面凹凸不平
Figure 5-2-26　Left carotid artery plaque. The surface of plaque is irregular

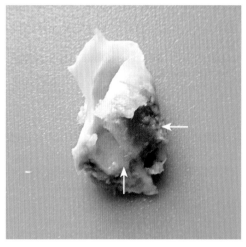

图 5-2-27　颈动脉斑块,斑块脂质与纤维黄白相间
Figure 5-2-27　Carotid artery plaque. Yellow lipid core and white fiber

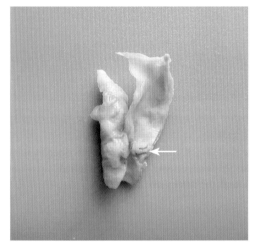

图 5-2-28　颈动脉斑块,斑块厚薄不均一
Figure 5-2-28　Carotid artery plaque. Plaque with uneven thickness

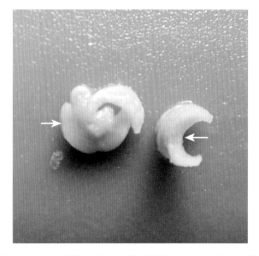

图 5-2-29　锁骨下动脉斑块,锁骨下动脉多处小斑块
Figure 5-2-29　Plaque in the subclavian artery

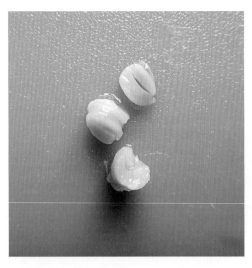

图5-2-30　颈总动脉斑块,颈总动脉小斑块,纤维与脂质相间
Figure 5-2-30　Common carotid artery plaque. The lipid and fiber in plaque

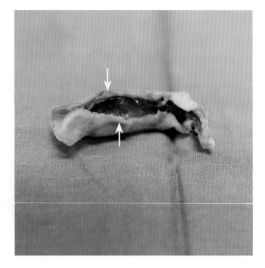

图5-2-31　颈动脉支架后再狭窄标本,管壁增厚
Figure 5-2-31　In-stent restenosis. The specimen of in stent restenosis, the intima is thick

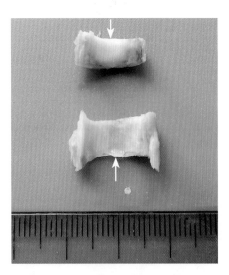

图5-2-32　再狭窄标本固定后取横断面,见黄色脂质表面覆盖白色纤维
Figure 5-2-32　In-stent restenosis. Yellow lipid covered with white fiber in the cross section

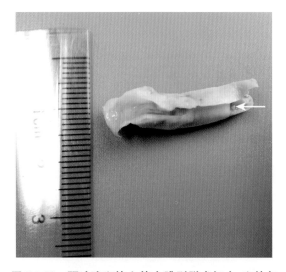

图5-2-33　颈动脉斑块血管内膜剥脱术标本,斑块与动脉纵轴平行
Figure 5-2-33　Carotid artery plaque. Specimen of carotid endarterectomy. The longitudinal axis of plaque and the artery are parallel

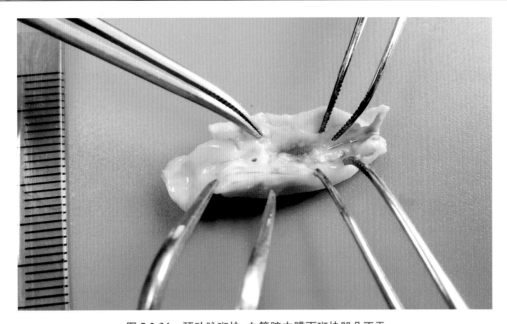

图 5-2-34　颈动脉斑块，血管腔内膜面斑块凹凸不平
Figure 5-2-34　Carotid artery plaque. The intima of the carotid artery plaque is irregular

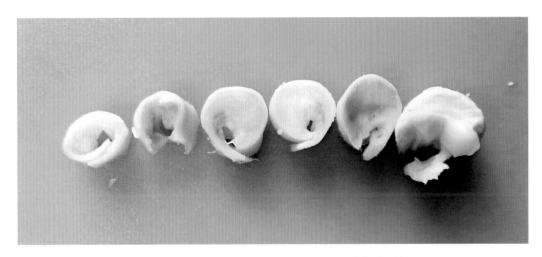

图 5-2-35　颈动脉斑块，标本固定后，横断面为纤维脂质斑块
Figure 5-2-35　Carotid artery plaque. Yellow lipid and white fiber can be seen in the cross section

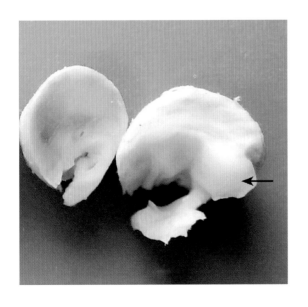

图 5-2-36　颈动脉斑块，黄色脂核表面覆盖白色纤维
Figure 5-2-36　The yellow lipid core was covered with white fiber

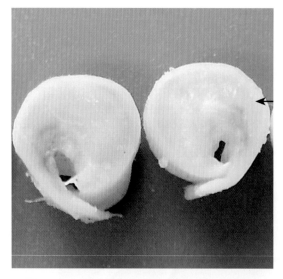

图 5-2-37　颈动脉斑块,脂核旁为白色纤维斑块
Figure 5-2-37　Carotid artery plaque. The lipid core and white fibrous plaque

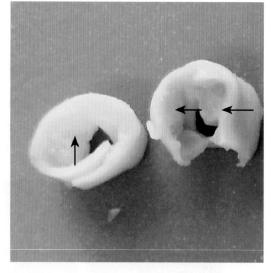

图 5-2-38　颈动脉斑块,白色纤维斑块旁黄色脂核与纤维
Figure 5-2-38　Carotid artery plaque. The white fibrous plaque, yellow lipid core and fiber

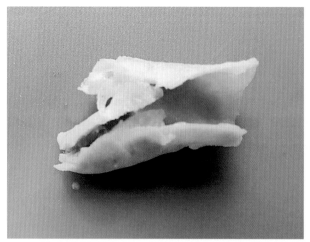

图 5-2-39　颈动脉斑块,颈动脉分叉处内膜剥脱术标本,厚薄不均一
Figure 5-2-39　Carotid artery plaque. Carotid bifurcation intima plaque with uneven thickness

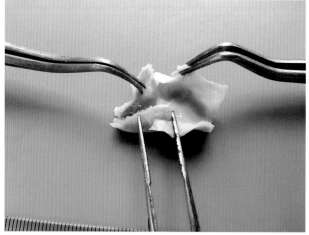

图 5-2-40　颈动脉斑块,血管腔内膜面厚薄不均,黄白相间
Figure 5-2-40　Carotid artery plaque. The thickness of intima is irregular, the color is white and yellow

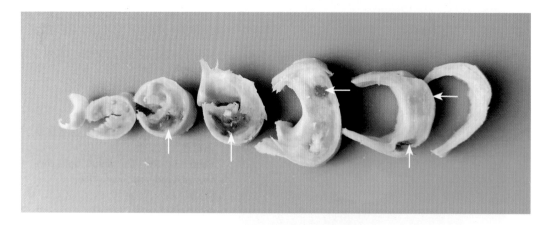

图 5-2-41　颈动脉斑块,固定后剖切横断面为纤维脂质斑块,褐色区为出血灶
Figure 5-2-41　Carotid artery plaque. The fibrous lipid plaque with hemorrhage in cross section

（四）颈动脉斑块病理组织学改变（图 5-2-42 ~ 图 5-2-44）。

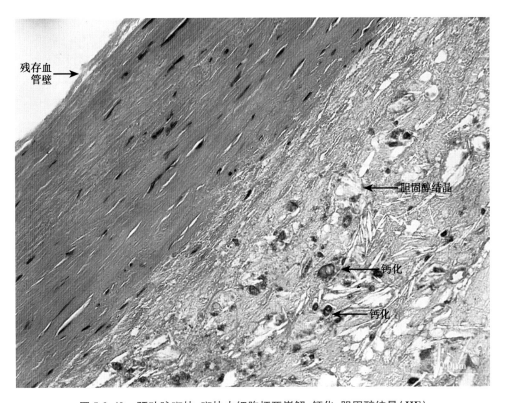

图 5-2-42　颈动脉斑块,斑块内细胞坏死崩解、钙化、胆固醇结晶（HE）
Figure 5-2-42　Carotid artery plaque. Cell necrosis, calcification and cholesterol crystal in the plaque

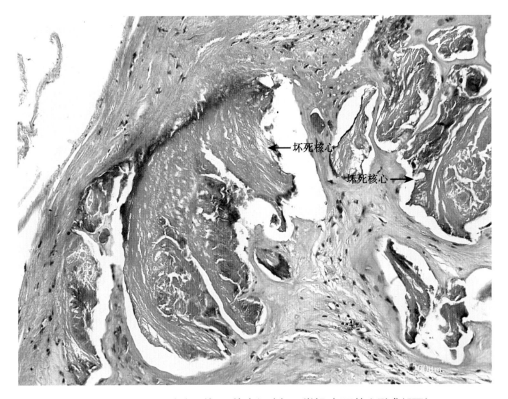

图 5-2-43　颈动脉斑块,斑块内细胞坏死崩解,坏死核心形成（HE）
Figure 5-2-43　Carotid artery plaque. Cell necrosis and necrotic core formation in the plaque（HE）

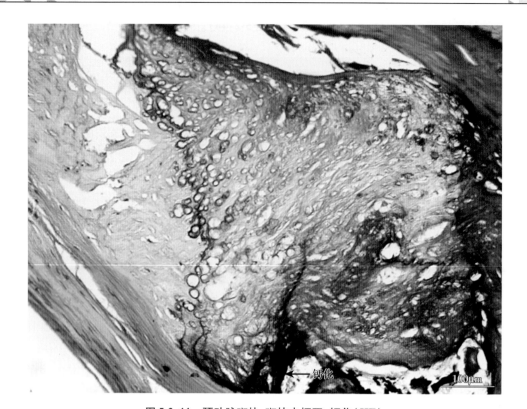

图 5-2-44　颈动脉斑块,斑块内坏死、钙化(HE)
Figure 5-2-44　Carotid artery plaque. Necrosis and calcification in the plaque(HE)

▶ 病例 1

　　患者,男,76 岁,因突发右下肢无力半个月,以①颈动脉狭窄②下肢动脉硬化闭塞症③高血压入院。经颈动脉造影检查明确诊断(图 5-2-45 ~ 图 5-2-46),左侧颈动脉重度狭窄,行颈动脉内膜切除术治疗。

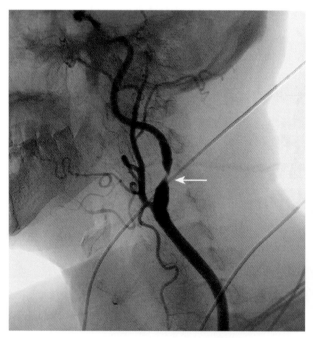

图 5-2-45　DSA 示左侧颈内动脉重度狭窄
Figure 5-2-45　Digital subtraction angiography (DSA) shows severe stenosis in the LICA

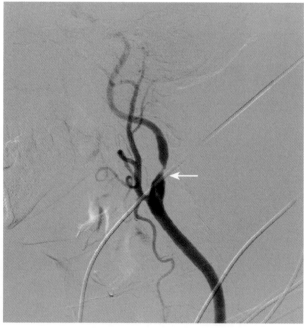

图 5-2-46　DSA 示左侧颈内动脉重度狭窄
Figure 5-2-46　DSA shows severe stenosis in the LICA

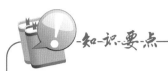

AS 病理组织学改变——动脉粥样硬化斑块

动脉粥样硬化斑块的形成,包括胆固醇堆积,炎细胞募集,泡沫细胞形成、凋亡和坏死,平滑肌细胞增生和细胞外基质合成,钙化,血管新生,血管重塑,纤维帽破裂,血栓形成等过程。多种因素以不同的比重混杂在其发生与进展过程中,从而导致疾病的进展程度、斑块形态、临床预后表现各异。

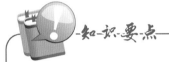

AS 病理组织学改变——斑块中骨样化生

骨样化生常见于年长患者进展期动脉粥样硬化的斑块中,当斑块组织发生十分严重的钙化时,则可能会出现成骨现象。在血管钙化形成过程中,平滑肌细胞由收缩型转变为分泌型,同时高表达 OPN,Gelatinase-β,BGP-2 和 OST 等成骨细胞标志物,其整个过程与羟磷灰石和基质小泡所参与的骨质钙化过程极为相似。

患者 1 颈动脉斑块病理组织学改变:(图 5-2-47 ~ 图 5-2-58)
颈动脉斑块病理组织学改变
本例斑块中有钙化、骨样化生、坏死、血管长入及炎细胞浸润(图 5-2-47 ~ 图 5-2-58)。

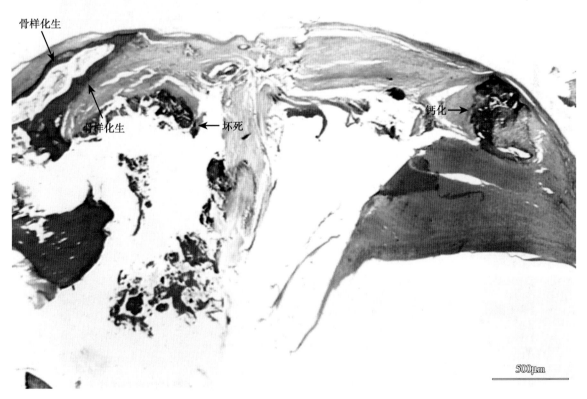

图 5-2-47　复合斑块,低倍镜下见斑块中央出血坏死,两侧可见骨化区及钙化区(HE)
Figure 5-2-47　Composite plaque. Hemorrhage and central necrosis seen in the plaque. Osteogenesis and calcification seen bilaterally (HE)

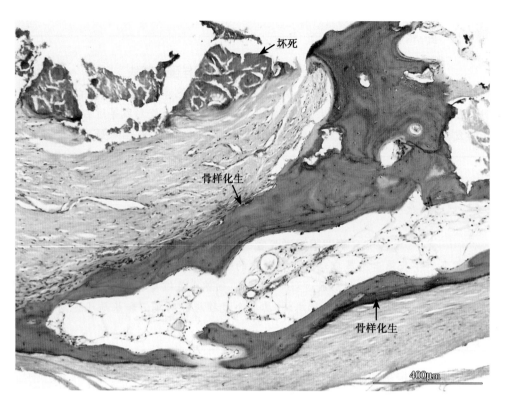

图 5-2-48　骨样化生,颈动脉血管壁骨及骨髓腔样结构形成（HE）

Figure 5-2-48　Osteogenesis phenomenon. Osteogenesis of the carotid artery wall and medullary space-like structure formation（HE）

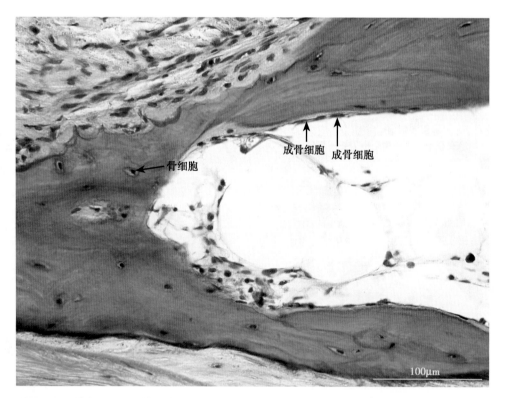

图 5-2-49　骨样化生,血管壁成骨区骨细胞位于骨片中的陷窝内,成骨细胞排列于骨片表面（HE）

Figure 5-2-49　Osteogenesis phenomenon. The osteocyte was located in the bone lacuna; the osteoblast was arranged at the surface of osteocomma（HE）

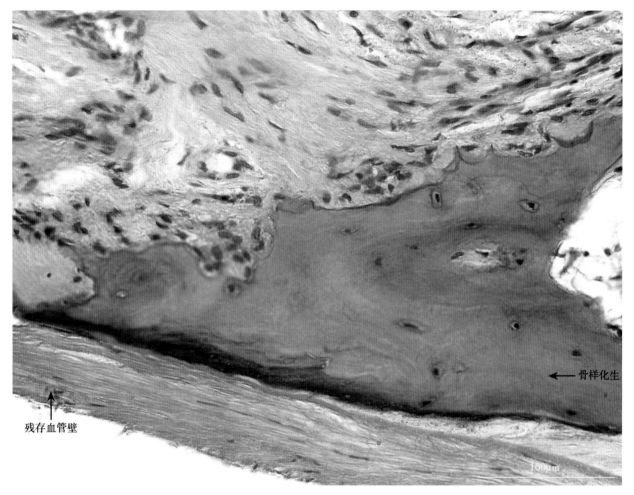

图 5-2-50 骨化生,血管成骨区与残存血管壁分界清楚(HE)

Figure 5-2-50 Osteogenesis phenomenon. A distinct border between the osteogenic area and the vascular wall (HE)

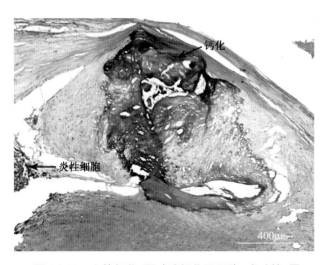

图 5-2-51 斑块钙化,颈动脉钙化区深染,嗜碱性,周围炎细胞浸润(HE)

Figure 5-2-51 Calcification of plaque. The calcification area of carotid artery was deep stained and basophilic; inflammatory cell infiltration can be seen (HE)

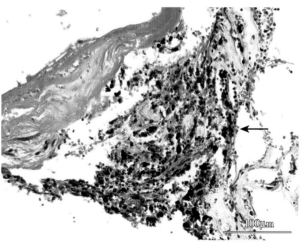

图 5-2-52 炎细胞浸润,图 5-2-51 局部放大,钙化周围炎细胞浸润,含铁血黄素沉积(HE)

Figure 5-2-52 Inflammatory cell infiltration. Enlargement of figure 5-2-51, infiltration of the inflammatory cells near the calcification area. Shows hemosiderin deposition (HE)

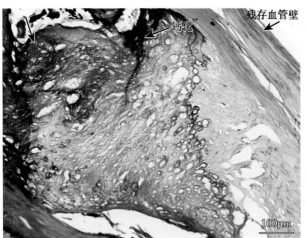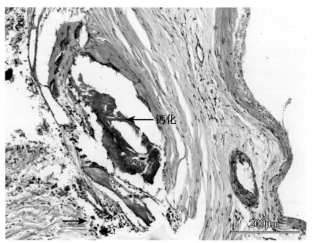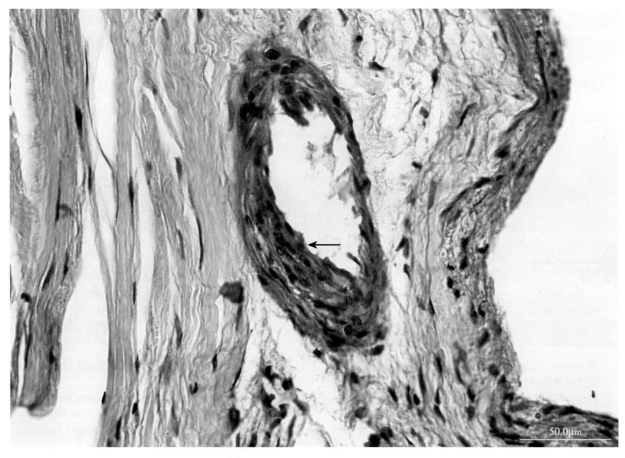

图5-2-53 斑块钙化,图5-2-51放大,钙化边缘呈波纹状与残存血管分界清楚(HE)
Figure 5-2-53 Calcification of plaque. Enlargement of figure 5-2-51, the border between the calcification area and the residual vessel was clear and corrugated (HE)

图5-2-54 炎细胞浸润,斑块钙化周围炎细胞浸润(HE)
Figure 5-2-54 Inflammatory cell infiltration. Seen near the calcification area (HE)

图5-2-55 新生血管,图5-2-54放大,颈动脉斑块内新生血管壁细胞增生(HE)
Figure 5-2-55 Angiogenesis. Seen in the atherosclerotic plaque (HE)

104

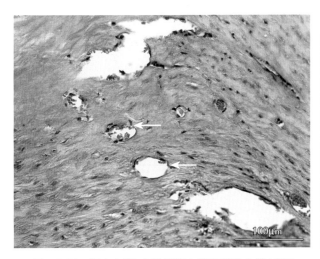

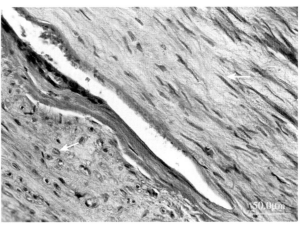

图 5-2-56 新生血管,斑块周围血管壁新生血管(HE)
Figure 5-2-56 Angiogenesis. Seen in the vascular wall near the atherosclerotic plaque(HE)

图 5-2-57 平滑肌细胞增生,血管壁平滑肌增生细胞核圆形深染,周围残存血管平滑肌细胞核长梭形(HE)
Figure 5-2-57 Proliferation of smooth muscle cells (SMCs). SMCs proliferate; the nuclei were round and deeply stained. The nucleus of the SMCs was long and spindle-shaped(HE)

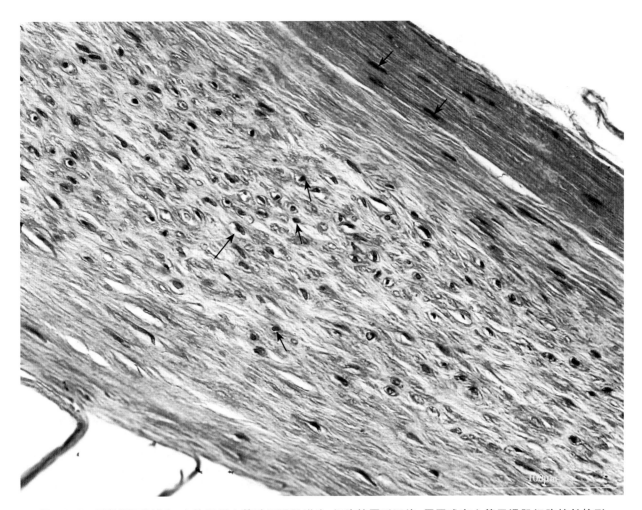

图 5-2-58 平滑肌细胞增生,斑块周围血管壁平滑肌增生,细胞核圆形深染,周围残存血管平滑肌细胞核长梭形(HE)
Figure 5-2-58 Proliferation of SMCs. SMCs near plaque proliferate, the nuclei were round and deeply stained. The nucleus of the SMCs was long and spindle-shaped(HE)

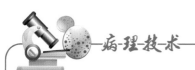

病理技术

普鲁士蓝染色

　　含铁血黄素属于血红蛋白源性的色素,是由氢氧化铁和铁蛋白所组成的复合物。红细胞被巨噬细胞吞噬后,在溶酶体酶的作用下,红细胞中的血红蛋白被分解为含铁血黄素,用普鲁士蓝(Perls)染色可将其显示出来。

▶ 病例2

　　患者,男,72岁,主因左下肢间歇性跛行2年余入院。入院后造影检查发现左侧股浅动脉中段闭塞,左侧颈动脉重度狭窄(图5-2-59～图5-2-60),首先在局麻下行左侧股浅动脉球囊扩张支架置入术,二期在全麻下行左侧颈动脉内膜切除术。

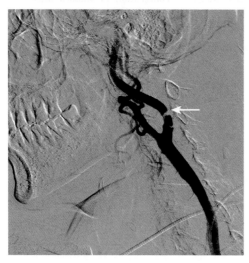 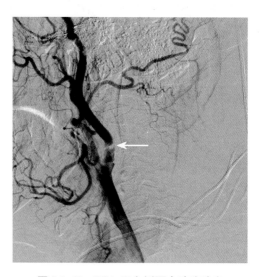

图5-2-59　DSA 示左侧颈内动脉狭窄
Figure 5-2-59　DSA shows severe stenosis in the LICA

图5-2-60　DSA 示左侧颈内动脉狭窄
Figure 5-2-60　DSA shows severe stenosis in the LICA

颈动脉斑块病理组织学改变
　　本例为粥样斑块,斑块坏死崩解,血管周围少量炎细胞浸润(图5-2-61～图5-2-66)。

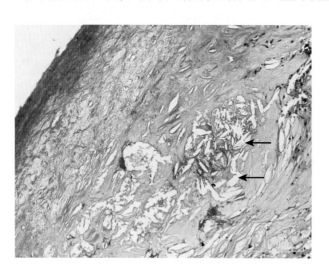

图5-2-61　粥样斑块,颈动脉中膜斑块玻璃样变,脂质池内针状空隙(胆固醇结晶)(HE)
Figure 5-2-61　Atherosclerotic plaque. Glassy degeneration can be seen in the tunica media of the carotid artery wall; cholesterol crystal can be seen in the lipid pool (HE)

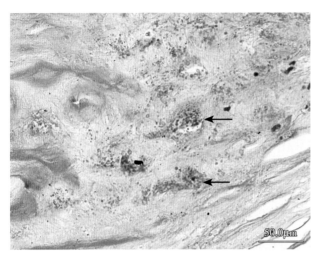

图 5-2-62　粥样斑块，血管中膜脂质池内泡沫细胞坏死崩解，蓝色细小钙化颗粒沉积（HE）

Figure 5-2-62　Atherosclerotic plaque. Foam cell necrosis in the lipid pool of tunica media. Shows tiny blue calcification particles（HE）

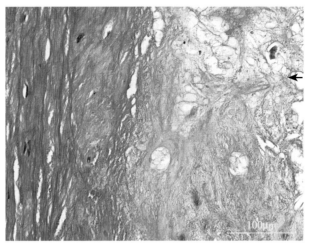

图 5-2-63　粥样斑块，斑块坏死崩解（HE）

Figure 5-2-63　Atherosclerotic plaque. Necrosis of the plaque（HE）

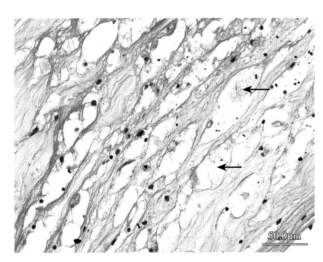

图 5-2-64　粥样斑块，斑块内泡沫细胞坏死崩解（HE）

Figure 5-2-64　Atherosclerotic plaque. Foam cell apoptosis and necrosis seen in the plaque（HE）

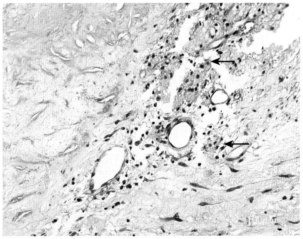

图 5-2-65　粥样斑块，斑块内新生血管周围炎细胞浸润（HE）

Figure 5-2-65　Atherosclerotic plaque. Inflammatory cells infiltration near the vessel in the plaque（HE）

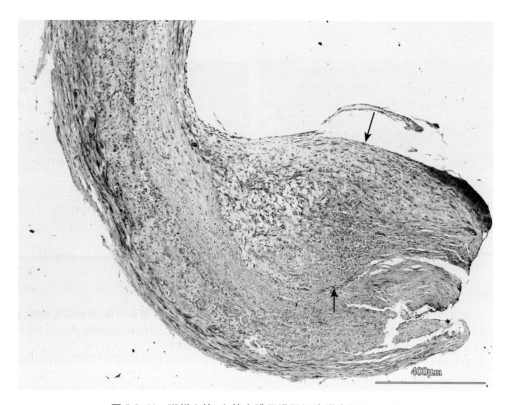

图 5-2-66　粥样斑块,血管中膜平滑肌细胞增生(Masson)
Figure 5-2-66　Atherosclerotic plaque. SMC proliferation in the tunica media(Masson)

▶ 病例 3

　　患者,女,72 岁,因双下肢间歇性跛行 8 年、加重半年入院。入院后在局麻下行冠状动脉、双肾动脉、下肢动脉及全脑动脉造影术。造影见 LCX 中段狭窄 75%～90%,RCA 近中段狭窄 50%～75%。右肾动脉狭窄 60%,右髂总动脉局限性狭窄 95%,左颈内动脉狭窄 80%(图 5-2-67～图 5-2-69)。后在全麻下行右髂总动脉球囊扩张+支架置入术及左颈动脉内膜切除术、分期局麻下行右冠状动脉+左肾动脉球囊扩张+支架置入术。

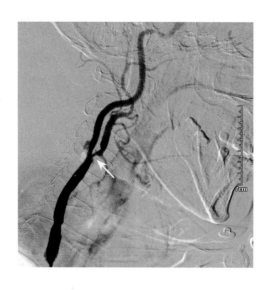

图 5-2-67　DSA 示左颈总动脉分叉处狭窄
Figure 5-2-67　DSA shows stenosis at the bifurcation of left common carotid artery

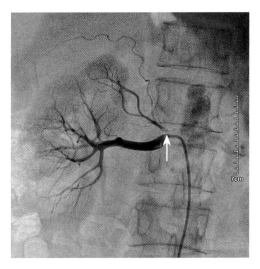

图 5-2-68　DSA 示右侧肾动脉狭窄
Figure 5-2-68　DSA shows stenosis of the right renal artery

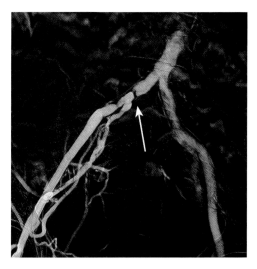

图 5-2-69　DSA 示右髂总动脉局限性狭窄
Figure 5-2-69　DSA shows local stenosis of the right common iliac artery

颈动脉斑块病理组织学改变

本例为复合斑块,斑块出血,脂质池内细胞坏死崩解(图 5-2-70 ~ 图 5-2-77)。

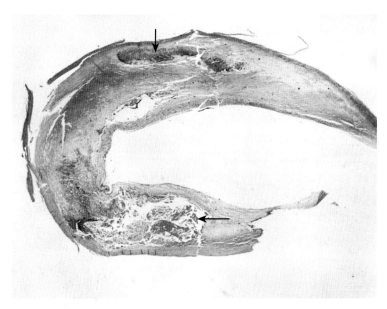

图 5-2-70　复合斑块,斑块破裂血管壁出血,脂核内细胞坏死崩解(HE)
Figure 5-2-70　Composite plaque. Plaque rupture, vascular wall hemorrhage and cell necrosis in the plaque(HE)

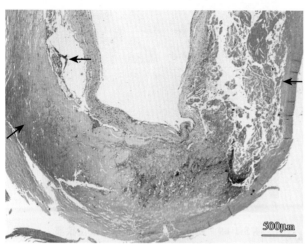

图 5-2-71　复合斑块,斑块破裂血管壁出血,脂核内细胞坏死崩解(HE)

Figure 5-2-71　Composite plaque. Plaque rupture, vascular wall hemorrhage and cell necrosis in the plaque (HE)

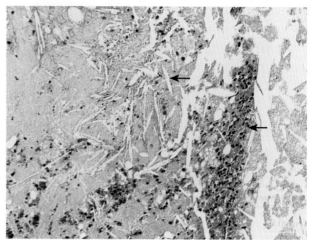

图 5-2-72　复合斑块,脂质核内细胞坏死崩解碎片,胆固醇结晶(HE)

Figure 5-2-72　Composite plaque. Cell necrosis and residual cholesterol crystal in the lipid core (HE)

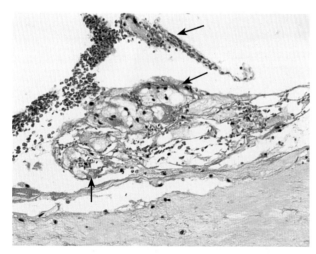

图 5-2-73　复合斑块,斑块内泡沫细胞聚集及微血管破裂出血(HE)

Figure 5-2-73　Composite plaque. Foam cell aggregation, microvessel rupture and hemorrhage in plaque (HE)

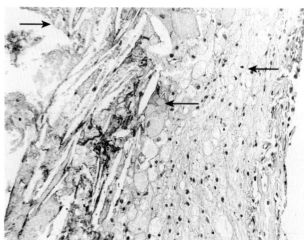

图 5-2-74　复合斑块,中膜脂核周围泡沫细胞,绿染胶原纤维沉积(Masson)

Figure 5-2-74　Composite plaque. Foam cell in lipid core of tunica media and green stained collagenous fiber deposition (Masson)

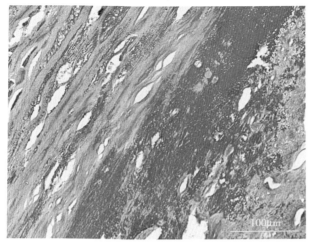

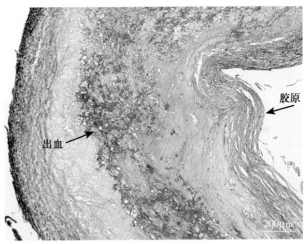

图 5-2-75　复合斑块，斑块内细胞坏死，玻璃样变（HE）

Figure 5-2-75　Composite plaque. Cell necrosis in plaque（HE）

图 5-2-76　复合斑块，Movat 染色显示细胞外基质，斑块表面覆盖黄色胶原纤维，斑块内出血坏死（Movat）

Figure 5-2-76　Composite plaque. Movat staining shows extracellular matrix, the surface of plaque was covered with yellow collagenous fiber, hemorrhage and necrosis seen in plaque（Movat）

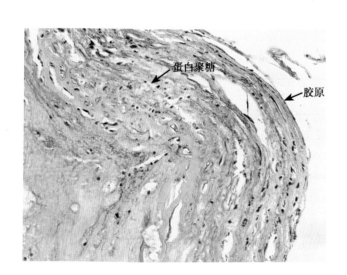

图 5-2-77　复合斑块，图 5-2-76 放大斑块表面纤维帽为黄染的胶原纤维和淡绿色的蛋白聚糖（Movat）

Figure 5-2-77　Composite plaque. Enlargement of figure 5-2-76 shows that the fibrous cap on the surface of plaque was collagen stained yellow and proteoglycan stained green（Movat）

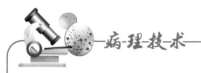

病理技术

Movat 染色

　　该技术为采用不同颜色来分别显示 AS 血管中不同的细胞组织成分：细胞核与弹力纤维为黑色，胶原蛋白和网状纤维为黄色，蛋白聚糖为蓝绿色，类纤维素、纤维素为深红色，心肌、平滑肌为红色，泡沫细胞为紫色。

▶ **病例 4**

　　患者，男，50 岁，因头晕、步态不稳 1 月余入院。外院 CTA 示左侧颈内动脉重度狭窄（图 5-2-78）。入院后完善相关检查明确诊断，后在静吸复合全麻下行左侧颈动脉内膜切除术。

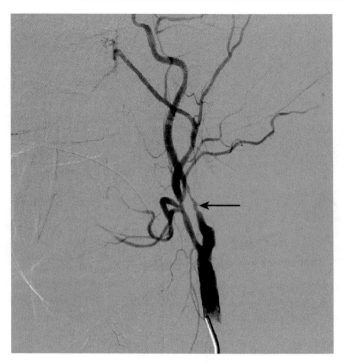

图 5-2-78　DSA 示左侧颈内动脉重度狭窄
Figure 5-2-78　DSA shows severe stenosis in the LICA

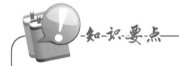

AS 病理组织学改变——继发性改变

　　动脉粥样硬化的终末并发症是斑块破裂后的血栓形成。虽然动脉粥样硬化斑块可以引起血管狭窄,但血液供应不足所导致的临床症状更多是由斑块破裂后血液中的促凝物质所形成的血栓导致的。斑块的纤维帽破裂后,其内的组织因子可引发血管腔内的凝血,所形成的血栓在原位或远端阻塞小动脉进而引起组织器官血液供应障碍。纤维帽变薄、胶原减少和平滑肌与巨噬细胞比例降低等条件下使斑块易于破裂,此外炎细胞一方面通过释放基质金属蛋白酶降解胶原,另一方面促进平滑肌细胞的凋亡,两者进一步加速斑块的破裂。同时,巨噬细胞释放促凝因子,加速脂质核心中的血栓形成。总之,炎细胞通过对平滑肌细胞和内皮细胞的作用而促进斑块和临床并发症的发生发展。

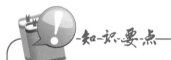

AS 病理组织学改变——坏死核心形成

　　在巨噬细胞参与的炎症反应过程中,正常的内膜结构遭到破坏,基质成分被降解,一些小的脂质池和细胞碎片汇合成为坏死核心。坏死核心的特征有巨噬细胞浸润,透明质酸和蛋白聚糖,两者标志着纤维粥样斑块的形成。各种导致泡沫细胞和平滑肌细胞凋亡的因素是坏死核心形成的重要原因。

颈动脉斑块病理组织学改变

　　本例为复合斑块,玻璃样变,中央坏死核心,附壁血栓形成,血管周围少量炎细胞浸润(图 5-2-79 ~ 图 5-2-87)。

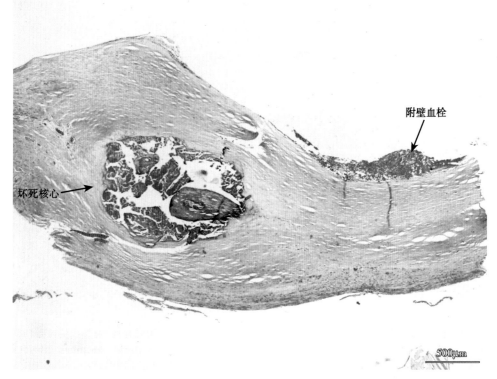

坏死核心

附壁血栓

500μm

图 5-2-79 坏死核心,颈动脉血管壁玻璃样变,中膜深层脂质坏死崩解,附壁血栓形成(HE)
Figure 5-2-79 Necrotic core. Glassy degeneration of the carotid artery wall, cell necrosis in the deep layer of tunica media and mural thrombus formation (HE)

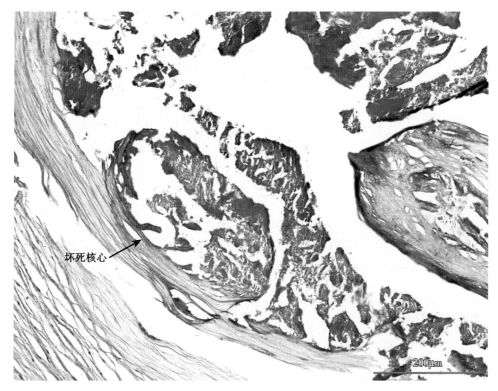

坏死核心

200μm

图 5-2-80 坏死核心,图 5-2-79 放大,颈动脉斑块脂质坏死崩解(HE)
Figure 5-2-80 Necrotic core. Necrosis of lipid in the plaque (HE)

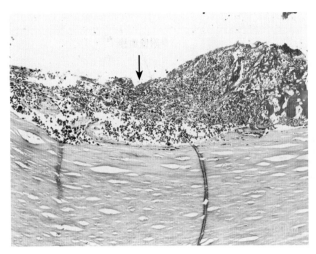

图 5-2-81　附壁血栓,颈动脉血管腔表面附壁血栓
(HE)
Figure 5-2-81　Mural thrombus formation on the su-
rface of the carotid artery lumen (HE)

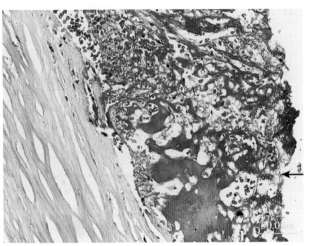

图 5-2-82　附壁血栓,血栓内纤维蛋白网(HE)
Figure 5-2-82　Mural thrombus. Fibrin net in the
thrombus (HE)

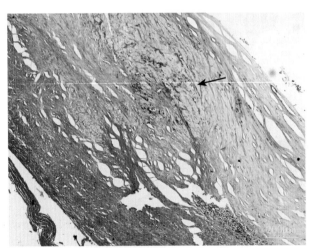

图 5-2-83　血管玻璃样变,颈动脉血管玻璃样变,颗粒
状钙化灶(HE)
Figure 5-2-83　Glassy degeneration of the vessel and
sand-like calcification (HE)

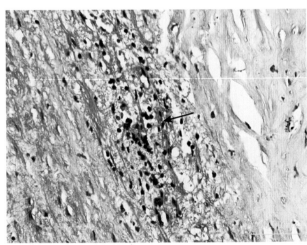

图 5-2-84　炎细胞浸润,颈动脉中膜深层炎细胞浸润
(HE)
Figure 5-2-84　Inflammatory cell infiltration in deep
layer of the tunica media of the carotid artery (HE)

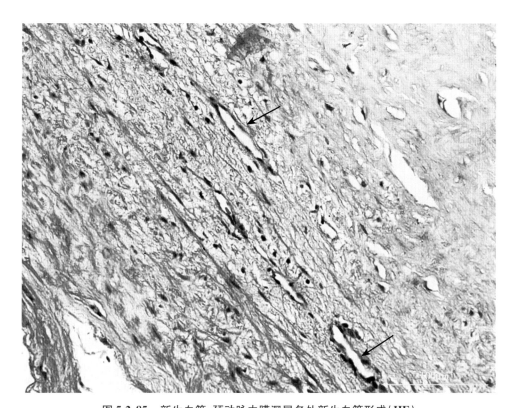

图 5-2-85　新生血管,颈动脉中膜深层多处新生血管形成(HE)
Figure 5-2-85　Angiogenesis in the deep layer of the tunica media of the carotid artery (HE)

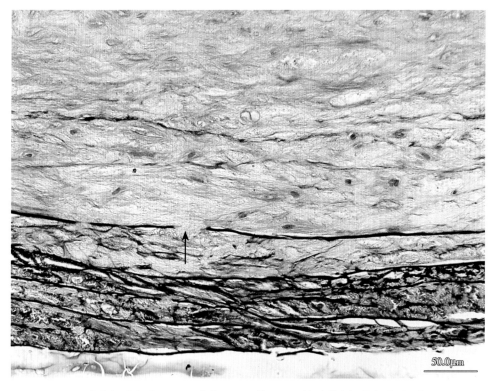

图 5-2-86　弹力纤维紊乱,Movat 染色显示斑块周围血管壁弹力纤维紊乱、断裂(Movat)
Figure 5-2-86　Disorder of the elastic fiber. Movat staining shows disorder of the elastic fiber in the vascular wall near the plaque (Movat)

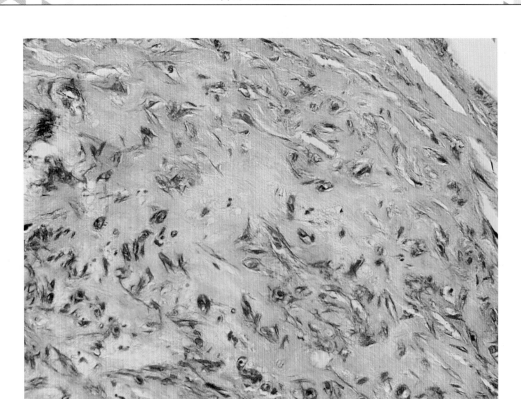

图 5-2-87　细胞外基质,Movat 染色显示斑块内细胞外基质增生,黄色胶原,绿色蛋白聚糖,平滑肌为橘红色(Movat)
Figure 5-2-87　Extracellular matrix. Movat staining shows the extracellular matrix proliferate. The collagen is yellow, proteoglycan green and SMCs orange (Movat)

▶ 病例 5

　　患者,男,57 岁,因反复头晕入院,经颈动脉彩超及 CTA 检查明确双侧颈动脉狭窄,首次行右侧颈动脉球囊扩张支架置入术,分期在全麻下行左侧颈动脉内膜切除术(图 5-2-88 ~ 图 5-2-93)。

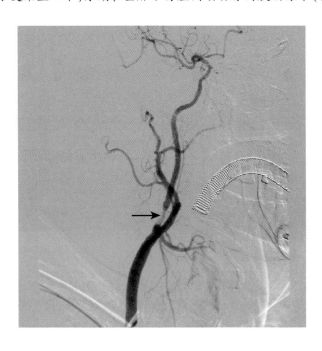

图 5-2-88　DSA 示右侧颈内动脉重度狭窄
Figure 5-2-88　DSA shows severe stenosis in the right internal carotid artery

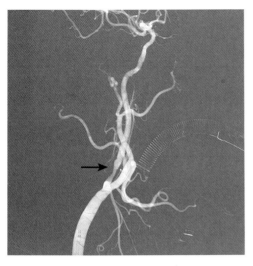

图 5-2-89 右侧颈内动脉球囊扩张后

Figure 5-2-89 Post balloon dilation on the right internal carotid artery

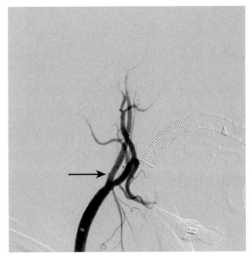

图 5-2-90 右侧颈内动脉支架置入后

Figure 5-2-90 DSA shows no significant stenosis in the right internal carotid artery after carotid artery stenting（CAS）

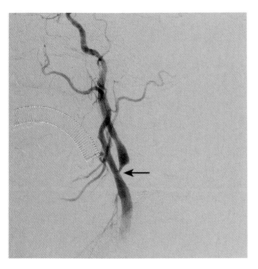

图 5-2-91 DSA 示左侧颈内动脉重度狭窄

Figure 5-2-91 DSA shows severe stenosis in the LICA

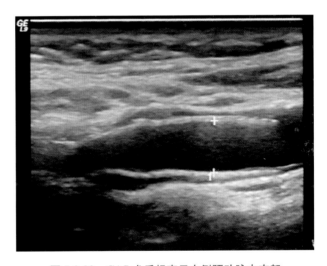

图 5-2-92 CAS 术后超声示右侧颈动脉内支架

Figure 5-2-92 Carotid artery ultrasound shows the carotid artery stent in the right carotid artery

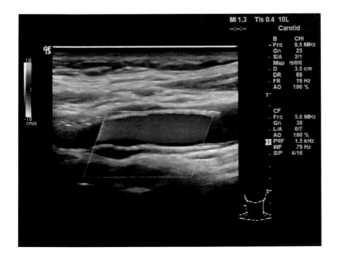

图 5-2-93 术后 CDFI 显示支架部分血管内彩色血流充盈良好

Figure 5-2-93 CDFI shows that the blood flow in the stent is good

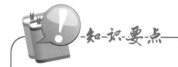

AS 病理组织学改变——泡沫细胞的形成

泡沫细胞是动脉粥样硬化斑块内出现的特征性病理细胞,主要来源于血液中的单核细胞和血管中膜的平滑肌细胞。单核-巨噬细胞系统(mononuclear phagocyte system)包括血液中的单核细胞和组织中固定或游走的巨噬细胞,在功能上两者都具有吞噬脂质的作用,CD68 是巨噬细胞的分子标记物。

泡沫细胞(图5-2-94)。

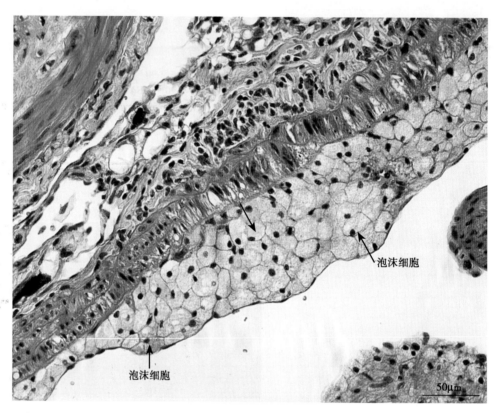

图 5-2-94　AS 早期病变,脂质条纹期,血管壁大量泡沫细胞聚集(HE)
Figure 5-2-94　Aggregation of the foam cell in early atherosclerotic plaque stage(HE)

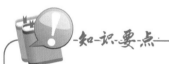

AS 病理组织学改变——胆固醇结晶的形成

动脉硬化斑块从纤维斑块期进展到粥样斑块期,常伴随有以结晶形式存在的胆固醇及脂类物质的沉积。随着细胞外脂质的进一步增多,胆固醇的清除速率相较于脂蛋白更为缓慢,当超出脂蛋白的溶解度时,则析出针状或船形的胆固醇结晶。

胆固醇结晶(图 5-2-95)。

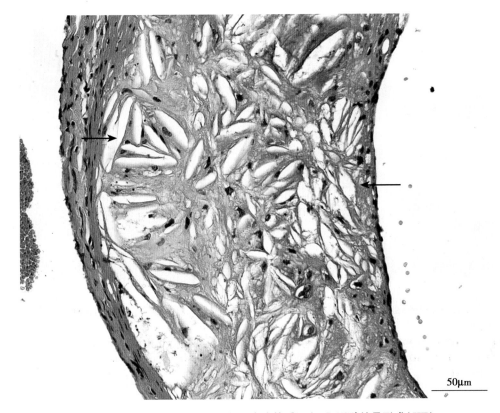

图 5-2-95　纤维斑块期,斑块内细胞外基质沉积,胆固醇结晶形成(HE)
Figure 5-2-95　Formation of the cholesterol crystal in fibrous plaque stage(HE)

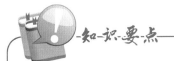知识要点

AS 组织中转录因子——FOXO3A 的表达

　　该因子属于叉形头转录因子的 O 亚型,其在调节细胞周期,凋亡及存活,增殖和分化,防止氧化应激,DNA 修复和能量代谢的调节中起了重要作用。它所调控的靶基因与糖代谢和脂代谢密切相关。我们的研究发现:脂肪因子 Apelin 通过激活 Akt 激酶而引起 FOXO3A 的磷酸化,从而诱导该因子的核定位改变,从而发挥调节 VSMCs 的迁移功能。

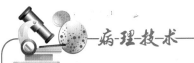病理技术

免疫组织化学技术——EnVision 方法

　　免疫组织化学技术是利用抗原与抗体特异性结合的原理,通过化学反应使已标记抗体的显色剂来显色确定细胞内抗原的成分,从而对其进行定位、定性及定量的一种研究的方法。EnVison 法为二步法,是将专一的抗体和多个激活酶通过一个多聚葡萄糖骨架联接成一个多聚体,可将信号直接放大 40~50 倍。

颈动脉斑块病理组织学改变

　　本例粥样斑块脂核内可见出血灶及胆固醇结晶,残存血管壁与脂核分界清楚,斑块周围的泡沫细胞 CD68 阳性表达,p-FOXO3A、Apelin 阳性表达(图 5-2-96 ~ 图 5-2-124)。

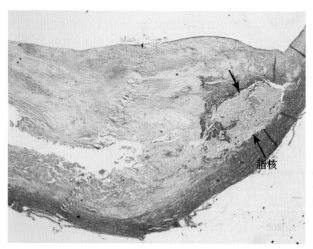

图 5-2-96　粥样斑块,颈动脉血管玻璃样变,有一周界清楚的脂核(HE)

Figure 5-2-96　Atherosclerotic plaque. Glassy degeneration of the carotid artery and a lipid core with a distinct border(HE)

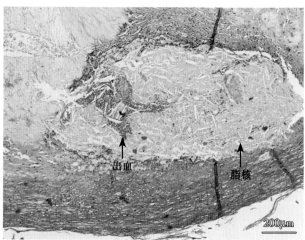

图 5-2-97　粥样斑块,脂核内见出血灶及胆固醇结晶(HE)

Figure 5-2-97　Atherosclerotic plaque. Hemorrhage and cholesterol crystal in the lipid core(HE)

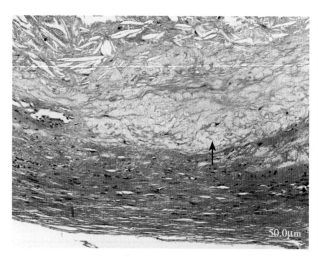

图 5-2-98　粥样斑块,斑块周围血管壁与脂核分界清楚(HE)

Figure 5-2-98　Atherosclerotic plaque. A distinct border between the lipid core and vascular wall near the plaque(HE)

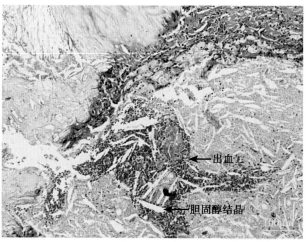

图 5-2-99　粥样斑块,脂核内出血灶及胆固醇结晶,可见泡沫细胞(HE)

Figure 5-2-99　Atherosclerotic plaque. Hemorrhage and cholesterol crystal in the lipid core; foam cells can be seen(HE)

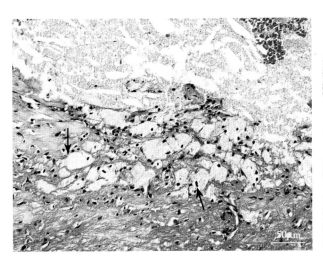

图 5-2-100　粥样斑块,脂核周围泡沫细胞聚集(HE)
Figure 5-2-100　Atherosclerotic plaque. Foam cells aggregation near the lipid core（HE）

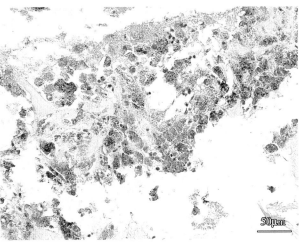

图 5-2-101　粥样斑块,泡沫细胞 CD68 阳性表达（EnVision）
Figure 5-2-101　Atherosclerotic plaque. CD68-positive staining in the foam cell（EnVision）

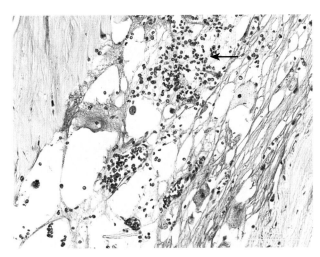

图 5-2-102　粥样斑块,斑块内出血,泡沫细胞坏死崩解(HE)
Figure 5-2-102　Atherosclerotic plaque. Hemorrhage in the plaque and foam cell necrosis（HE）

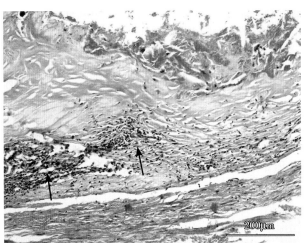

图 5-2-103　炎细胞浸润,斑块周围炎细胞浸润,含铁血黄素沉积(HE)
Figure 5-2-103　Inflammatory cell infiltration. Inflammatory cell infiltration near the plaque and hemosiderin deposition（HE）

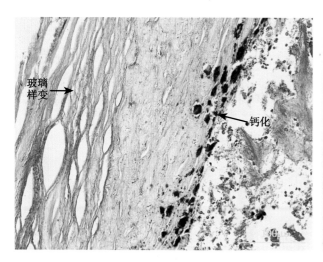

图 5-2-104　玻璃样变,颈动脉斑块玻璃样变、钙化（HE）

Figure 5-2-104　Glassy degeneration. Glassy degeneration and calcification of the plaque（HE）

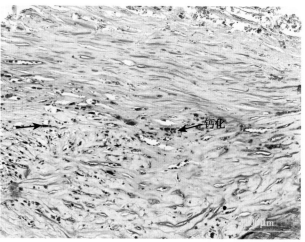

图 5-2-105　玻璃样变,颈动脉斑块玻璃样变、颗粒状钙化（HE）

Figure 5-2-105　Glassy degeneration. Glassy degeneration and calcification in plaque（HE）

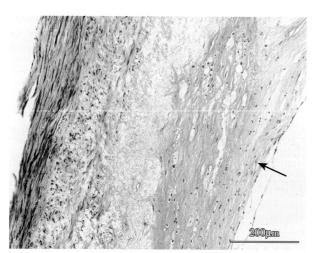

图 5-2-106　粥样斑块,斑块表面有绿染厚层纤维帽覆盖,浅染区为脂质（Masson）

Figure 5-2-106　Atherosclerotic plaque. Greenstained fibrous cap covered the surface of plaque and the lightly stained area was lipids（Masson）

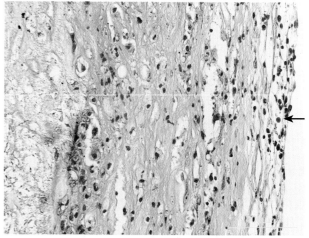

图 5-2-107　粥样斑块,斑块表面出血,薄层纤维帽（Masson）

Figure 5-2-107　Atherosclerotic plaque. Hemorrhage on the surface of plaque; the fibrous cap was thin（Masson）

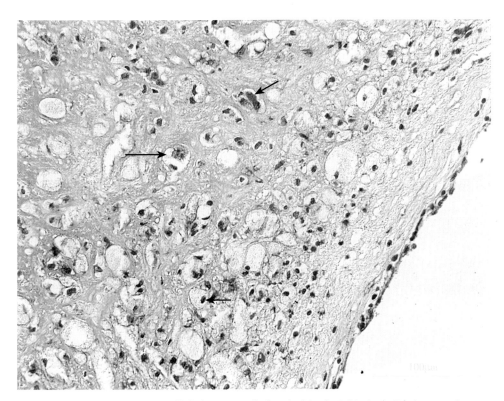

图 5-2-108　泡沫细胞,斑块内出血,可见内膜下泡沫细胞吞噬红细胞现象(Masson)
Figure 5-2-108　Hemorrhage in the plaque. Foam cells ingest erythrocytes(Masson)

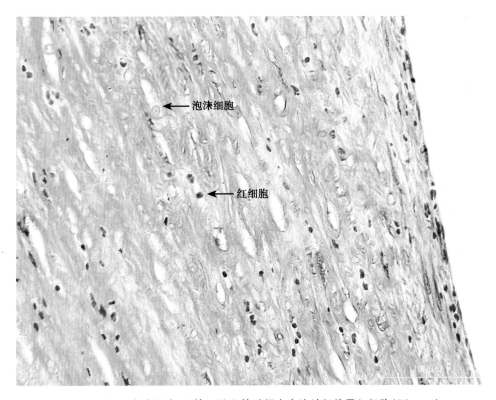

图 5-2-109　泡沫细胞,斑块远端血管壁间杂有泡沫细胞及红细胞(Masson)
Figure 5-2-109　Foam cell. Erythrocytes and foam cells in the vascular wall distal to plaque
(Masson)

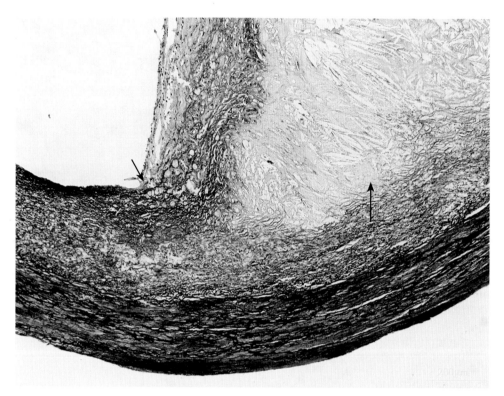

图 5-2-110　粥样斑块,斑块肩部纤维帽较薄,散在炎细胞浸润,脂核区浅染(Movat)
Figure 5-2-110　Atherosclerotic plaque. Inflammatory cell infiltration on the shoulder part of plaque where the fibrous cap was thin; the lipid core was lightly stained (Movat)

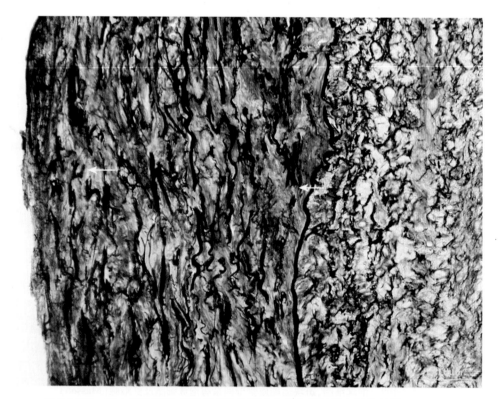

图 5-2-111　弹力纤维断裂,颈动脉斑块周围残存的血管壁弹力纤维断裂(Movat)
Figure 5-2-111　Elastic fiber rupture. Rupture of the elastic fiber in the residual vascular wall of plaque (Movat)

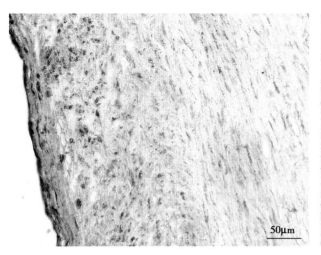

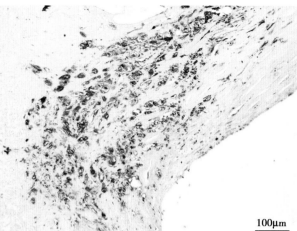

图 5-2-112 颈动脉血管平滑肌细胞 p-FOXO3A 阳性表达（EnVision）
Figure 5-2-112 Atherosclerotic plaque. p-FOXO3A-positive staining in SMCs of the carotid artery（EnVision）

图 5-2-113 粥样斑块,颈动脉斑块泡沫细胞 Apelin 阳性表达（EnVision）
Figure 5-2-113 Atherosclerotic plaque. Apelin-positive staining in foam cells of plaque（EnVision）

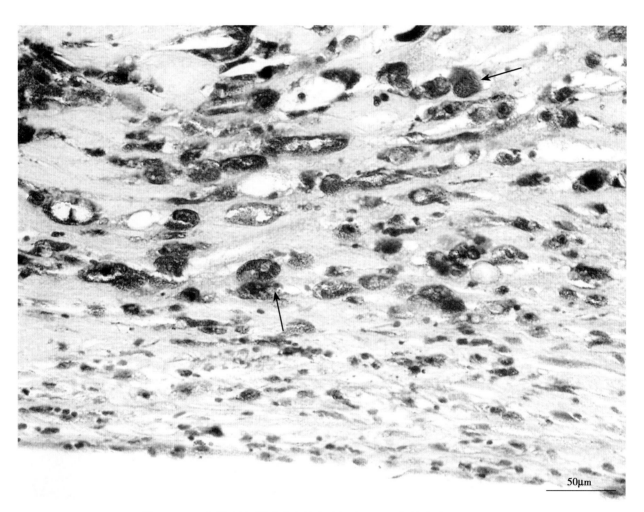

图 5-2-114 粥样斑块,颈动脉斑块泡沫细胞 Apelin 阳性表达（EnVision）
Figure 5-2-114 Atherosclerotic plaque. Apelin-positive staining in foam cells of plaque（EnVision）

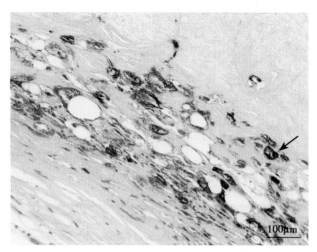
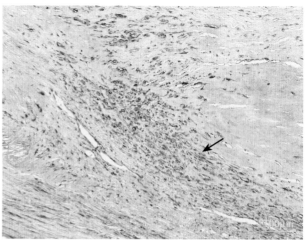

图 5-2-115　粥样斑块,颈动脉斑块泡沫细胞 Apelin
阳性表达(EnVision)
Figure 5-2-115　Atherosclerotic plaque. Apelin-pos-
itive staining in foam cells of plaque(EnVision)

图 5-2-116　粥样斑块,颈动脉平滑肌 FOXO3A 阳性
表达(EnVision)
Figure 5-2-116　Atherosclerotic plaque. FOXO3A-
positive staining in carotid artery SMCs(EnVision)

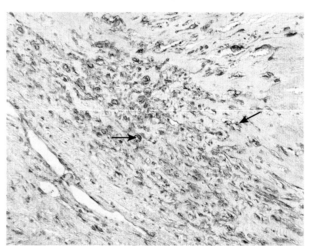
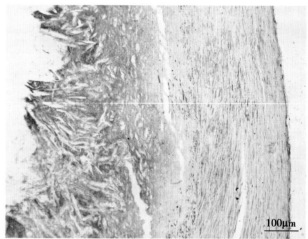

图 5-2-117　粥样斑块,图 5-2-116 放大,颈动脉平滑
肌 FOXO3A 阳性表达(EnVision)
Figure 5-2-117　Atherosclerotic plaque. Enlarge-
ment of figure 5-2-116. FOXO3A-positive staining
in carotid artery SMCs(EnVision)

图 5-2-118　粥样斑块,斑块平滑肌 p-FOXO3A 阳性
表达(EnVision)
Figure 5-2-118　Atherosclerotic plaque. p-FOXO3A-
positive staining in SMCs of plaque(EnVision)

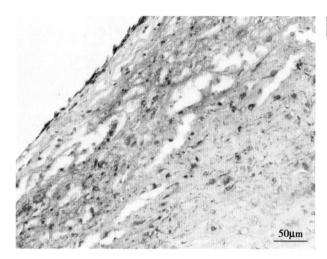

图 5-2-119　粥样斑块,颈动脉内膜下平滑肌细胞 p-FOXO3A 阳性表达(EnVision)

Figure 5-2-119　Atherosclerotic plaque. p-FOXO3A-positive stainingin SMCs under the carotid artery intima (EnVision)

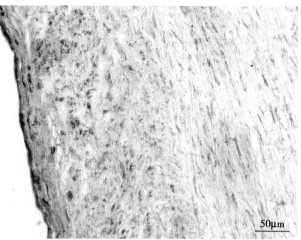

图 5-2-120　粥样斑块,颈动脉内膜下及平滑肌细胞 FOXO3A 阳性表达(EnVision)

Figure 5-2-120　Atherosclerotic plaque. FOXO3A-positive stainingin SMCs under the carotid artery intima (EnVision)

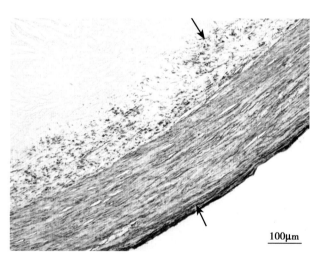

图 5-2-121　粥样斑块,颈动脉中膜斑块外平滑肌细胞 α-SMA 阳性表达(EnVision)

Figure 5-2-121　Atherosclerotic plaque. α-SMA-positive staining in SMCs in the tunica media (EnVision)

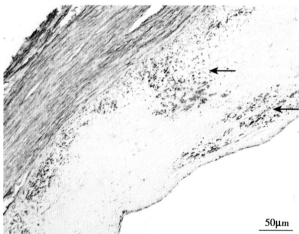

图 5-2-122　粥样斑块,颈动脉内膜下及中膜平滑肌细胞 α-SMA 阳性表达(EnVision)

Figure 5-2-122　Atherosclerotic plaque. α-SMA-positive staining in SMCs in the tunica media and under the intima (EnVision)

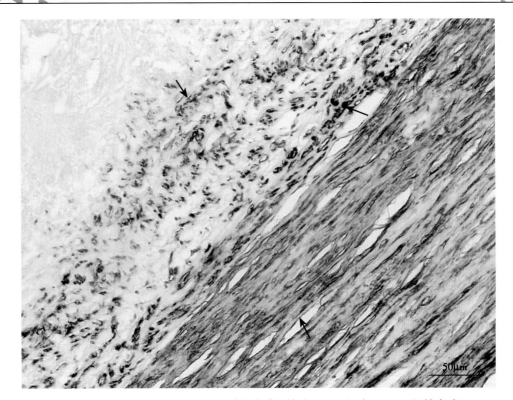

图 5-2-123　粥样斑块,图 5-2-122 放大,颈动脉中膜斑块外平滑肌细胞 α-SMA 阳性表达(EnVision)

Figure 5-2-123　Atherosclerotic plaque. Enlargement of figure 5-2-122. α-SMA-positive staining in SMCs in the tunica media out of plaque(EnVision)

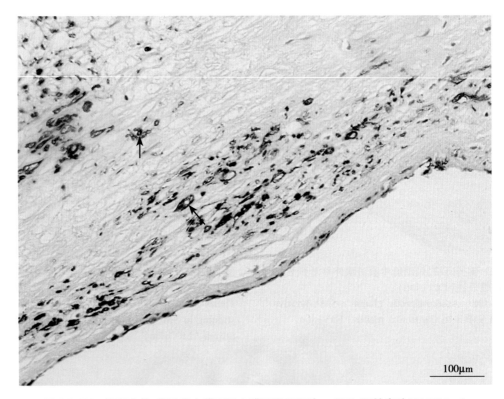

图 5-2-124　粥样斑块,颈动脉内膜下及中膜平滑肌细胞 α-SMA 阳性表达(EnVision)

Figure 5-2-124　Atherosclerotic plaque. α-SMA-positive staining in SMCs in the tunica media and under the intima(EnVision)

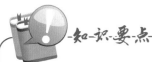

病例 6

患者,女,56岁,无明显诱因出现反复头晕发作4月余入院。CTA示双侧颈动脉狭窄,右侧狭窄80%,左侧狭窄60%。入院后在全麻下行右侧颈动脉内膜切除术,大体标本及病理组织学改变显示该患者为不稳定性斑块。

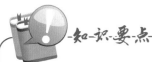

AS病理组织学改变——稳定性斑块与不稳定性斑块

根据动脉粥样硬化斑块的危害性,可将斑块分为稳定性斑块和不稳定性斑块。不稳定斑块(unstable plaque,rupture-prone plaque)特点:①细胞外脂质核体积大;②纤维帽薄而不均匀;③斑块内膜表面可有不同程度的糜烂、剥脱和溃疡;④有新生血管,严重时斑块可发生破裂。稳定性斑块(stable plaque)特点:①细胞外脂质核体积相对小;②纤维帽厚而均匀。

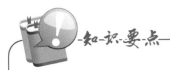

AS病理组织学改变——VSMC表型转换

在动脉粥样硬化发生过程中,血管平滑肌细胞(vascular smooth muscle cells,VSMCs)大量增殖、迁移,从收缩型向合成型转变,增殖的平滑肌细胞肌丝成分减少,粗面内质网、线粒体和高尔基体等细胞器发达,同时分泌大量的细胞外基质。收缩型VSMCs的标记物包括:α平滑肌肌动蛋白(α-smooth muscle actin,α-SMA)、调宁蛋白(calponin)、平滑肌SM22α蛋白(smooth muscle 22 alpha)、平滑肌肌球蛋白重链(smooth muscle myosin heavy chain 11,SMMHC)、钙调蛋白结合蛋白(caldesmon)、波形蛋白(vimentin)、结蛋白(desmin)、纽蛋白(vincnlin)、原肌球蛋白(tropomyosin)、平滑肌细胞分化特异性抗原(smoothelin)、基质金属蛋白酶(MMP-1)、osteoglycin、L型钙离子通道蛋白;合成型的标志物包括:骨桥蛋白(osteopontin,OPN)、表皮调节素(epiregulin)、弹性蛋白原(tropoelastin)、血小板凝血酶敏感蛋白(thrombospondin)、基质Gla蛋白等。合成型平滑肌细胞在多种因子的作用下大量合成并分泌胶原纤维、弹力纤维、蛋白聚糖等细胞外基质成分,积聚在泡沫细胞周围,促进动脉粥样硬化斑块的发生。

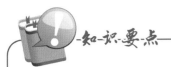

Hippo-YAP信号通路在AS组织中表达

Hippo-YAP通路在细胞增殖和凋亡过程中起重要调控作用,其核心成员包括YAP/TAZ等蛋白。细胞通过细胞外基质和细胞粘附位点来感受机械力学信号,YAP/TAZ是细胞应对细胞外基质弹性和细胞形状的重要调节因子,硬基质可导致YAP/TAZ在细胞核中聚集,而软基质导致YAP/TAZ移出细胞核。

颈动脉斑块病理组织学改变

本例为复合斑块与不稳定性斑块,斑块表面炎细胞浸润,无纤维帽覆盖,斑块内出血,平滑肌细胞增生(图5-2-125～图5-2-155)。

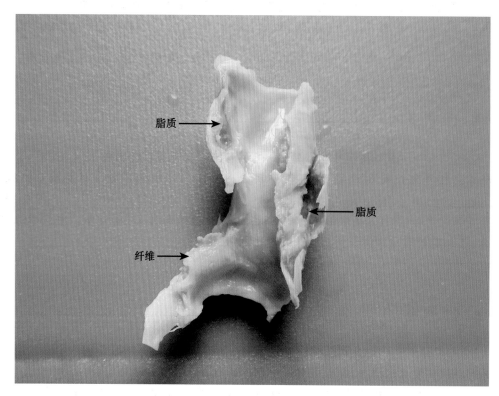

图 5-2-125　颈动脉斑块,颈动脉内膜剥脱术标本,斑块脂核由黄色脂质及表面白色纤维组成

Figure 5-2-125　Carotid artery plaque sample, consists of yellow lipid and white fiber

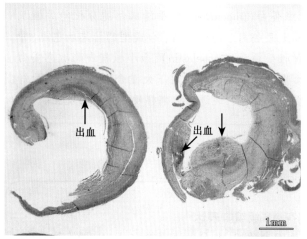

图 5-2-126　复合斑块,低倍镜下见斑块内出血灶,血管平滑肌细胞增生突向管腔(HE)

Figure 5-2-126　Composite plaque. Hemorrhage in plaque under low magnification. Vascular SMCs proliferation extrudes to the lumen(HE)

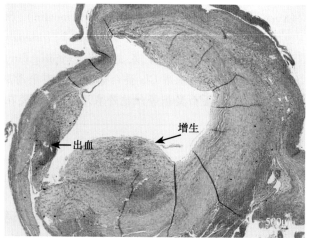

图 5-2-127　复合斑块,平滑肌细胞增生突向管腔(HE)

Figure 5-2-127　Composite plaque. SMCs prolife-ration and extrudes to the lumen(HE)

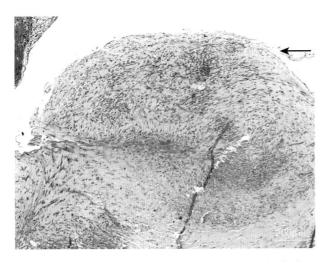

图 5-2-128　复合斑块,斑块表层大量平滑肌细胞增生,反复损伤修复的斑块更容易刺激平滑肌细胞增生(HE)

Figure 5-2-128　Composite plaque, SMCs proliferation. Repeated injury and repair may stimulate SMCs to proliferate(HE)

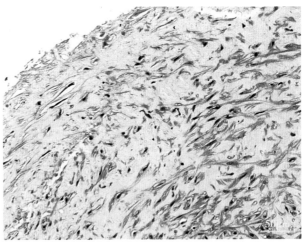

图 5-2-129　复合斑块,平滑肌细胞增生,呈深红色,大量的细胞外基质形成呈浅粉色(HE)

Figure 5-2-129　Composite plaque. SMCs proliferate and stained deeply red. Plenty of extracellular matrix formation and stained light pink(HE)

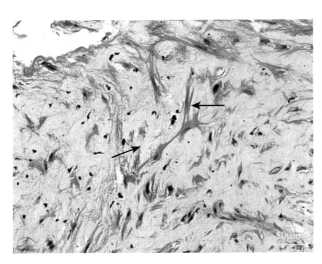

图 5-2-130　复合斑块,增生的平滑肌细胞胞浆丰富有突起,分泌细胞外基质呈浅粉色(HE)

Figure 5-2-130　Composite plaque. SMCs have plenty cytoplasm and can synthesize extracellular matrix and stained light pink(HE)

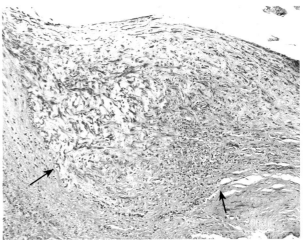

图 5-2-131　平滑肌细胞增生,增生平滑肌细胞及细胞外基质(Masson)

Figure 5-2-131　Extracellular matrix. The proliferated smooth muscle cell and extracellular matrix(Masson)

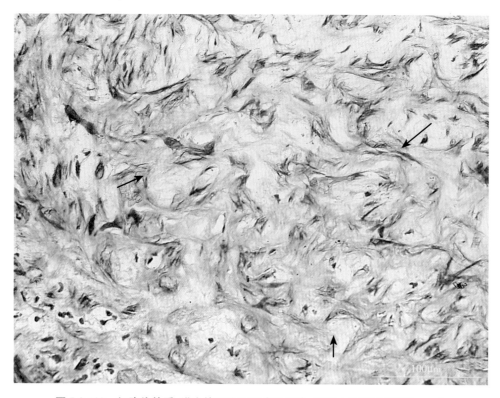

图 5-2-132　细胞外基质,增生的平滑肌细胞呈红染,基质中胶原绿染(Masson)
Figure 5-2-132　Extracellular matrix. Proliferated SMCs stained red and collagen in the matrix stained green(Masson)

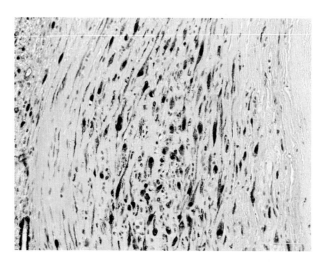

图 5-2-133　复合斑块,增生的平滑肌细胞核及细胞浆均有 YAP 表达(EnVision)
Figure 5-2-133　Composite plaque. YAP was positive in nucleus and cytoplasm of proliferating SMCs(En-Vision)

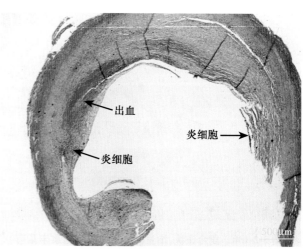

图 5-2-134　复合斑块,斑块内出血,炎细胞浸润(HE)
Figure 5-2-134　Composite plaque. Hemorrhage in plaque and inflammatory cell infiltration(HE)

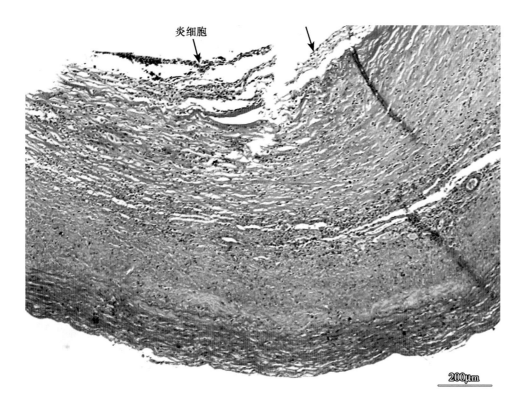

炎细胞

200μm

图 5-2-135 不稳定性斑块,斑块表面无纤维帽,炎细胞浸润(HE)

Figure 5-2-135 Unstable plaque. No fibrous cap on surface of plaque and inflammatory cell infiltration can be found(HE)

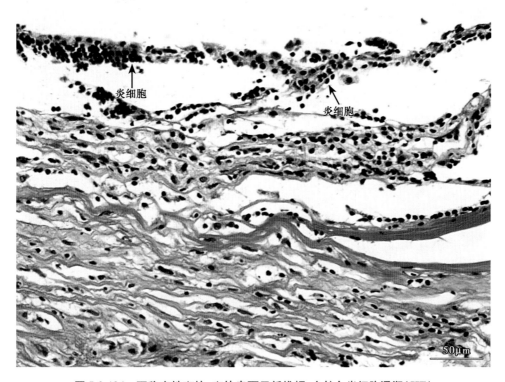

炎细胞

炎细胞

50μm

图 5-2-136 不稳定性斑块,斑块表面无纤维帽,有较多炎细胞浸润(HE)

Figure 5-2-136 Unstable plaque. No fibrous cap on the surface of plaque and inflammatory cell infiltration can be found(HE)

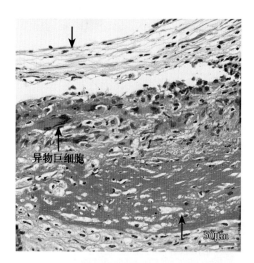

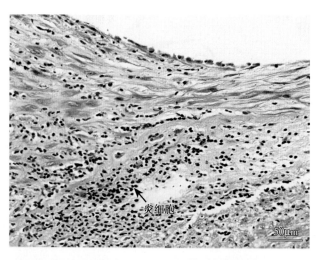

图 5-2-137　不稳定性斑块,斑块表面纤维帽破裂,斑块内异物巨细胞反应及陈旧性出血,纤维素样渗出物(HE)
Figure 5-2-137　Unstable plaque. The fibrous cap rupture on the surface of plaque, giant cell reaction, obsolete hemorrhage and fibrous extrudation in plaque (HE)

图 5-2-138　炎细胞浸润,内皮下平滑肌细胞增生活跃,炎细胞浸润(HE)
Figure 5-2-138　Inflammatory cell infiltration. Active proliferation of SMCs under the intima and inflammatory cell infiltration (HE)

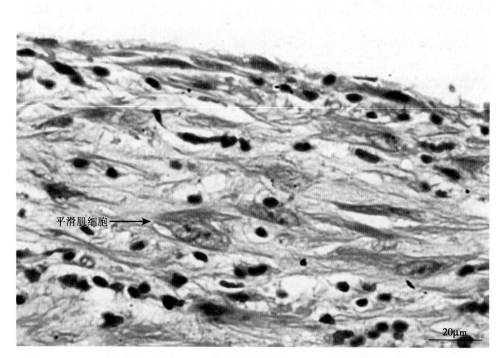

图 5-2-139　平滑肌细胞增生,图 5-2-138 放大,增生活跃的平滑肌细胞核表现为双核(HE)
Figure 5-2-139　Proliferation of SMCs. Enlargement of figure 5-2-138, active proliferation and double nucleus of SMCs (HE)

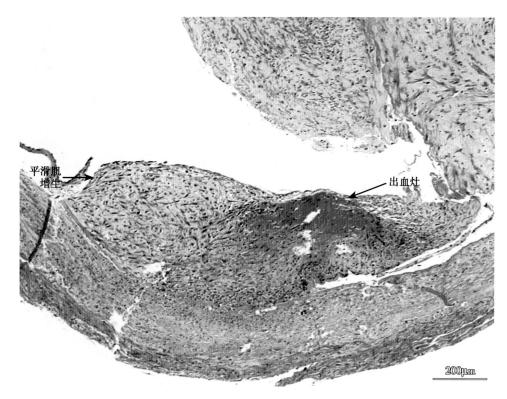

图 5-2-140　平滑肌细胞增生,斑块内平滑肌细胞增生、出血灶(HE)
Figure 5-2-140　SMCs proliferation. SMCs proliferate and hemorrhage in plaque(HE)

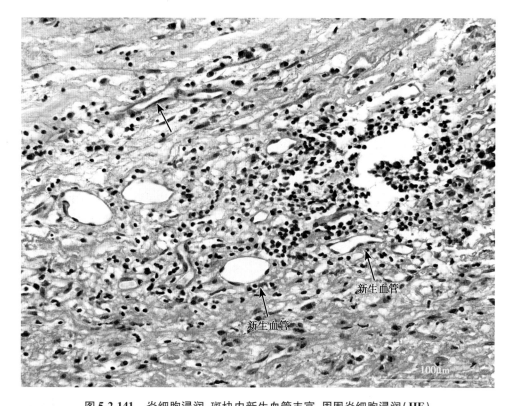

图 5-2-141　炎细胞浸润,斑块内新生血管丰富,周围炎细胞浸润(HE)
Figure 5-2-141　Inflammatory cell infiltration. Plenty of vessel in plaque and inflammatory cell infiltration(HE)

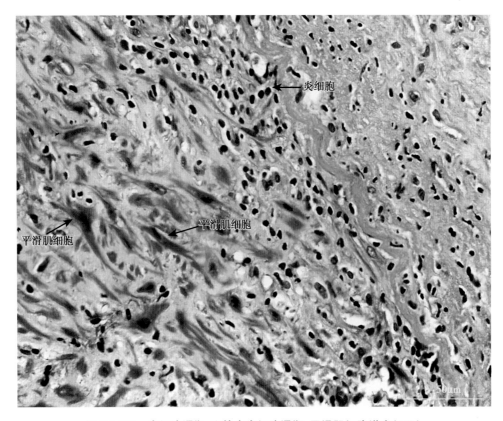

图 5-2-142 炎细胞浸润,斑块内炎细胞浸润,平滑肌细胞增生(HE)
Figure 5-2-142 Inflammatory cell infiltration. Inflammatory cell infiltration and SMCs prolifer-
ation in plaque(HE)

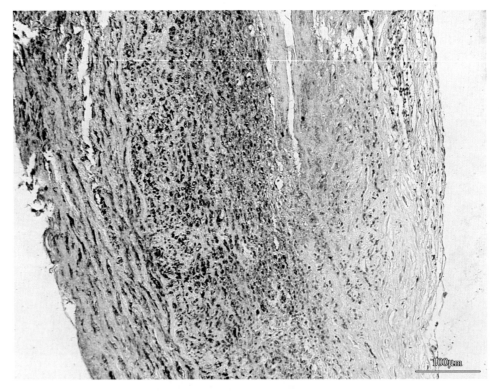

图 5-2-143 复合斑块,血管中膜平滑肌细胞 Apelin 表达阳性(EnVision)
Figure 5-2-143 Composite plaque. Apelin-positive staining in SMCs in tunica media(EnVision)

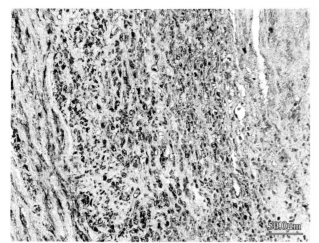

图 5-2-144 复合斑块,血管中膜平滑肌细胞 Apelin 阳性表达(EnVision)

Figure 5-2-144 Composite plaque. Apelin-positive staining in the vascular SMCs in tunica media (EnVision)

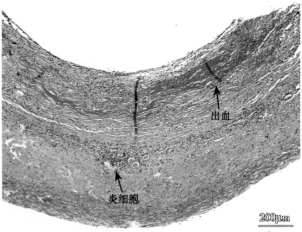

图 5-2-145 不稳定性斑块,斑块表面无纤维帽,炎细胞浸润、斑块内出血(HE)

Figure 5-2-145 Unstable plaque. No fibrous cap on surface of plaque. Inflammatory cell infiltration and hemorrhage in plaque (HE)

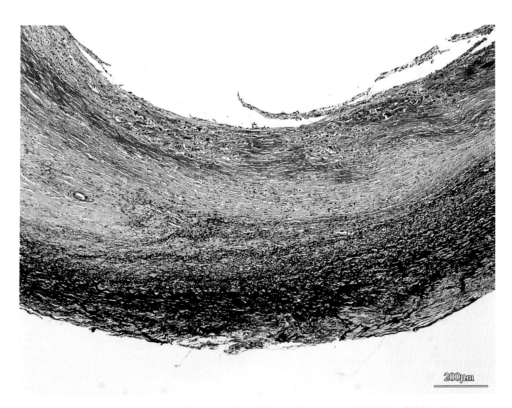

图 5-2-146 不稳定性斑块,斑块表面无纤维帽覆盖,斑块内出血,胶原及蛋白聚糖沉积(Movat)

Figure 5-2-146 Unstable plaque. No fibrous cap on surface of plaque. Hemorrhage in plaque, collagen and proteoglycan deposition (Movat)

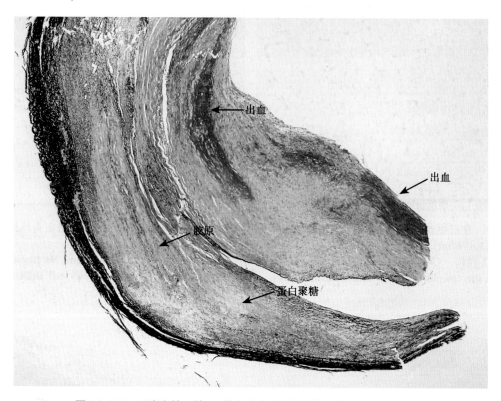

图 5-2-147　不稳定性斑块,斑块内出血,蛋白聚糖和胶原沉积(Movat)
Figure 5-2-147 Unstable plaque. Hemorrhage in plaque, collagen and proteoglycan deposition (Movat)

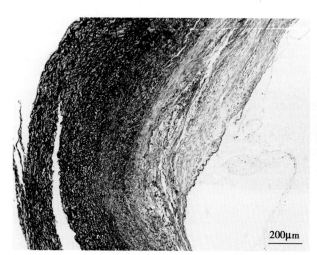

图 5-2-148　不稳定性斑块,斑块内蛋白聚糖和胶原沉积(Movat)
Figure 5-2-148 Unstable plaque. Proteoglycan and collage deposition in plaque (Movat)

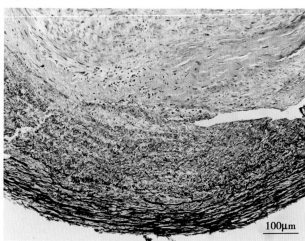

图 5-2-149　弹力纤维紊乱,斑块周围血管壁弹力纤维紊乱断裂(Movat)
Figure 5-2-149 Disorder of the elastic fiber. Rupture of the elastic fiber in the vascular wall near plaque (Movat)

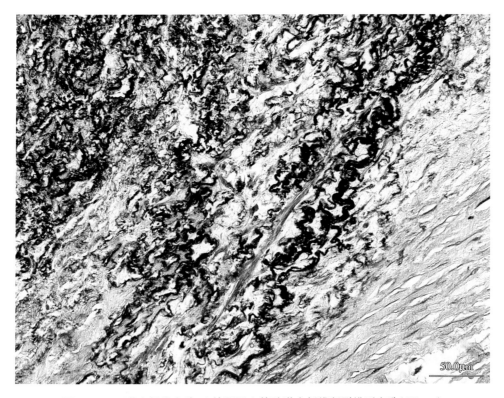

图 5-2-150　弹力纤维紊乱,斑块周围血管壁弹力纤维断裂排列紊乱(Movat)

Figure 5-2-150　Disorder of the elastic fiber. Rupture and disorder of elastic fiber in the vascular wall (Movat)

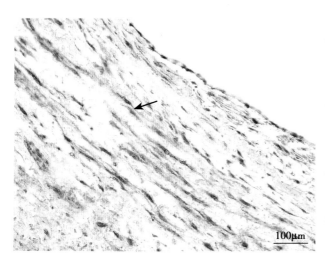

图 5-2-151　复合斑块,血管平滑肌细胞 p-FOXO3A 表达阳性(EnVision)

Figure 5-2-151　Composite plaque. p-FOXO3A-positive staining in vascular SMCs (EnVision)

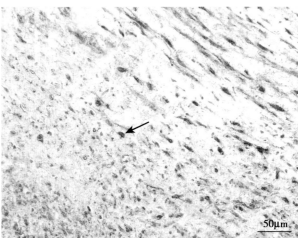

图 5-2-152　复合斑块,血管平滑肌细胞 p-FOXO3A 表达阳性(EnVision)

Figure 5-2-152　Composite plaque. p-FOXO3A-positive staining in SMCs (EnVision)

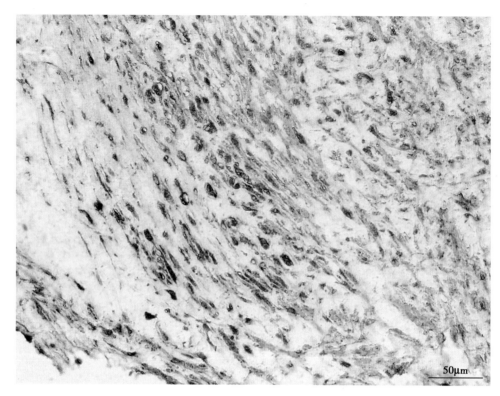

图 5-2-153　复合斑块，颈动脉血管平滑肌细胞 p-FOXO3A 表达阳性（EnVision）
Figure 5-2-153　Composite plaque. p-FOXO3A-positive staining in vascular SMCs（EnVision）

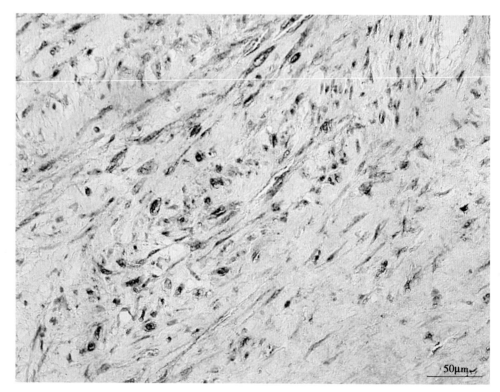

图 5-2-154　复合斑块，颈动脉中膜残存血管平滑肌细胞 p-FOXO3A 表达阳性（EnVision）
Figure 5-2-154　Composite plaque. p-FOXO3A-positive staining in residual vascular SMCs in the tunica media（EnVision）

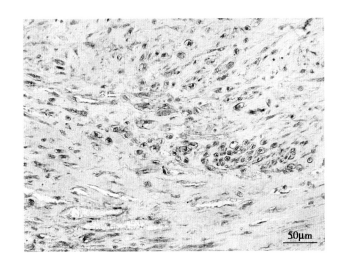

图 5-2-155 复合斑块,颈动脉中膜增生血管平滑肌细胞 p-FOXO3A 表达阳性(EnVision)
Figure 5-2-155 Composite plaque. p-FOXO3A-positive staining in proliferating vascular SMCs in the tunica media (EnVision)

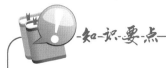 病例 7

患者,男,61 岁,因多饮、多尿 15 年,下肢水肿、乏力半月收入内分泌科。入院后颈动脉 CTA 示右侧颈内动脉起始部重度狭窄,在全麻下行右侧颈动脉内膜切除术。

颈动脉斑块病理组织学改变

本例为复合型斑块,斑块内出血,脂核细胞坏死、崩解、钙化,新脂核形成,泡沫细胞血管丰富(图 5-2-156 ~ 图 5-2-193)。

 知识要点

MCP-1 在 AS 组织中表达

动脉粥样硬化发病过程中单核细胞趋化蛋白-1(monocyte chemoattractant protein-1,MCP-1)主要表达在内皮细胞、巨噬细胞和血管平滑肌细胞。MCP-1 通过募集单核细胞到内皮下而发挥其促进疾病发展的作用。在动脉硬化斑块发生发展过程中,吞噬了低密度脂蛋白的单核巨噬细胞沉积在内膜下。在喂养 LDL$^{-/-}$ 小鼠高胆固醇饲料后,MCP-1 基因敲除能够减少主动脉壁巨噬细胞聚集和脂质沉积;而敲除了 MCP-1 的受体 CCR-2 后,可以在不影响血脂的前提下,显著减少主动脉单核巨噬细胞的募集。MCP-1 通过非胆固醇途径介导了动脉粥样硬化斑块的发生发展。通过开发针对 MCP-1 及其受体 CCR-2 的治疗药物可能成为防治斑块发生进展的有效手段。

知识要点

AS 病理组织学改变——脂质池、脂质核的形成

细胞外脂质的出现,标志着动脉粥样斑块从脂质条纹期进展到粥样斑块期。因细胞发生坏死凋亡,被细胞吞噬了的脂质释放到细胞外,另一部分脂质则由结合于血管内膜蛋白多糖的低密度脂蛋白颗粒形成。脂滴散在地分布于结缔组织间质内,并随着数量和密度的增加开始融合并形成脂质池(lipid pool),小的、孤立的脂质池则聚集成脂质核(lipid core)。平滑肌细胞通过产生胶原纤维,包裹限制脂核,使脂质核区域界限明确。在疾病的进一步发展过程中,巨噬细胞则通过释放基质金属蛋白酶来破坏胶原,使脂质核心区域扩大。

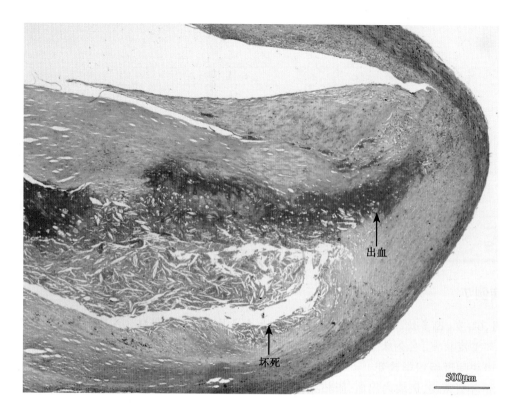

图 5-2-156　复合斑块,颈动脉中膜偏心性斑块,中心出血坏死(HE)
Figure 5-2-156　Composite plaque. Eccentric plaque in the tunica media of the carotid artery, hemorrhage and necrosis in the center（HE）

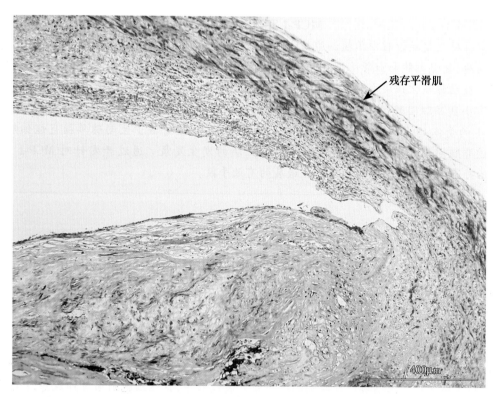

图 5-2-157　复合斑块,斑块内绿染胶原纤维增生,血管壁残存平滑肌红染(Masson)
Figure 5-2-157　Composite plaque. Collagenous fiber stained green and SMCs in the vascular stained red（Masson）

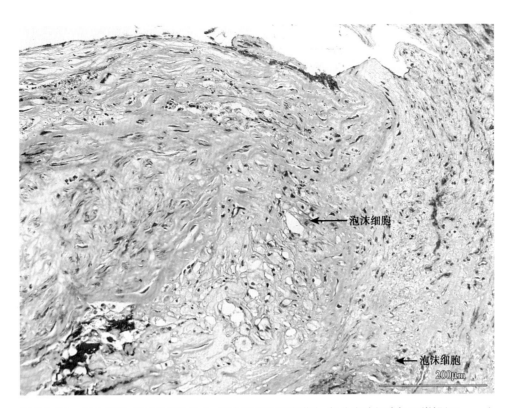

图 5-2-158　复合斑块,图 5-2-157 放大,绿染的胶原纤维增生,部分泡沫细胞坏死崩解(Masson)
Figure 5-2-158　Composite plaque. Enlargement of figure 5-2-157; green-stained collagenous fiber proliferation and foam cell necrosis(Masson)

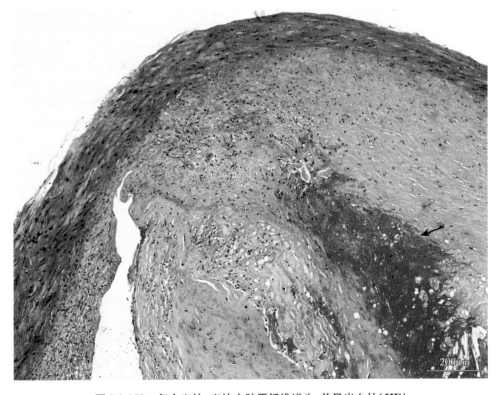

图 5-2-159　复合斑块,斑块内胶原纤维增生,并见出血灶(HE)
Figure 5-2-159　Composite plaque. Proliferation and hemorrhage of collagenous fiber in plaque (HE)

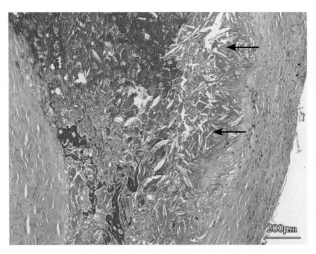

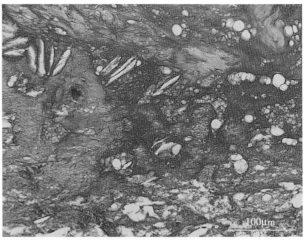

图 5-2-160 复合斑块,脂核内细胞坏死崩解,出血、胆固醇结晶(HE)
Figure 5-2-160 Composite plaque. Cell necrosis, hemorrhage and cholesterol crystal in the lipid core (HE)

图 5-2-161 复合斑块,图 5-2-160 放大,斑块内脂质坏死崩解,出血(HE)
Figure 5-2-161 Composite plaque. Enlargement of figure 5-2-160; lipid necrosis and hemorrhage in plaque(HE)

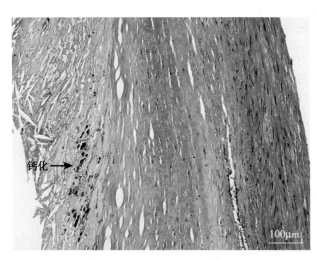

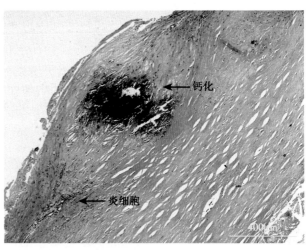

图 5-2-162 复合斑块,玻璃样变,颗粒状钙化(HE)
Figure 5-2-162 Composite plaque. Glassy degeneration and granular calcification(HE)

图 5-2-163 复合斑块,玻璃样变,结节状钙化,周围炎细胞浸润(HE)
Figure 5-2-163 Composite plaque. Glassy degeneration, granular calcification and inflammatory cell infiltration(HE)

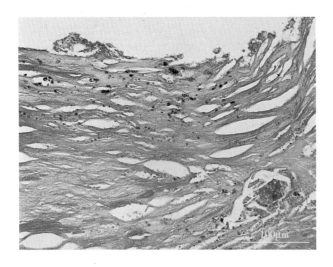

图 5-2-164 玻璃样变,颗粒状钙化(HE)
Figure 5-2-164 Glassy degeneration and granular calcification(HE)

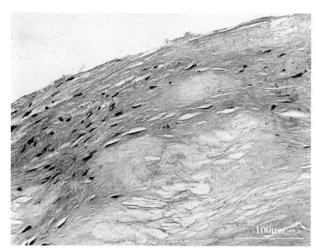 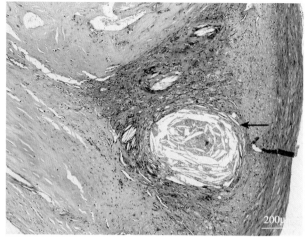

图 5-2-165 复合斑块,残存少量平滑肌细胞(HE)
Figure 5-2-165 Composite plaque. Few SMCs left (HE)

图 5-2-166 复合斑块,斑块内新形成脂核周界清楚(HE)
Figure 5-2-166 Composite plaque. Distinct border of the newly formed lipid core(HE)

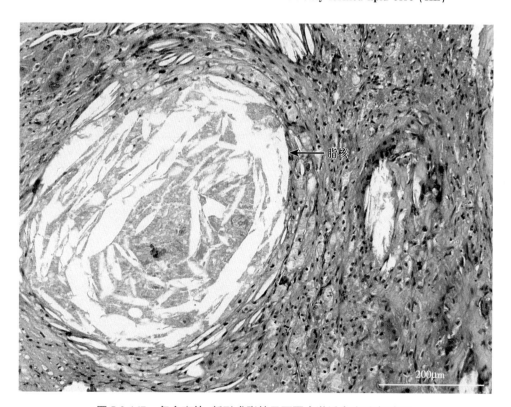

图 5-2-167 复合斑块,新形成脂核又可再次激活炎症反应(HE)
Figure 5-2-167 Composite plaque. The newly formed lipid core can activate the inflammatory reaction(HE)

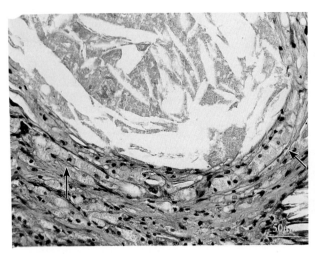

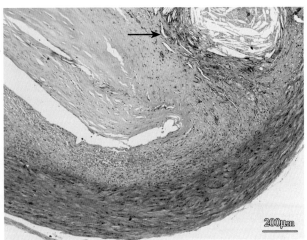

图 5-2-168　复合斑块,新脂核周围泡沫细胞丰富（HE）

Figure 5-2-168　Composite plaque. Plenty of foam cell near the newly formed lipid core（HE）

图 5-2-169　复合斑块,新脂核周围血管丰富（HE）

Figure 5-2-169　Composite plaque. Angiogenesis near the newly formed lipid core（HE）

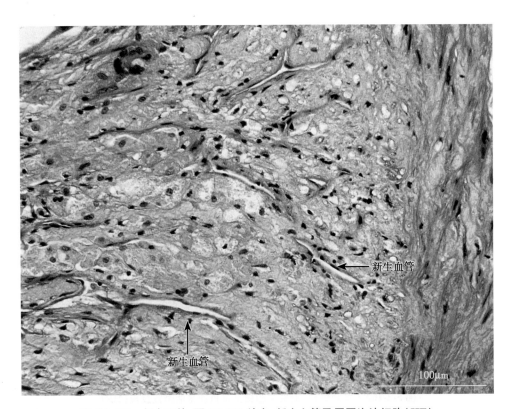

图 5-2-170　复合斑块,图 5-2-169 放大,新生血管及周围泡沫细胞（HE）

Figure 5-2-170　Composite plaque. Enlargement of figure 5-2-169; angiogenesis and foam cell（HE）

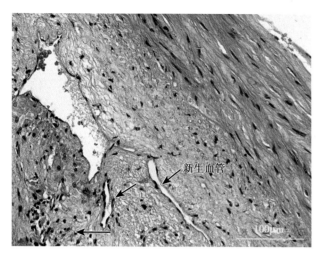

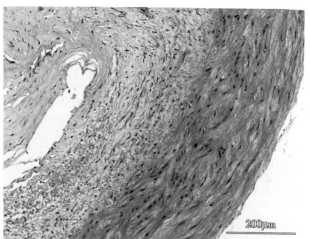

图 5-2-171　复合斑块,新生血管周围少量炎细胞浸润（HE）

Figure 5-2-171　Composite plaque. Inflammatory cell infiltration near the newly formed vessel（HE）

图 5-2-172　复合斑块,脂核周围血管平滑肌细胞间基质增生（HE）

Figure 5-2-172　Composite plaque. Extracellular matrix proliferation near the lipid core（HE）

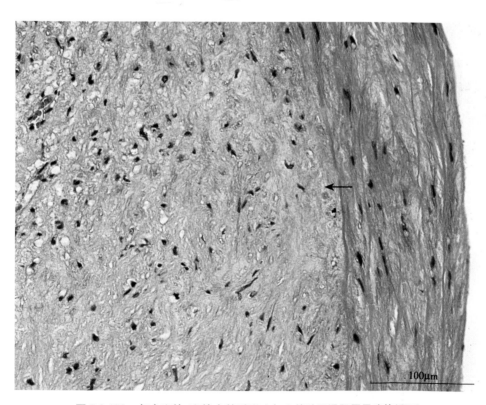

图 5-2-173　复合斑块,斑块内基质增生与血管壁平滑肌周界清楚（HE）

Figure 5-2-173　Composite plaque. Distinct border between extracellular matrix and the vascular SMCs in plaque（HE）

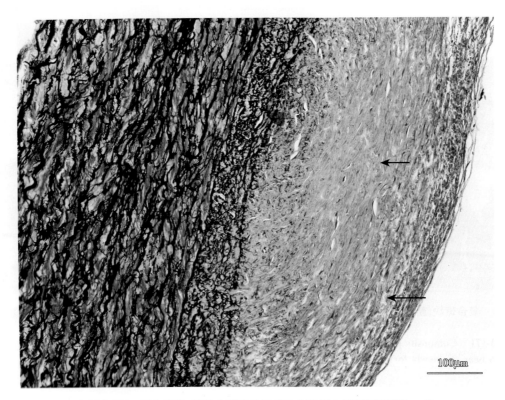

图 5-2-174　复合斑块,斑块内黄染的胶原和绿染蛋白聚糖沉积(Movat)

Figure 5-2-174　Composite plaque. Yellow stained collagen and green stained proteoglycan deposition in plaque (Movat)

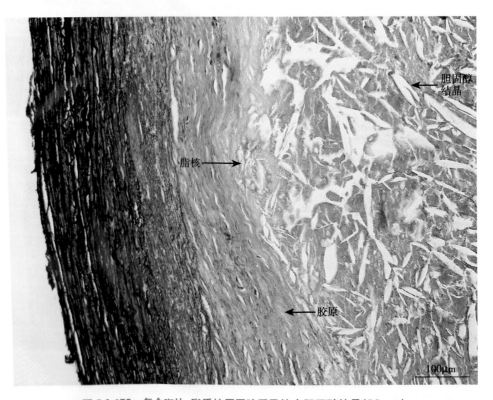

图 5-2-175　复合斑块,脂质核周围胶原及核内胆固醇结晶(Movat)

Figure 5-2-175　Composite plaque. Collagen near the lipid core and cholesterol crystal in the lipid core (Movat)

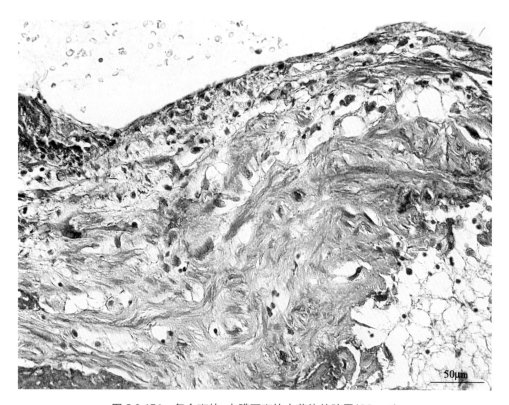

图 5-2-176　复合斑块，内膜下斑块内黄染的胶原（Movat）
Figure 5-2-176　Composite plaque. Yellow-stained collagen under the intima（Movat）

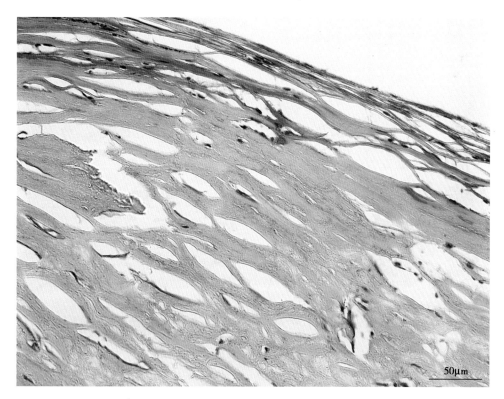

图 5-2-177　复合斑块，脂核周围胶原包裹（Movat）
Figure 5-2-177　Composite plaque. Collagen seen near the lipid core（Movat）

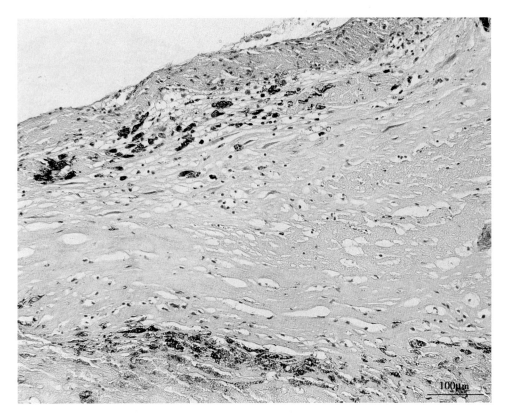

图 5-2-178　复合斑块,斑块内泡沫细胞 Apelin 表达阳性(EnVision)
Figure 5-2-178　Composite plaque. Apelin-positive staining in foam cells (EnVision)

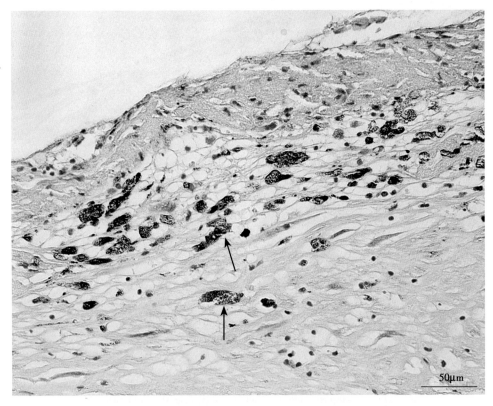

图 5-2-179　复合斑块,斑块内泡沫细胞 Apelin 表达阳性(EnVision)
Figure 5-2-179　Composite plaque. Apelin-positive staining in foam cells (EnVision)

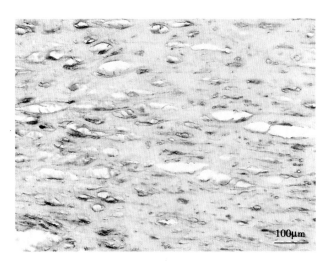

图 5-2-180　复合斑块,血管平滑肌细胞 p-FOXO3 表达阳性(EnVision)
Figure 5-2-180　Composite plaque. p-FOXO3-positive staining in vascular SMCs (EnVision)

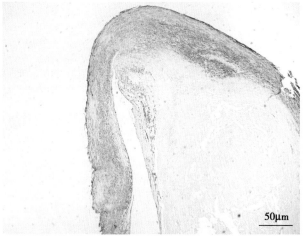

图 5-2-181　复合斑块,低倍镜下见斑块周围平滑肌细胞 α-SMA 表达阳性(EnVision)
Figure 5-2-181　Composite plaque. α-SMA-positive staining in vascular SMCs around plaque (EnVision)

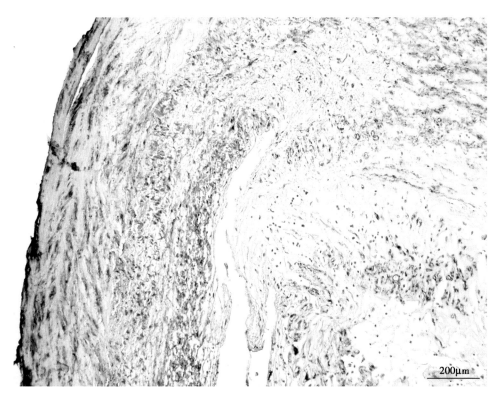

图 5-2-182　复合斑块,血管中膜及斑块内平滑肌细胞 α-SMA 表达阳性(EnVision)
Figure 5-2-182　Composite plaque. α-SMA-positive staining in SMCs in plaque and the tunica media (EnVision)

图 5-2-183　复合斑块，血管中膜平滑肌细胞 α-SMA 表达阳性（EnVision）

Figure 5-2-183　Composite plaque. α-SMA-positive staining in vascular SMCs in the tunica media（EnVision）

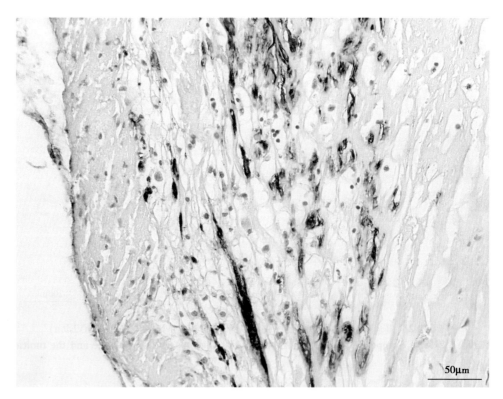

图 5-2-184　复合斑块，血管内膜下及中膜平滑肌细胞 α-SMA 表达阳性（EnVision）

Figure 5-2-184　Composite plaque. α-SMA-positive stainingin vascular SMCs in the tunica media and under the intima（EnVision）

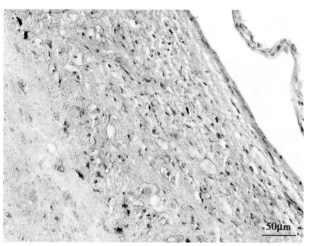

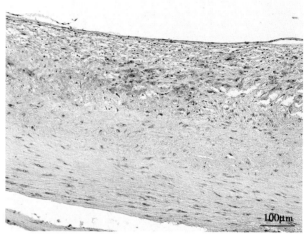

图 5-2-185 复合斑块,血管内膜下斑块内细胞 FOXO3A 表达阳性(EnVision)

Figure 5-2-185 Composite plaque. FOXO3A-positive staining in plaque under the intima (EnVision)

图 5-2-186 复合斑块,斑块内泡沫细胞 MCP-1 表达阳性(EnVision)

Figure 5-2-186 Composite plaque. MCP-1-positive staining in foam cells (EnVision)

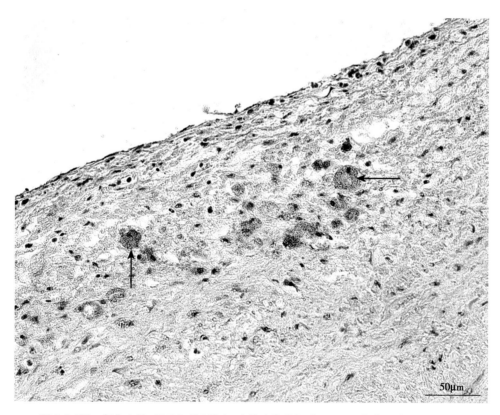

图 5-2-187 复合斑块,图 5-2-186 放大,斑块内泡沫细胞 MCP-1 表达阳性(EnVision)

Figure 5-2-187 Composite plaque. Enlargement of figure 5-2-186；MCP-1-positive staining in foam cells in the plaque (EnVision)

153

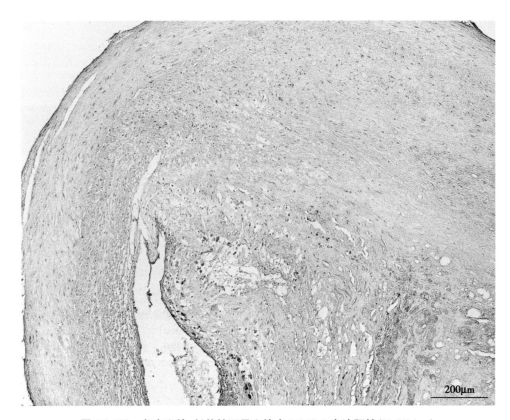

图 5-2-188　复合斑块,低倍镜下见斑块内 MMP-2 表达阳性(EnVision)
Figure 5-2-188　Composite plaque. MMP-2-positive staining in plaque under low magnification (EnVision)

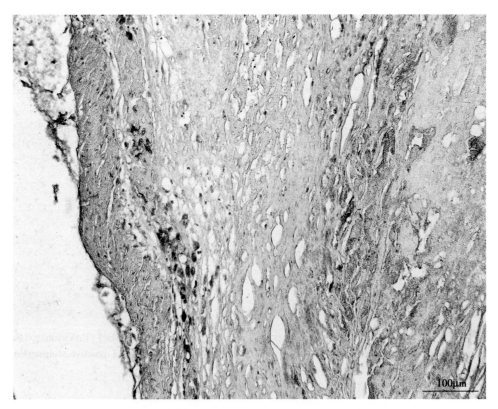

图 5-2-189　复合斑块,斑块内 MMP-2 表达阳性(EnVision)
Figure 5-2-189　Composite plaque. MMP-2-positive staining in plaque (EnVision)

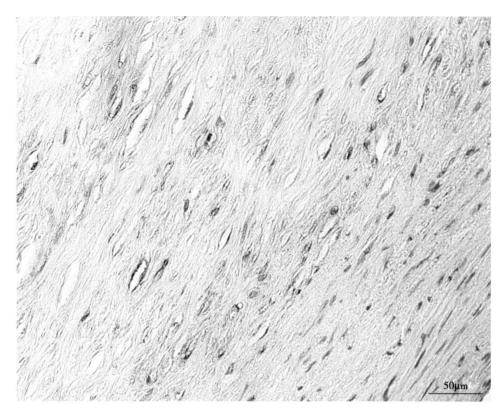

图 5-2-190　复合斑块,斑块内 OPN 表达阳性(EnVision)
Figure 5-2-190　Composite plaque. OPN-positive staining in plaque (EnVision)

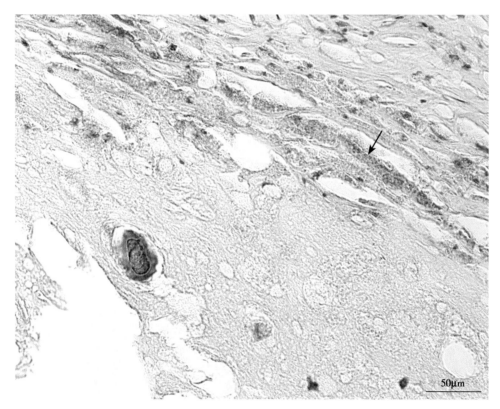

图 5-2-191　复合斑块,斑块内 OPN 表达阳性(EnVision)
Figure 5-2-191　Composite plaque. OPN-positive staining in plaque (EnVision)

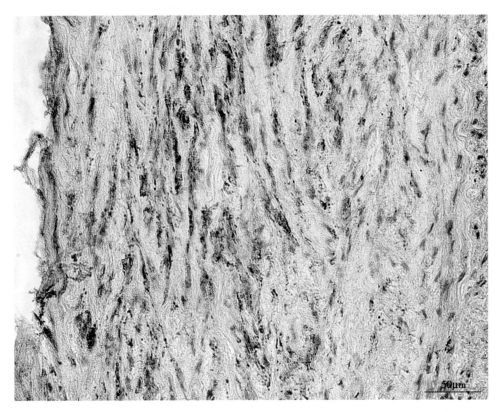

图 5-2-192　复合斑块,斑块内细胞 OPN 表达阳性(EnVision)
Figure 5-2-192　Composite plaque. OPN-positive staining in plaque (EnVision)

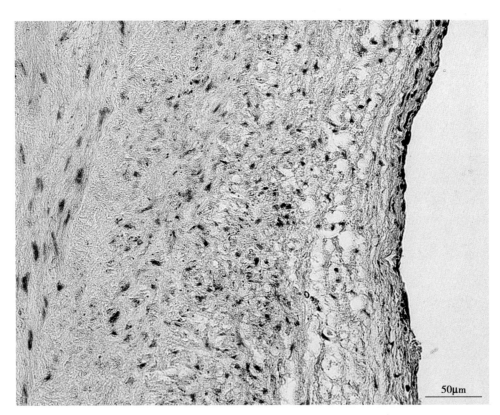

图 5-2-193　复合斑块,血管内膜,中膜平滑肌细胞小凹蛋白表达阳性(EnVision)
Figure 5-2-193　Composite plaque. Caveolin-positive staining in SMCs in the tunica media and intima (EnVision)

▶ **病例8**

患者,男,61岁,因左侧下肢无力2年余,加重伴左上肢无力入院。行全脑动脉造影可见右侧颈内动脉近段重度狭窄,左侧颈内动脉近段轻度狭窄(图5-2-194～图5-2-197)。在全麻下行右侧颈动脉内膜切除术。

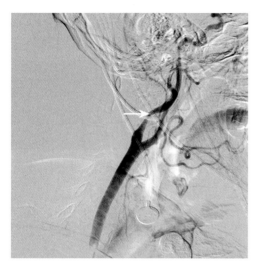

图5-2-194　DSA 示右侧颈内动脉重度狭窄
Figure 5-2-194　DSA shows severe stenosis in the right internal carotid artery

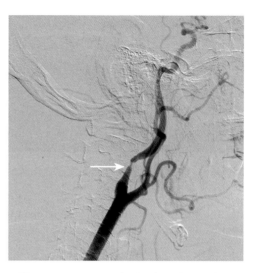

图5-2-195　DSA 示右侧颈内动脉重度狭窄
Figure 5-2-195　DSA shows severe stenosis in the right internal carotid artery

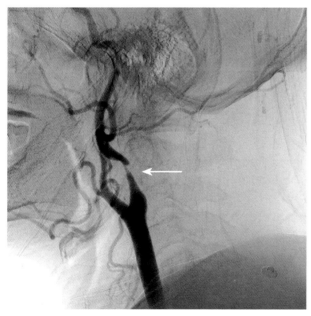

图5-2-196　DSA 示右侧颈内动脉重度狭窄
Figure 5-2-196　DSA shows severe stenosis in the right internal carotid artery

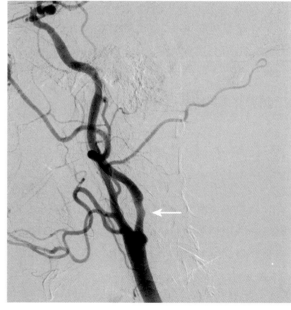

图5-2-197　DSA 示左侧颈内动脉轻度狭窄
Figure 5-2-197　DSA shows mild stenosis in the LICA

术后颈动脉超声检查(图5-2-198～图5-2-199)。

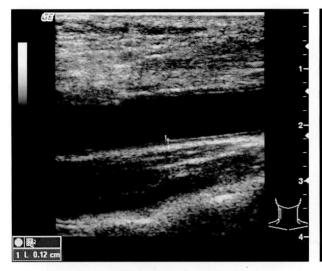

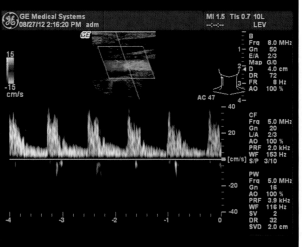

图 5-2-198　CEA 术后超声示血管管腔内无斑块，管径正常

Figure 5-2-198　Carotid artery ultrasonography shows no plaque intraluminally, normal diameter after endarterectomy

图 5-2-199　术后超声示彩色血流充盈良好，血流频谱显示流速正常

Figure 5-2-199　Carotid artery ultrasonography shows intravascular blood flow normal, and the blood flow spectrum shows a normal flow velocity

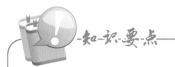

OPN 在 AS 组织中表达

骨桥蛋白(osteopontin,OPN)是最初发现于成骨细胞，并与矿化功能相关的基质蛋白。最近，研究发现 OPN 作为一种多功能蛋白，在多种急慢性炎症条件下被上调。在动脉粥样硬化斑块中，OPN 高表达于巨噬细胞和泡沫细胞，通常被视为一种促炎症和促动脉硬化的分子。慢性炎症过程中，OPN 作为一种钙化抑制剂和脱钙活性诱导剂，负性调控血管钙化。

颈动脉斑块的病理组织学改变

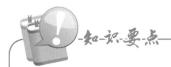

小凹蛋白在 AS 组织中表达

细胞膜穴样内陷(caveolae)是 50~100nm 大小、细胞膜上的长颈瓶样内陷物，主要由胆固醇和鞘脂组成。小凹蛋白(caveolin)是组成穴样内陷的主要蛋白，分为 Cav-1,Cav-2 和 Cav-3,在穴样内陷相关的细胞内吞作用、胆固醇稳态和细胞信号转导过程中发挥重要作用。

Cav-1 和 Cav-2 通常共表达在终末分化的内皮细胞、平滑肌细胞、成纤维细胞和脂肪细胞上，而 Cav-3 则特异地表达在平滑肌细胞、骨骼肌细胞和心肌细胞。敲除 Cav-1 基因后，在所有本应表达 Cav-1 的细胞上，穴样内陷形成受到影响，提示 Cav-1 在形成穴样内陷过程中具有重要作用。

表达在内皮细胞上的 Cav-1 可以增加脂蛋白和胆固醇在内膜下的聚积，并且可以促进内皮炎症。巨噬细胞上，Cav-1 可以调节细胞内胆固醇代谢、细胞凋亡和炎症，从而延缓动脉硬化斑块的形成。平滑肌细胞上，Cav-1 通过抑制细胞增殖和迁移，发挥维持细胞表型的重要作用，进而抑制动脉粥样斑块的形成。

本例为复合斑块,斑块内出血、泡沫细胞坏死崩解、钙化,可见多核巨细胞(图5-2-200~图5-2-236)。

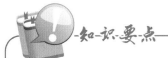

SREBP 在 AS 组织中表达

固醇调节元件结合蛋白(sterol-regulatory element bingding proteins,SREBPs)是位于内质网(endoplamic reticulum,ER)的细胞内胆固醇敏感器,也是重要的脂质生成转录因子。当胞内胆固醇丰富时,SREBPs以无活性的前体结合于内质网;当胆固醇含量下降时,SREBPs裂解并释放,从内质网运输到高尔基体(Golgi),经过蛋白酶加工,最终进入细胞核并诱导脂质生成基因表达。

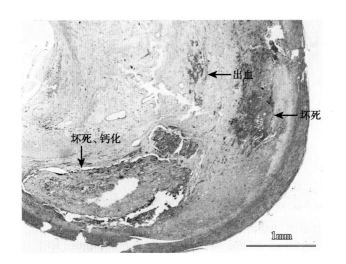

图 5-2-200　复合斑块,低倍镜观察,斑块脂核内出血、坏死、钙化(HE)

Figure 5-2-200　Composite plaque. Hemorrhage, necrosis and calcification in the lipid core of plaque(HE)

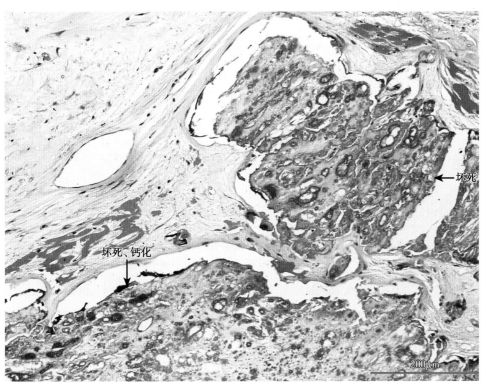

图 5-2-201　复合斑块,图 5-2-200 放大,斑块内细胞坏死、崩解、钙化(HE)

Figure 5-2-201　Composite plaque. Cell necrosis, degeneration and calcification in plaque(HE)

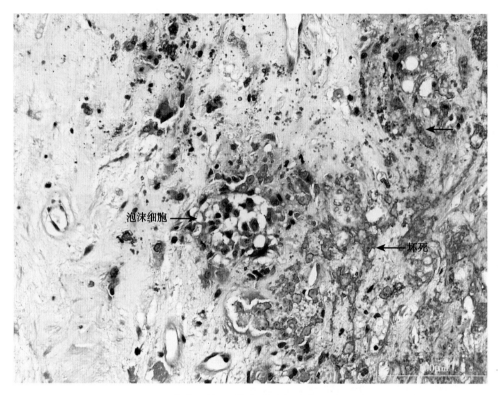

图 5-2-202　复合斑块,斑块内泡沫细胞坏死、钙化(HE)
Figure 5-2-202　Composite plaque. Foam cell necrosis and calcification in plaque(HE)

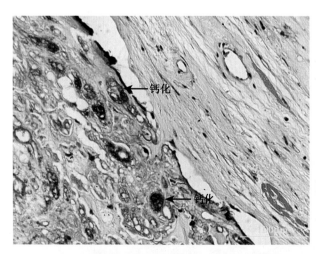

图 5-2-203　复合斑块,泡沫细胞坏死、钙化(HE)
Figure 5-2-203　Composite plaque. Foam cell necrosis and calcification(HE)

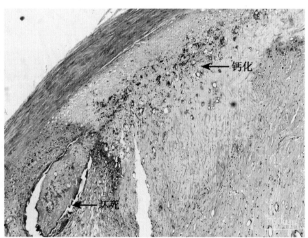

图 5-2-204　复合斑块,斑块深部纤维化、坏死崩解、钙化,与血管壁周界清楚(HE)
Figure 5-2-204　Composite plaque. Fibrosis, necrosis and calcification in the deep layer of the plaque, there is a distinct border between plaque and vascular wall(HE)

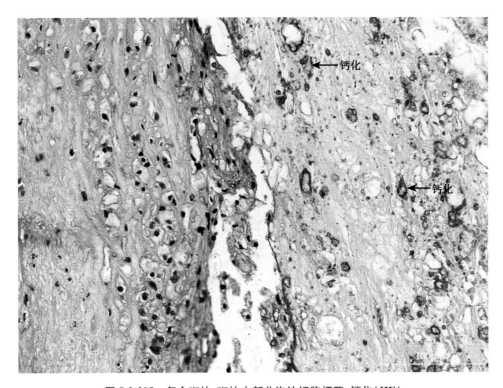

图 5-2-205　复合斑块,斑块内部分泡沫细胞坏死、钙化(HE)
Figure 5-2-205　Composite plaque. Foam cell necrosis and calcification in the plaque(HE)

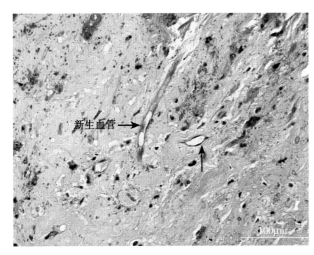

图 5-2-206　复合斑块,斑块内泡沫细胞坏死崩解、颗粒状钙化、新生血管形成(HE)
Figure 5-2-206　Composite plaque. Foam cell necrosis, granular calcification and angiogenesis in plaque(HE)

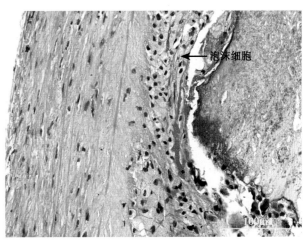

图 5-2-207　复合斑块,斑块内部分细胞坏死崩解、新生泡沫细胞聚集周围(HE)(指)
Figure 5-2-207　Composite plaque. Cell necrosis and newly formed foam cell aggregation in the plaque(HE)

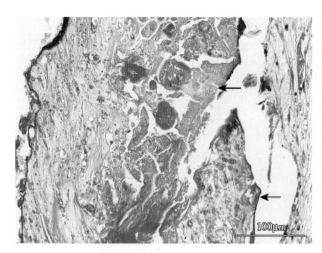

图 5-2-208　复合斑块,脂核坏死崩解(HE)
Figure 5-2-208　Composite plaque. Cell necrosis in the lipid core (HE)

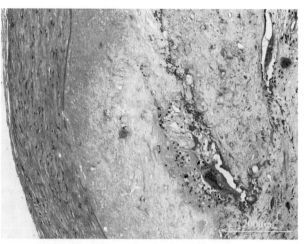

图 5-2-209　复合斑块,中膜深部脂核坏死、钙化、新生泡沫细胞、多核巨细胞(HE)
Figure 5-2-209　Composite plaque. Necrosis, calcification, newly formed foam cell and multinuclear giant cell in the deep layer of tunica media (HE)

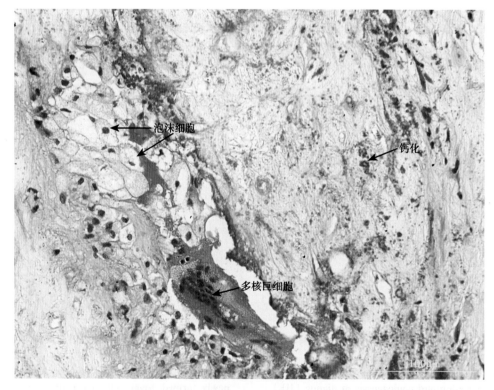

图 5-2-210　复合斑块,图 5-2-209 放大,脂核内泡沫细胞、多核巨细胞、钙化(HE)
Figure 5-2-210　Composite plaque. Enlargement of figure 5-2-209, foam cell, multinuclear giant cell and calcification in the lipid core (HE)

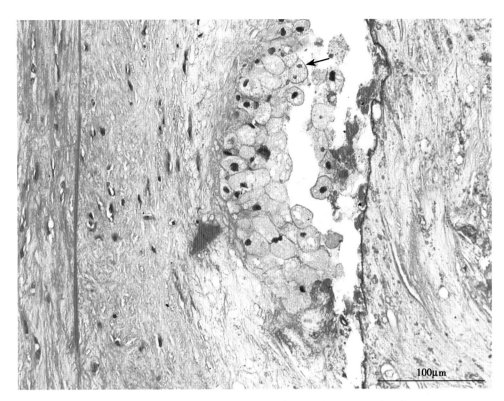

图 5-2-211　复合斑块,斑块内新生泡沫细胞聚集,有吞噬红细胞现象(HE)
Figure 5-2-211　Composite plaque. Newly formed foam cell aggregation in plaque and erythrocyte phagocytosis phenomenon(HE)

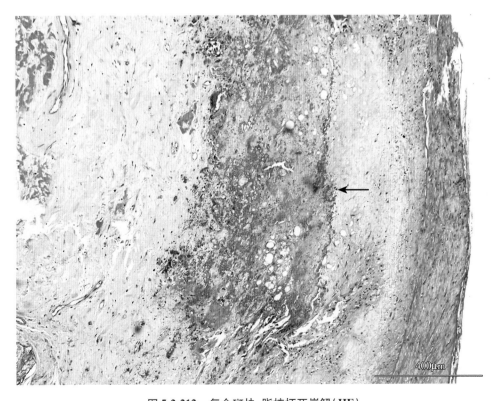

图 5-2-212　复合斑块,脂核坏死崩解(HE)
Figure 5-2-212　Composite plaque. Cell necrosis in the lipid core(HE)

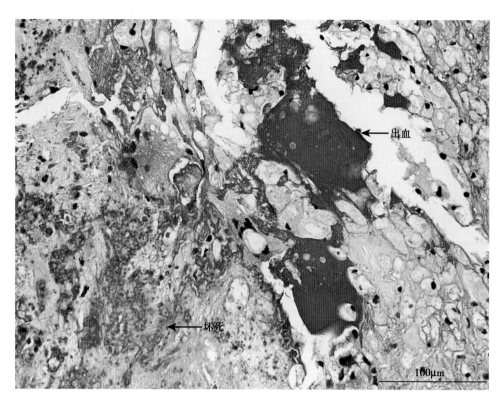

图 5-2-213　复合斑块,图 5-2-212 放大,脂核坏死崩解、出血、周围新生泡沫细胞聚集(HE)
Figure 5-2-213　Composite plaque. Enlargement of figure 5-2-212; cell necrosis, hemorrhage and newly formed foam cell aggregation (HE)

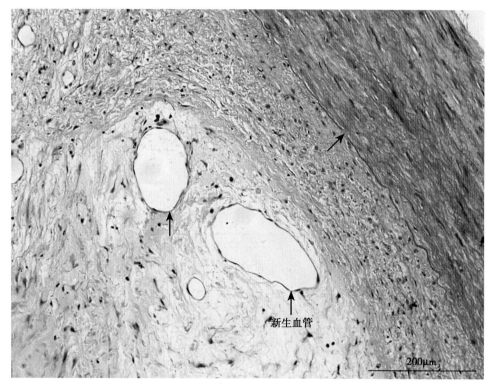

图 5-2-214　复合斑块,斑块内纤维化,斑块与血管壁周界清楚可见新生血管(HE)
Figure 5-2-214　Composite plaque. Fibrosis in plaque; a distinct border between plaque and vascular wall (HE)

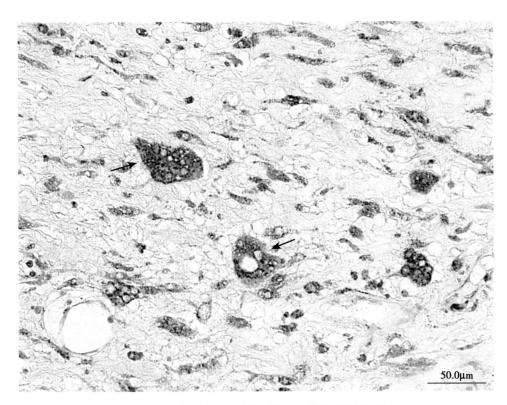

图 5-2-215　复合斑块,泡沫细胞 SREBP 表达阳性(EnVision)
Figure 5-2-215　Composite plaque. SREBP-positive staining in foam cells（EnVision）

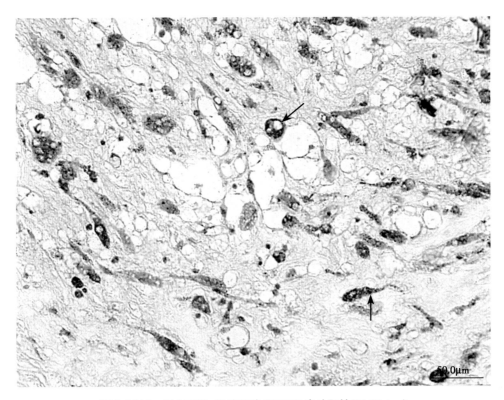

图 5-2-216　复合斑块,泡沫细胞 SREBP 表达阳性(EnVision)
Figure 5-2-216　Composite plaque. SREBP-positive staining in foam cells（EnVision）

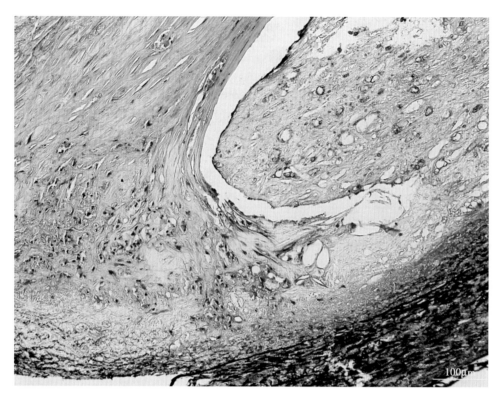

图 5-2-217　细胞外基质,脂核中央坏死钙化,周围黄染胶原与绿染蛋白聚糖沉积(Movat)

Figure 5-2-217　Extracellular matrix. Calcification and necrosis in the lipid core, yellow-stained collagen and green-stained proteoglycan deposition near the lipid core (Movat)

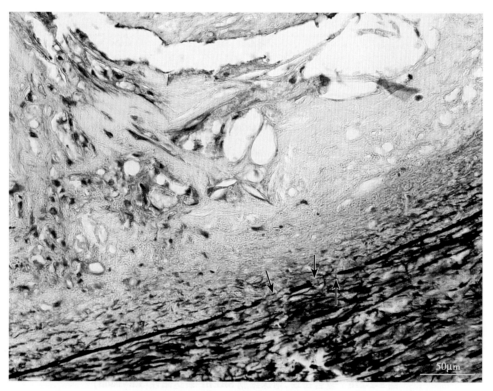

图 5-2-218　蛋白聚糖沉积,斑块内蛋白聚糖沉积,血管壁弹力纤维断裂(Movat)

Figure 5-2-218　Proteoglycan aggregation. Proteoglycan deposition in plaque and disorder of the elastic fiber in vascular wall (Movat)

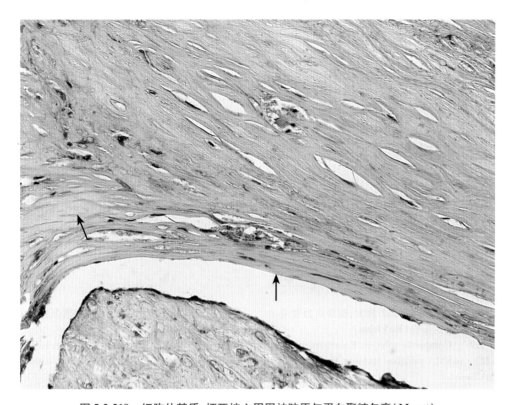

图 5-2-219　细胞外基质，坏死核心周围被胶原与蛋白聚糖包裹（Movat）

Figure 5-2-219　Extracellular matrix. The distribution of collagen and proteoglycan near the necrotic core（Movat）

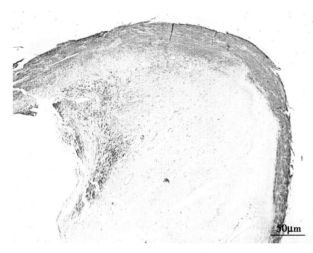

图 5-2-220　复合斑块，低倍镜见残存血管平滑肌细胞 α-SMA 表达阳性（EnVision）

Figure 5-2-220　Composite plaque. α-SMA-positive staining in residual SMCs under low magnification（EnVision）

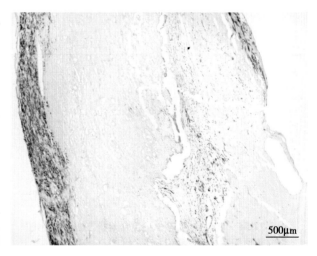

图 5-2-221　复合斑块，血管内膜下、斑块内、中膜平滑肌细胞 α-SMA 表达阳性（EnVision）

Figure 5-2-221　Composite plaque. α-SMA-positive staining in SMCs in plaque, tunica media and under the intima（EnVision）

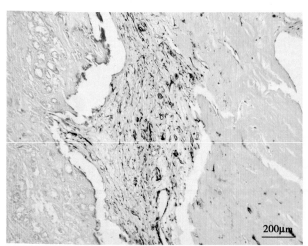

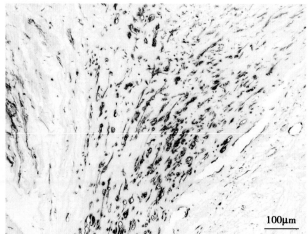

图 5-2-222　复合斑块，图 5-2-221 放大，斑块内血管平滑肌细胞 α-SMA 表达阳性（EnVision）

Figure 5-2-222　Composite plaque. Enlargement of figure 5-2-221；α-SMA-positive staining in SMCs in plaque（EnVision）

图 5-2-223　复合斑块。斑块内平滑肌细胞 α-SMA 表达阳性（EnVision）

Figure 5-2-223　Composite plaque. α-SMA-positive staining in SMCs in the plaque（EnVision）

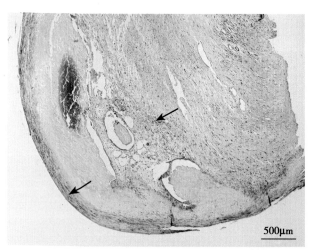

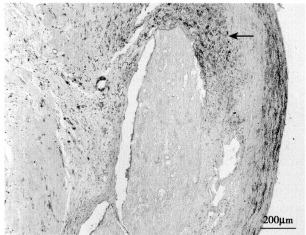

图 5-2-224　复合斑块，低倍镜见血管壁及斑块内小凹蛋白表达阳性（EnVision）

Figure 5-2-224　Composite plaque. Caveolin-positive staining in plaque and the vessel wall under low magnification（EnVision）

图 5-2-225　复合斑块，图 5-2-224 放大，血管壁及斑块内小凹蛋白表达阳性（EnVision）

Figure 5-2-225　Composite plaque. Enlargement of figure 5-2-224；Caveolin-positive staining in plaque and the vessel wall（EnVision）

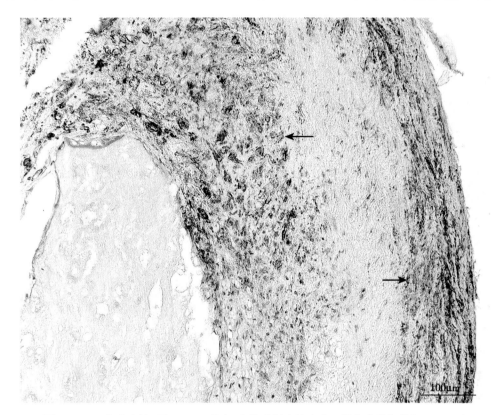

图 5-2-226　复合斑块，图 5-2-225 放大，血管壁及斑块内小凹蛋白表达阳性（EnVision）
Figure 5-2-226　Composite plaque. Enlargement of figure 5-2-224；Caveolin-positive staining in plaque and the residual vessel（EnVision）

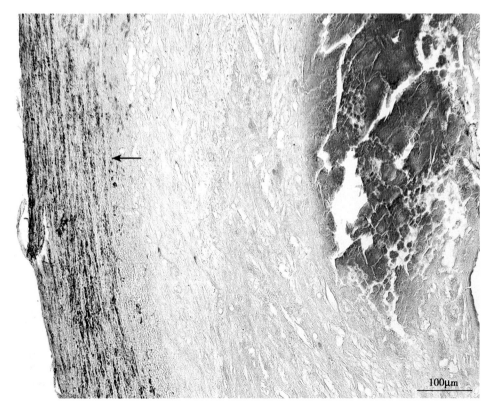

图 5-2-227　复合斑块，钙化周围血管壁小凹蛋白表达阳性（EnVision）
Figure 5-2-227　Composite plaque. Caveolin-positive staining in the vessel wall around the calcification（EnVision）

169

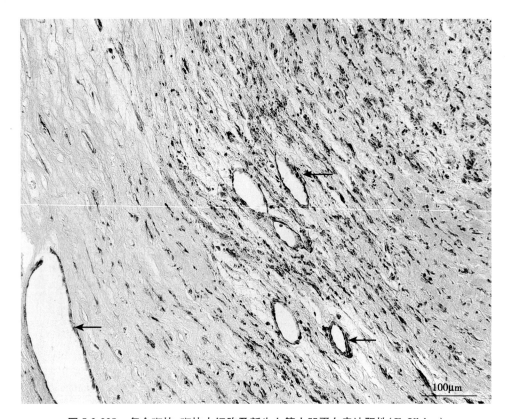

图 5-2-228　复合斑块,斑块内细胞及新生血管小凹蛋白表达阳性(EnVision)

Figure 5-2-228　Composite plaque. Caveolin-positive staining in plaque and the new-formated vessels(EnVision)

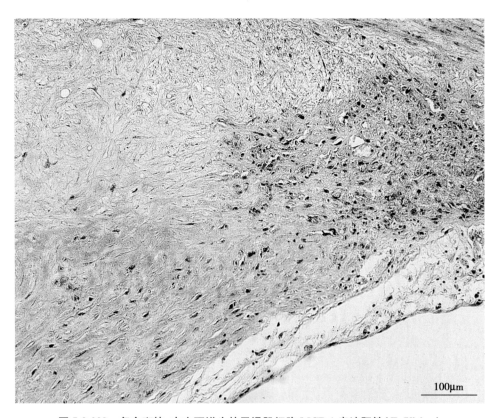

图 5-2-229　复合斑块,内皮下增生的平滑肌细胞 MCP-1 表达阳性(EnVision)

Figure 5-2-229　Composite plaque. MCP-1-positive staining in the proliferating SMCs under the intima (EnVision)

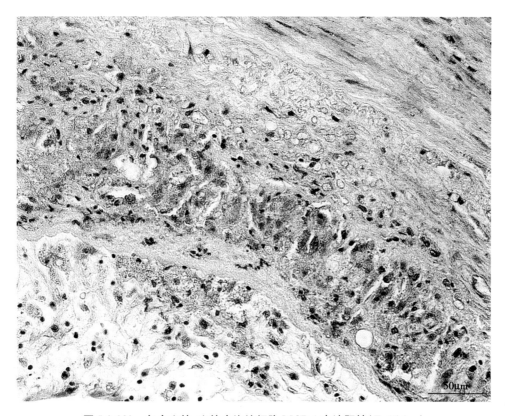

图 5-2-230　复合斑块,斑块内泡沫细胞 MCP-1 表达阳性(EnVision)

Figure 5-2-230　Composite plaque. MCP-1-positive staining in foam cells in the tunica media (EnVision)

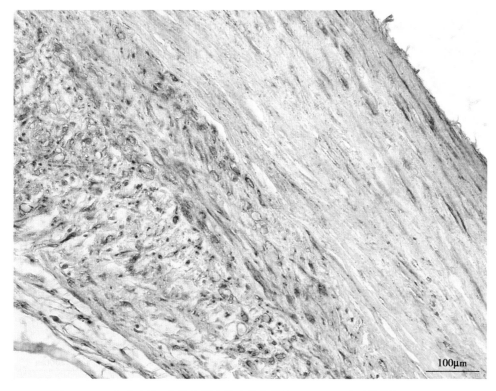

图 5-2-231　复合斑块,斑块内增生的血管平滑肌 FOXO3A 表达阳性(EnVision)

Figure 5-2-231　Composite plaque. FOXO3A-positive staining in the proliferating SMCs in plaque(EnVision)

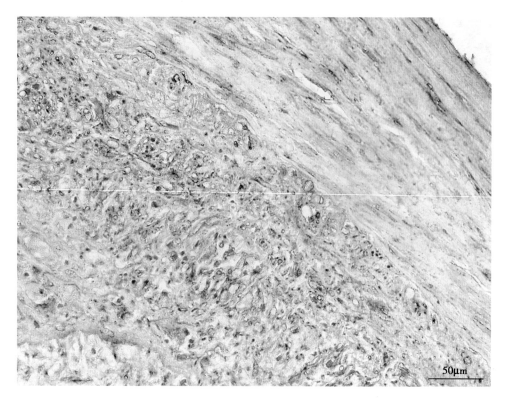

50μm

图 5-2-232　复合斑块,斑块内增生的血管平滑肌 FOXO3A 表达阳性(EnVision)
Figure 5-2-232　Composite plaque. FOXO3A-positive staining in proliferating SMCs in plaque (EnVision)

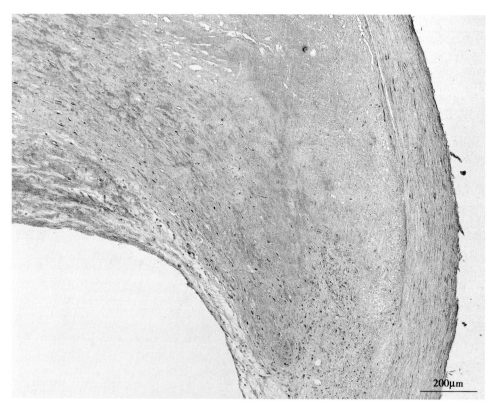

200μm

图 5-2-233　复合斑块,斑块内 MMP-2 表达阳性(EnVision)
Figure 5-2-233　Composite plaque. MMP-2-positive staining in plaque (EnVision)

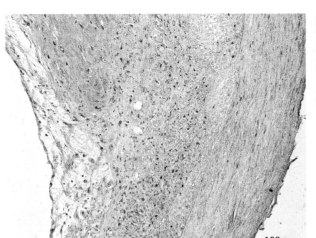

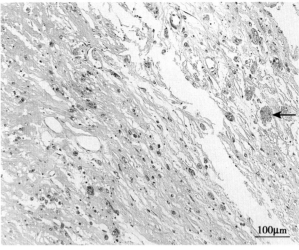

图 5-2-234　复合斑块,斑块内 MMP-2 表达阳性(En-Vision)
Figure 5-2-234　Composite plaque. MMP-2-positive staining in plaque (EnVision)

图 5-2-235　复合斑块,斑块内 OPN 表达阳性(EnVision)
Figure 5-2-235　Composite plaque. OPN-positive staining in plaque (EnVision)

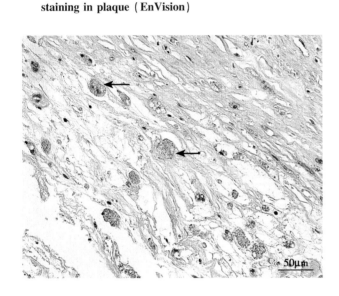

图 5-2-236　复合斑块,斑块内泡沫细胞 OPN 表达阳性(EnVision)
Figure 5-2-236　Composite plaque. OPN-positive staining in foam cells in the plaque (EnVision)

▶ **病例 9**

　　患者,男,71 岁,因反复头晕发作 1 年入院。造影检查提示右侧颈动脉重度狭窄(图 5-2-237 ~ 图 5-2-238),在全麻下行右颈动脉内膜外翻切除术。

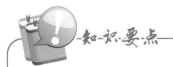　**知识要点**

AS 病理组织学改变——血管斑块钙化

　　钙化常见于年长患者的进展期动脉粥样硬化斑块中。凋亡的细胞、细胞外基质和坏死物质可以形成钙化结节,随着钙盐沉积,大块或大片状的钙化形成。斑块稳定后期,坏死核心会逐渐被钙化所取代,形成以钙化为主要成分的斑块。而部分斑块只出现纤维化和钙化,却不含有细胞外脂质池或坏死核心,故病理学家认为坏死核心是纤维化的先决条件,可能是钙化出现前的病变过程。

　　斑块内钙化是很普遍的现象。这类钙化发生于两种组织学形式。一种为钙化结节的产生与富含巨噬细胞的脂核有关。另一种为弥散的片状钙化,而此主要发生在以平滑肌细胞占优势的结缔组织中。

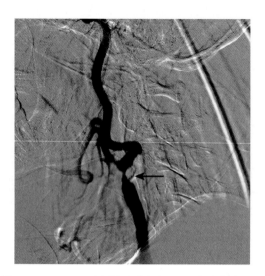

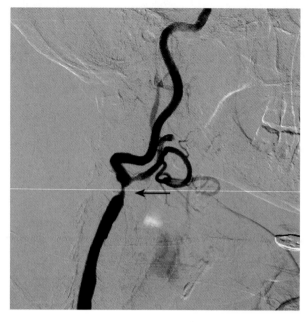

图 5-2-237　DSA 示右侧颈总动脉分叉处重度狭窄（斜位）
Figure 5-2-237　DSA shows severe stenosis in the bifurcation of the right common carotid artery（Oblique projection）

图 5-2-238　DSA 示右侧颈总动脉分叉处重度狭窄（侧位）
Figure 5-2-238　DSA shows severe stenosis in the bifurcation of the right common carotid artery（Lateral projection）

颈动脉斑块的病理组织学表现

本例为复合斑块，脂核坏死崩解，脂核周围胶原、蛋白聚糖沉积（图 5-2-239 ~ 图 5-2-248）。

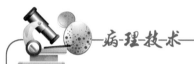

油红 O 染色

用于显示细胞内脂质沉积，苏丹类的油红 O 染料在脂质中的溶解度大于在有机溶剂中的溶解度，所以染色时染料便从染液中转移到被染色的脂质中，使脂质显现出红色，且只有组织中脂质是液态或半液态时苏丹染料才会着色，油红 O 染色在心血管疾病研究中主要用于显示心肌、血管细胞的脂质沉积。

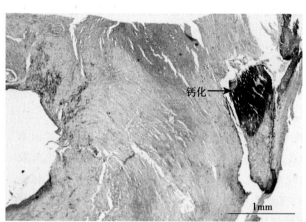

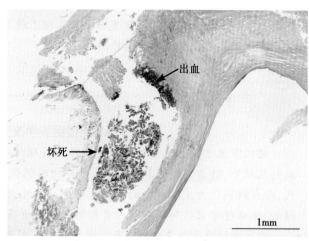

图 5-2-239　复合斑块，玻璃样变及结节状钙化（HE）
Figure 5-2-239　Composite plaque. Glassy degeneration and granular calcification（HE）

图 5-2-240　复合斑块，脂核坏死、出血（Masson）
Figure 5-2-240　Composite plaque. Necrosis and hemorrhage in the lipid core（Masson）

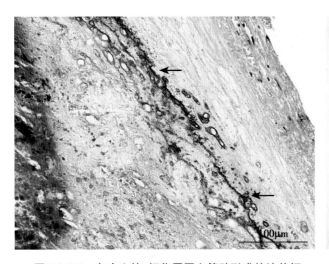

图 5-2-241　复合斑块,钙化周围血管壁形成的波状钙化线(HE)

Figure 5-2-241　Composite plaque. The formation of wave-shaped calcification line in the vascular wall (HE)

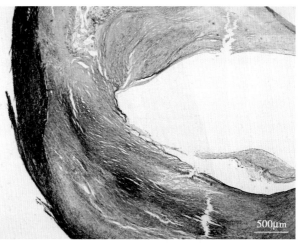

图 5-2-242　复合斑块,斑块内胶原沉积、弹力纤维紊乱(Movat)

Figure 5-2-242　Composite plaque. Collagen deposition and disorder of elastic fiber in the plaque (Movat)

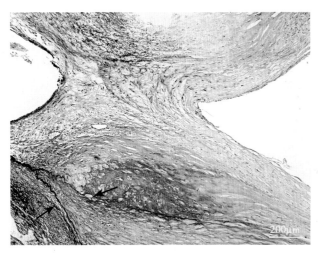

图 5-2-243　复合斑块,斑块内出血,平滑肌细胞增生,蛋白聚糖、胶原沉积,弹力纤维分布紊乱(Movat)

Figure 5-2-243　Composite plaque. Hemorrhage and SMCs proliferation; proteoglycan and collagen deposition; disorder of elastic fiber (Movat)

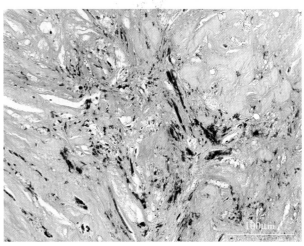

图 5-2-244　复合斑块,Masson 染色显示斑块内胶原纤维(Masson)

Figure 5-2-244　Composite plaque. Masson trichrome staining shows the collagenous fiber in the plaque (Masson)

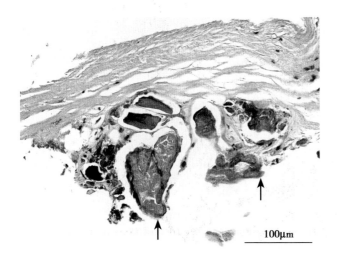

图 5-2-245　复合斑块,脂核坏死崩解钙化(HE)

Figure 5-2-245　Composite plaque. Necrosis, disintegration and calcification in the lipid core (HE)

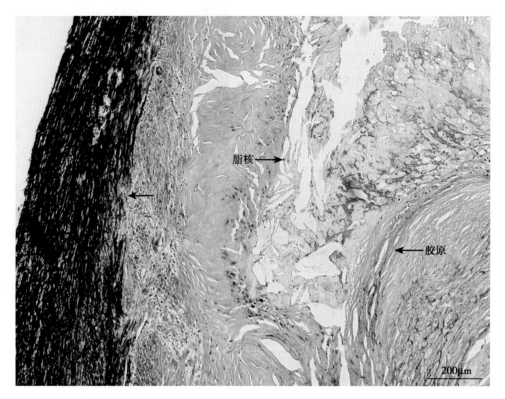

图 5-2-246　弹力纤维紊乱,脂核周围黄染的胶原沉积,血管壁弹力纤维紊乱(Movat)
Figure 5-2-246　Disorder of the elastic fiber. Yellow-stained collagen deposition near the lipid core and disorder of the elastic fiber in vascular wall（Movat）

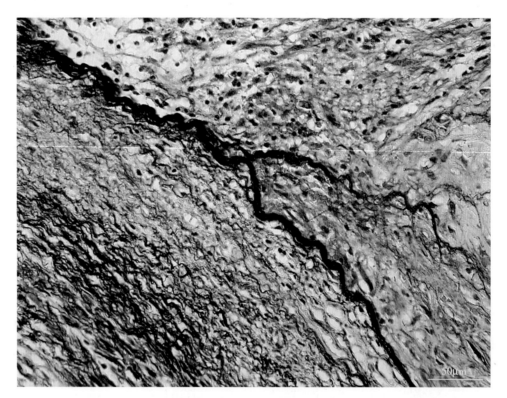

图 5-2-247　弹力纤维紊乱,胶原沉积,血管壁弹力纤维紊乱(Movat)
Figure 5-2-247　Disorder of the elastic fiber. Collagen deposition and disorder of the elastic fiber in the vascular wall（Movat）

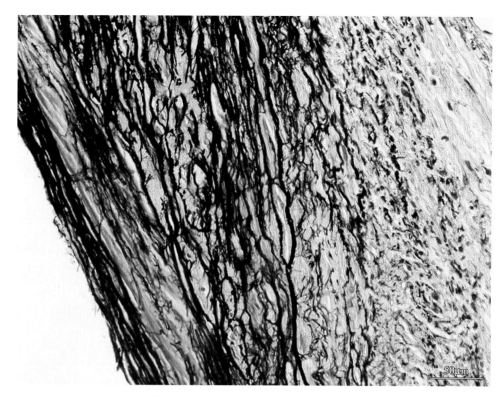

图 5-2-248　弹力纤维紊乱,血管壁弹力纤维断裂分布紊乱(Movat)

Figure 5-2-248　Disorder of the elastic fiber. Elastic fiber in the vascular wall arranged in disorder and rupture(Movat)

颈动脉斑块冷冻切片油红 O 染色(图 5-2-249 ~ 图 5-2-252)。

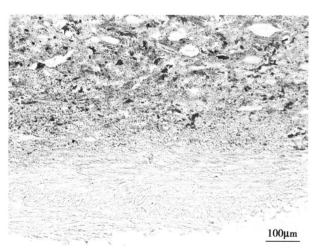

图 5-2-249　颈动脉斑块,颈动脉斑块平滑肌细胞内红染脂质沉积(油红 O)

Figure 5-2-249　Carotid artery plaque. Red stained lipid deposition in SMCs in the plaque of carotid artery (Oil red O)

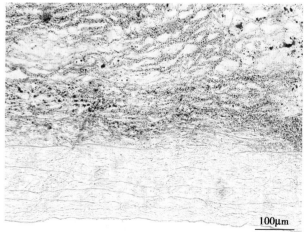

图 5-2-250　颈动脉斑块,因脂质沉积红染,与残存的血管平滑肌周界清楚(油红 O)

Figure 5-2-250　Carotid artery plaque. A distinct border between the red-stained SMCs and residual smooth muscle (Oil red O)

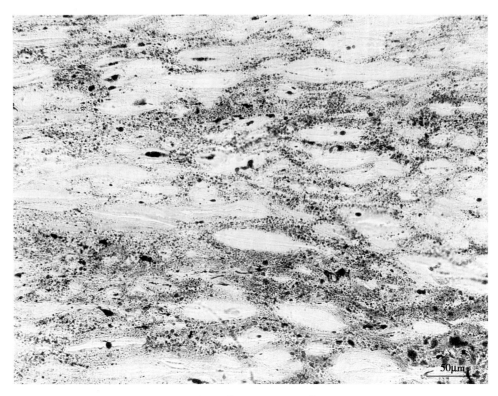

图 5-2-251　颈动脉斑块,中膜平滑肌细胞红染脂质沉积(油红 O)

Figure 5-2-251　Carotid artery plaque. Red-stained lipid deposition in SMCs in the tunica media of the carotid artery (Oil red O)

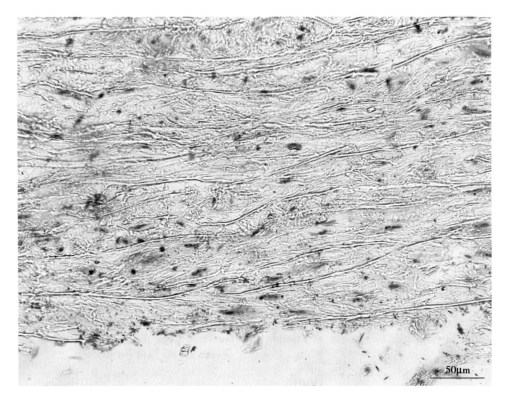

图 5-2-252　阴性对照,中膜平滑肌细胞无红染脂质沉积(油红 O)

Figure 5-2-252　Negative control. No red-stained lipid deposition in SMCs in the tunica media of the carotid artery (Oil red O)

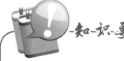病例 10

患者,男,48 岁,以"无症状性颈动脉狭窄"收入院,彩超提示:双侧颈动脉粥样硬化伴多发斑块形成,左侧颈内动脉颅外段重度狭窄,右侧颈内动脉颅外段中度狭窄。CTA 提示:颈部动脉粥样硬化,左侧颈内动脉弥漫性重度狭窄。在全麻下行颈动脉内膜切除术。

知识要点

AS 病理组织学改变——纤维斑块

纤维斑块(fibrous plaque)是指动脉内膜面散在的、表面隆起的不规则淡黄或灰黄斑块,随着斑块表层胶原纤维的增多和玻璃样变,斑块表面可呈白色。其直径一般在 0.5~2.5mm。纤维斑块内的主要细胞成分为平滑肌细胞,平滑肌细胞在迁移和增生之前先发生表型转换,即由收缩型变为合成型。合成型平滑肌细胞肌丝减少,而内质网等增多。增生的平滑肌细胞能产生大量的细胞外基质。

光镜下斑块表层由大量胶原纤维、平滑肌细胞和蛋白聚糖形成的纤维帽(fibrous cap)构成,胶原纤维可发生玻璃样变性。在纤维帽的周边部位有巨噬细胞、平滑肌细胞和 T 淋巴细胞。纤维帽下是由细胞外脂质(主要是胆固醇和胆固醇酯)、泡沫细胞和细胞碎片组成的粥样物质构成。随着病灶发展,纤维帽下的粥样物质逐渐增多。

颈动脉斑块病理组织学改变

本病例大体标本中白色膜状结构,在显微镜下病理改变:主要结构为胶原纤维;脂质与胶原混合,血管丰富,炎细胞浸润混杂有嗜酸性粒细胞,可见钙化形成区。将标本肉眼观察与显微镜下改变对应观察比较(图 5-2-253 ~ 图 5-2-285)。

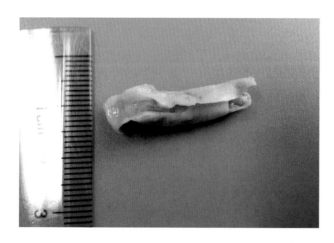

图 5-2-253　颈动脉斑块,颈动脉内膜剥脱斑块标本
Figure 5-2-253　Carotid artery plaque. The specimen of carotid endarterectomy

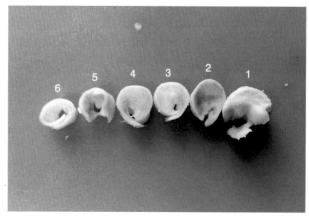

图 5-2-254　颈动脉斑块,图 5-2-253 颈动脉斑块标本固定后的横断面
Figure 5-2-254　Carotid artery plaque. Cross section of the specimen of carotid endarterectomy

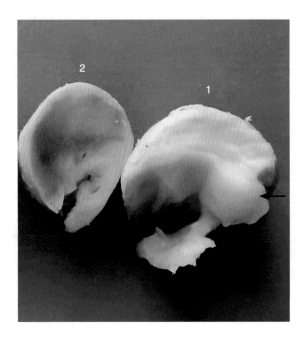

图 5-2-255　颈动脉斑块,标本 1 横断面,黄色脂质斑块表面覆盖白色膜状组织

Figure 5-2-255　Carotid artery plaque. Cross section of specimen 1; the yellow lipid plaque was covered with white membranous tissue

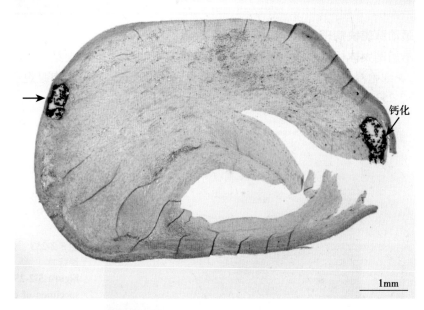

图 5-2-256　颈动脉斑块,低倍镜下标本 1 横断面全貌,斑块内钙化、胶原沉积(HE)

Figure 5-2-256　Carotid artery plaque. Cross section of specimen 1, calcification and collagen deposition in the plaque (HE)

钙化

1mm

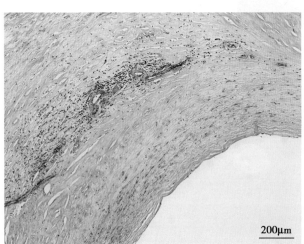

200μm

图 5-2-257　颈动脉斑块,图 5-2-256 放大斑块表面白色膜状组织为胶原纤维,黄色斑块交界处为新生的血管及炎细胞浸润区(HE)

Figure 5-2-257　Carotid artery plaque. Enlargement of figure 5-2-256 the white membranous tissue on the surface of plaque was collagenous fiber, the border with the yellow plaque was newly formed vessel and inflammatory infiltration area (HE)

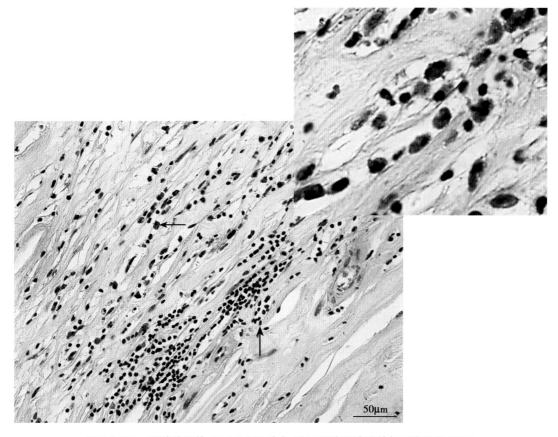

图 5-2-258　颈动脉斑块,图 5-2-257 放大,淋巴细胞及嗜酸性粒细胞浸润(HE)
Figure 5-2-258　Carotid artery plaque. Enlargement of figure 5-2-257; infiltration of lymphocyte and eosinophilic granulocyte(HE)

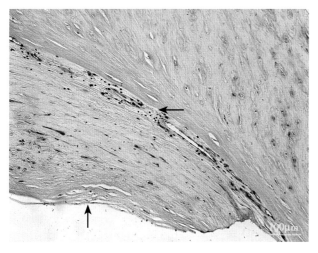

图 5-2-259　颈动脉斑块,标本 1 白色膜状组织为纤维组织(HE)
Figure 5-2-259　Carotid artery plaque. The white membranous tissue is fibrous tissue(HE)

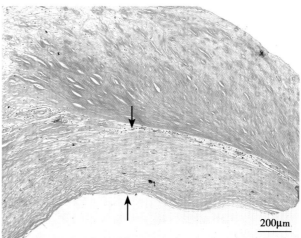

图 5-2-260　颈动脉斑块,标本 1 Masson 染色显示白色膜状组织为绿染的胶原纤维,黄色区为浅绿色的胶原及脂质,交界处少量炎细胞浸润(Masson)
Figure 5-2-260　Carotid artery plaque. Masson trichrome staining shows the white membranous tissue is collagenous fiber, yellow zone is light green collagen and lipid, inflammatory cell infiltration in the junction(Masson)

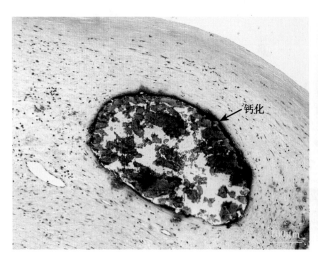

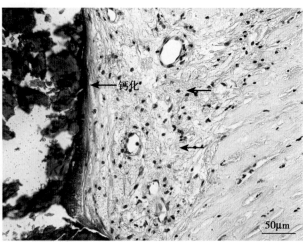

图 5-2-261　颈动脉斑块,标本 1 的结节状钙化灶 (HE)

Figure 5-2-261　Carotid artery plaque. Granular calcification in specimen 1 (HE)

图 5-2-262　颈动脉斑块,标本 1,图 5-2-261 放大,钙化周围血管丰富,泡沫细胞坏死(HE)

Figure 5-2-262　Carotid artery plaque. Enlargement of figure 5-2-261, plenty of vessels near the calcification and foam cell necrosis (HE)

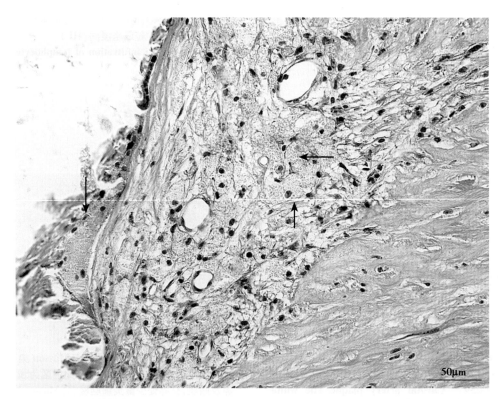

图 5-2-263　颈动脉斑块,标本 1,Masson 染色显示钙化周围血管丰富,泡沫细胞坏死(Masson)

Figure 5-2-263　Carotid artery plaque. Masson trichrome staining shows angiogenesis and foam cell necrosis near the calcification (Masson)

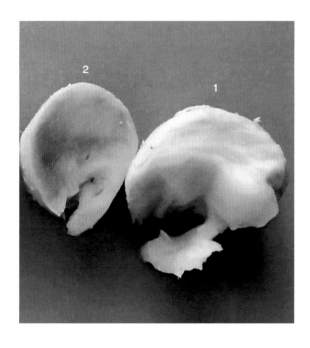

图 5-2-264 颈动脉斑块,标本 2 黄白相间一侧表面覆盖白色组织
Figure 5-2-264 Carotid artery plaque. The yellow-white part was covered with white tissue

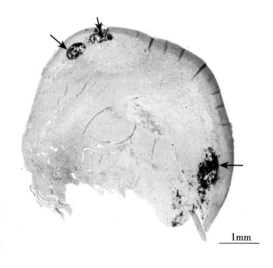

图 5-2-265 颈动脉斑块,标本 2,低倍镜下见斑块内出血、钙化、血管丰富及纤维组织
Figure 5-2-265 Carotid artery plaque. Specimen 2, hemorrhage, calcification, angiogenesis and fibrous tissue seen in the plaque under low magnification

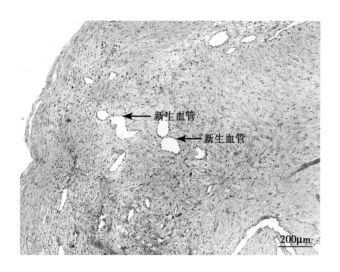

图 5-2-266 颈动脉斑块,标本 2,斑块内纤维组织中含有丰富的新生血管
Figure 5-2-266 Carotid artery plaque. Specimen 2, plenty of newly formed vessels in the fibrous tissue

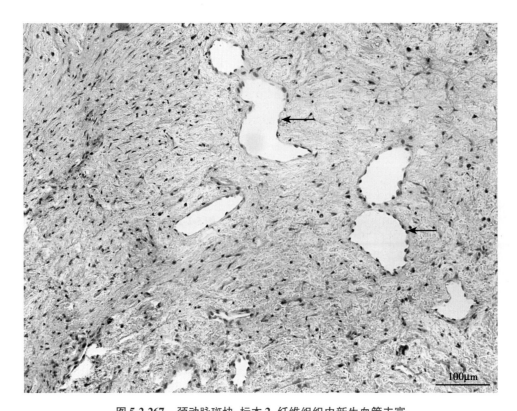

图 5-2-267　颈动脉斑块,标本 2,纤维组织中新生血管丰富
Figure 5-2-267　Carotid artery plaque. Plenty of newly formed vessels in the fibrous tissue

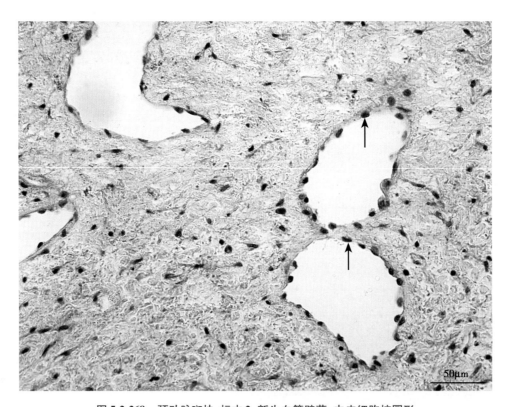

图 5-2-268　颈动脉斑块,标本 2,新生血管壁薄,内皮细胞核圆形
Figure 5-2-268　Carotid artery plaque. The wall of the newly formed vessel was thin and the nucleus of endothelial cell was round

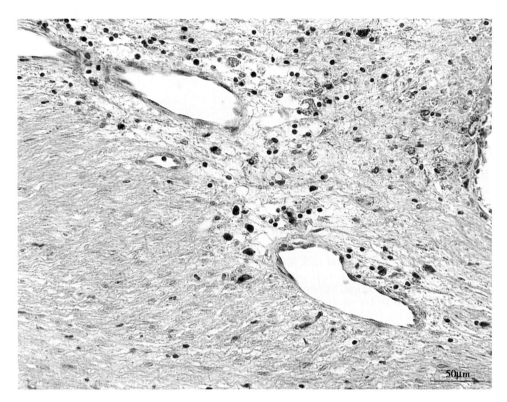

图 5-2-269　颈动脉斑块,标本 2,Masson 染色显示斑块内血管及胶原纤维(Masson)
Figure 5-2-269　Carotid artery plaque. Masson trichrome staining shows the newly formed vessel and collagenous fiber(Masson)

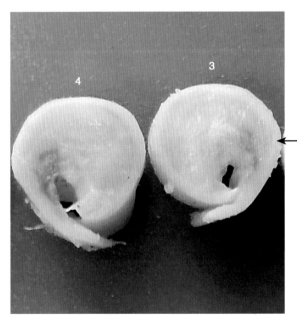

图 5-2-270　颈动脉斑块,标本 3 为偏心性白色斑块
Figure 5-2-270　Carotid artery plaque. Specimen 3 is eccentric white plaque

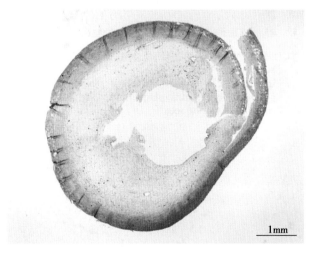

图 5-2-271　颈动脉斑块,标本 3,低倍镜下见斑块内纤维组织增生(HE)
Figure 5-2-271　Carotid artery plaque. The specimen 3 consists of fibrous tissue under low magnification(HE)

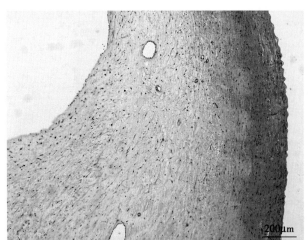

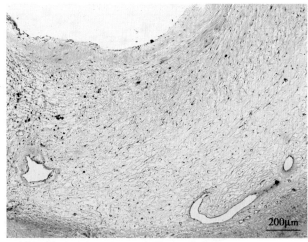

图 5-2-272　颈动脉斑块,标本 3,图 5-2-271 放大见脂质及疏松纤维组织(HE)
Figure 5-2-272　Carotid artery plaque. Enlargement of figure 5-2-271; lipid and loose fibrous tissue seen in the plaque(HE)

图 5-2-273　颈动脉斑块,标本 3,Masson 染色显示浅染的脂质及疏松纤维组织(Masson)
Figure 5-2-273　Carotid artery plaque. Masson trichrome staining shows lightly-stained lipid and loose fibrous tissue(Masson)

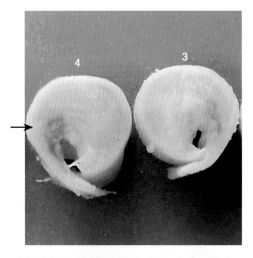

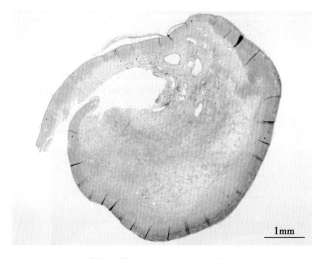

图 5-2-274　颈动脉斑块,标本 4,偏心性斑块,可见白色纤维组织
Figure 5-2-274　Carotid artery plaque. Specimen 4 is eccentric plaque and white fibrous tissue can be seen

图 5-2-275　颈动脉斑块,标本 4,Masson 染色显示斑块内深染的胶原,浅染的脂质,丰富的血管(Masson)
Figure 5-2-275　Carotid artery plaque. Specimen 4, Masson trichrome staining shows deeply stained collagen, lightly stained lipid and plenty of vessel(Masson)

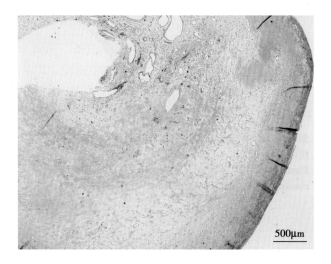

图 5-2-276　颈动脉斑块,标本 4 放大显示深染的纤维组织与浅色的脂质(Masson)
Figure 5-2-276　Carotid artery plaque. Masson trichrome staining shows deeply stained fibrous tissue and lightly stained lipid(Masson)

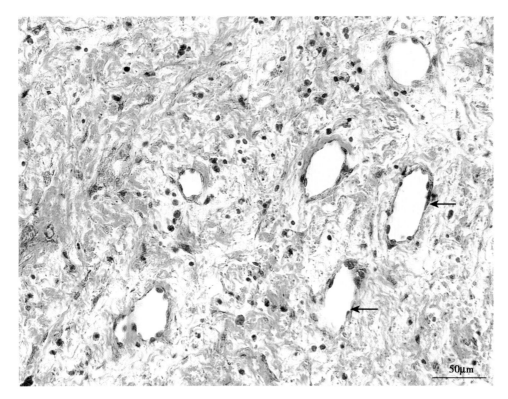

图 5-2-277　颈动脉斑块,标本 4,Masson 染色显示增生的纤维组织中富含新生血管(Masson)
Figure 5-2-277　Carotid artery plaque. Masson trichrome staining shows many vessels in the fibrous tissue (Masson)

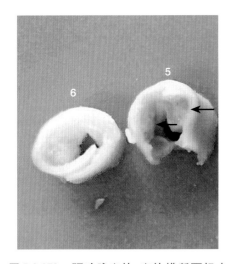

图 5-2-278　颈动脉斑块,斑块横断面标本 5,血管壁增厚隆起
Figure 5-2-278　Carotid artery plaque. Cross section of specimen 5. The vascular wall was thickened and convexed

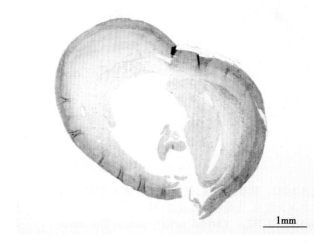

图 5-2-279　颈动脉斑块,低倍镜下标本 5 增厚隆起处为深绿色着染的胶原区与浅绿色着染的脂质(Masson)
Figure 5-2-279　Carotid artery plaque. The thick and convex area of specimen 5 was deep-green-stained collagen; the light-green stained area is lipid (Masson)

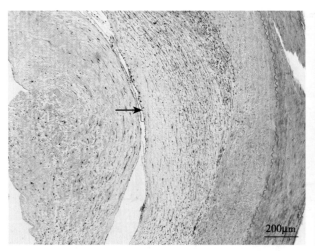

图 5-2-280　颈动脉斑块,标本 5,浅色区为脂质(Masson)

Figure 5-2-280　Carotid artery plaque. The lightly stained area is lipids(Masson)

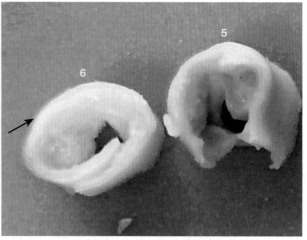

图 5-2-281　颈动脉斑块,横断面标本 6,血管壁增厚隆起

Figure 5-2-281　Carotid artery plaque. Cross section of specimen 6. The vascular wall was thickened and convexed

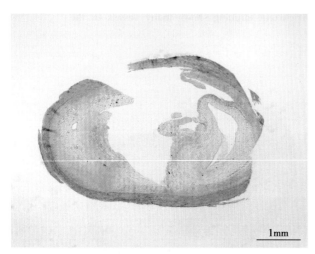

图 5-2-282　颈动脉斑块,低倍镜下标本 6,斑块中深绿色区为胶原,浅绿色区为脂质(Masson)

Figure 5-2-282　Carotid artery plaque. The deep-green-stained area was collagen and the light-green-stained area was lipid(Masson)

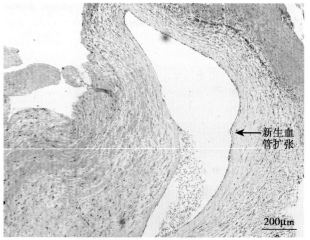

图 5-2-283　颈动脉斑块,标本 6,图 5-2-282 放大,浅绿色区为脂质,血管扩张(Masson)

Figure 5-2-283　Carotid artery plaque. The light-green-stained area is lipid, vessel dilation can be seen(Masson)

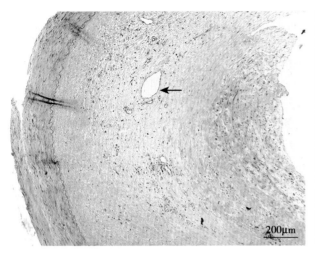 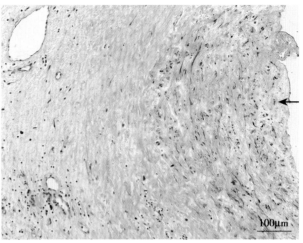

图 5-2-284 颈动脉斑块,标本 6,图 5-2-282 另一区域,浅染的脂质及新生血管周围炎细胞浸润(Masson)
Figure 5-2-284 Carotid artery plaque. Lightly stained lipid and inflammatory cell infiltration (Masson)

图 5-2-285 颈动脉斑块,标本 6,图 5-2-282 放大,斑块表面见平滑肌与胶原纤维(Masson)
Figure 5-2-285 Carotid artery plaque. Enlargement of figure 5-2-282; smooth muscle and collagenous fiber seen on the surface of the plaque (Masson)

▶ 病例 11

患者,男,76 岁,主因"间断性胸痛、胸闷 10 余年,加重半个月"以"不稳定型心绞痛、冠状动脉粥样硬化性心脏病"入院。入院后行冠脉造影+脑血管造影检查示:右侧颈总动脉狭窄 90%(图 5-2-286),冠脉多处轻、中度狭窄,予以冠心病二级预防治疗及右侧颈动脉内膜切除术。

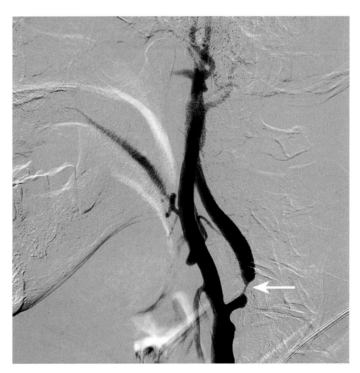

图 5-2-286 DSA 示右侧颈总动脉狭窄超过 90%
Figure 5-2-286 The DSA shows over 90% stenosis of the right common carotid artery

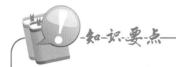

Apelin 在 AS 组织中表达

Apelin 是于 1998 年发现的孤儿 G 蛋白耦联受体-血管紧张素受体 AT1 相关的蛋白受体（APJ 受体）的内源性配体,2005 年被确认为一种新的脂肪因子。Apelin 具有心血管保护、抗肥胖和抗糖尿病等重要作用,并在肥胖相关性疾病、摄食和神经内分泌等方面发挥重要影响。Apelin 能促进 VSMCs 增殖和迁移,可能是未来血管重构和动脉粥样硬化的预防与治疗的新靶点。

颈动脉斑块病理组织学改变

本例病理组织学改变:斑块内出血、坏死、钙化,胶原沉积（图 5-2-287 ~ 图 5-2-295）。

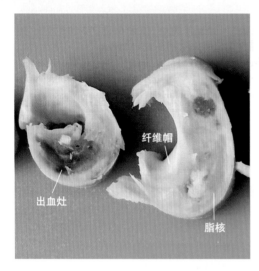

图 5-2-287　颈动脉斑块,颈动脉内膜剥脱斑块标本
Figure 5-2-287　Carotid artery plaque. The specimen of carotid endarterectomy

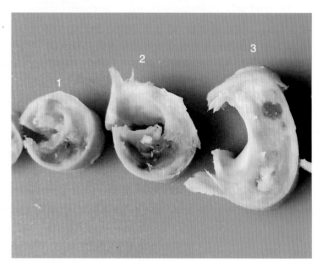

图 5-2-288　颈动脉斑块,内膜剥脱术标本横断面
Figure 5-2-288　Carotid artery plaque. Cross section of the specimen

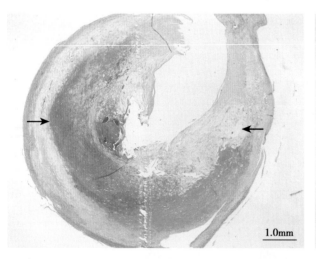

图 5-2-289　复合斑块,低倍镜下标本 1 见斑块内出血及浅染的脂质（HE）
Figure 5-2-289　Composite plaque. Hemorrhage and lightly stained lipid in plaque under low magnification（HE）

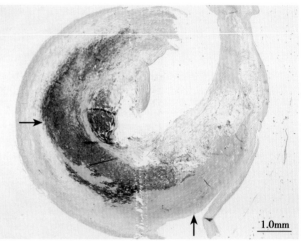

图 5-2-290　复合斑块,Masson 染色显示标本 1 红染的出血区及绿染的胶原（Masson）
Figure 5-2-290　Composite plaque. Masson trichrome staining shows that the hemorrhage area was red stained and the collagen was green stained in specimen 1（Masson）

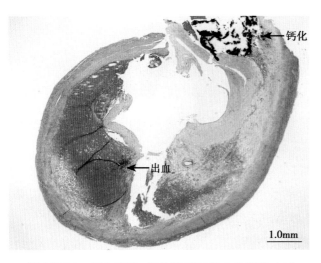

图 5-2-291 复合斑块，低倍镜下见标本 2 斑块内出血、钙化、玻璃样变（HE）
Figure 5-2-291 Composite plaque. Hemorrhage, calcification and glassy degeneration in specimen 2 under low magnification（HE）

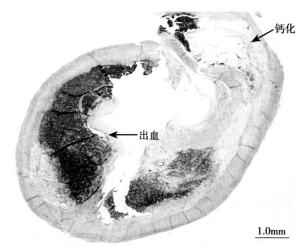

图 5-2-292 复合斑块，Masson 染色显示标本 2 斑块内出血钙化及胶原沉积（Masson）
Figure 5-2-292 Composite plaque. Masson trichrome staining shows hemorrhage, calcification and collagen deposition in specimen 2（Masson）

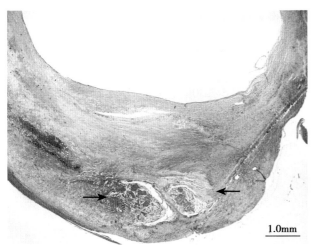

图 5-2-293 复合斑块，低倍镜下见标本 3 斑块内出血坏死核心、胶原沉积（HE）
Figure 5-2-293 Composite plaque. Necrotic core and collagen deposition seen in specimen 3 under low magnification microscope（HE）

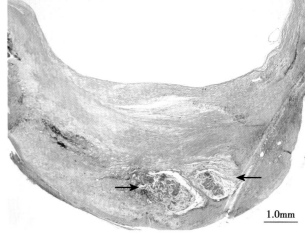

图 5-2-294 复合斑块，Masson 染色显示标本 3 斑块内坏死核心及胶原（Masson）
Figure 5-2-294 Composite plaque. Masson trichrome staining shows the necrotic core and collagen in specimen 3（Masson）

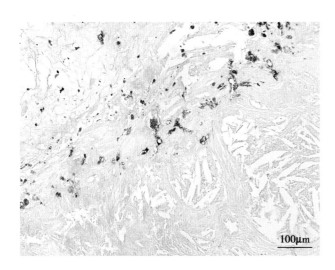

图 5-2-295 复合斑块，斑块内泡沫细胞 Apelin 表达阳性（EnVision）
Figure 5-2-295 Composite plaque. Apelin-positive staining in foam cells in plaque（EnVision）

【AS 动物模型实验研究】

外科临床收集的手术标本,多是 AS 中、晚期病变,标本病变发展过程参差不齐,不容易观察到比较完整的动脉粥样硬化病灶早、中、晚期的演变过程,尤其是初始期和早、中期病变,我们通过借助 AS 动物模型 ApoE⁻/⁻ 小鼠的实验结果,对动脉粥样硬化病灶的形成过程进行对比阐述。动脉粥样硬化病灶的形成是一个连续的过程,一般以脂质条纹(fatty streak)、纤维斑块(fibrous plaque)、粥样斑块(atheromatous plaque)、伴有并发病变的病灶(complicated lesion)四种类型的病灶反映动脉粥样硬化形成的发展过程。

近年来随着基因技术将小鼠基因序列的破译,载脂蛋白 E(ApoE)等基因缺陷小鼠(ApoE⁻/⁻)成为动脉粥样硬化研究的首选动物模型。以往研究表明 ApoE 基因缺陷小鼠(ApoE⁻/⁻)的损害是脂质条纹和黄瘤样病变,极少发生自然破裂和血栓。近年有研究表明采用 6~8 周龄的 ApoE⁻/⁻ 小鼠饲喂西方膳食所致的 AS 模型进行观察,26 周后模型组 ApoE⁻/⁻ 小鼠主动脉根部可以看到明显的易损 AS 斑块形成,其特征包括:泡沫细胞,脂质池,纤维帽薄,局部还可见炎症细胞聚集、血

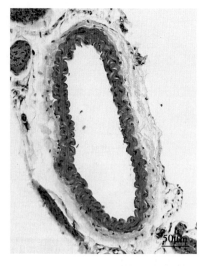

图 5-2-296　ApoE⁻/⁻ 小鼠动脉粥样硬化病灶的发展过程(ApoE⁻/⁻ 小鼠高脂饲养 13~26 周)
Figure 5-2-296　The development of arterial atherosclerosis of ApoE⁻/⁻ mouse (ApoE⁻/⁻ mice were fed a high-fat diet for 13 to 26 weeks)
A. 正常 C57 小鼠颈动脉内膜光滑
A. The intima of normal mouse carotid artery is smooth

管中膜结构破坏严重,新生血管,脂质侵蚀,钙化等(图 5-2-296 ~ 图 5-2-306),因此,ApoE⁻/⁻ 小鼠常用于易损斑块的发病机制和药物干预研究。

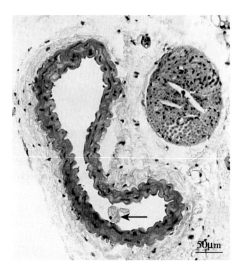

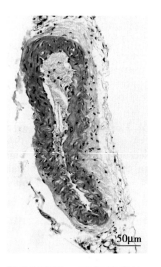

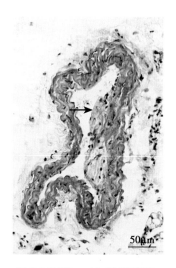

图 5-2-296B　AS 初始病灶,ApoE⁻/⁻ 小鼠高脂饲养 13 周,颈动脉血管腔可见单个巨噬细胞源性的泡沫细胞
Figure 5-2-296B　Initial lesion of atherosclerosis. ApoE⁻/⁻ mice were fed a high-fat diet for 13 weeks. Isolated macrophage derived foam cells can be seen on the lumen of carotid artery

图 5-2-296C　AS 初始病灶,颈动脉血管腔可见多个泡沫细胞聚集
Figure 5-2-296C　Initial lesion of atherosclerosis. Several foam cells can be seen in the lumen of carotid artery

图 5-2-296D　AS 早期病灶,脂质条纹形成,泡沫细胞黏附血管壁
Figure 5-2-296D　Early phase of atherosclerosis lesion. Lipid streak formation and foam cell adhere to the vascular wall

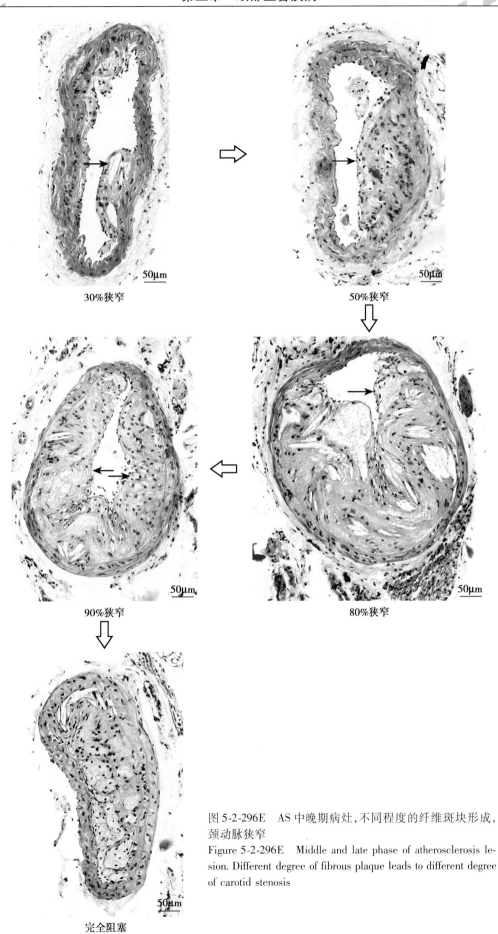

30%狭窄

50%狭窄

90%狭窄

80%狭窄

图 5-2-296E　AS 中晚期病灶,不同程度的纤维斑块形成,颈动脉狭窄

Figure 5-2-296E　Middle and late phase of atherosclerosis lesion. Different degree of fibrous plaque leads to different degree of carotid stenosis

完全阻塞

ApoE$^{-/-}$小鼠颈动脉粥样硬化病理分期及细胞外基质沉积(图5-2-297~图5-2-306)。

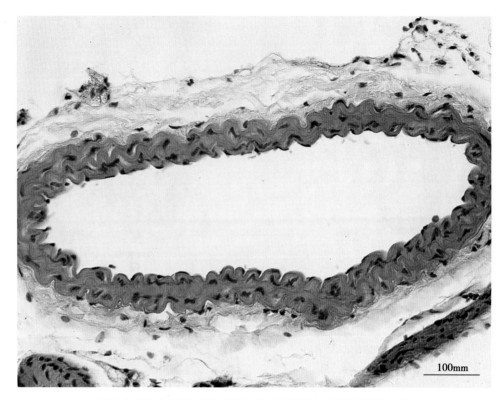

100mm

图 5-2-297　正常颈动脉,正常 C57 小鼠颈动脉内膜光滑(HE)

Figure 5-2-297　Normal carotid artery. The intima of normal C57 mouse was smooth（HE）

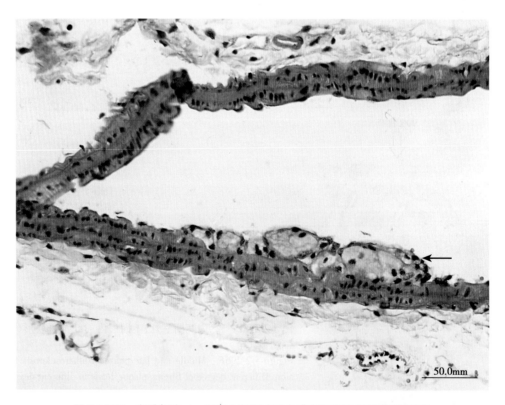

50.0mm

图 5-2-298　脂质条纹,ApoE$^{-/-}$小鼠颈动脉内膜表面泡沫细胞黏附(HE)

Figure 5-2-298　Fatty streaks. The foam cells adhered to the surface of carotid artery intima of the ApoE$^{-/-}$ mouse（HE）

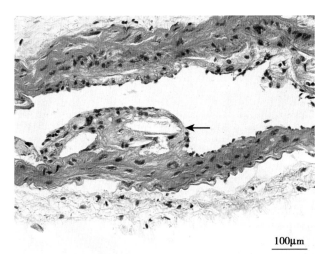

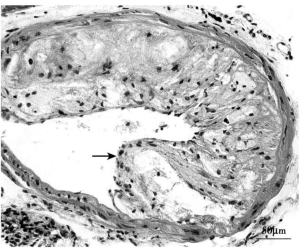

图 5-2-299　纤维斑块,ApoE^{-/-}小鼠颈动脉内膜下斑块形成,突向管腔(HE)

Figure 5-2-299　Fibrous plaque. Plaque formation under the intima extrude to the lumen(HE)

图 5-2-300　纤维斑块,ApoE^{-/-}小鼠颈动脉纤维斑块形成,管腔狭窄(HE)

Figure 5-2-300　Fibrous plaque. Large fibrous plaque leads to the occlusion of the ApoE^{-/-} mouse carotid artery(HE)

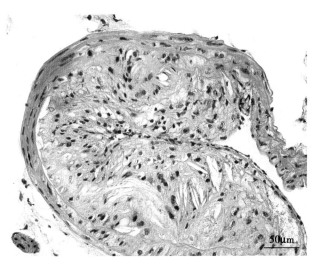

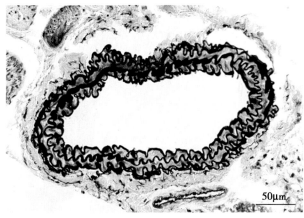

图 5-2-301　纤维斑块,ApoE^{-/-}小鼠斑块内含胆固醇结晶,平滑肌细胞增生及胶原沉积致管腔狭窄,斑块表面有纤维帽覆盖(HE)

Figure 5-2-301　Fibrous plaque. Cholesterol crystal, SMCs proliferation and collagen deposition in the plaque. Plaque was covered with fibrous cap(HE)

图 5-2-302　正常 C57 小鼠颈动脉,Movat 染色显示血管平滑肌肌层间黑染的弹力纤维分层清楚(Movat)

Figure 5-2-302　Elastic fibers. Movat staining shows the elastic fiber stained black and layered distinctly in the normal carotid artery of C57 mouse(Movat)

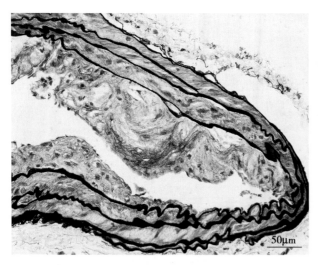

图 5-2-303 细胞外基质，纤维斑块，Movat 染色显示颈动脉斑块内细胞外基质蛋白聚糖呈绿色，胶原呈黄色（Movat）

Figure 5-2-303 Extracellular matrix. Movat staining shows that the extracellular matrix proteoglycan stained green and the collagen stained yellow in the plaque of the ApoE$^{-/-}$ mouse carotid artery (Movat)

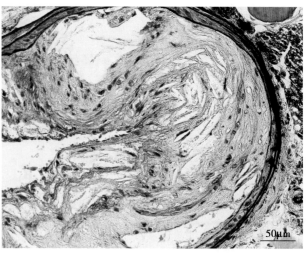

图 5-2-304 细胞外基质，纤维斑块内细胞外基质蛋白聚糖呈绿色，胶原黄色，血管壁弹力纤维变薄呈黑色（Movat）

Figure 5-2-304 Extracellular matrix. The proteoglycan was stained green and the collagen was stained yellow in the extracellular matrix of ApoE$^{-/-}$ mouse fibrous plaque. The elastic fiber of the vascular wall was thin (Movat).

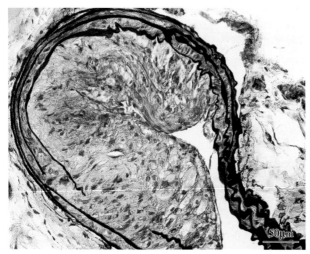

图 5-2-305 弹力纤维断裂，ApoE$^{-/-}$小鼠颈动脉纤维斑块导致管腔重度狭窄，血管壁弹力纤维断裂（Movat）

Figure 5-2-305 Rupture of the elastic fiber. The fibrous plaque led to the stenosis of the lumen of ApoE$^{-/-}$ mouse carotid artery. The elastic fiber of the vascular wall ruptured (Movat)

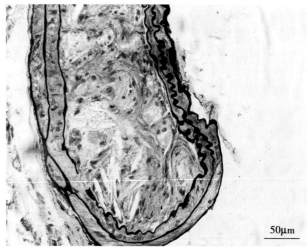

图 5-2-306 弹力纤维断裂，ApoE$^{-/-}$小鼠颈动脉纤维斑块导致管腔完全阻塞，血管壁弹力纤维断裂（Movat）

Figure 5-2-306 Rupture of the elastic fiber. The fibrous plaque led to the stenosis of the lumen of ApoE$^{-/-}$ mouse carotid artery. The elastic fiber of the vascular wall ruptured (Movat)

（刘鹏 温见燕 潘琳 樊雪强 徐荣伟 孙维梁 郭静

王程 华扬 徐浩 陈卓 张伟丽）

▶ 第三节　颈动脉炎症性狭窄

【临床表现】

1. 大动脉炎以青年女性和儿童多见,高发年龄为 10~30 岁,整个病程呈慢性复发性。

2. 活动期可有乏力、发热、盗汗、体重下降、关节肌肉酸痛等全身非特异性表现。

3. 当大动脉炎累及颈动脉时可出现颈动脉炎症性狭窄,表现为视物模糊、记忆力减退、头昏、眩晕、一过性黑蒙等,如果狭窄程度较重,可能会出现脑功能障碍,如昏迷、偏瘫、失语等。查体可以发现颈动脉搏动减弱甚至消失,部分患者听诊可闻及颈动脉走行区域的收缩期血管杂音,眼部可出现角膜白斑、虹膜萎缩、白内障和视网膜萎缩等。

4. 大动脉炎可能会累及多个动脉,如锁骨下动脉、胸腹主动脉、肾动脉,甚至冠状动脉等,从而出现相应的临床表现。

【影像学改变】

1. CT　早期累及颈动脉的大动脉炎可在高分辨 CT 上表现出动脉管壁增厚,但是此时动脉管腔可无明显狭窄。后期可在 CT 上明显看到颈动脉部分管腔狭窄甚至闭塞(图 5-3-1)。

2. 三维重建　CTA 三维重建可见到颈动脉部分狭窄甚至闭塞(图 5-3-2)。

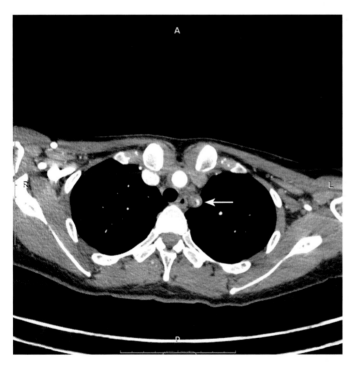

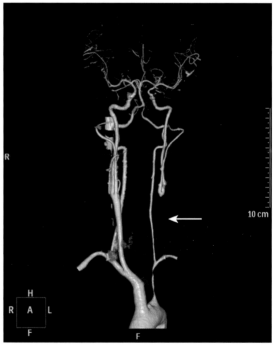

图 5-3-1　31 岁女性的左颈总动脉炎症性狭窄,图中箭头所指为左侧颈总动脉,CT 可见管壁增厚,管腔闭塞

Figure 5-3-1　**31-year-old woman has left common carotid stenosis due to arteritis. CT shows the vascular wall of left common carotid was thickened and the lumen was occluded**

图 5-3-2　31 岁女性的左颈总动脉炎症性狭窄,CTA 三维重建可见左侧颈总动脉起始部至颈总动脉分叉处完全闭塞

Figure 5-3-2　**31-year-old woman has left common carotid stenosis due to arteritis. 3D reconstruction CTA shows the occlusion of the left common carotid artery from the origin to carotid bifurcation**

【外科治疗】

1. 旁路移植术 对于管腔明显狭窄甚至闭塞,出现了脑、眼等相应部位缺血表现的患者,可以考虑手术治疗。一般需要在积极内科治疗且病变稳定半年至一年之后才考虑进行手术。手术首选旁路移植术,根据血管病变的部位,可采用不同的转流术式,如升主动脉-颈动脉旁路术、锁骨下动脉-颈动脉旁路移植术、颈动脉-颈动脉旁路术、锁骨下动脉-颈动脉-颈动脉序贯式旁路术(图5-3-3~图5-3-5)。

2. 介入治疗 介入治疗同样适用于颈动脉炎症性狭窄的患者,但其术后再狭窄及闭塞率可能较高(图5-3-6~图5-3-8)。

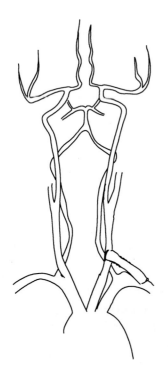

图5-3-3 锁骨下动脉-颈动脉旁路移植术。从颈动脉狭窄处的远端搭桥至锁骨下动脉,吻合口位于前斜角肌下方,保留膈神经

Figure 5-3-3   Carotid-subclavian bypass. The bypass is from the distal carotid artery to the subclavian artery. The anastomosis on the subclavian lies inferior to the scalenus anticus muscle with preservation of the phrenic nerve

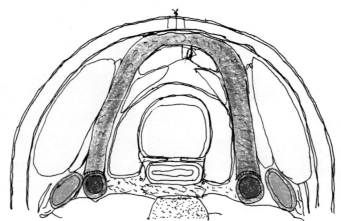

图5-3-4 锁骨下动脉-颈动脉旁路术。吻合口位于离断的前斜角肌下方,保留膈神经

Figure 5-3-4   Carotid-subclavian bypass. The anastomosis on the subclavian lies inferior to the scalenus anticus muscle with preservation of the phrenic nerve

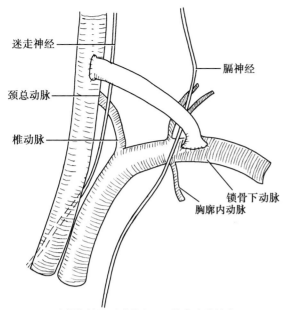

迷走神经

膈神经

颈总动脉

椎动脉

锁骨下动脉

胸廓内动脉

颈动脉-锁骨下动脉人工血管旁路移植术
(吻合口位于离断的前斜角肌下方,保留膈神经)

图 5-3-5　颈动脉-颈动脉旁路术。两侧颈动脉之间的旁路位于食管后,该路径是最短也是最直接的
Figure 5-3-5　Carotid-carotid bypass. The bridge is from right carotid artery to left carotid artery. This retropharyngeal route is the shortest and most direct route

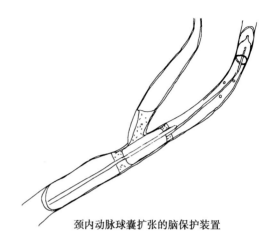

颈内动脉球囊扩张的脑保护装置

图 5-3-6　介入技术。在远端保护装置下行球囊扩张颈动脉狭窄处
Figure 5-3-6　Balloon dilation on the stenotic segment under filter protection

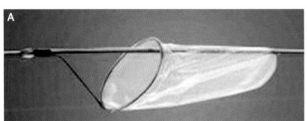

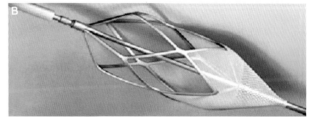

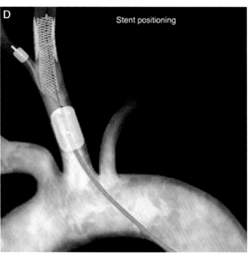

Stent positioning

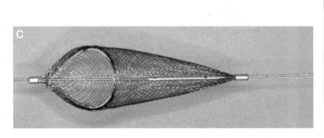

图 5-3-7　颈动脉支架脑保护装置
Figure 5-3-7　Cerebral protection device during the carotid stenting procedure
　　　　　A ~ C. 远端保护装置
　　　　　A ~ C. Distal cerebral protection device
　　　　　D. 近端脑保护装置
　　　　　D. Proximal cerebral protection device

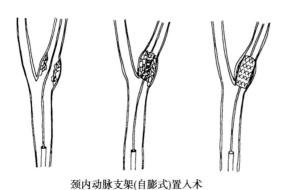

图 5-3-8 在狭窄处释放支架,恢复该处血管的正常管径
Figure 5-3-8 Release the stent at the stenosis site to regain the normal lumen of the carotid artery

颈内动脉支架(自膨式)置入术

（马博 张建彬 钱松屹 林凡 邹英华）

▶ 第四节 颈动脉支架内再狭窄

一、颈动脉支架内再狭窄

颈动脉支架置入术(carotid artery stenting,CAS)已广泛应用于治疗颈动脉狭窄。随着 CAS 手术的增多,术后发生的各类并发症也越来越受到关注。

【临床表现】

多数 CAS 术后支架内再狭窄患者是无症状的,通过术后随访发现。少数患者可出现以下表现:

1. 非特异性脑缺血性表现,如:头晕、失眠、记忆力减退等。

2. TIA 表现为单侧肢体感觉或运动短暂性障碍,一过性单眼失明或失语,通常持续数分钟,发病后24 小时内可恢复,且影像学无责任病灶。

【影像学改变】

1. 颈动脉多普勒超声(carotid doppler ultrasonography,CDU)是颈动脉支架置入术后随访最简便、有效、经济的手段。可检查 CAS 后血管内径和血流动力学参数(如收缩期及舒张期峰值流速等),判断狭窄程度。

2. CT 血管造影(computed tomographic angiography,CTA)为更客观的检测颈动脉狭窄的辅助检查手段。一般不作为首选,只有当 CDU 发现严重颈动脉支架后再狭窄时,为进一步确诊而选择的检查方法(图5-4-1 ~ 图 5-4-10)。

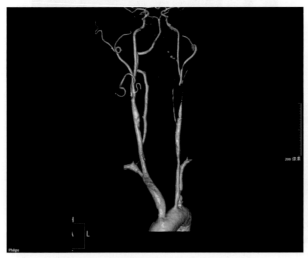

图 5-4-1 左侧颈内动脉支架术后再狭窄
Figure 5-4-1 Left carotid in-stent restenosis

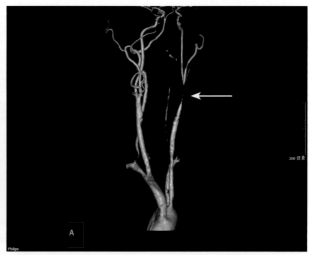

图 5-4-2 左侧颈内动脉支架术后再狭窄
Figure 5-4-2 Left carotid in-stent restenosis

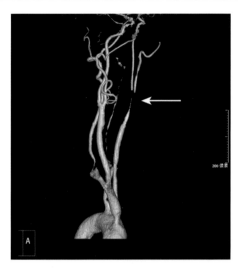

图 5-4-3　左侧颈内动脉支架术后再狭窄
Figure 5-4-3　Left carotid in-stent restenosis

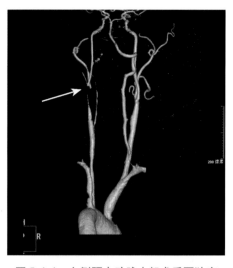

图 5-4-4　左侧颈内动脉支架术后再狭窄
Figure 5-4-4　Left carotid in-stent restenosis

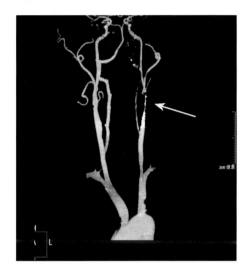

图 5-4-5　左侧颈内动脉支架术后再狭窄
Figure 5-4-5　Left carotid in-stent restenosis

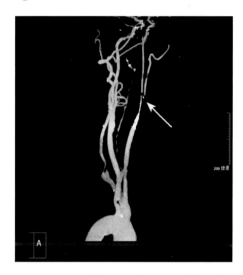

图 5-4-6　左侧颈内动脉支架术后再狭窄
Figure 5-4-6　Left carotid in-stent restenosis

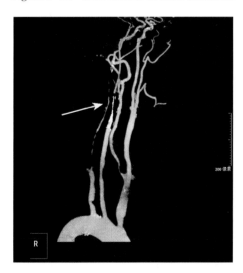

图 5-4-7　左侧颈内动脉支架术后再狭窄
Figure 5-4-7　Left carotid in-stent restenosis

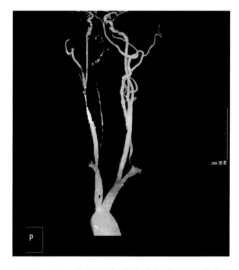

图 5-4-8　左侧颈内动脉支架术后再狭窄
Figure 5-4-8　Left carotid in-stent restenosis

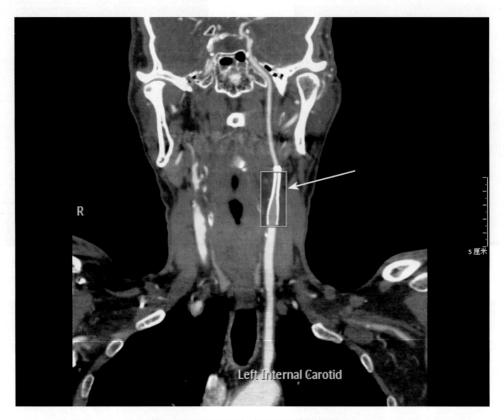

图 5-4-9　左侧颈内动脉支架术后再狭窄
Figure 5-4-9　Left carotid in-stent restenosis

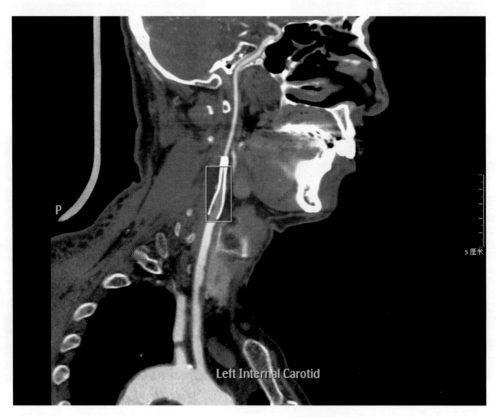

图 5-4-10　左侧颈内动脉支架术后再狭窄
Figure 5-4-10　Left carotid in-stent restenosis

3. 数字减影血管造影术(digital subtraction angiography, DSA),目前仍是确诊颈动脉支架后再狭窄的"金标准"(图5-4-11,图5-4-12)。

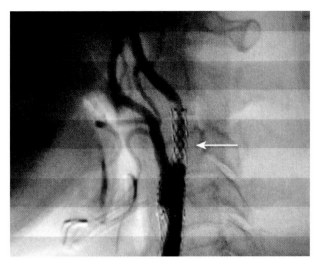

图5-4-11 左侧颈内动脉支架术后再狭窄
Figure 5-4-11 Left carotid in-stent restenosis

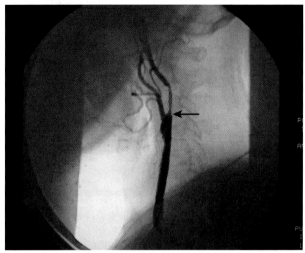

图5-4-12 左侧颈内动脉支架术后再狭窄
Figure 5-4-12 Left carotid in-stent restenosis

【治疗】

1. 轻、中度无症状支架内再狭窄的患者可通过口服药物(调脂、抗血小板为主)以及控制危险因素(如:戒烟等)进行治疗。

2. 再狭窄程度较重或患者不能耐受开放手术可选用球囊血管成形术,其技术与颈动脉支架术相似,建议术中应用远端保护装置。

3. 开放手术可选用标准的内膜切除术(图5-4-13~图5-4-19),自体或人工血管搭桥术。

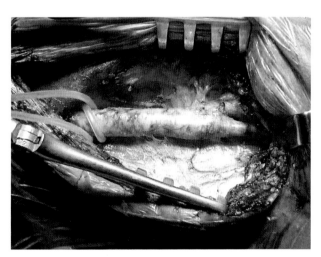

图5-4-13 显露颈动脉
Figure 5-4-13 Expose carotid artery

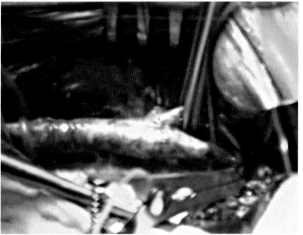

图5-4-14 分别阻断颈内、总动脉及颈外动脉
Figure 5-4-14 The internal, common, and external arteries are clamped separately

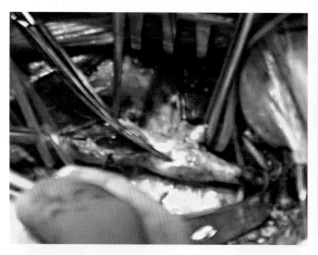

图 5-4-15　沿狭窄部位于血管前壁纵行切开颈总动脉和颈内动脉

Figure 5-4-15　A longitudinal arteriotomy is performed below the level of the bifurcation and extended proximally and distally

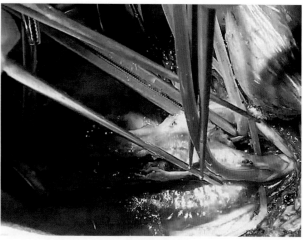

图 5-4-16　放置转流管

Figure 5-4-16　The shunt is placed after the vessel is opened

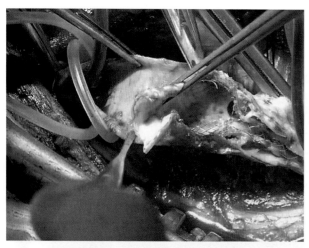

图 5-4-17　剥离支架及增生的内膜

Figure 5-4-17　Endarterectomize the in-stent restenotic intima

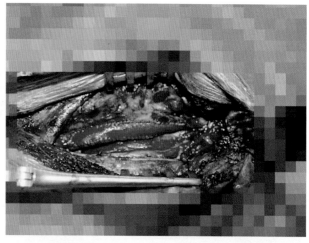

图 5-4-18　补片缝合血管

Figure 5-4-18　Repair the artery with patch

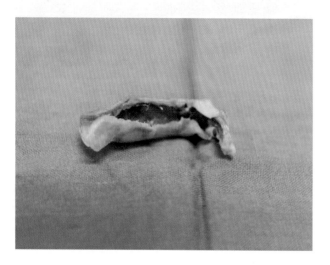

图 5-4-19　完整剥离的颈动脉支架内再狭窄的斑块标本

Figure 5-4-19　The carotid plaque of in-stent restenosis

【病理组织学改变】

支架内再狭窄是一种复杂的病理生理过程,置入支架造成动脉内皮损伤,血管平滑肌细胞表型转化、迁移,炎症反应被激活,血管内膜增生。支架内再狭窄病理组织学改变:镜下可见纤维增生,大量的炎细胞浸润,新生血管生成,钙盐沉积及出血等改变(图5-4-20～图5-4-38)。

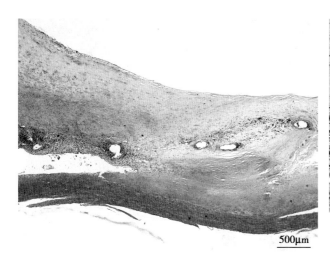

图5-4-20　支架内再狭窄,低倍镜下见再狭窄标本为纤维组织增生,炎细胞浸润(HE)
Figure 5-4-20　In-stent restenosis. Fibrous tissue proliferation and inflammatory cell infiltration can be seen under low magnification(HE)

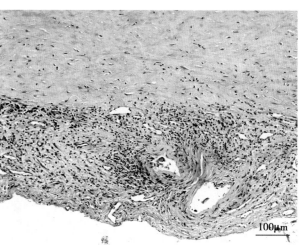

图5-4-21　支架内再狭窄,炎细胞浸润(HE)
Figure 5-4-21　In-stent restenosis. Inflammatory cell infiltration can be seen(HE)

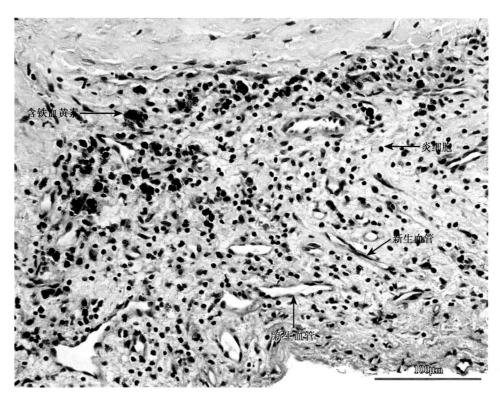

图5-4-22　支架内再狭窄,图5-4-21放大,炎细胞浸润,含铁血黄素沉积,新生血管丰富(HE)
Figure 5-4-22　In-stent restenosis. Enlargement of Figure 5-4-21. Inflammatory cell infiltration, hemosiderin deposition and angiogenesis(HE)

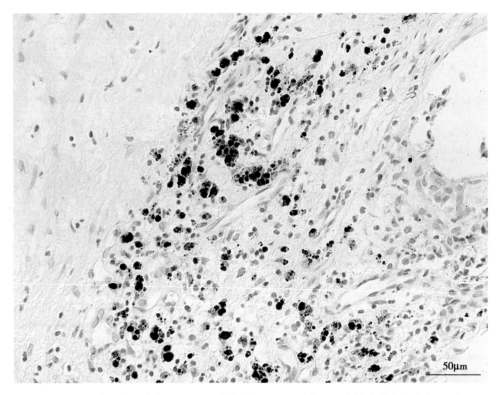

图 5-4-23　支架内再狭窄,图 5-4-21 相邻切片 Perls 反应显示含铁血黄素沉积(Perls)
Figure 5-4-23　In-stent restenosis. Perls reaction shows hemosiderin deposition(Perls)

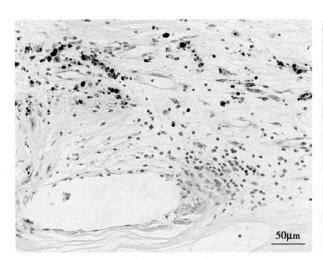

图 5-4-24　支架内再狭窄,组织内出血,巨噬细胞吞噬的含铁血黄素蓝染(Perls)

Figure 5-4-24　In-stent restenosis. Macrophages swallow hemosiderin in plaque and was stained blue(Perls)

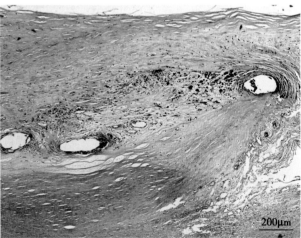

图 5-4-25　支架内再狭窄,再狭窄的组织为纤维增生,炎细胞浸润(HE)

Figure 5-4-25　In-stent restenosis. restenosis fissue iucludes. Fibrous tissue proliferation and inflammatory cell infiltration(HE)

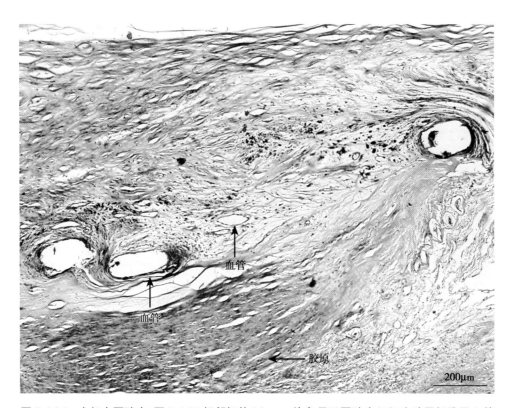

图 5-4-26　支架内再狭窄,图 5-4-25 相邻切片 Masson 染色显示再狭窄组织为胶原纤维及血管
(Masson)
Figure 5-4-26　In-stent restenosis. Masson trichrome staining shows the restenosis tissue is collagenous fiber and vessels(Masson)

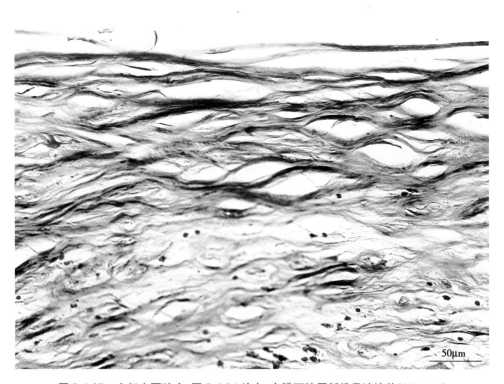

图 5-4-27　支架内再狭窄,图 5-4-26 放大,内膜下胶原纤维呈波浪状(Masson)
Figure 5-4-27　In-stent restenosis. The collagenous fiber under intima was weave-shaped(Masson)

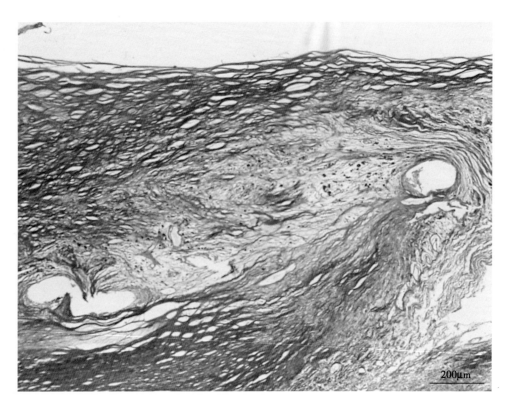

图 5-4-28　支架内再狭窄,图 5-4-25 相邻切片,天狼星红染色显示狭窄组织为红染的胶原纤维
(SR)

Figure 5-4-28　In-stent restenosis. SR staining shows that the restenosis tissue is red-stained collagenous fiber(SR)

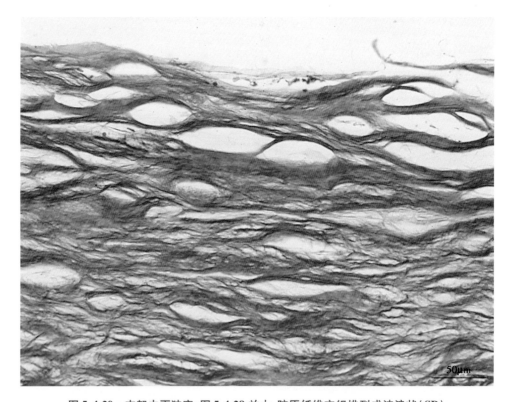

图 5-4-29　支架内再狭窄,图 5-4-28 放大,胶原纤维交织排列成波浪状(SR)

Figure 5-4-29　In-stent restenosis. Enlargement of Figure 5-4-28. The collagenous fiber under intima was weave-shaped(SR)

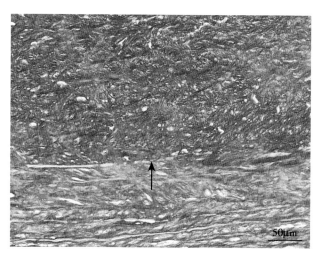

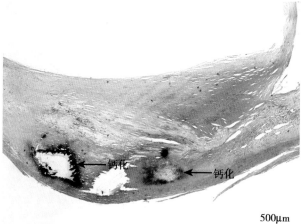

图 5-4-30　支架内再狭窄,胶原纤维呈红色致密分布与血管壁周界清楚(SR)
Figurc 5-4-30　In-stent restenosis. The collagenous fiber in plaque is red, compact and has a distinct border with the vascular wall(SR)

图 5-4-31　支架内再狭窄,再狭窄组织为增生的胶原及钙化灶(HE)
Figure 5-4-31　In-stent restenosis. The restenosis tissue was proliferated collagen and calcification(HE)

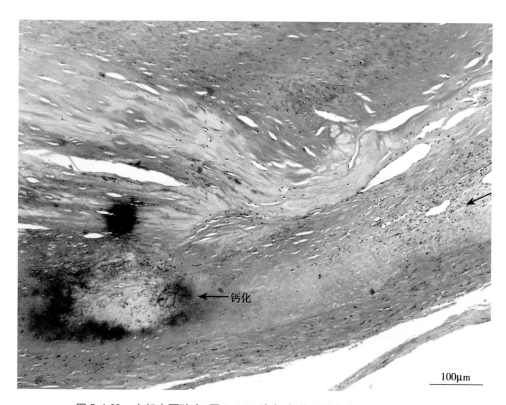

图 5-4-32　支架内再狭窄,图 5-4-31 放大,钙化及散在炎细胞浸润(HE)
Figure 5-4-32　In-stent restenosis. Enlargement of Figure 5-4-31; calcification and inflammatory cell infiltration(HE)

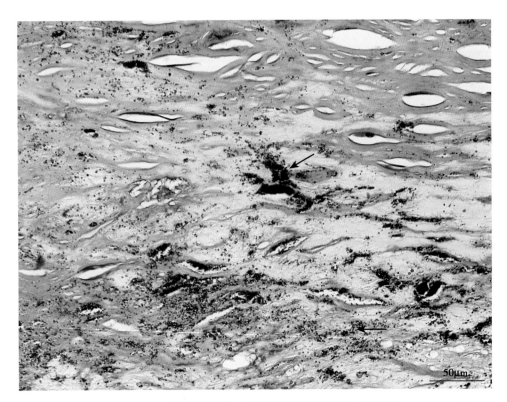

图 5-4-33　支架内再狭窄,见弥散性颗粒状钙盐沉积(HE)
Figure 5-4-33　In-stent restenosis. Granular calcium salt deposition(HE)

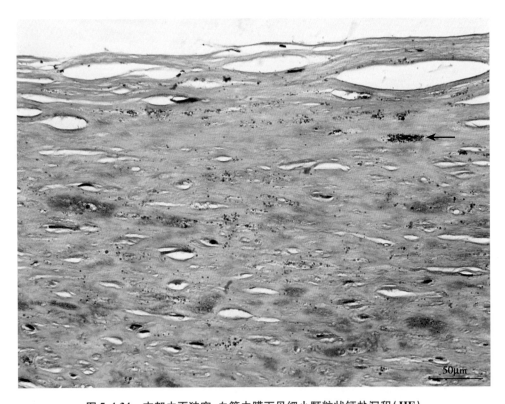

图 5-4-34　支架内再狭窄,血管内膜下见细小颗粒状钙盐沉积(HE)
Figure 5-4-34　In-stent restenosis. Small granular calcium salt deposition under the intima(HE)

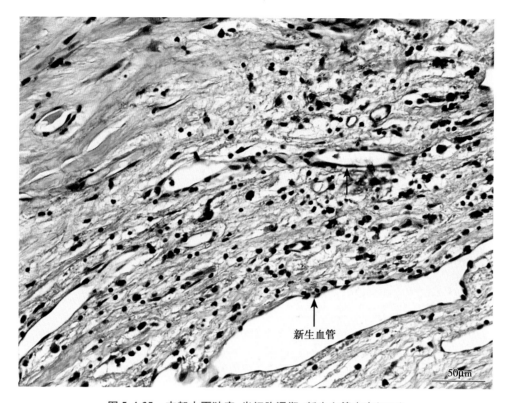

图 5-4-35　支架内再狭窄,炎细胞浸润,新生血管丰富(HE)

Figure 5-4-35　In-stent restenosis. Inflammatory cell infiltration and angiogenesis(HE)

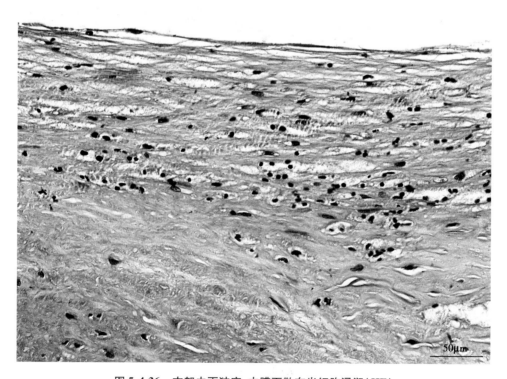

图 5-4-36　支架内再狭窄,内膜下散在炎细胞浸润(HE)

Figure 5-4-36　In-stent restenosis. Inflammatory cell infiltration under the intima(HE)

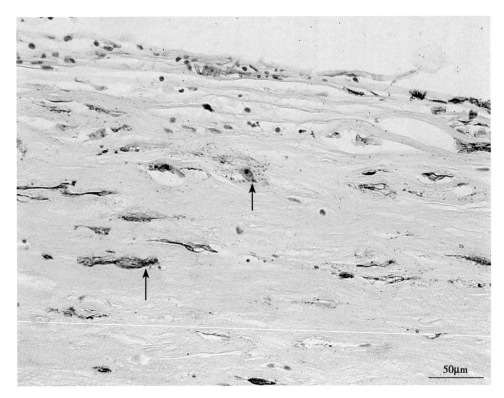

图 5-4-37　支架内再狭窄,内膜下平滑肌细胞 α-SMA 表达阳性(EnVision)
Figure 5-4-37　In-stent restenosis. α-SMA-positive staining in SMCs under intima(EnVision)

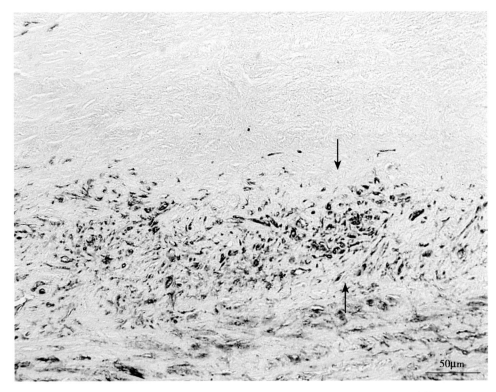

图 5-4-38　支架内再狭窄,血管壁平滑肌 α-SMA 表达阳性,与无色的斑块胶原区周界清楚(EnVision)
Figure 5-4-38　In-stent restenosis. SMA-positive staining in SMCs of the vascular wall has a distinct border with collagen(EnVision)

二、颈动脉球囊拉伤模型

大鼠颈动脉球囊拉伤模型

稳定、有代表性的动物模型是深入研究血管再狭窄病理学机制的重要工具。大鼠颈动脉损伤后因其内膜新生、血管狭窄的病理变化典型,且成本低,基因库资料完整,成为研究血管损伤后内膜新生应用较多的动物模型。

模型建立方法:将大鼠腹腔注射 1% 戊巴比妥钠(55mg/kg)麻醉,从尾静脉注射低分子普通肝素100U/kg 抗凝。消毒颈部皮肤后,取正中切口,长约 3 ~ 3.5cm,切开皮肤及皮下组织,分离颈前肌群,暴露左侧颈总动脉、颈外动脉及颈内动脉。颈外动脉近心端、远心端下方各穿 4 号丝线备用,结扎颈外动脉远心端,留线备插入球囊时提拉用。用显微血管夹夹闭颈总动脉近心端和颈内动脉远心端,临时阻断血流。在颈外动脉结扎线近心侧剪一斜形切口,将 1.5F 球囊导管从颈外动脉切口逆行插入颈总动脉,直至距离颈外动脉分叉处 2 ~ 2.5cm,以 150μl 空气充盈球囊,向远心端牵拉球囊剥脱内膜,抽去空气后再次送向近心端,重复上述操作 3 次。撤出球囊,结扎颈外动脉近心端(距离分叉处至少 2mm),去除血管夹,恢复血流,查看颈总动脉和颈内动脉搏动是否良好。切口用生理盐水冲洗,逐层缝合皮下组织与皮肤。术后肌注青霉素 20 万 U/d,共 3 天,预防感染(图 5-4-39 ~ 图 5-4-41)。

通过对血管切片 HE 染色,来观察大鼠颈动脉内膜增生情况。显微镜下观察可见:未损伤的健侧颈总动脉血管的内弹力膜内覆盖着一层薄薄的血管内皮,无内膜增生;损伤后 14 天,新生内膜明显增厚,管腔变狭窄;28 天时新生内膜进一步增厚,细胞排列紊乱,细胞外基质增多,管腔进一步变狭窄(图 5-4-42 ~ 图 5-4-44)。

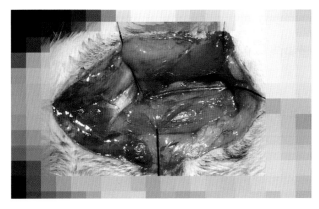

图 5-4-39　暴露左侧颈总动脉
Figure 5-4-39　Expose the left common carotid artery

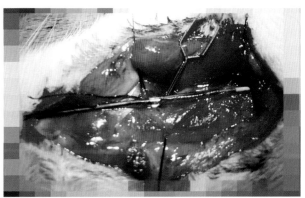

图 5-4-40　球囊损伤
Figure 5-4-40　Balloon injury

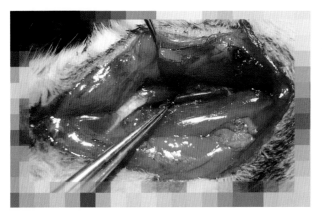

图 5-4-41　结扎血管,恢复血流
Figure 5-4-41　Ligature blood vessel and resume blood flow

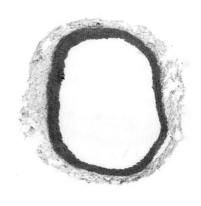

200μm

图 5-4-42　正常大鼠颈动脉,内膜光滑(HE)
Figure 5-4-42　Normal carotid artery of mouse. The intima was smooth(HE)

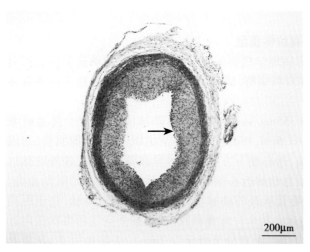

图 5-4-43　损伤 14 天血管,颈动脉内膜增生,管腔狭窄(HE)
Figure 5-4-43　14 days after the injury, hyperplasia of the carotid artery intima and stenosis of the lumen (HE)

图 5-4-44　损伤 28 天血管,颈动脉内膜增生,管腔狭窄加重(HE)
Figure 5-4-44　28 days after the injury, hyperplasia of the carotid artery intima, and the stenosis is progressed(HE)

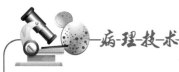 病-理-技-术

维多利亚蓝染色

　　用于血管弹力纤维的染色,弹力纤维为含有丰富二硫键(R-S-S-R)的糖蛋白,又称为弹性蛋白,其强嗜酸性易与维多利亚蓝染色液中的碱基结合,且染料特异性着染弹力纤维,胶原纤维一般不着色。常用于心内膜弹性纤维异常增殖和高血压小动脉壁增厚等显示。

　　血管弹力纤维显示(图 5-4-45 ~ 图 5-4-48)。

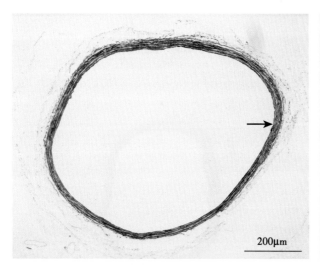

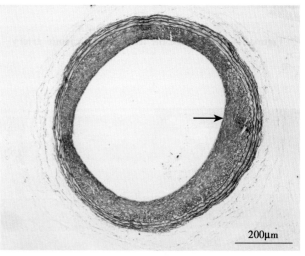

图 5-4-45　正常大鼠颈动脉见肌层间弹力纤维分层清楚(VB)
Figure 5-4-45　Normal carotid artery of the mouse, the elastic fiber in the muscular layer was clear(VB)

图 5-4-46　弹力纤维断裂,颈动脉球囊拉伤大鼠,颈动脉血管壁增厚,中膜弹力纤维分布紊乱(VB)
Figure 5-4-46　Elastic fiber rupture. The balloon injury model of carotid artery. The carotid artery wall was thickened, with disorder of the elastic fiber in the tunica media(VB)

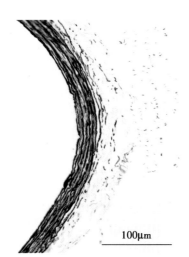

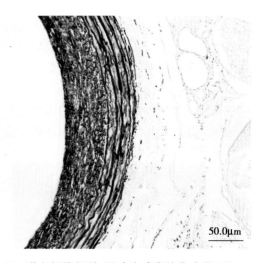

图 5-4-47　正常大鼠颈动脉见血管肌层间弹力纤维分层清楚(VB)

Figure 5-4-47　Normal carotid artery of the mouse; the elastic fiber in the muscular layer was clear(VB)

图 5-4-48　弹力纤维断裂,颈动脉球囊拉伤大鼠,颈动脉血管壁增厚,中膜弹力纤维分布紊乱(VB)

Figure 5-4-48　Elastic fiber rupture. The balloon injury model of carotid artery. The carotid artery wall was thickened, with disorder of the elastic fiber in the tunica media(VB)

(温见燕　徐荣伟　刘鹏　田宇　潘琳　郭静　孙维梁)

第五节　颈动脉动脉瘤

颈动脉动脉瘤是由于颈动脉壁病变或损伤而变薄,在血流压力作用下逐渐形成动脉壁局限性或弥漫性扩张或膨出,以膨胀性、搏动性的颈部肿块为主要临床表现。颈动脉动脉瘤可发生在颈总动脉、颈内动脉、颈外动脉及其分支,常见原因包括动脉硬化、创伤、颈动脉夹层、细菌感染、梅毒或先天性动脉囊性中层坏死。

【病理生理改变】

根据发病机制,颈动脉动脉瘤的病理生理表现分为三类:①真性动脉瘤:动脉粥样硬化是最常见的原因。由于脂质在动脉壁沉积,形成粥样斑块及钙质沉着,使动脉壁失去弹性,外膜滋养血管受压,血管壁缺血。在血流压力冲击下,动脉壁变薄部分逐渐扩张膨大而形成动脉瘤,多数呈梭形,病变多累及动脉壁全周,长度不一。瘤壁厚薄不均匀,常可发生自行性破裂引起大出血。②假性动脉瘤:主要由创伤引起。动脉壁损伤破裂后,血液通过破裂处进入周围组织而形成搏动性血肿,瘤壁由动脉内膜或周围纤维组织构成,瘤内容物为凝血块及机化物,瘤体呈囊状,与动脉相通,瘤颈部较狭窄。③夹层动脉瘤:主要由先天性动脉中层囊性坏死或退行性变所致。颈动脉壁中层发生坏死病变,内膜受损破裂,在动脉血流冲击下,动脉中层逐渐分离并形成血肿、扩张,同时向远端延伸,动脉腔变为真腔和假腔的双腔状,最终形成夹层动脉瘤。

【临床表现】

1. 颈部搏动性肿物,多为单发,少数为多发,以椭圆形或圆形多见,可伴有局部疼痛。

2. 压迫症状,瘤体增大可导致压迫症状,如声音嘶哑(压迫迷走和喉返神经),Horner 综合征(压迫交感神经),吞咽困难(压迫食管),呼吸困难(压迫气管)等。

3. 脑缺血症状,颈内动脉流出道受压导致脑缺血症状,如头晕、头痛、视物模糊、复视、耳鸣、记忆力减退等,瘤体内血栓脱落可导致短暂性脑缺血发作或脑梗死,如失语、偏瘫、意识丧失等。

4. 出血,瘤体破裂可导致大出血,血肿压迫气管可导致窒息死亡。

【影像学改变】

1. 超声作为无创检查方法,可清晰显示颈动脉动脉瘤的大小、内径、瘤壁结构、瘤内有无血栓形成等,并进一步了解瘤体与颈总、颈内、颈外动脉的关系。

2. CT　血管成像可帮助明确动脉瘤的性质、大小、血栓、斑块等,较为清晰地显示颈动脉各分支及瘤体的解剖形态关系。影像显示颈动脉局限性扩张,可呈梭形或囊状。三维CT成像可判断动脉瘤与载瘤动脉的详细解剖关系,为治疗提供依据(图5-5-1、图5-5-2)。

3. DSA　是诊断动脉瘤的金标准。通过多角度颈动脉造影可清晰地显示瘤体的形态、位置、大小、瘤腔与载瘤动脉的贯通情况等,同时可评估颅内动脉血流情况。造影可见颈动脉局部呈囊袋样突出,在瘤体内呈涡流状旋转并延迟排空,载瘤动脉远段如有受压则出现延迟显影(图5-5-3)。

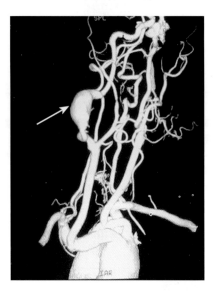

图 5-5-1　右颈内动脉瘤 CTA
Figure 5-5-1　CTA of right carotid aneurysm
A. 右侧颈内动脉瘤 CTA 三维重建
A. CT 3D reconstruction of right internal carotid artery aneurysm

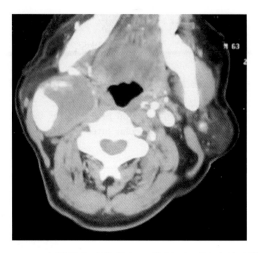

图 5-5-1B　右侧颈内动脉瘤 CTA 横断面,可见瘤体内附壁血栓
Figure 5-5-1B　CTA cross sectional graph of right internal carotid artery aneurysm, with mural thrombus

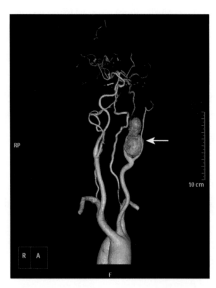

图 5-5-2　左侧多发颈内动脉瘤 CTA
A. 左侧多发颈内动脉瘤 CTA 三维重建
A. CT 3D reconstruction of multiple LICA aneurysms

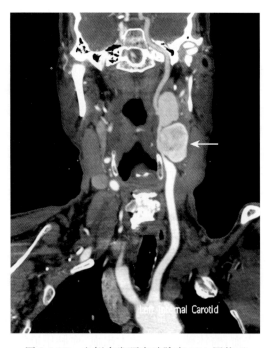

图 5-5-2B　左侧多发颈内动脉瘤 CTA 冠状面
Figure 5-5-2B　CTA coronal sectional graph of multiple LICA aneurysms

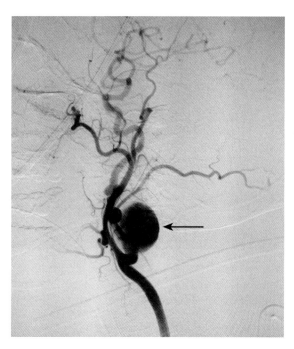

图 5-5-3　颈内动脉瘤 DSA 显示颈内动脉远端显影延迟

Figure 5-5-3　DSA of internal carotid artery aneurysm shows delayed blood flow in distal internal carotid artery

4. X 线检查动脉硬化性动脉瘤有时可在 X 线片上发现钙化斑。压迫气管时可见气管受压移位。

应与颈动脉体瘤、颈静脉球瘤、颈部神经鞘瘤、颈动脉周围肿大淋巴结、颈动脉扭曲畸形、腮腺囊肿等相鉴别。

【外科治疗】

1. 颈动脉动脉瘤切除联合血管重建手术　血运重建包括大隐静脉或人工血管间置术、血管补片成形术等(图 5-5-4)。

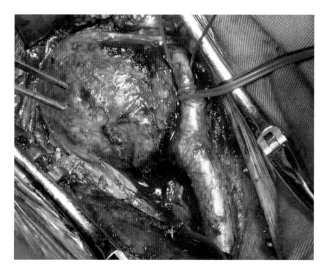

图 5-5-4　颈内动脉瘤切除联合大隐静脉间置术

Figure 5-5-4　Rection of aneurysm combined with replacement of saphenous vein graft

A. 显露颈内动脉瘤

A. Exposure of the internal carotid artery aneurysm, during the operation

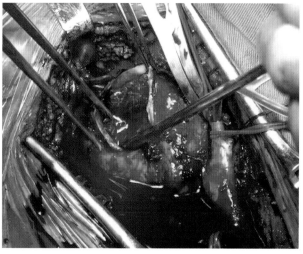

图 5-5-4B　剖开颈内动脉瘤

Figure 5-5-4B　Opening the internal carotid artery aneurysm during the operation

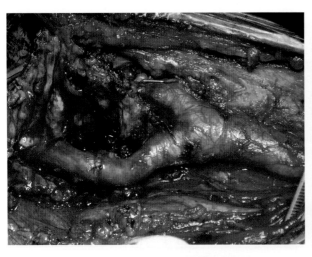

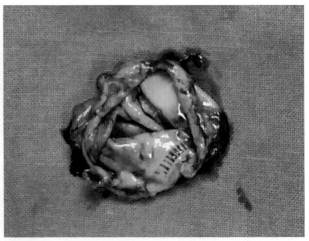

图 5-5-4C 大隐静脉间置吻合完成
Figure 5-5-4C Replacement of saphenous vein graft between common carotid artery and internal carotid artery, during the operation

图 5-5-4D 切除的动脉瘤
Figure 5-5-4D The resected aneurysm

2. 介入治疗 颈动脉动脉瘤腔内覆膜支架置入术(图 5-5-5);颈动脉动脉瘤裸支架置入联合瘤体栓塞术(图 5-5-6)。

3. 颈动脉结扎术 颈外动脉瘤可行颈外动脉结扎术。颈总动脉瘤和颈内动脉瘤较少采用此方法,因其可增加术后脑缺血事件及死亡风险。

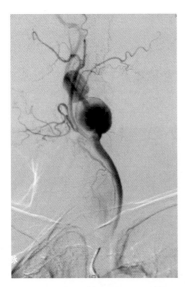

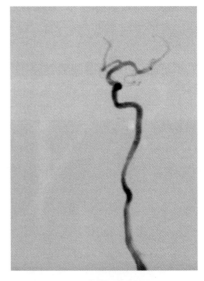

图 5-5-5 颈内动脉瘤覆膜支架置入术
Figure 5-5-5 The operation of carotid stent for carotid aneurysm
A. 颈内动脉瘤覆膜支架置入术,支架置入前造影,颈内动脉起始部多发动脉瘤
A. DSA of internal carotid artery aneurysm before treatment

图 5-5-5B 颈内动脉瘤覆膜支架置入术,支架置入后造影,颈总动脉、颈内动脉显影,无内漏,颈外动脉被覆盖
Figure 5-5-5B DSA of common carotid artery and internal carotid artery after implantation of stent graft, without endoleak, external carotid artery was occluded

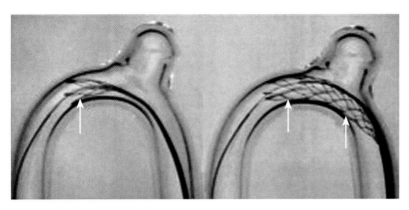

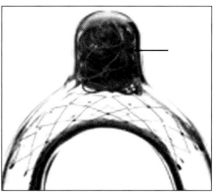

图 5-5-6 支架辅助栓塞动脉瘤示意图

Figure 5-5-6 Schematic diagram of stent-assisted aneurysm embolization

A. 释放支架,覆盖瘤颈

A. Release the stent and cover the neck of the aneurysm

图 5-5-6B 释放支架后弹簧圈栓塞动脉瘤

Figure 5-5-6B Embolize the aneurysm using spring coil

（樊雪强 刘鹏 叶志东 张建彬 徐荣伟 张小明 王峰）

▶ 第六节 颈动脉体瘤

颈动脉体瘤是颈动脉体内的化学感受器细胞变异发生的肿瘤。临床上较为罕见,常见于青年人,肿瘤生长比较缓慢,多表现为颈部中等硬度的无痛性包块。肿瘤侵及周围重要神经可出现相应的症状和体征,并有恶变的可能。

【临床表现】

1. 颈部类圆形肿物 可发生于单侧或双侧,位于下颌角下方,质中等偏软,边界清,可左右推动,上下不能推动。肿物有传导性搏动,无扩张性搏动。生长缓慢,可伴疼痛。

2. 压迫症状 瘤体增大可出现局部压迫症状,如压迫喉返神经出现声音嘶哑,压迫舌下神经出现伸舌偏斜,压迫交感神经出现 Horner 综合征,压迫气管出现呼吸困难等。

【临床分型】

根据肿瘤累及颈动脉的程度将颈动脉体瘤分为三种临床类型（Shamblin 分型）（图 5-6-1A）

Ⅰ型肿瘤位置局限,体积较小,未包绕血管。

Ⅱ型肿瘤与周围血管壁有粘连或部分包绕血管壁。

Ⅲ型肿瘤包绕或包裹周围的血管和神经。

图 5-6-1B 和图 5-6-1C 示颈动脉体瘤的解剖位置。

【影像学改变】

1. 超声 可见颈动脉分叉部实质性、中低回声、血运丰富、边界清晰的肿物,内部回声欠均匀。肿物紧邻颈总动脉分叉,向上及两侧延伸。颈总动脉分叉处角度增大,颈内、外动脉受压移位。CDFI 显像可探及瘤体内较多血流信号。

2. CT 血管成像 可见肿物位于颈总动脉分叉处,为椭圆形、类圆形或梭形肿物,颈动脉分叉增宽呈"杯口"状。肿瘤滋养血管丰富。颈内外动脉管腔无受侵征象（图 5-6-2,图 5-6-3）。

3. DSA 可显示颈动脉分叉扩大,呈杯口样改变,分叉处富血管性占位性病变,排空延长至静脉期,其内局部浓染及稀疏区,主要由颈外动脉分支供血（图 5-6-4）。

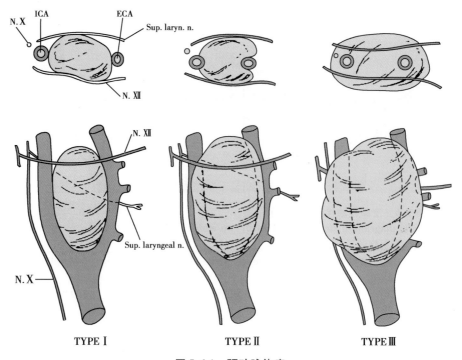

图 5-6-1　颈动脉体瘤

Figure 5-6-1　Carotid body tumors

A. 颈动脉体瘤 Shamblin 分型。ICA：颈内动脉；ECA：颈外动脉；N. X：第 X 对脑神经（迷走神经）；N. XII：第 XII 对脑神经（舌下神经）；Sup. laryn. n.：喉上神经

A. Shamblin classification of carotid body tumors. ICA：internal carotid artery；ECA：external carotid artery；N. X：10th cranial nerve（vagus nerve）；N XII：12th cranial nerve（hypoglossal nerve）；Sup larynx. n：superior laryngeal nerve

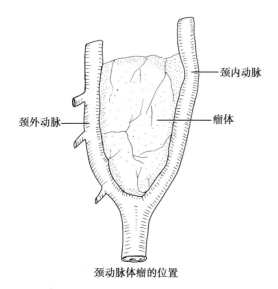

图 5-6-1B　颈动脉体瘤的解剖位置

Figure 5-6-1B　The location of carotid body tumor

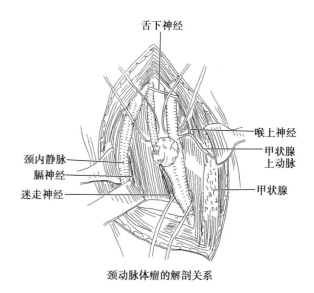

图 5-6-1C　颈动脉体瘤的解剖位置

Figure 5-6-1C　The location of carotid body tumor

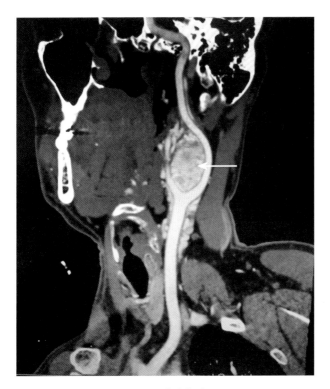

图 5-6-2　颈动脉体瘤 CTA
Figure 5-6-2　CTA of carotid body tumor
A. 颈动脉体瘤 CTA，矢状面
A. CT sagittal sectional graph of carotid body tumor

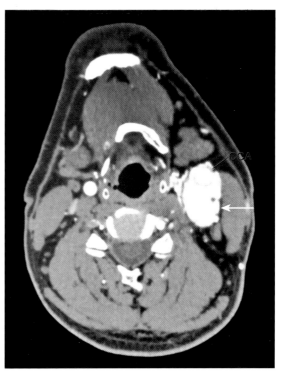

图 5-6-2B　颈动脉体瘤 CTA，横断面（颈总动脉水平）
Figure 5-6-2B　CT cross sectional graph of carotid body tumor（the level of common carotid artery）

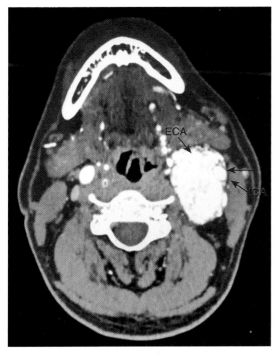

图 5-6-2C　颈动脉体瘤 CTA，横断面（颈内动脉水平）
Figure 5-6-2C　CT cross sectional graph of carotid body tumor（the level of internal carotid artery）

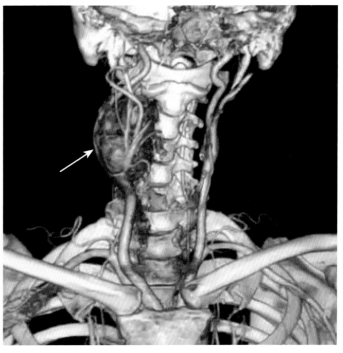

图 5-6-3　颈动脉体瘤 CTA 三维重建
Figure 5-6-3　CT 3D reconstruction of carotid body tumor

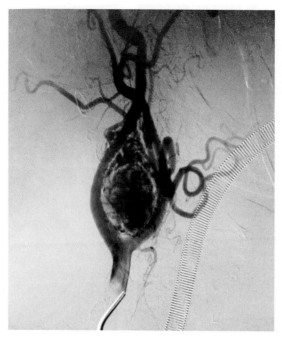

图 5-6-4　颈动脉体瘤 DSA 显像
Figure 5-6-4　DSA of carotid body tumor

【影像学鉴别诊断】

应与颈部神经源性肿瘤、颈动脉动脉瘤、恶性淋巴瘤或转移性淋巴结、腮腺囊肿及腮腺肿瘤等鉴别。

【外科治疗】

颈动脉体瘤切除术是颈动脉体瘤的首选治疗方式(图 5-6-5)。术前行瘤体栓塞可减少术中出血量,缩小瘤体体积(图 5-6-6)。手术应完整剥离瘤体,不要残留瘤体组织,避免血管及神经损伤(图 5-6-7)。如果瘤体包绕颈内动脉严重、无法分离时,则需要行颈动脉部分切除及血管重建术。

【病理组织学改变】

瘤体组织呈圆形、包膜完整。颈动脉体瘤病理组织学改变:瘤细胞呈巢状分布,细胞圆形、椭圆形,间隔血管丰富,炎细胞浸润(图 5-6-8 ~ 图 5-6-13)。

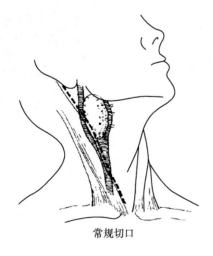

常规切口

图 5-6-5A　颈动脉体瘤手术切口(A 和 B)
Figure 5-6-5A　Incision of the carotid body tumor surgery
(A&B)

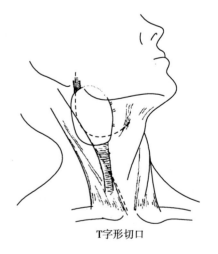

T 字形切口

图 5-6-5B　颈动脉体瘤手术切口(A 和 B)
Figure 5-6-5B　Incision of the carotid body tumor surgery
(A&B)

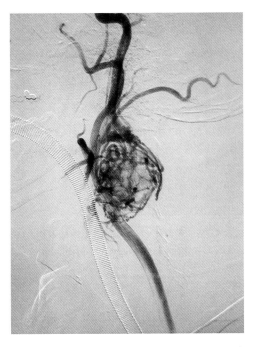

图5-6-6A 颈动脉体瘤 DSA 显像,栓塞治疗前
Figure 5-6-6A DSA of carotid body tumor, before the embolization

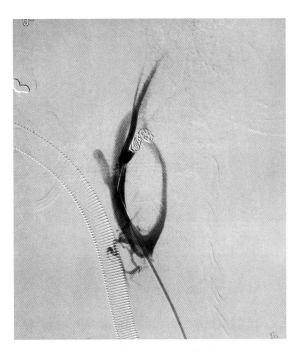

图5-6-6B 颈动脉体瘤 DSA 显像,栓塞治疗后
Figure 5-6-6B DSA of carotid body tumor, after the embolization

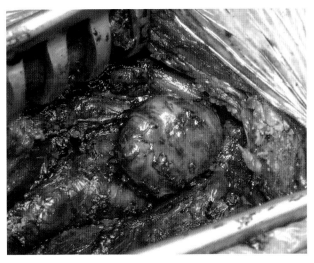

图 5-6-7 颈动脉体瘤手术
Figure 5-6-7 The operation of carotid body tumor
A. 颈动脉体瘤术中,显露瘤体
A. Explosure of the carotid body tumor, during the operation

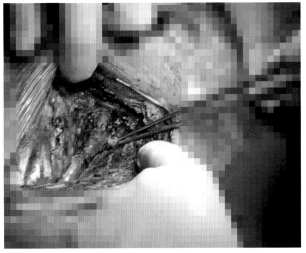

图5-6-7B 颈动脉体瘤术中,剥出瘤体后
Figure 5-6-7B After resection of the carotid body tumor, during the operation

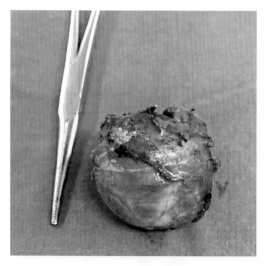

图 5-6-7C　颈动脉体瘤大体标本
Figure 5-6-7C　Specimen of the carotid body tumor

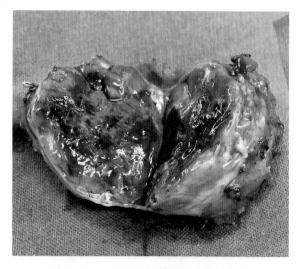

图 5-6-7D　剖开的颈动脉体瘤大体标本
Figure 5-6-7D　Anatomy of the carotid body tumor

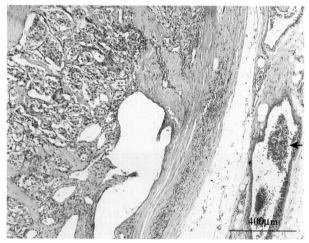

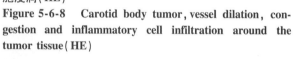

图 5-6-8　颈动脉体瘤,瘤组织边缘见血管扩张充血,炎细胞浸润(HE)
Figure 5-6-8　Carotid body tumor, vessel dilation, congestion and inflammatory cell infiltration around the tumor tissue(HE)

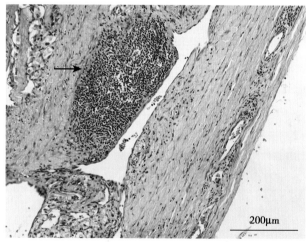

图 5-6-9　颈动脉体瘤,瘤组织血管周围炎细胞浸润(HE)
Figure 5-6-9　Carotid body tumor, inflammatory cell infiltration around the vessel(HE)

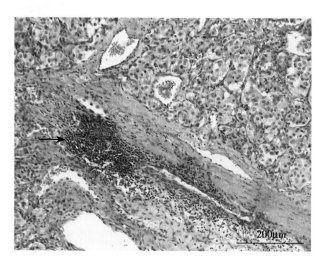

图 5-6-10　颈动脉体瘤,瘤细胞间隔炎细胞浸润(HE)
Figure 5-6-10　Carotid body tumor, inflammatory cell infiltration in the tumor cell septum(HE)

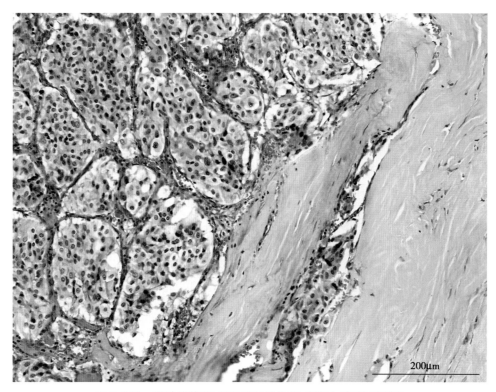

图 5-6-11　颈动脉体瘤,瘤细胞巢状分布,间隔血管丰富(HE)
Figure 5-6-11　Carotid body tumor, the tumor cell was lobular and very vascularized(HE)

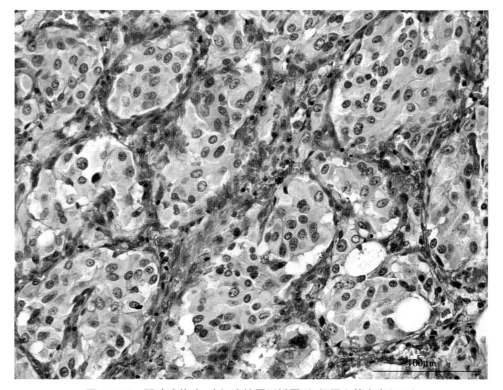

图 5-6-12　颈动脉体瘤,瘤细胞核圆形椭圆形,间隔血管丰富(HE)
Figure 5-6-12　Carotid body tumor; nucleus of tumor cells was round, with very vascularized interstitium(HE)

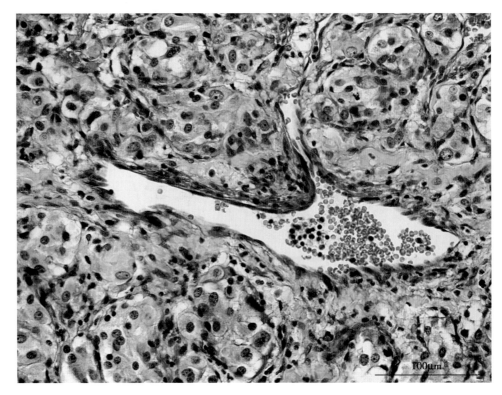

图 5-6-13　颈动脉体瘤,瘤细胞间隔血管丰富(HE)
Figure 5-6-13　Carotid body tumor many vessels in the tumor(HE)

（温见燕　刘鹏　樊雪强　潘琳　钱松屹　刘昌伟）

▶ # 第七节　颈动脉夹层

颈动脉夹层是导致颈动脉病变的重要原因。颈动脉夹层通常发生在颈动脉颅外段,但并不仅限于颅外段颈动脉,可以导致缺血性或出血性脑卒中。

【临床表现】

颅外段颈动脉夹层的临床表现包括头痛、颈部疼痛、头晕、短暂性脑缺血发作、缺血性脑卒中,颅内段颈动脉夹层的表现经常为缺血性脑卒中或蛛网膜下腔出血。

1. 颅外段颈动脉夹层　颅外段颈动脉夹层多数患者以缺血性脑血管病为首发症状,其临床表现多数为缺血的责任病灶的神经功能缺失。而头痛和颈部疼痛虽然是一种非特异症状,却是颈动脉夹层患者典型的伴随症状,大约50%~68%的颅外段颈动脉夹层患者合并同侧头痛或颈部疼痛。疼痛的性质可以是锐痛或者压迫性疼痛,可以发生在其他神经症状和体征之前。约10%的颈动脉夹层患者合并眼部、面部或耳部的疼痛。

眼部的症状是颅外段颈动脉夹层的第二大临床表现。一半以上的患者可以合并完全性或不全的Horner综合征。也有因夹层进展导致眼动脉供血不足或微栓子脱落导致的黑矇、视网膜中动脉梗死等,但较为少见。

由于夹层导致的真腔供血不足和血栓栓塞事件,颅外段颈动脉夹层造成的缺血性脑卒中事件较为常见,短暂性脑缺血发作、半球卒中的发生比例达49%。

在疑似颈动脉夹层的患者中,少见的症状或者体征也需要重视。搏动性耳鸣约发生于25%的患者。有报道称低位脑神经(Ⅶ~Ⅻ)麻痹约发生于10%的患者中。由于动眼神经、展神经功能不全造成的动眼障碍发生于约4%的患者;味觉麻痹,可能是由于鼓索受累造成的,发生于2%的患者。同侧脑神经症状并伴有同侧大脑半球缺血可能造成一个类似于脑干缺血的征象,并被定义为"假性定位征"。

2. 颅内段颈动脉夹层 颅内段颈动脉夹层导致的卒中较颅外段的为多,缺血性卒中更为常见,但蛛网膜下腔出血也经常发生。

部分颅内段颈动脉夹层的首发表现常常是严重的单侧头痛,数分钟到数小时后,继之而来的是缺血症状或者蛛网膜下腔出血。颅内段颈动脉夹层症状的出现常常比颅外段颈动脉夹层更为迅速且严重。颅内段颈动脉夹层造成缺血性脑卒中的机制更多的是局部动脉狭窄造成的低灌注。

【影像学改变】

颈动脉夹层可以通过一些非创伤性的诊断方法如超声、CTA、MRI以及MRA来确诊,但各有其局限性。数字减影血管造影术(DSA)仍然是疑似颈动脉夹层患者的最终确诊手段。

对于颈动脉夹层的完整影像学评价包括颅内外血管造影,需要注意的是病变的部位、受累的长度、破口情况以及侧支代偿情况,复杂的颈动脉夹层甚至需要进行闭塞试验。

颈动脉夹层的常见影像学表现是动脉内腔的狭窄或者闭塞,其狭窄经常表现为不规则狭窄,形态和部位均有别于动脉粥样硬化性狭窄。如"鼠尾征"、"火焰征"、"双腔征"、内膜活瓣和夹层动脉瘤(图5-7-1~图5-7-4)。

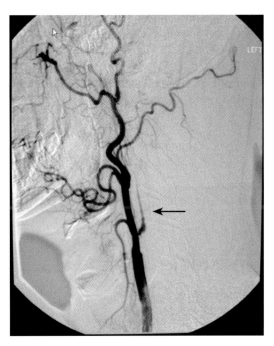

图 5-7-1 颅外段颈内动脉夹层

Figure 5-7-1 Extracranial internal carotid artery dissection

A. 造影所见:左侧颈内动脉自近段向远端呈现逐渐变细的形态,被称为"鼠尾征"

A. Angiography shows the left internal carotid artery tapering off from proximal to distal, called "rat tail sign"

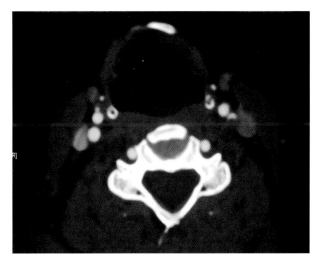

图 5-7-1B 该患者颈动脉CTA断层所见:左颈内动脉起始段出现"新月征"

Figure 5-7-1B The CTA of carotid artery shows "crescent sign" at the beginning of left internal carotid artery

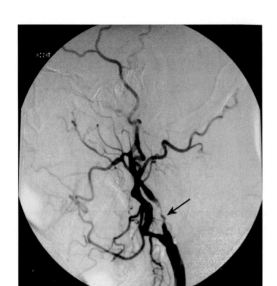

图5-7-2 造影所见右颈内动脉开口段长段不规则狭窄,称为"火焰征"

Figure 5-7-2 Angiography shows long irregular stenosis at the origin of right internal carotid artery, called "flame sign"

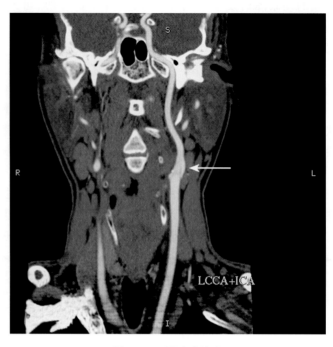

图5-7-3 颈动脉治疗

Figure 5-7-3 Treatmentofcarotid artery

A. 颈部动脉 CTA 可见:左颈内动脉起始段内膜瓣形成,局部可见双腔征

A. CTA of carotid artery shows intima valve formation at the origin of left internal carotid artery, "double-lumen sign" seen

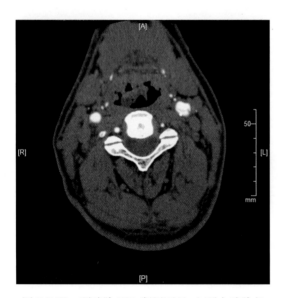

图5-7-3B 颈动脉 CTA 断层可见:左颈内动脉起始段腔内内膜瓣

Figure 5-7-3B CTA of carotid artery shows intima valve formation at the origin of left internal carotid artery

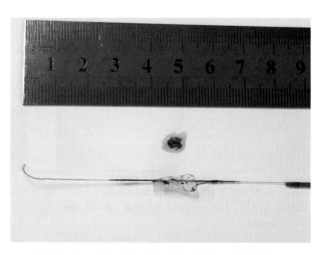

图5-7-3C 术中保护伞拦截的内膜瓣,直径约5mm

Figure 5-7-3C The intima valve intercepted by the protection device

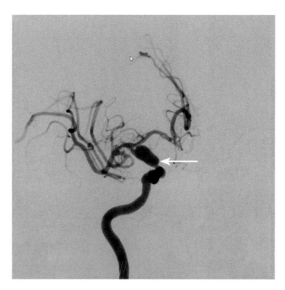

图 5-7-4　右侧颈内动脉颅内段夹层动脉瘤

Figure 5-7-4　Dissecting aneurysm of right intracranial internal carotid artery

【治疗】

有些颈动脉夹层患者是无症状的,没有接受过任何治疗,因此,部分无症状颈动脉夹层可能能够自愈或不经过治疗也有较好的预后。但目前没有可靠的方法来判定发现颈动脉夹层的患者是否为低风险患者,所以,不建议观察而不进行任何治疗。在治疗方案中,药物治疗通常作为一线的治疗方法。

1. 药物治疗　颈动脉的药物治疗包括急性缺血性脑卒中时间窗内的溶栓治疗和后续的抗凝、抗血小板治疗。

夹层造成的急性缺血性卒中在时间窗内的患者,在除外严重创伤等溶栓禁忌后,可以静脉应用组织型纤溶酶原激活物(tissue plasminogenactivator,t-PA)进行溶栓。

对于预防夹层造成的迟发或者复发性卒中,目前的建议更倾向于抗凝治疗。

3 个月的药物治疗后,建议进行影像学随访,如果血管构型恢复正常则终止治疗。如果复查显示有残余的狭窄或仍有异常管腔构型存在,治疗应继续 3 个月,并再次复查。但不建议 12 个月以上的抗凝治疗,因为夹层发生 1 年以上卒中的发生率低。1 年以上有残余狭窄的夹层患者可以应用抗血小板治疗。

2. 外科治疗　颅外段颈动脉夹层的外科治疗包括颈动脉内膜切除术、动脉瘤切除术+颈动脉重建术以及颈动脉结扎+颅外-颅内血管搭桥术。然而,外科手术的并发症发生率高,包括约 10% 的围术期卒中、脑神经损伤和约 2% 的死亡率。

目前的研究建议,颅外段颈动脉夹层动脉瘤如果没有临床症状的话,基本不需要外科干预,而越来越多的经验和证据支持以下结论:对于很多不适合药物治疗或者药物治疗不成功的患者,介入治疗可能比外科手术更加适合治疗颈动脉夹层。

3. 介入治疗　在颅外段颈动脉夹层的急性期,症状多数来源于责任血管的低灌注和(或)血栓向远端的栓塞,对于时间窗内溶栓失败或者有溶栓禁忌的患者,介入治疗可能发挥重要作用(图 5-7-5,图 5-7-6)。在一些病例中,急性症状性颈动脉狭窄或者闭塞需要血管内支架成形术对夹层动脉进行血管重建。

对于非急性期患者,支架成形术的目的在于闭塞假腔,缓解血流动力性狭窄,消除假腔内涡流,减少血栓形成及栓塞事件,以及恢复真腔的前向血流以增加供血。但手术的关键在于明确真腔的部位并确认输送系统自真腔内通过。有时,闭塞的远端可能有血栓形成,需要仔细评估,必要时需要结合溶栓治疗。

在长段夹层进行介入治疗时,有时需要多枚支架来覆盖受损部分。与通常的支架置入顺序不同的是,第一枚支架经常置于夹层的近段破口,以消除假腔的流入道,第一枚支架置入后,复查造影观察血流情况来决定第二枚支架的置入。通常支架选择自膨式支架。

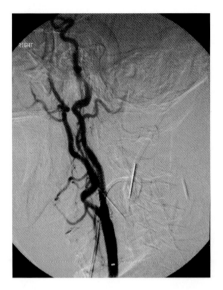

图 5-7-5　颈动脉开口段夹层支架成形术后
Figure 5-7-5　Stenting of dissection at the origin of carotid artery

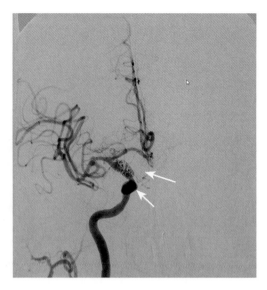

图 5-7-6　右颈内动脉夹层动脉瘤支架辅助弹簧圈疏松填塞
Figure 5-7-6　Stent-assisted coil implantation of right internal carotid artery dissecting aneurysm

　　在颅内段颈动脉夹层动脉瘤形成的患者,目前的治疗方法有单纯支架置入、支架辅助弹簧圈栓塞、血流导向装置甚至覆膜支架置入。但较为常用的是支架辅助弹簧圈栓塞。而血流导向装置和覆膜支架的治疗经验目前尚少。

（李选　韩金涛）

参 考 文 献

［1］ Tabas, I. , K. J. Williams, and J. Boren. Subendothelial lipoprotein retention as the initiating process in atherosclerosis: update and therapeutic implications. Circulation,2007,116(16): 1832-1844.

［2］ Majesky, M. W. Developmental basis of vascular smooth muscle diversity. Arterioscler Thromb Vasc Biol, 2007, 27（6）: 1248-1258.

［3］ Gimbrone, M. A. , Jr. , et al. Endothelial dysfunction, hemodynamic forces, and atherogenesis. Ann N Y Acad Sci, 2000. 902: 230-239; discussion 239-240.

［4］ Tabas, I. Macrophage death and defective inflammation resolution in atherosclerosis. Nat Rev Immunol,2010,10(1): 36-46.

［5］ Libby, P. Molecular and cellular mechanisms of the thromboticcomplications of atherosclerosis. J Lipid Res, 2009, 50 Suppl: S352-357.

［6］ Nakazawa, G. , Otsuka F, Nakano M, et al. The pathology of neoatherosclerosis in human coronary implants bare-metal and drug-eluting stents. J Am Coll Cardiol,2011,57(11): 1314-1322.

［7］ Kang, S. J. , Mintz GS, Akasaka T, et al. Optical coherence tomographic analysis of in-stent neoatherosclerosis after drug-eluting stent implantation. Circulation,2011,123(25): 2954-2963.

［8］ Yamaji, K. , Inoue K, Nakahashi T, et al. Bare metal stent thrombosis and in-stentneoatherosclerosis. Circ Cardiovasc Interv, 2012,5(1): 47-54.

［9］ Stary, H. C. , Blankenhorn DH, Chandler AB, et al. A definition of the intima of human arteries and of its atherosclerosis-prone regions. A report from the Committee on Vascular Lesions of the Council on Arteriosclerosis, American Heart Association. Circulation,1992,85(1): 391-405.

［10］ Stary, H. C. , Chandler AB, Dinsmore RE, et al. A definition of advanced types of atherosclerotic lesions and a histological classification of atherosclerosis. A report from the Committee on Vascular Lesions of the Council on Arteriosclerosis, American Heart Association. Circulation,1995,92(5): 1355-1374.

［11］ Stary, H. C. , Chandler AB, Glagov S, et al. A definition of initial, fatty streak, and intermediate lesions of atherosclerosis. A report from the Committee on Vascular Lesions of the Council on Arteriosclerosis, American Heart Association. Circulation, 1994,89(5): 2462-2478.

[12] Stary,H. C., Natural history and histological classification of atherosclerotic lesions: an update. Arterioscler Thromb Vasc Biol,2000,20(5): 1177-1178.

[13] Virmani,R., Kolodgie FD,Burke AP et al. Lessons from sudden coronary death: a comprehensive morphological classification scheme for atherosclerotic lesions. Arterioscler Thromb Vasc Biol,2000,20(5): 1262-1275.

[14] Wentzel,J. J.,Chatzizisis YS,Gijsen FJ,et al. Endothelial shear stress in the evolution of coronaryatherosclerotic plaque and vascular remodelling: current understanding and remaining questions. Cardiovasc Res,2012,96(2): 234-243.

[15] Millonig,G., Niederegger H,Rabl W,et al. Network of vascular-associated dendritic cells in intima of healthy young individuals. Arterioscler Thromb Vasc Biol,2001,21(4): 503-508.

[16] Schwartz,S. M.,D. deBlois,and E. R. O'Brien. The intima: Soil for atherosclerosis and restenosis. Circ Res,1995,77(3): 445-465.

[17] Roberts,W. C. Coronary atherosclerosis: is the process focal or diffuse among patients with symptomatic or fatal myocardial ischemia? Am J Cardiol,1998,82(10B): 41T-44T.

[18] Cheng,C.,Tempel D,van Haperen R,et al. Atherosclerotic lesion size and vulnerability are determined by patterns of fluid shear stress. Circulation,2006,113(23): 2744-2753.

[19] Steinberg,D. and J. L. Witztum,Oxidized low-density lipoprotein and atherosclerosis. Arterioscler Thromb Vasc Biol,2010,30(12): 2311-2316.

[20] Libby,P.,P. M. Ridker,and G. K. Hansson. Progress and challenges in translating the biology of atherosclerosis. Nature,2011,473(7347): 317-325.

[21] Subramanian,M. and I. Tabas. Dendritic cells in atherosclerosis. Semin Immunopathol,2014,36(1): 93-102.

[22] Skalen,K.,Gustafsson M,Rydberg EK,et al. Subendothelial retention of atherogenic lipoproteins in early atherosclerosis. Nature,2002,417(6890): 750-754.

[23] Napoli,C.,D'Armiento FP,Mancini FP,et al. Fatty streak formation occurs in human fetal aortas and is greatly enhanced by maternal hypercholesterolemia. Intimal accumulation of low density lipoprotein and its oxidation precede monocyte recruitment into early atherosclerotic lesions. J Clin Invest,1997,100(11): 2680-2690.

[24] Stary,H. C. Lipid and macrophage accumulations in arteries of children and the development of atherosclerosis. Am J Clin Nutr,2000. 1297S-1306S.

[25] Leitinger,N. and I. G. Schulman. Phenotypic polarization of macrophages in atherosclerosis. Arterioscler Thromb Vasc Biol,2013,33(6): 1120-6.

[26] Bouhlel,M. A.,Derudas B,Rigamonti E,et al. PPARgamma activation primes human monocytes into alternative M2 macrophages with anti-inflammatory properties. Cell Metab,2007,6(2): 137-143.

[27] Stoger,J. L.,Gijbels MJ,van der Velden S,et al. Distribution of macrophage polarization markers in human atherosclerosis. Atherosclerosis,2012,225(2): 461-468.

[28] Hansson,G. K. and L. Jonasson. The discovery of cellular immunity in the atherosclerotic plaque. Arterioscler Thromb Vasc Biol,2009,29(11): 1714-1717.

[29] Hansson,G. K. and J. Nilsson. Vaccination against atherosclerosis? Induction of atheroprotective immunity. Semin Immunopathol,2009,31(1): 95-101.

[30] Steinberg,D. The LDL modification hypothesis of atherogenesis: an update. J Lipid Res,2009,50 Suppl: S376-381.

[31] Kunjathoor,V. V.,Febbraio M,Podrez EA,et al. Scavenger receptors class A-I/II and CD36 are the principal receptors responsible for the uptake of modified low density lipoprotein leading to lipid loading in macrophages. J Biol Chem,2002,277(51): 49982-49988.

[32] Haka,A. S.,Grosheva I,Chiang E,et al. Macrophages create an acidic extracellular hydrolyticcompartment to digest aggregated lipoproteins. Mol Biol Cell,2009,20(23):4932-4940.

[33] Katsuda,S.,Boyd HC,Fligner C,et al. Human atherosclerosis. III. Immunocytochemical analysis of the cell composition of lesions of young adults. Am J Pathol,1992,140(4): 907-914.

[34] Subramanian,S. V.,Kelm RJ,Polikandriotis JA,et al. Reprogramming of vascular smooth muscle alpha-actin gene expression as an early indicator of dysfunctionalremodeling following heart transplant. Cardiovasc Res,2002,54(3): 539-548.

[35] Stegemann,J. P. ,H. Hong, and R. M. Nerem. Mechanical, biochemical, and extracellular matrix effects on vascular smooth muscle cell phenotype. J Appl Physiol (1985),2005,98(6):2321-2327.

[36] Dalager,S. ,Paaske WP,Kristensen IB,et al. Artery-related differences in atherosclerosis expression: implications for atherogenesis and dynamics in intima-media thickness. Stroke,2007,38(10):2698-2705.

[37] Kolodgie, F. D. , Burke AP, Nakazawa G, et al. Is pathologic intimal thickening the key tounderstanding early plaque progression in human atherosclerotic disease? Arterioscler Thromb Vasc Biol,2007,27(5):986-989.

[38] Kolodgie,F. D. ,Gold HK,Burke AP,et al. Intraplaque hemorrhage and progression of coronaryatheroma. N Engl J Med,2003,349(24):2316-2325.

[39] Moore,K. J. and I. Tabas. Macrophages in the pathogenesis of atherosclerosis. Cell,2011,145(3):341-355.

[40] Clarke,M. C. and M. R. Bennett. Cause or consequence: what does macrophage apoptosis do in atherosclerosis? Arterioscler Thromb Vasc Biol,2009,29(2):153-155.

[41] Myoishi,M. ,Hao H,Minamino T,et al. Increased endoplasmic reticulum stress in atherosclerotic plaques associated with acute coronary syndrome. Circulation,2007,116(11):1226-1233.

[42] Seimon,T. A. ,Nadolski MJ,Liao X,et al. ,Atherogenic lipids and lipoproteins triggerCD36-TLR2-dependent apoptosis in macrophages undergoing endoplasmicreticulum stress. Cell Metab,2010,12(5):467-482.

[43] Lutgens,E. ,de Muinck ED,Kitslaar PJ,et al. Biphasic pattern of cell turnover characterizes the progression from fatty streaks to ruptured human atherosclerotic plaques. Cardiovasc Res,1999,41(2):473-479.

[44] Crisby,M. ,Kallin B,Thyberg J,et al. Cell death in human atherosclerotic plaques involves both oncosis and apoptosis. Atherosclerosis,1997,130(1-2):17-27.

[45] Schrijvers,D. M. ,De Meyer GR,Kockx MM,et al. Phagocytosis of apoptotic cells by macrophages is impaired in atherosclerosis. Arterioscler Thromb Vasc Biol,2005,25(6):1256-1261.

[46] Guyton,J. R. Phospholipid hydrolytic enzymes in a 'cesspool' of arterial intimal lipoproteins: a mechanism for atherogenic lipid accumulation. Arterioscler Thromb Vasc Biol,2001,21(6):884-886.

[47] Haka,A. S. ,Grosheva I,Singh RK,et al. Plasmin promotes foam cell formation by increasingmacrophage catabolism of aggregated low-density lipoprotein. Arterioscler Thromb Vasc Biol,2013,33(8):1768-1778.

[48] McGill,H. C. ,Jr. ,et al. Effects of serum lipoproteins and smoking on atherosclerosis in young men and women. The PDAY Research Group. Pathobiological Determinants of Atherosclerosis in Youth. Arterioscler Thromb Vasc Biol, 1997, 17(1): 95-106.

[49] Kumamoto,M. , Y. Nakashima, and K. Sueishi. Intimal neovascularization in human coronary atherosclerosis: its origin and pathophysiological significance. Hum Pathol,199,26(4):450-456.

[50] Tanaka,K. ,Nagata D,Hirata Y,et al. Augmented angiogenesis in adventitia promotes growth of atherosclerotic plaque in apolipoprotein E-deficient mice. Atherosclerosis,2011,215(2):366-373.

[51] Sluimer,J. C. ,Kolodgie FD,Bijnens AP,et al. Thin-walled microvessels in human coronary atherosclerotic plaques show incomplete endothelial junctions relevance of compromised structural integrity for intraplaque microvascular leakage. J Am Coll Cardiol,2009,53(17):1517-1527.

[52] Falk,E. Plaque rupture with severe pre-existing stenosis precipitating coronary thrombosis. Characteristics of coronary atherosclerotic plaques underlying fatal occlusive thrombi. Br Heart J,1983,50(2):127-134.

[53] Finn,A. V. ,Nakano M,Polavarapu R,et al. Hemoglobin directs macrophage differentiation andprevents foam cell formation in human atherosclerotic plaques. J Am Coll Cardiol,2012,59(2):166-177.

[54] Purushothaman,K. R. ,Purushothaman M,Muntner P,et al. Inflammation,neovascularization and intra-plaque hemorrhage are associated with increased reparative collagencontent: implication for plaque progression in diabetic atherosclerosis. Vasc Med, 2011. 16(2): p. 103-108.

[55] Cheng,X. W. , Song H,Sasaki T,et al. Angiotensin type 1 receptor blocker reduces intimal neovascularization and plaque growth in apolipoprotein E-deficient mice. Hypertension,2011,57(5):981-989.

[56] Bot,I. ,Jukema JW,Lankhuizen IM,et al. Atorvastatin inhibits plaque development and adventitialneovascularization in ApoE deficient mice independent of plasma cholesterol levels. Atherosclerosis,2011,214(2):295-300.

[57] Carneiro,A. M. ,Barthelmes D,Falcão MS,et al. Arterial thromboembolic events in patients with exudative age-related macular degeneration treated with intravitreal bevacizumab or ranibizumab. Ophthalmologica,2011,225(4):211-221.

［58］ Aparicio-Gallego,G. ,et al. Molecular basis of hypertension side effects induced by sunitinib. Anticancer Drugs,2011,22(1):1-8.

［59］ Joutel,A. ,et al. Cerebrovascular dysfunction and microcirculation rarefaction precede white matter lesions in a mouse genetic model of cerebral ischemic small vessel disease. J Clin Invest,2010,120(2):433-445.

［60］ Kragel,A. H. ,et al. Morphometric analysis of the composition of atherosclerotic plaques in the four major epicardial coronary arteries in acute myocardial infarction and in sudden coronary death. Circulation,1989,80(6):1747-1756.

［61］ Gomez,D. ,et al. Detection of histone modifications at specific gene loci in single cells in histological sections. Nat Methods,2013,10(2):171-177.

［62］ Bentzon,J. F. ,et al. Smooth muscle cells in atherosclerosis originate from thelocal vessel wall and not circulating progenitor cells in apoE knockout mice. Arterioscler Thromb Vasc Biol,2006,26(12):2696-2702.

［63］ Campbell,J. H. and G. R. Campbell. Smooth muscle phenotypic modulation-a personal experience. Arterioscler Thromb Vasc Biol,2012,32(8):1784-1789.

［64］ Feil,S. ,F. Hofmann,and R. Feil. SM22alpha modulates vascular smooth muscle cell phenotype during atherogenesis. Circ Res,2004,94(7):863-865.

［65］ Otsuka,F. ,et al. Has our understanding of calcification in human coronary atherosclerosis progressed? Arterioscler Thromb Vasc Biol,2014,34(4):724-736.

［66］ Stary,H. C. The development of calcium deposits in atherosc leroticlesions and their persistence after lipid regression. Am J Cardiol,2001,88(2A):16E-19E.

［67］ Qiao,J. H. ,et al. Genetic determination of cartilaginous metaplasia in mouse aorta. Arterioscler Thromb Vasc Biol,1995,15(12):2265-2272.

［68］ Burke,A. P. ,et al. ,Morphological predictors of arterial remodeling in coronary atherosclerosis. Circulation,2002,105(3):297-303.

［69］ Varnava,A. M. ,P. G. Mills,and M. J. Davies. Relationship between coronary artery remodeling and plaque vulnerability. Circulation,2002,05(8):939-943.

［70］ Lindahl,P. ,et al. Pericyte loss and microaneurysm formation inPDGF-B-deficient mice. Science,1997,277(5323):242-245.

［71］ Hellstrom,M. ,et al. Lack of pericytes leads to endothelial hyperplasia and abnormal vascular morphogenesis. J Cell Biol,2001,153(3):543-553.

［72］ Borin,T. F. ,et al. Apoptosis,cell proliferation and modulation ofcyclin-dependent kinase inhibitor p21(cip1) in vascular re-modellingduring vein arterialization in the rat. Int J Exp Pathol,2009,90(3):328-337.

［73］ Tabas,I. ,K. J. Williams,and J. Boren. Subendothelial lipoprotein retention as the initiating process in atherosclerosis:update andtherapeutic implications. Circulation,2007,116(16):1832-1844.

［74］ North American Symptomatic Carotid Endarterectomy Trial Collaborators. Beneficial effect of high-grade carotid stenosis. N Eng J Med,1991,325:445-453.

［75］ Clark DJ,Lessio S,O'Donoghue M,et al. Mechanisms and predictors of carotid artery stent restenosis:a serial intravascular ul-trasound study. J Am Coll Cardiol. 2006,47(12):2390-2396.

［76］ Lal BK,Beach KW,Roubin GS,et al. Restenosis after carotid artery stenting and endarterectomy:a secondary analysis of CREST,a randomized controlled trial. Lancet Neurol,2012,11(9):755-763.

［77］ Chakhtoura EY,Hobson RW 2nd,Goldstein J,et al. In-stent restenosis after carotid angioplasty-stenting:incidence and man-agement. J Vasc Surg,2001,33(2):220-225;discussion 225-226.

［78］ Anson J,Crowell RM. Cervicovranial arterial dissection. Neurosurgery 1991,29(1):89-96.

［79］ Caplan LR,Biousse V. Cervicocranial arterial dissections. J Neuroophghalmol,2004;24(4):299-305.

［80］ Schievink WI,Mokri B,Piepgras DG. Spontaneous dissections of cervicocephalic arteries in childhood and adolescence. Neurol-ogy,1994,44(9):1607-1612.

［81］ Friedman DP,Flanders AE. Unusual dissection of the proximal vertebral artery:description of three cases. AJNR Am J Neuro-radiol,1992,3(1):283-286.

［82］ Hademenos GJ,Alberts MJ,Awad I,et al. Advances in the genetics of cerebrovascular disease and stroke. Neurology,2001,56(8):997-1008.

［83］ Schievink WI. Spontaneous dissection of the carotid and vertebral Arteries. N Eng J Med,2001,344(12):898-906.

［84］ Silbert PL, Mokri B, Schievink WI. Headache and neck pain in spontaneous internal carotid and vertebral artery dissecetions. Neurology 1995 45(8):1517-1522.

［85］ Biousse V, Woimant F, Amaranco P, et al. Headache in 67 patients with extracranial internal carotid artery dissection. Cephalalgia, 1991, 11:232-233.

［86］ Biousse V, D'Anglejan-Chatillon J, Massiou H, et al. Head pain in non-traumatic carotid artery dissection: a series of 65 patients. Cephalalgia, 1994, 14(1): 33-36.

［87］ Biousse V, Touboul PJ, D'Anglejan-Chatillon J, et al. Ophthalmologic manifestations of internal carotid artery dissection. Am J Ophthalmol, 1998, 18(4): 222-224.

［88］ Guillon B, Biousse V, Massiou H, et al. Orbital pain as an isolated sign of internal carotid artery dissection. A diagnostic pitfall. Cephalalgia, 1998, 18(4): 222-224.

［89］ Thanvi B, Munshi SK, Dawson SL, et al. Carotid and vertebral artery dissection syndromes. Postgrad Med J, 2005, 81(956): 383-388.

［90］ Baumgartner RW, Arnold M, Baumgartner I, et al. Carotid dissection with and without ischemic events: local symptoms and cerebral artery findings. Neurology, 2001, 57(5): 827-832.

［91］ Knibb J, Lenthall R, Bajaj N. Internal carotid artery dissection presenting with ipsilateral tenth and twelfth nerve palsies and apparent mass lesion on MRI. Br J Radiol, 2005, 78(931): 659-661.

［92］ Wessels T, Rottger C, Kaps M, et al. Upper cranial nerve palsy resulting from spontaneous carotid dissection. J Neurol, 2005, 252(4): 453-456.

［93］ Mokri B, Silvert PL, Schievink WI, et al. Cranial nerve palsy in spontaneousdissection of the extracranial internal carotid artery. Neurology 1996, 46(2): 356-359.

［94］ Guridi J, Gallego J, Monzon F, et al. Intracerebral hemorrhage caused by transmural dissection of the anterior cerebral artery. Stroke, 1993, 24(9): 1400-1402.

［95］ Wisoff HS, Rothballer AB. Cerebral arterial thrombosis in children. Review of literature and addition of two cases in apparently healthy children. Arch Neurol, 196, 4: 258-267.

［96］ Wolman L. Cerebral dissecting aneurysms. Brain, 1959, 82: 276-291.

［97］ Ohkuma H, Suzuki S, Ogane K. Dissection aneurysms of intracranial carotid circulation. Stroke, 2002, 33(4): 941-947.

［98］ Chaves C, Estol C, Esnaola MM, et al. Spontaneous intracranial internal carotid artery dissection: report of 10 patients. Arch Neurol, 2002, 59(6): 977-981.

［99］ Adams HP Jr, Aschenbrener CA, Kassell NF, et al. Intracranial hemorrhage produced by spontaneous dissecting intracranial aneurysm. Arch Neurol, 1982, 39(12): 773-776.

［100］ Nagumo K, Nakamori A, Kojima S. Spontaneous intracranial internal carotid artery dissection: 6 case reports and a review of 39 cases in the literature. Rinsho Shinkeigaku, 2003, 43(6): 313-321.

［101］ Leys D, Lucas C, Gobert M, et al. Cervical artery dissections. Eur Neurol, 1997, 37(1): 3-12.

［102］ Sturzenegger M. Spontaneous internal carotid artery dissection: early diagnosis and management in 44 patients. J Neurol, 1995, 242: 231-238.

［103］ Lyrer P, Engelter S. Antithrombotic drugs for carotid artery dissection. Cochrane database of systematic reviews [electronic resource] 2000(4), CD000255. http://www.cochrane.org/reviews/en/ab000255.html.

［104］ Biousse V, D'Anglejan-Chatillon J, Toubol PJ, et al. Time course of symptoms in extracranial carotid artery dissections. A series of 80 patients. Stroke, 1995, 26(2): 235-239.

［105］ Hart RG, Easton JD. Dissections of cervical and cerebral arteries. Neurol Clin N Am, 1983, 1: 155-182.

［106］ Kasner SE, Hankins LL, Bratina P, et al. Magnetic resonance angiography demonstrates vascular healing of carotid and vertebral artery dissections. Stroke, 1997, 28(10):1993-7.

［107］ Lucal C, Moulin T, Deplanque D, et al. Stroke patterns of internal carotid artery dissection in 40 patients. Stroke, 1998, 29(12): 2646-2648.

［108］ Bogousslavsky J, Despland PA, Regli F. Spontaneous carotid dissection with acute stroke. Arch Neurol, 1987, 44(2): 137-140.

［109］ Mokri B, Sundt TM Jr. Houser OW, et al. MRI and MRA guided therapy of carotid and vertebral artery dissections. J Neurol Sci, 1997, 147(1): 27-34.

［110］柏树令.系统解剖学.北京:人民卫生出版社.2006.

［111］王怀经.局部解剖学.北京:人民卫生出版社.2004.

［112］张致身.人脑血管解剖与临床.北京:科学技术文献出版社.2004.

［113］刘鹏.颈动脉外科.北京:人民卫生出版社,2015.

［114］潘琳.实验病理学技术图鉴.北京:科学出版社,2012.

［115］尤弗莱克尔(美)编著,陶晓峰等译.血管解剖学图谱.天津:天津科技翻译出版公司.2009.

［116］杨永宗.动脉粥样硬化性心血管病基础与临床.第2版.北京:科学出版社,2009.

［117］蒋雄京,董徽,高润霖.颈动脉狭窄的筛查和治疗策略.中华医学杂志,2012,92(31):2225-2227.

［118］彭斌.老年颈动脉粥样硬化性狭窄的治疗.中华老年心脑血管病杂志,2013,15(2):223-224.

［119］韩彦椠,张健,吴小雨等.标准式与翻转式颈动脉内膜切除术中远期疗效的荟萃分析.中华医学杂志,2014,94(7):510-516.

［120］郑宇,崔建.颈动脉支架临床实践与操作技术.北京:人民卫生出版社,2008.

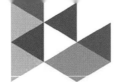

第六章　胸部血管疾病

第一节　冠状动脉粥样硬化性狭窄

【临床表现】

1. 临床症状

（1）部位：疼痛多在中上段胸骨后，可波及心前区，一般有手掌或握拳般大小范围，常可放射至左上臂，亦可表现为咽部紧缩感、类似"牙痛"发作或上腹部不适感。

（2）性质：胸部闷痛呈压榨感，或呈压迫、紧束、沉闷或烧灼感，往往比较模糊，严重时甚至有濒死的恐惧感。

（3）诱因：症状发作常由体力活动或情绪激动诱发，如愤怒、焦急、过度兴奋或悲伤、饱餐等。疼痛往往发作于劳累或情绪变动时。

（4）持续时间：心绞痛一般每次可持续 3~5 分钟，症状逐渐消退。心肌梗死时表现为胸痛持续不缓解。

（5）缓解方式：在诱发症状的活动停止后，或舌下含化硝酸甘油常可在数分钟内迅即缓解。

2. 心电图表现　心电图可表现为 ST 段压低或抬高、T 波倒置≥3mm。

3. 心肌酶学或心肌坏死标记物　心肌酶学或心肌坏死标记物正常，或 CK-MB 增高≥正常上限 2 倍、和（或）cTnI（cTnT）阳性。

【影像学改变】

1. 冠脉 CT（CTA）　CTA 是对冠心病患者筛查和随访的常用检查手段，对于冠状动脉的狭窄、钙化等病变的诊断具有较高的敏感性和特异性。CTA 的主要优势是具有非常高的阴性预测值，对于低到中度冠心病风险患者及不典型胸痛患者可以可靠地排除冠心病。

2. 冠状动脉造影（CAG）　CAG 是诊断冠心病的一种最为常用而且有效的方法，是一种较为安全可靠的有创诊断技术，现已广泛应用于临床，被认为是诊断冠心病的"金标准"。

3. 冠脉血管内超声（IVUS）　通过导管技术将微型化的超声探头置入血管腔进行显像，可提供血管的横截面图像，不仅可以了解管腔的形态，还能直接显示管壁的结构，了解管壁病变的性质。

4. 光学相干断层扫描（OCT）　OCT 是使用近红外光探测生物组织微米级结构的高分辨率影像技术，其分辨率（10μm）是 IVUS 的 10 倍。因此，OCT 能够更加清楚分析冠脉管腔的结构，明确病变性质。

【治疗】

经皮冠状动脉介入治疗（PCI）是指经心导管技术疏通狭窄甚至闭塞的冠状动脉管腔，从而改善心肌的血流灌注的治疗方法，主要包括经皮冠状动脉腔内血管成形术（PTCA）及冠状动脉支架置入术。其中冠状动脉支架置入术是在冠脉血管严重狭窄病变段放置匹配支架，消除血管狭窄，保证血管长期畅通，由于其再狭窄发生率低，现在已成为冠脉介入治疗的主流。

病 例

▶ 病例 1

患者,男,76 岁。主因"间断活动后胸闷 6 天"以"冠状动脉粥样硬化性心脏病 不稳定型心绞痛"入院,既往高血压病史 8 年。

入院后完善相关检查,行冠脉造影示:LAD 近段重度狭窄,中段弥漫长病变,中度狭窄,TIMI2 级。造影同期对 LAD 近段、中段病变行支架置入术治疗,手术顺利(图 6-1-1~图 6-1-2)。术后给予患者双联抗血小板、降脂稳定斑块、降压、改善心肌缺血及重塑等治疗。

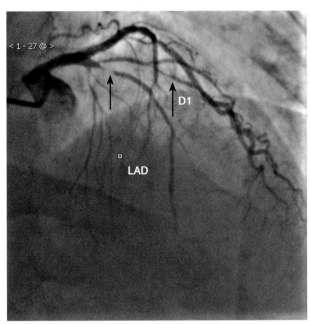

图 6-1-1 冠脉造影:LAD 近中段重度狭窄,中段重度狭窄,血流 TIMI 2 级;D1 中段中度狭窄
Figure 6-1-1 CAG:Left anterior descending coronary artery(LAD),severe stenosis at proximal segment,long diffuse lesion and moderate stenosis in mid segment,TIMI 2;D1:moderate stenosis in mid segment

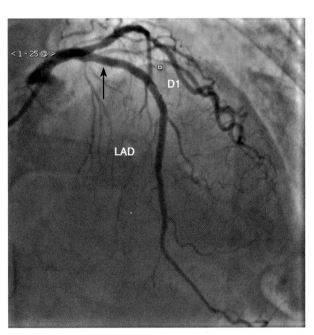

图 6-1-2 冠脉造影:于 LAD 近段、中段置入支架两枚后,受治段狭窄程度显著改善
Figure 6-1-2 CAG:After implanting 2 stents in LAD proximal and mid segments,stenosis was markedly improved

▶ 病例 2

患者,男,53 岁。主因"胸闷 14 小时余"以"冠状动脉粥样硬化性心脏病 急性冠脉综合征"入院。既往糖尿病病史 30 年。入院后完善相关检查,行急诊冠脉造影示:RCA 中段弥漫长病变,重度狭窄,可见血栓影,TIMI 2 级。造影同期对 RCA 中段病变行支架置入术治疗,手术顺利(图 6-1-3~图 6-1-4)。术后给予患者双联抗血小板、降脂稳定斑块、改善心肌缺血及重塑、控制血糖等治疗。

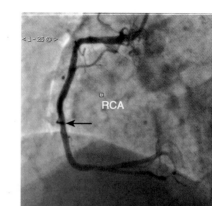

图 6-1-3 冠脉造影：RCA 近段轻度狭窄，中段长病变，重度狭窄，可见血栓影，TIMI 2 级

Figure 6-1-3 CAG：RCA：Mild stenosis in proximal segment. Long lesion and severe stenosis in mid segment. Thrombus visible, thrombolysis in myocardial infarction, TIMI 2

图 6-1-4 冠脉造影：于 RCA 中段置入支架 2 枚后，受治段狭窄程度显著改善

Figure 6-1-4 CAG：After implanting 2 stents in right coronary artery（RCA）mid segment, stenosis was markedly improved

▶ 病例 3

患者，男，54 岁。主因"间断咽部紧缩感 5 年余"以"冠状动脉粥样硬化性心脏病 稳定型心绞痛"入院。既往高血压病史 20 余年，糖尿病病史 8 年余，呼吸睡眠暂停综合征病史 8 年。入院后完善相关检查，行冠脉造影示：RCA 近段轻度狭窄，中段重度狭窄，中段以远至后三叉处以近完全闭塞，TIMI 0 级，可见 RCA 通过自身桥侧支向 PLV 及 PDA 提供侧支循环。考虑 RCA 中段以远闭塞为慢性完全闭塞性病变，同期对 RCA 中段、远段慢性完全闭塞性病变行介入治疗，手术顺利（图 6-1-5 ~ 图 6-1-6）。术后给予患者双联抗血小板、降脂稳定斑块、改善心肌缺血及重塑、降压、控制血糖等治疗。

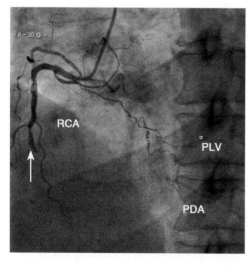

图 6-1-5 冠脉造影：RCA 近段轻度狭窄，中段重度狭窄，中段以远至后三叉处以近完全闭塞，TIMI 0 级，可见 RCA 通过自身桥侧支向 PLV 及 PDA 提供侧支循环，考虑 RCA 中段以远闭塞为慢性完全闭塞性病变

Figure 6-1-5 CAG：RCA：Mild stenosis in proximal segment and severe stenosis in mid segment. Total occlusion from mid segment, TIMI 0. Therefore, total occlusion was considered chronic

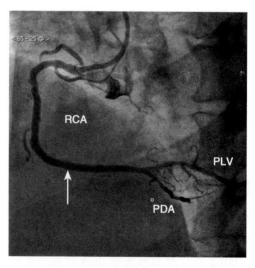

图 6-1-6 冠脉造影：同期开通 RCA 中段以远慢性完全闭塞病变，于 RCA 中段、远端置入支架两枚后，受治段狭窄程度显著改善

Figure 6-1-6 CAG：Chronic total occlusion was reopened. After implanting 2 stents in RCA mid and distal segments, stenoses were markedly improved

▶ **病例4**

患者,男,50岁。主因"胸闷伴大汗4小时余"以"冠状动脉粥样硬化性心脏病 急性冠脉综合征"入院。否认既往心、脑血管病史,否认高血压及糖尿病病史。入院后完善相关检查,行急诊冠脉造影示:LAD近段中度狭窄,可见斑块溃疡,中段、远段轻度狭窄,前向血流TIMI 3级(图6-1-7)。同期对LAD近段病变处行OCT检查,证实LAD近段可见粥样斑块破裂、溃疡形成(图6-1-8)。考虑患者当时症状消失,且LAD前向血流TIMI 3级,未行支架置入治疗。术后给予患者双联抗血小板、降脂稳定斑块、改善心肌缺血及重塑等治疗。

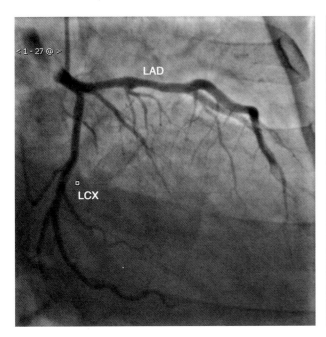

图6-1-7 冠脉造影:LAD近段中度狭窄,可见斑块溃疡,中段、远段轻度狭窄,前向血流 TIMI 3级

Figure 6-1-7 CAG:LAD:Moderate stenosis in proximal segment. Plaque ulceration is visible. Mild stenosis in mid and distal segments. TIMI 3

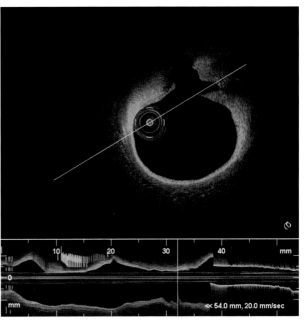

图6-1-8 OCT检查示:LAD近段可见粥样斑块破裂、溃疡形成

Figure 6-1-8 OCT:Plaque rupture and ulceration visible in proximal LAD

▶ **病例5**

患者,女,81岁。主因"突发剧烈胸痛4小时余"以"冠状动脉粥样硬化性心脏病急性ST段抬高性心肌梗死(广泛前壁)"收入院。既往高血压病史15年余,糖尿病病史15年余,脑梗死病史12年,1年前因急性心肌梗死于LAD中段置入支架1枚。入院后完善相关检查,行冠脉造影示:LAD近段可见钙化,轻度狭窄,近中段可见血栓影,中段原支架内未见明显再狭窄,原支架内近段可见血栓影,前向血流TIMI 2级。进一步行OCT检查提示LAD近中段可见斑块破裂,脂核外溢,中段原支架内可见血栓形成。同期给予血栓抽吸并对LAD近中段、中段病变行支架置入术治疗,手术顺利(图6-1-9~图6-1-12)。术后给予患者双联抗血小板、降脂稳定斑块、改善心肌缺血及重塑、降压及控制血糖等治疗。

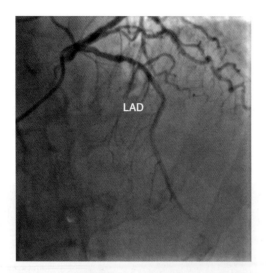

图 6-1-9　冠脉造影：LAD 近段可见钙化，轻度狭窄，近中段可见血栓影，中段原支架内未见明显再狭窄，原支架内近段可见血栓影，前向血流 TIMI 2 级

Figure 6-1-9　CAG：LAD：Calcification and mild stenosis in proximal segment. Thrombus was seen in proximal-mid segment. No significant restenosis in the stent in mid segment. Proximal segment in-stent thrombus was seen. TIMI 2

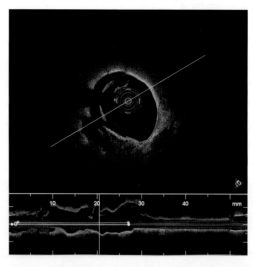

图 6-1-10　OCT 检查示：LAD 近中段可见斑块破裂，脂核外溢

Figure 6-1-10　OCT：LAD：Plaque rupture and lipid core spillover in proximal-mid segment

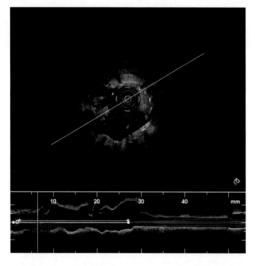

图 6-1-11　OCT 检查示：LAD 中段原支架内可见血栓形成

Figure 6-1-11　OCT：In-stent thrombosis in the stent in mid LAD

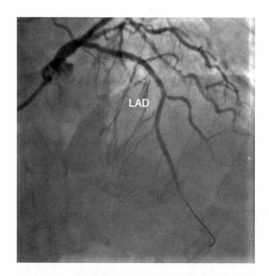

图 6-1-12　冠脉造影：于 LAD 中段原支架处至近段病变处串联置入支架一枚后，血栓影消失，受治段未见残余狭窄，TIMI 血流恢复 3 级

Figure 6-1-12　CAG：After implanting 1 stent in LAD proximal and mid segments, stenosis was markedly improved and thrombus disappeared in proximal-mid segment

【病理组织学改变】

　　冠状动脉内膜纤维性偏心性增厚，管腔狭窄，中膜见大量胆固醇结晶，有些出现内膜撕裂（图 6-1-13 ～图 6-1-17）。

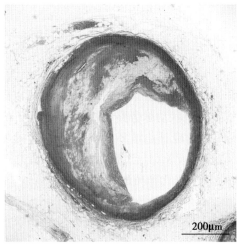

图 6-1-13　前降支内膜纤维性偏心性增厚，中见多量泡沫细胞，中膜萎缩变薄，管腔重度狭窄（HE）
Figure 6-1-13　The endomembrane of anterior descending branch shows fibrotic eccentric thickness, filled with foam cells, and lumen shows severe stenosis（HE）

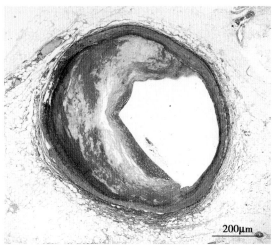

图 6-1-14　前降支（ET+VG）
Figure 6-1-14　Anterior descending branch（ET+VG）

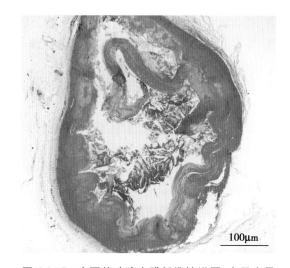

图 6-1-15　右冠状动脉内膜纤维性增厚，中见大量胆固醇结晶，内膜撕裂（HE）
Figure 6-1-15　The endomembrane of right coronary artery shows fibrous thickness, with many cholesterol crystals. The endomembrane is ruptured（HE）

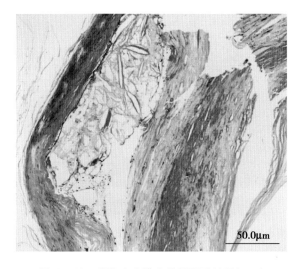

图 6-1-16　前降支内膜中的胆固醇结晶（HE）
Figure 6-1-16　Cholesterol crystals in the endomembrane of anterior descending branch（HE）

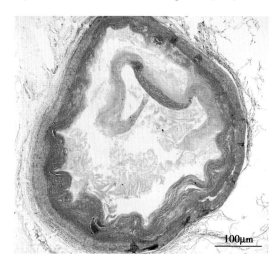

图 6-1-17　右冠状动脉（ET+VG）
Figure 6-1-17　Right coronary artery（ET+VG）

（董哲　郑金刚　刘晓飞　赵红　宋江平）

第二节　颈部与胸部并存动脉硬化疾病

颈动脉与冠状动脉粥样硬化性狭窄为同源性疾病,动脉粥样硬化作为血管系统的共同病变,可以同时累及颈部与胸部动脉。随着人均寿命的增长,高龄患者因冠心病接受冠状动脉旁路移植术(coronary artery bypass grafting,CABG)的比例在逐年上升,其中合并颈动脉病变的患者也日益增多。研究表明:行冠状动脉旁路移植术的患者中,合并有重度颈动脉狭窄病变的比例为6% ~ 8.7%,且与年龄的增长正相关(<60岁,3.8%;>60岁,11.8%),而Kieffer研究中发现合并重度颈动脉狭窄的比率高达22%。

【临床表现】

1. 患者可以表现为单一脏器缺血性改变,如:急性冠脉综合征、陈旧性心肌梗死或一过性脑缺血发作、黑蒙、脑梗死,部分患者可以同时存在心、脑缺血的改变。

2. 颈动脉中重度狭窄的患者在颈部可闻及血管杂音,轻度和极重度患者多数无血管杂音。

3. 并存心脑血管动脉硬化疾病的患者往往有其他外周血管疾病表现,如下肢间歇性跛行,顽固性高血压。

4. 存在高危因素如高血压、糖尿病、高脂血症、吸烟等。

【影像学改变】

1. 胸部X线片可见主动脉甚至冠状动脉钙化表现。

2. 超声血管超声可以显示颈动脉内膜增厚、斑块形成,中重度狭窄的患者狭窄部位收缩期血流峰速明显增高,超声造影可以了解斑块表面情况以初步判定斑块稳定性;超声心动图可以测定心腔大小,了解左右心室功能。

3. CTA是筛查及随访的常用检查手段,CTA对颈动脉狭窄的敏感性较冠状动脉高(图6-2-1 ~ 图6-2-2)。

4. DSA是诊断心脑血管疾病的"金标准",同时可以判定颅内侧支循环的开放程度,了解冠状动脉的灌注情况(图6-2-3,图6-2-4)。

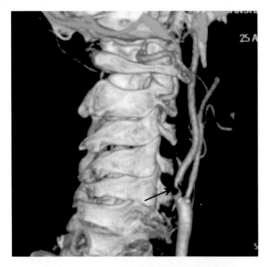

图 6-2-1　颈动脉狭窄的 CTA 和 DSA

Figure 6-2-1　The CTA and DSA of carotid arterial stenosis

A. CTA 示右侧颈内动脉起始部管腔重度狭窄

A. CTA shows severe stenosis on the proximal right internal carotid artery

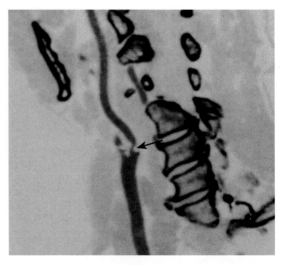

图 6-2-1B　CTA 示右侧颈内动脉起始部管腔重度狭窄

Figure 6-2-1B　CTA shows severe stenosis of the right internal carotid artery (RICA)

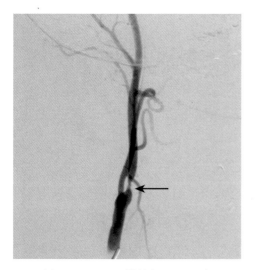

图 6-2-1C　DSA 结果与 CTA 一致
Figure 6-2-1C　The DSA and CTA are consistent

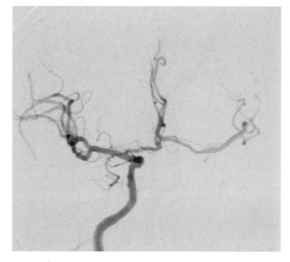

图 6-2-1D　DSA 示左侧大脑前、中动脉由右侧颈内完全代偿
Figure 6-2-1D　DSA shows the left middle and anterior cerebral artery collateralized by RICA

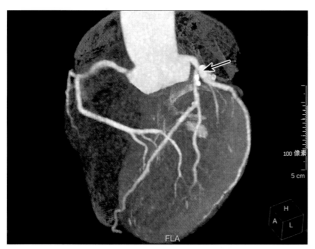

图 6-2-2　冠状动脉狭窄 CTA 和 DSA
Figure 6-2-2　The CTA and DSA of coronary artery stenosis
A. 冠状动脉 CTA 示前降支近端钙化
A. CTA shows severe calcification on anterior descending artery

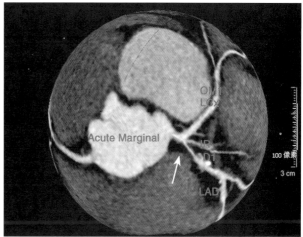

图 6-2-2B　前降支近端重度狭窄
Figure 6-2-2B　Severe stenosis on the proximal left anterior descending artery

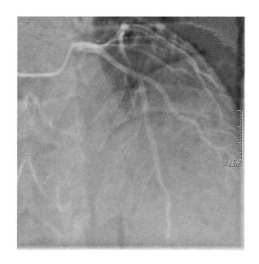

图 6-2-2C　血管造影显示前降支通畅,无狭窄
Figure 6-2-2C　Angiography demonstrating LAD patency without stenosis

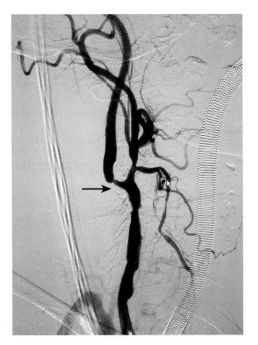

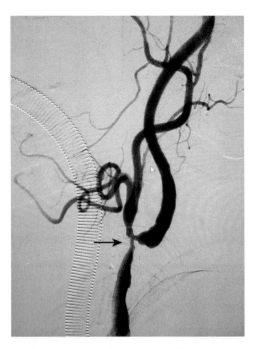

图 6-2-3　颈动脉和冠脉造影

Figure 6-2-3　Angiography of carotid artery and coronary artery

A. DSA 示右侧颈内动脉重度狭窄

A. DSA shows severe stenosis of right internal carotid artery

图 6-2-3B　DSA 示左侧颈内动脉重度狭窄

Figure 6-2-3B　DSA shows severe stenosis of LICA

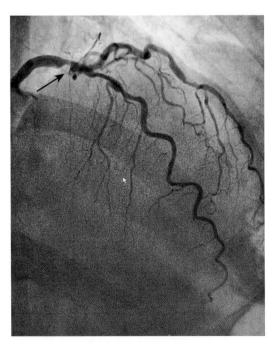

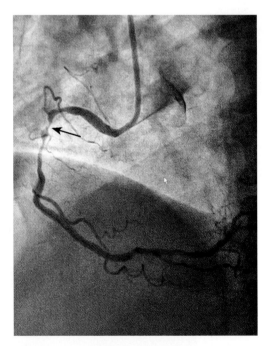

图 6-2-3C　冠脉造影提示左主干偏心斑块伴重度狭窄

Figure 6-2-3C　Angiography shows eccentric plaques with severe stenosis on the left main coronary

图 6-2-3D　冠脉造影示右冠状动脉近中段重度狭窄

Figure 6-2-3D　Angiography shows severe stenosis on the proximal and middle part of RCA

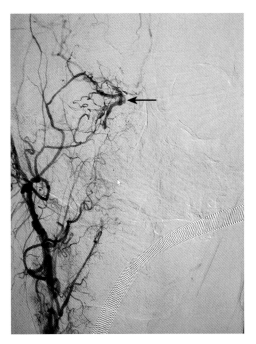

图 6-2-4　颈部与胸部并存动脉硬化患者
Figure 6-2-4　A thoraco-cervical artherosclerosis patient
A. DSA 示右侧颈内动脉闭塞,颅内外通过颈外动脉及眼动脉交通
A. DSA shows right internal carotid artery total occlusion, intracranial blood flow supplied via external carotid artery and ophthalmic artery

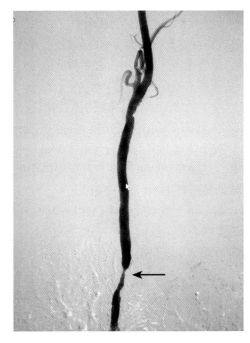

图 6-2-4B　左侧颈总动脉近端重度狭窄
Figure 6-2-4B　Severe stenosis on proximal of LCCA

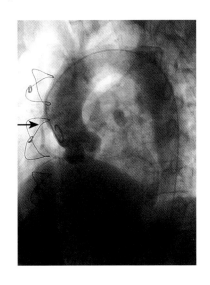

图 6-2-4C　冠状动脉搭桥术后 4 年,升主动脉静脉桥通畅
Figure 6-2-4C　4 years post-coronary artery bypass grafting (CABG), the vein graft is patent

【外科治疗】

1. 根据病变、病情及医疗中心经验可以选择同期冠状动脉旁路术及颈动脉内膜切除术(传统颈动脉内膜切除术或外翻式颈动脉内膜切除术)或分期手术。近年有学者研究发现:分期颈动脉支架和心脏开放手术,和同期的颈动脉内膜剥脱和心脏开放手术,可以获得相类似的结果,包括:死亡率、脑卒中和心肌梗死的并发症。在拥有丰富经验的心脏血管中心,只要能精准地选择适应证,同期手术同样可以取得良好的效果。

同期手术有如下优点:①一次麻醉,同时完成了两个重要脏器的血运重建;②减少了住院天数和费用;③精准地适应证筛选,精湛的手术操作,可以减少两次手术之间发生心肌梗死或脑卒中的可能;④远期效果:发生心、脑并发症的几率低于分期手术患者。

2. 同期治疗顺序通常为首先行颈动脉内膜切除术,之后行冠状动脉旁路移植术,对于部分冠状动脉缺血严重的患者亦可首先行冠状动脉血运重建,需注意保持术中的充足脑灌注(图 6-2-5 ~ 图 6-2-16)。手术采取全身麻醉;是否在体外循环下行冠状动脉血运重建对手术结果影响与中心及医师经验有关(图 6-2-17)。

3. 复合手术治疗

(1) 鉴于冠状动脉血运重建后的远期通畅率差异及创伤性,目前冠状动脉复合手术多采用小切口或腔镜\机器人辅助下的前降支搭桥,右冠和(或)回旋支球囊扩张支架置入术(图 6-2-18 ~ 图 6-2-20)。

(2) 对于颈动脉解剖不适合手术的心脑血管并存疾病患者可行颈动脉支架置入联合冠状动脉旁路移植手术。双侧颈动脉重度狭窄且需要同期处理者,可以选择颈动脉内膜切除术+对侧颈动脉支架置入术联合冠状动脉搭桥手术(图 6-2-21)。

(3) 对于单支或双支冠状动脉局限性重度狭窄且合并颈动脉狭窄患者,可以选择冠状动脉球囊扩张支架置入术联合颈动脉内膜切除术。

同期颈动脉与冠状动脉患者的大体标本(图 6-2-22 ~ 图 6-2-28)。

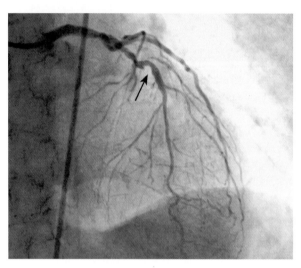

图 6-2-5　血管造影示:前降支中远段弥漫性狭窄
Figure 6-2-5　Angiography revealed diffuse disease and multilevel stenosis on LAD

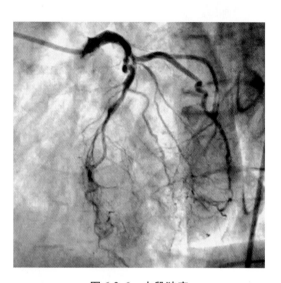

图 6-2-6　中段狭窄
Figure 6-2-6　Stenosis on the middle segment

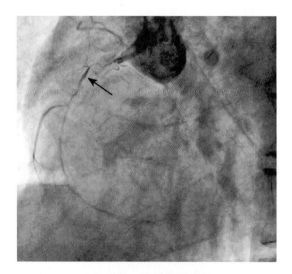

图 6-2-7　右冠次全闭塞
Figure 6-2-7　Subtotal occlusion of the RCA

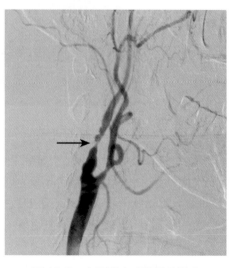

图 6-2-8　右侧颈内动脉重度狭窄
Figure 6-2-8　Severe stenosis on the RICA

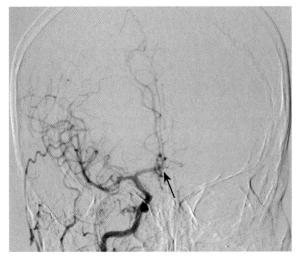

图 6-2-9　右侧大脑前、中动脉畅，前循环开放
Figure 6-2-9　The right anterior and middle cerebral artery are patent, anterior circulation opened

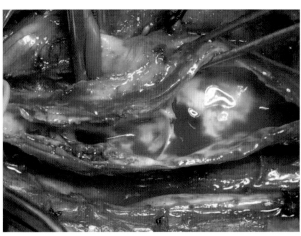

图 6-2-10　右侧颈内动脉斑块切开观
Figure 6-2-10　View of plaque in the RICA

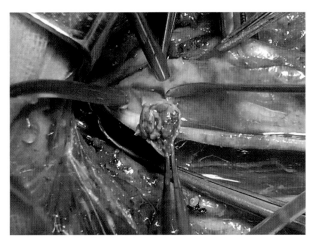

图 6-2-11　斑块导致管腔接近闭塞
Figure 6-2-11　Lumen nearly occluded due to plaque

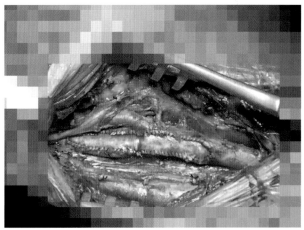

图 6-2-12　右侧颈动脉内膜切除并补片成形术后
Figure 6-2-12　Post-right carotid endarterectomy and patch angioplasty

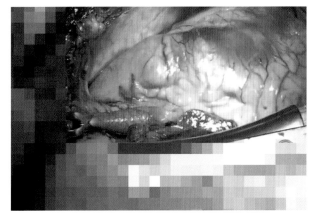

图 6-2-13　跳动下冠状动脉搭桥，部分阻断升主动脉
Figure 6-2-13　Off-Pump CABG, blocks the ascending aorta partly

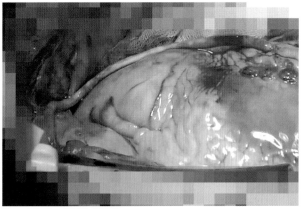

图 6-2-14　主动脉至前降支自体静脉桥
Figure 6-2-14　Autologous vein graft from the aorta to LAD

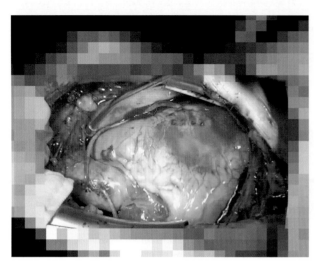

图 6-2-15　前降支及右后降支旁路移植术后
Figure 6-2-15　Post-CABG

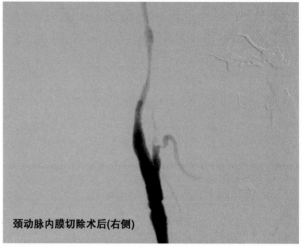

颈动脉内膜切除术后(右侧)

图 6-2-16　造影示右侧颈内动脉狭窄解除
Figure 6-2-16　Angiography shows stenosis disappeared on the right internal carotid artery

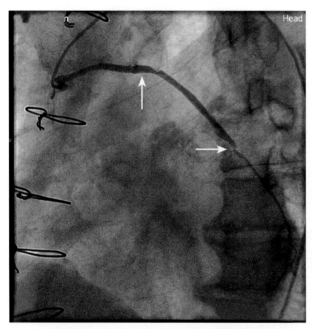

图 6-2-17　颈部与胸部并存动脉硬化患者
Figure 6-2-17　A thoraco-cervical artherosclerosis patient

A. 冠状动脉旁路术后 16 年血管造影桥血管畅，吻合口内膜增生狭窄
A. Angiography of a patient received CABG 16 years ago, blood flow was well, intimal hyperplasia at the anastomotic part

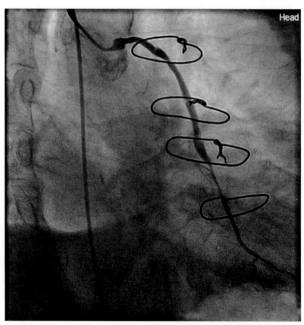

图 6-2-17B　桥血管畅
Figure 6-2-17B　Graft was patent

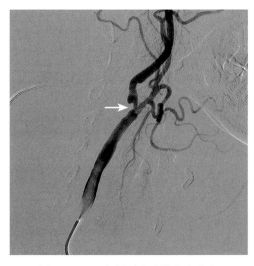

图 6-2-17C　右侧颈内动脉中度狭窄
Figure 6-2-17C　Moderate stenosis on the RICA

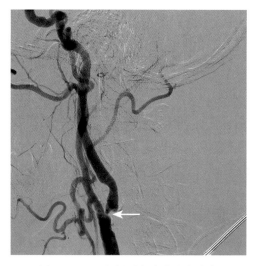

图 6-2-17D　左侧颈内动脉重度狭窄
Figure 6-2-17D　Severe stenosis on the LICA

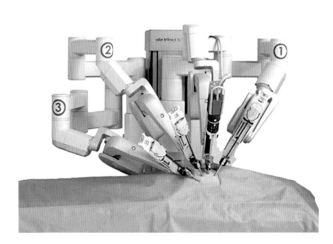

图 6-2-18　机器人心脏手术示意图
Figure 6-2-18　Schematic of robotic cardiac surgery

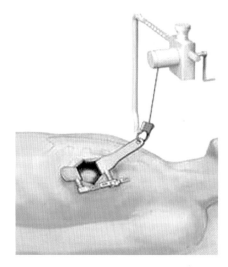

图 6-2-19　左侧小切口心脏手术示意图
Figure 6-2-19　Schematic of MIDCABG

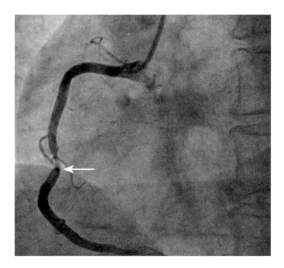

图 6-2-20　冠脉狭窄球囊扩张并支架植入术
Figure 6-2-20　Ballon dilation with stent placement procedure in the stenosis of coronary artery
　　A. 右冠中段局限性重度狭窄
　　A. Severe stenosis in the local segment of mid-RCA

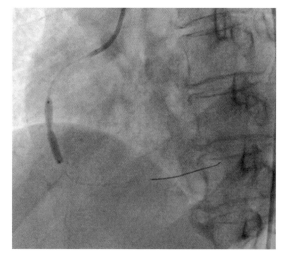

图 6-2-20B　球囊扩张支架置入术
Figure 6-2-20B　Ballon dilation with stent placement procedure

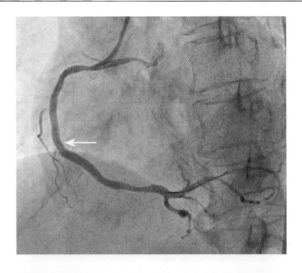

图 6-2-20C　支架术后,血管管腔恢复正常
Figure 6-2-20C　Post-stent placement, diameter of lumen returned to normal

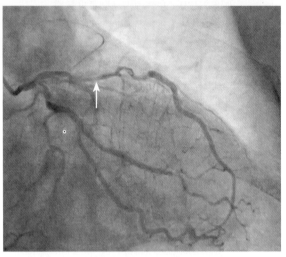

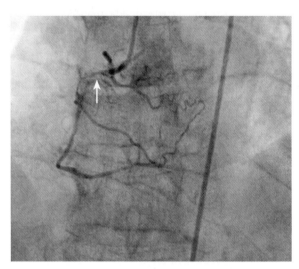

图 6-2-21　颈部与胸部并存动脉硬化疾病的复合手术治疗
Figure 6-2-21　Combined surgery for thoraco-cervical artherosclerosis
A. 血管造影示:前降支近中段管腔中重度狭窄
A. Angiography shows severe stenosis on the proximal and middle part of LAD

图 6-2-21B　右冠近端管腔重度狭窄
Figure 6-2-21B　Severe stenosis on the proximal segment of RCA

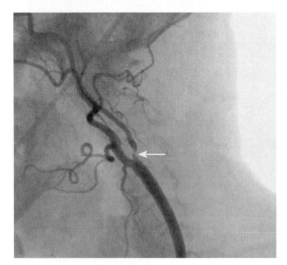

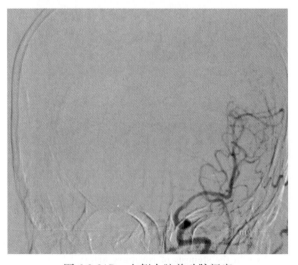

图 6-2-21C　左侧颈内动脉重度狭窄
Figure 6-2-21C　Severe stenosis of LICA

图 6-2-21D　左侧大脑前动脉闭塞
Figure 6-2-21D　Left anterior cerebral artery occlusion

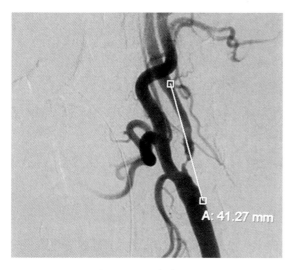

图 6-2-21E　术中测量

Figure 6-2-21E　Measurement during procedure

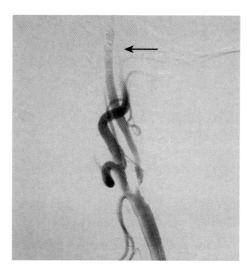

图 6-2-21F　释放颈动脉保护伞

Figure 6-2-21F　Release the angioguard（end protection device）

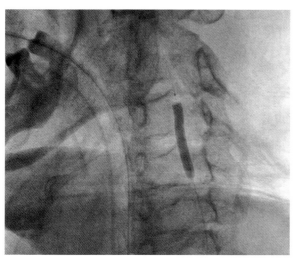

图 6-2-21G　颈动脉狭窄处预扩张

Figure 6-2-21G　Pre-dialation of the carotid artery

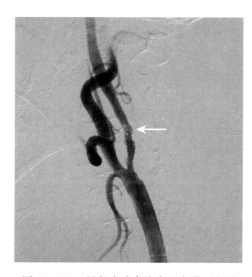

图 6-2-21H　局部有残余狭窄且内膜不光滑

Figure 6-2-21H　Residual stenosis with irregular intima

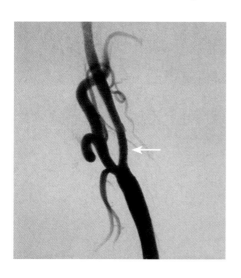

图 6-2-21I　支架术后管腔无狭窄

Figure 6-2-21I　Post-stenting shows without stenosis

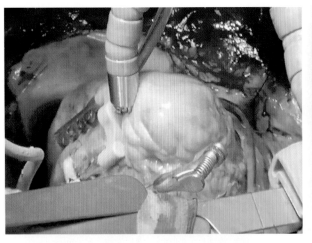

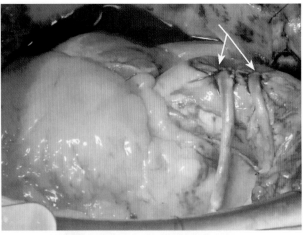

图 6-2-21J　右后降支旁路术（自体静脉桥）
Figure 6-2-21J　Right posterior descending artery bypass
（autologous vein graft）

图 6-2-21K　升主动脉吻合口
Figure 6-2-21K　Anastomosis on root of ascending aorta

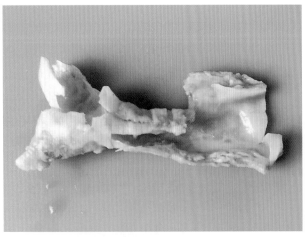

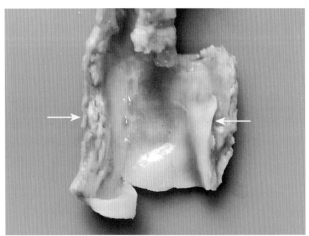

图 6-2-22　颈动脉斑块，颈动脉内膜剥脱术标本，斑块与动脉纵轴平行，管腔狭窄
Figure 6-2-22　Carotid artery plaque. The longitudinal axis of plaque and artery are parallel, lumen shows stenosis

图 6-2-23　颈动脉斑块，血管壁明显增厚黄白相间
Figure 6-2-23　Carotid artery plaque. Vessel wall thickening and color is white and yellow

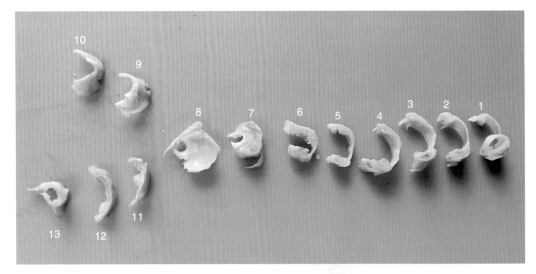

图 6-2-24　颈动脉斑块，图 6-2-22 固定后颈动脉内膜剥脱术标本，剖开的横断面
Figure 6-2-24　Carotid artery plaque. Cross section

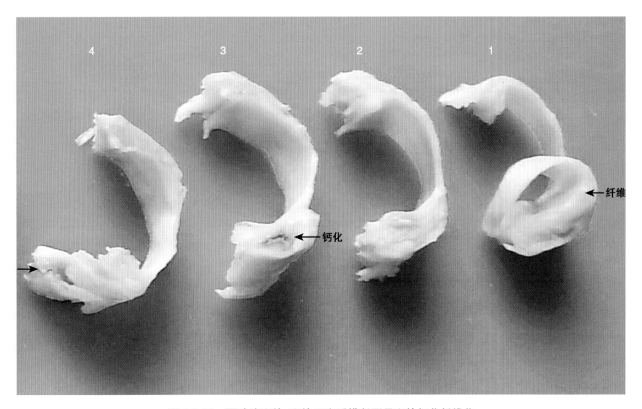

图 6-2-25　颈动脉斑块，斑块固定后横断面见斑块钙化纤维化
Figure 6-2-25　Carotid artery plaque. Plaque calcification and fiber in cross section

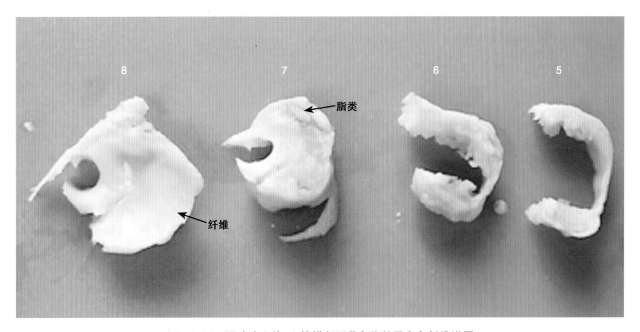

图 6-2-26　颈动脉斑块，斑块横断面黄色脂核及白色纤维增厚
Figure 6-2-26　Carotid artery plaque. Yellow lipid core and white fiber thickening

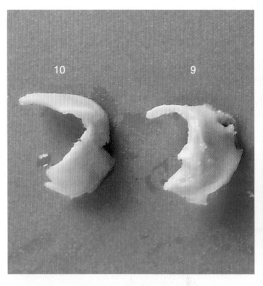

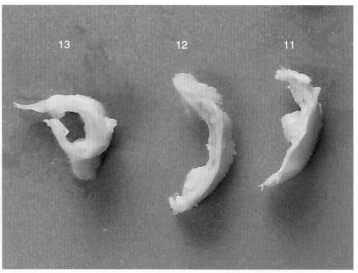

图 6-2-27　颈动脉斑块,斑块黄白相间凹凸不平
Figure 6-2-27　Carotid artery plaque. Plaque with uneven thickness and color is yellow-and white

图 6-2-28　颈动脉斑块,血管壁明显增厚,脂质与纤维相间
Figure 6-2-28　Carotid artery plaque. Vessel wall thickening with lipid and white fiber

同期颈动脉与冠状动脉手术典型病例

　　患者,男,60 岁,因颈动脉狭窄,冠心病,下肢动脉硬化闭塞症入院。入院后动脉造影明确诊断,在全麻下行冠状动脉搭桥术+左侧颈动脉内膜切除术+右侧髂动脉球囊扩张支架置入术。

　　颈动脉造影(图 6-2-29)。

　　冠状动脉造影(图 6-2-30 ~ 图 6-2-33)。

　　髂动脉造影(图 6-2-34 ~ 图 6-2-36)。

　　颈动脉斑块病理组织学改变(图 6-2-37 ~ 图 6-2-48)。

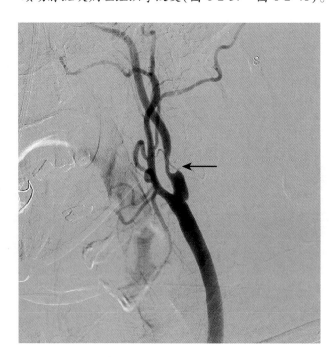

图 6-2-29　DSA 示左侧颈内动脉重度狭窄
Figure 6-2-29　DSA shows severe stenosis of the LICA

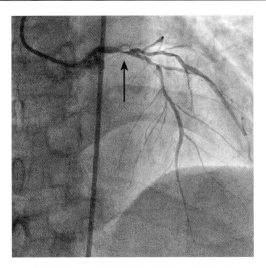

图 6-2-30　冠状动脉造影示左主干狭窄
Figure 6-2-30　CAG angiography shows stenosis of the left main trunk

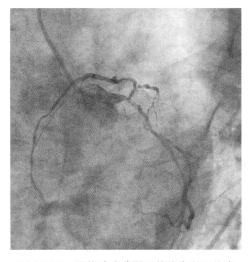

图 6-2-31　冠状动脉造影示前降支和回旋支
Figure 6-2-31　CAG angiography shows LAD and left circumflex branch

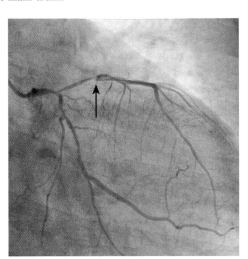

图 6-2-32　冠状动脉造影示前降支和回旋支
Figure 6-2-32　CAG angiography shows LAD and left circumflex branch

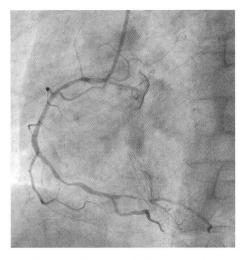

图 6-2-33　冠状动脉造影示右冠状动脉
Figure 6-2-33　CAG angiography shows RCA

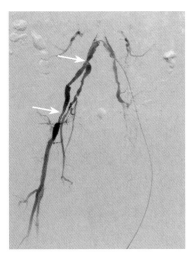

图 6-2-34　DSA 示右侧髂动脉狭窄
Figure 6-2-34　DSA shows stenosis of the right iliac artery

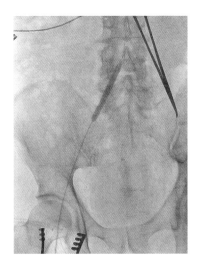

图 6-2-35　右侧髂动脉球囊扩张
Figure 6-2-35　Balloon angioplasty of the right common iliac artery

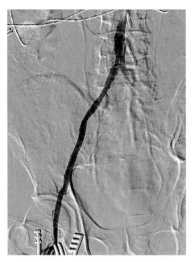

图 6-2-36　右侧髂动脉支架置入后
Figure 6-2-36　Stent placement of the right iliac artery

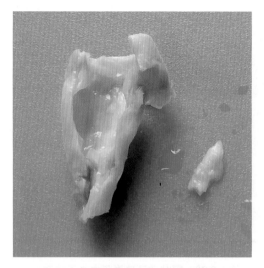

图 6-2-37　左颈动脉斑块,斑块厚薄不一
Figure 6-2-37　Left carotid artery plaque thickness was uneven

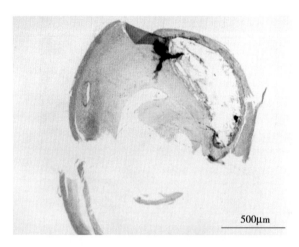

图 6-2-38　血管钙化,低倍镜下见颈动脉斑块结节状钙化灶(HE)
Figure 6-2-38　Calcification of the vessel. Nodular calcification in plaque seen under low magnification (HE)

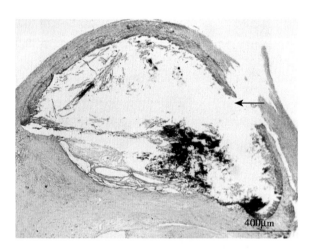

图 6-2-39　血管钙化,嗜碱性血管钙化灶呈蓝色且大部分已脱落(HE)
Figure 6-2-39　Calcification of the vessel. The calcification was basophilic and stained blue; most of the calcification has fallen off(HE)

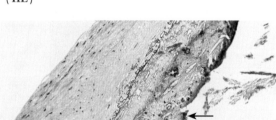
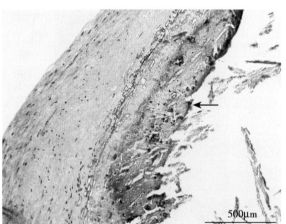

图 6-2-40　血管钙化,血管钙化灶与残存血管壁界限清楚(HE)
Figure 6-2-40　Calcification of the vessel. A distinct border between calcification and residual vascular wall(HE)

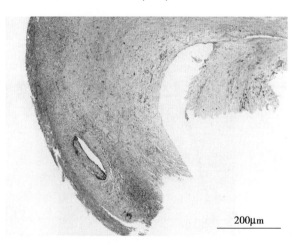

图 6-2-41　炎细胞浸润,血管钙化周围炎细胞浸润(HE)
Figure 6-2-41　Inflammatory cell infiltration around the calcification area(HE)

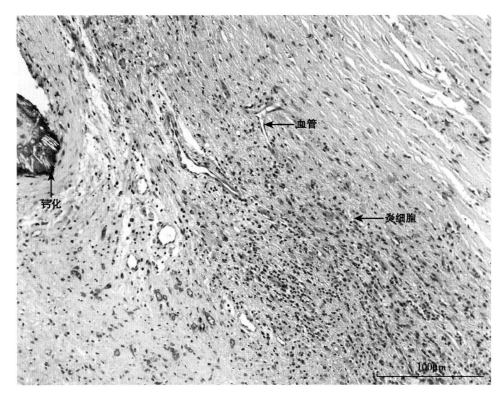

图 6-2-42　炎细胞浸润图 6-2-41 放大,钙化周围炎细胞浸润,新生血管形成(HE)

Figure 6-2-42　Inflammatory cell infiltration. Englargement of figure 6-2-41 shows inflammatory cell infiltration around the calcification area and angiogenesis(HE)

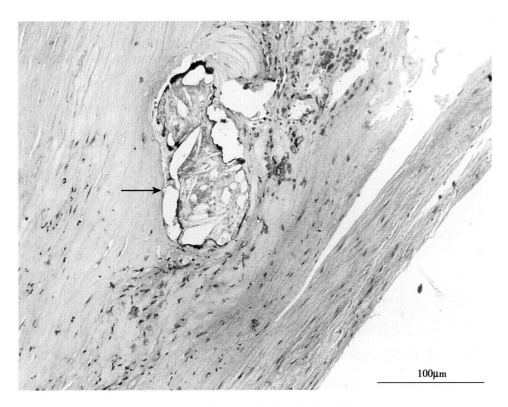

图 6-2-43　血管钙化,颈动脉斑块内钙化灶(HE)

Figure 6-2-43　Calcification of the vessel. Calcification of plaque in the carotid artery(HE)

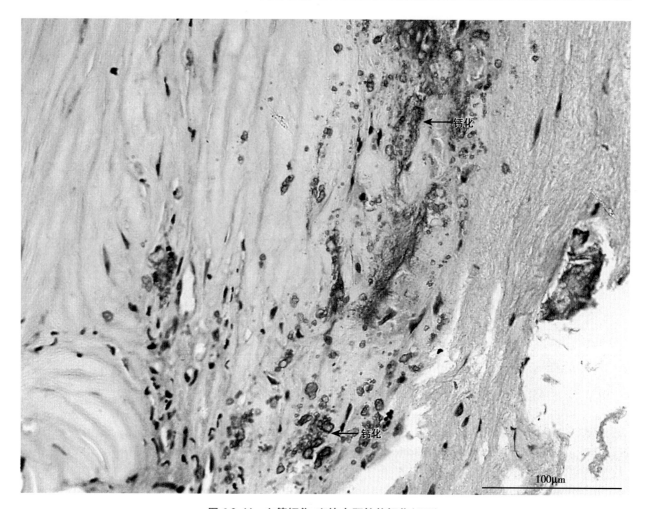

图 6-2-44　血管钙化,斑块内颗粒状钙化(HE)
Figure 6-2-44　Calcification of the vessel. Granular calcification in the atherosclerotic plaque(HE)

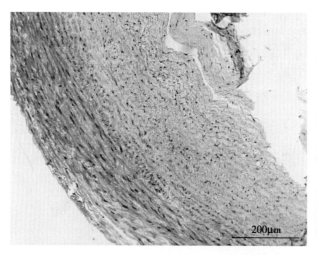

图 6-2-45　细胞外基质,斑块远端血管中膜细胞外基质增多(HE)
Figure 6-2-45　Extracellular matrix. Increased extracellular matrix in the tunica media distal to plaque(HE)

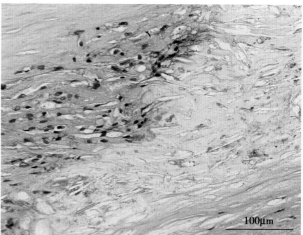

图 6-2-46　细胞坏死,斑块内部分细胞坏死崩解(HE)
Figure 6-2-46　Cell necrosis in plaque(HE)

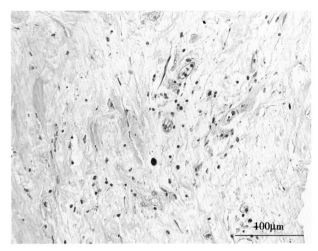

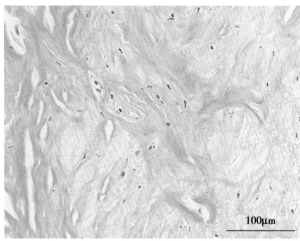

图 6-2-47　泡沫细胞,脂质池内见泡沫细胞吞噬红细胞现象(Masson)

Figure 6-2-47　Foam cells swallow erythrocytes in the lipid pool (Masson)

图 6-2-48　纤维斑块,斑块内胶原纤维沉积(Masson)

Figure 6-2-48　Collagenous fiber deposit in the lipid pool (Masson)

【AS 动物模型研究】

颈动脉与胸部动脉粥样硬化性狭窄为同源性疾病。然而发生在胸部的动脉粥样硬化斑块标本不易获得,并且收集的手术标本多是中晚期病变,我们借助 AS 动物模型 ApoE$^{-/-}$ 小鼠胸主动脉的病理实验结果(图 6-2-49 ~ 图 6-2-50),来阐述胸部动脉粥样硬化病灶的发生发展过程,特别是初始期和早期病变(图 6-2-51 ~ 图 6-2-52)。

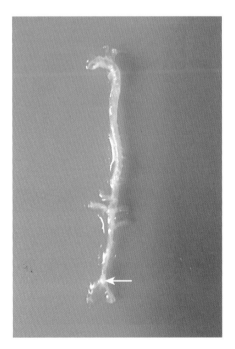

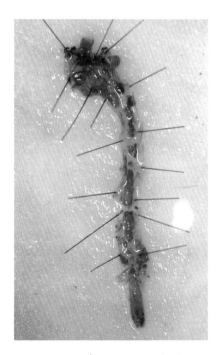

图 6-2-49　ApoE$^{-/-}$ 小鼠动脉斑块,分离的主动脉,可见各段动脉均有乳白色斑块沉积(未染色)

Figure 6-2-49　Arterial plaque of ApoE$^{-/-}$ mice. Dissected aorta of ApoE$^{-/-}$ mice, with milky plaque on every part of the artery (unstained)

图 6-2-50　ApoE$^{-/-}$ 小鼠动脉斑块,苏丹Ⅳ染色将主动脉斑块显示成红色

Figure 6-2-50　Arterial plaque of ApoE$^{-/-}$ mice. Arterial plaque was stained red by Sudan Ⅳ staining

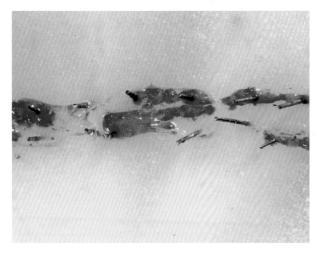
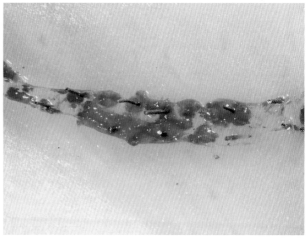

图 6-2-51　ApoE⁻/⁻小鼠动脉斑块,红染的斑块沉积于主动脉壁上(苏丹 IV)
Figure 6-2-51　Arterial plaque of ApoE⁻/⁻ mice. Red plaque deposit on the arterial wall(Sudan IV staining)

图 6-2-52　ApoE⁻/⁻小鼠动脉斑块,主动脉粥样硬化斑块大而密集(苏丹 IV)
Figure 6-2-52　Arterial plaque of ApoE⁻/⁻ mice. Aortic atherosclerosis plaque is large and dense(Sudan IV staining)

　　为了客观评判实验结果,ApoE⁻/⁻小鼠动脉粥样硬化的研究,应在血管的同一部位评判病变。我们选择心脏主动脉根部的四个部位进行评估;即主动脉根部、主动脉瓣附着部、主动脉瓣起始部、主动脉瓣融合部四个切面的血管,进行 AS 血管的病变程度、范围的判读,客观分析实验结果(图 6-2-53)。

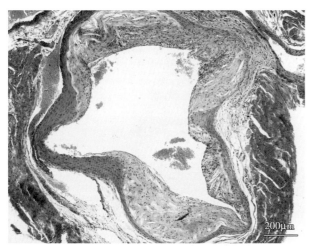
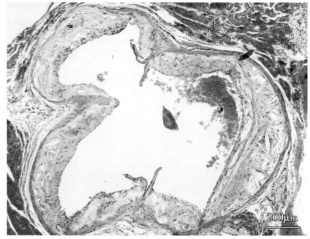

图 6-2-53　ApoE⁻/⁻小鼠主动脉粥样硬化病变
Figure 6-2-53　The aortic plaque of ApoE⁻/⁻ mouse
　　A. ApoE⁻/⁻小鼠主动脉根部(HE)
　　A. Aortic root(HE)

图 6-2-53B　ApoE⁻/⁻小鼠主动脉瓣起始部,血管壁斑块沉积(HE)
Figure 6-2-53B　Start of aortic valve(HE)

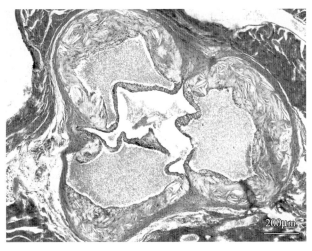

图 6-2-53C　ApoE$^{-/-}$小鼠主动脉瓣附着处(HE)
Figure 6-2-53C　Aortic valve attachement(HE)

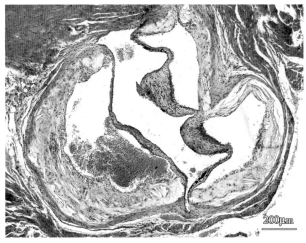

图 6-2-53D　ApoE$^{-/-}$小鼠主动脉瓣融合部(HE)
Figure 6-2-53D　Aortic valve fusion(HE)

ApoE$^{-/-}$小鼠高脂饲养 13 周,主动脉粥样硬化病灶的演变过程(图 6-2-54 ~ 图 6-2-56)。

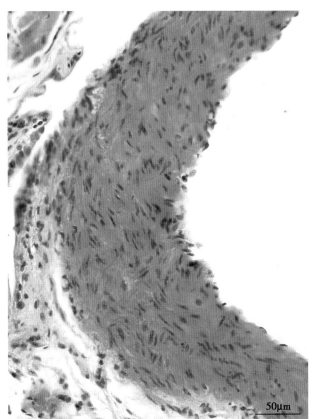

图 6-2-54　高脂饲养 13 周 ApoE$^{-/-}$小鼠主动脉粥样硬化病灶的演变过程
Figure 6-2-54　High fat feeding ApoE$^{-/-}$ mice for 13 weeks; atherosclerosis progression of the mouse aorta
A. 正常 C57 小鼠主动脉内膜光滑(HE)
A. Normal C57 mice tunica intima of the mice aorta is smooth(HE)

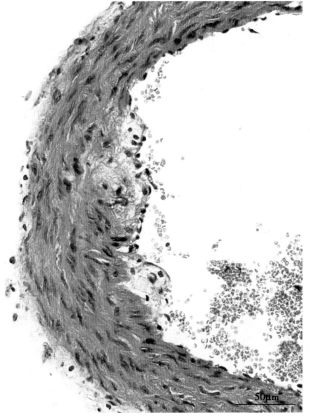

图 6-2-54B　脂质条纹,AS 早期病变,少量泡沫细胞黏附主动脉血管壁(HE)
Figure 6-2-54B　Fatty streaks. Early stage of atherosclerosis (AS), a few foam cells adhension in artery wall(HE)

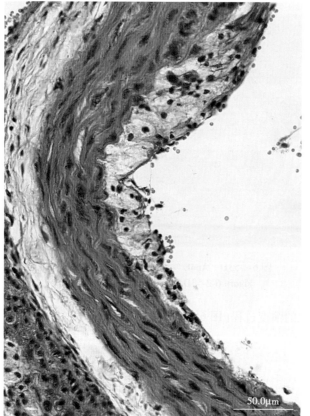

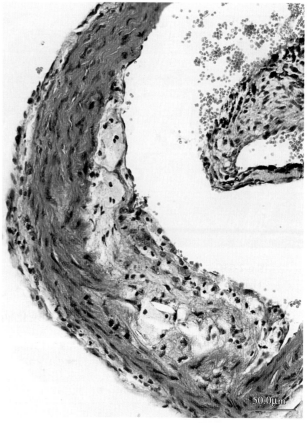

图 6-2-54C　脂质条纹,较多泡沫细胞黏附主动脉血管壁(HE)

Figure 6-2-54C　Fatty streaks. More foam cells adhesion to aortic blood vessel wall(HE)

图 6-2-54D　脂质条纹,泡沫细胞数量增多,已聚集于血管中膜深层(HE)

Figure 6-2-54D　Atherosclerotic fatty streaks. Foam cells are increased in number and gather in deep tunica media(HE)

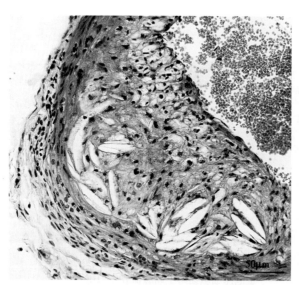

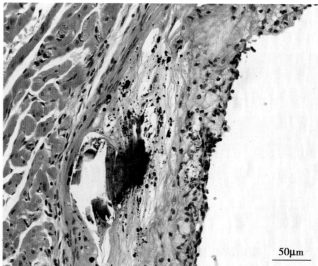

图 6-2-54E　纤维斑块,斑块内部分泡沫细胞坏死崩解,细胞外基质增多,胆固醇结晶形成(HE)

Figure 6-2-54E　Atherosclerotic fibrous plaque. In the plaque, partial foam cell necrosis and disintegration, extracellular matrix increased and cholesterol crystal formation(HE)

图 6-2-54F　复合斑块,斑块表面糜烂,炎细胞浸润,中膜深层钙化(HE)

Figure 6-2-54F　Atherosclerotic compound plaque. Surface of plaque is eroded and inflammatory cells infiltrate; calcification forms in tunica media(HE)

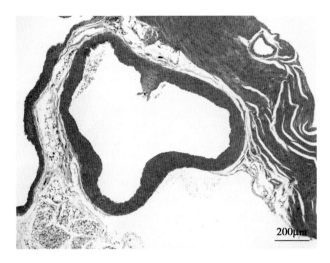

图 6-2-55　高脂饲养 13 周 ApoE^{-/-}小鼠主动脉全貌低倍观察

Figure 6-2-55　The lower scan of high-fat-fed ApoE^{-/-} mice aorta

A. 正常 C57 小鼠主动脉横断面全貌内膜光滑，无斑块形成（HE）

A. Cross section of normal mice C57 aorta; the tunica intima is smooth with no plaque（HE）

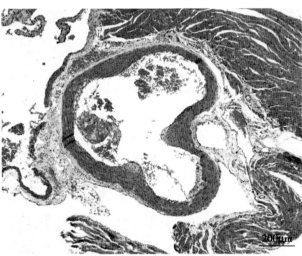

图 6-2-55B　少量泡沫细胞聚集主动脉内膜（HE）

Figure 6-2-55B　A few foam cells gather in aortic intima（HE）

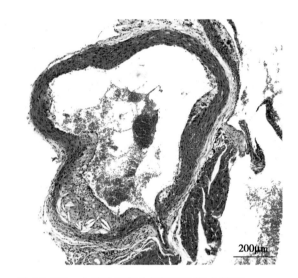

图 6-2-55C　主动脉壁部分纤维斑块形成（HE）

Figure 6-2-55C　Aortic wall partial fibrous plaque formed（HE）

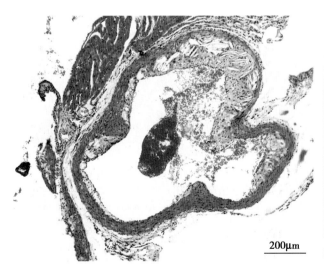

图 6-2-55D　主动脉壁纤维斑块区扩大，管腔内少量泡沫细胞混杂于红细胞团内（HE）

Figure 6-2-55D　Aortic wall partial fibrous plaque was enlarged and a few foam cells were mixed in red blood cells（HE）

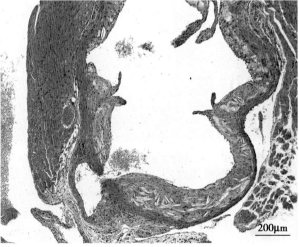

图 6-2-55E　主动脉斑块累及整个血管壁（HE）

Figure 6-2-55E　Aortic plaque accumulation throughout the vessel wall（HE）

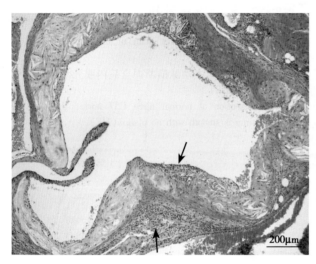

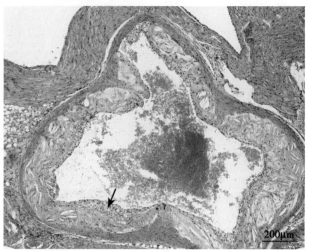

图6-2-55F　主动脉斑块累及整个血管壁,炎细胞浸润斑块及外膜(HE)

Figure 6-2-55F　Aortic plaque accumulates throughout the vessel wall, inflammatory cell infiltration of plaque and outer membrane(HE)

图6-2-55G　主动脉斑块累及整个血管壁,斑块表面泡沫细胞堆积(HE)

Figure 6-2-55G　Aortic plaque accumulates throughout vessel wall, and the plaque surface accumulates in foam cells(HE)

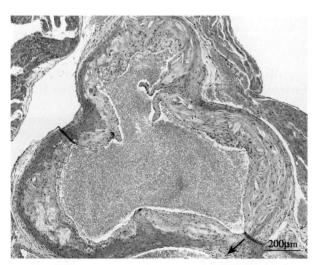

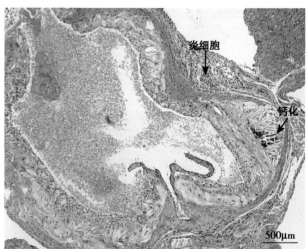

图6-2-55H　主动脉斑块累及整个血管壁,外膜少量炎细胞浸润(HE)

Figure 6-2-55H　Aortic plaque accumulates throughout the vessel wall,outer membrane inflammatory cell infiltration(HE)

图6-2-55I　主动脉斑块累及整个血管壁,斑块钙化,外膜炎细胞浸润(HE)

Figure 6-2-55I　Aortic plaque accumulates throughout the vessel wall, plaque calcification, and outer membrane inflammatory cell infiltration(HE)

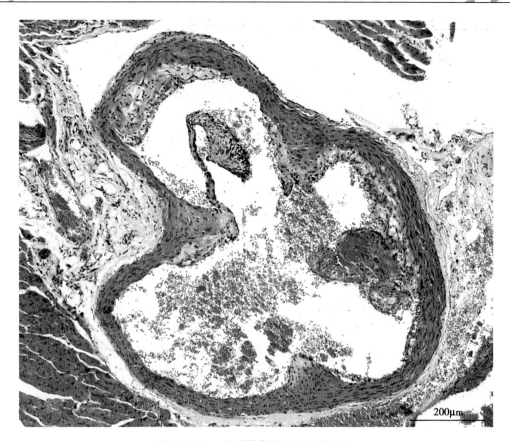

图 6-2-56A　主动脉附壁血栓形成(HE)

Figure 6-2-56A　Mural thrombosis of the aorta is formed(HE)

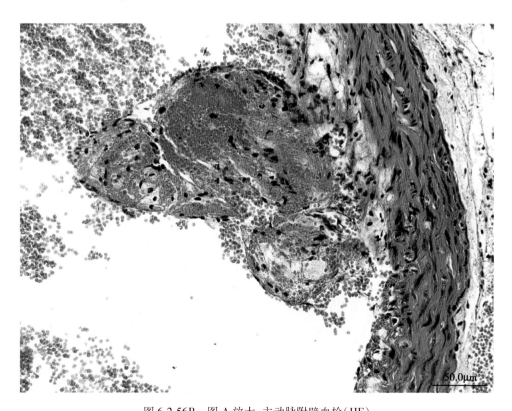

图 6-2-56B　图 A 放大,主动脉附壁血栓(HE)

Figure 6-2-56B　Enlarged of figure 6-2-56A,mural thrombosis of aorta is formed(HE)

ApoE$^{-/-}$小鼠高脂饲养26周,主动脉粥样硬化病灶的演变过程(图6-2-57)。

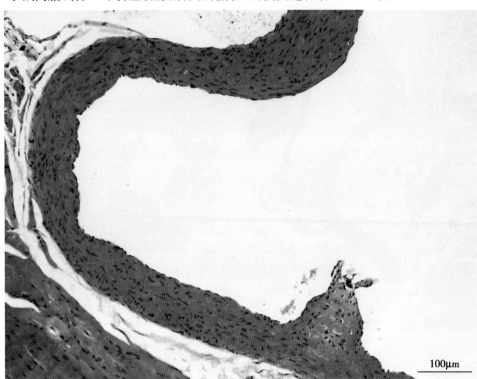

图6-2-57　ApoE$^{-/-}$小鼠高脂饲养26周,主动脉粥样硬化病灶的演变过程
Figure 6-2-57　AS progression of the aorta of high-fat-fed ApoE$^{-/-}$ mice for 26 weeks
A. 正常C57小鼠主动脉内膜光滑,内皮细胞排列整齐(HE)
A. Normal C57 mice. Tunica intima of aorta is smooth and endothelial cells are aligned(HE)

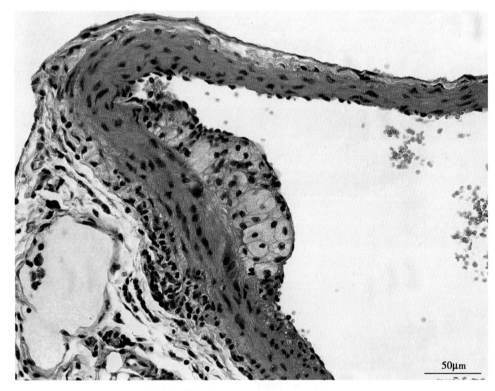

图6-2-57B　脂质条纹,AS早期改变,ApoE$^{-/-}$小鼠主动脉内膜下泡沫细胞聚积,泡沫细胞呈圆形体积较大(HE)
Figure 6-2-57B　Fatty streaks. Early stage of AS, foam cells derived from macrophages are round and large(HE)

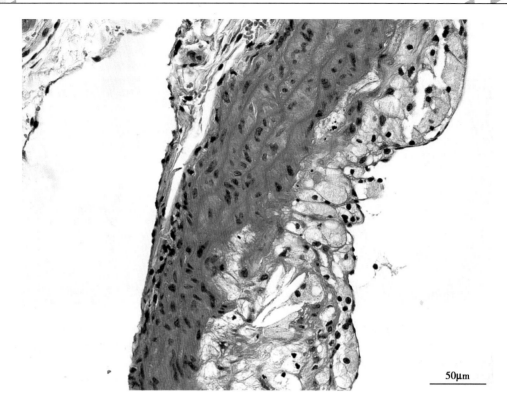

50μm

图 6-2-57C 脂质条纹,ApoE⁻′⁻小鼠主动脉内膜下较多泡沫细胞聚积,累及血管中膜层,可见少量胆固醇结晶形成(HE)

Figure 6-2-57C Fatty streaks. Many foam cells gather below the tunica media of ApoE⁻′⁻ mouse aorta and involve tunica media, cholesterol crystals formed(HE)

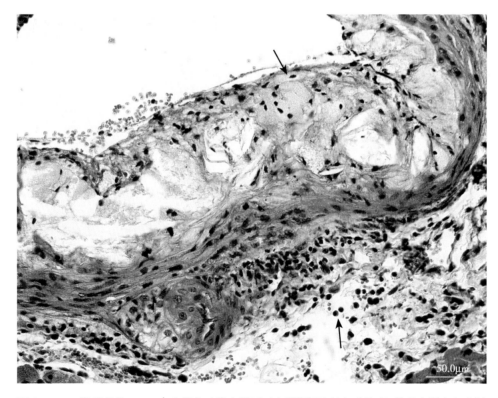

50.0μm

图 6-2-57D 脂质条纹,ApoE⁻′⁻小鼠主动脉内膜下至中膜深层泡沫细胞聚积,外膜少量炎细胞浸润(HE)

Figure 6-2-57D Fatty streaks. Foam cells are increased in number and gather from tunica intima to deep tunica media. Inflammatory cells infiltrate to tunica adventitia(HE)

ApoE$^{-/-}$小鼠主动脉粥样硬化斑块病理形态特征（图 6-2-58～图 6-2-104）。

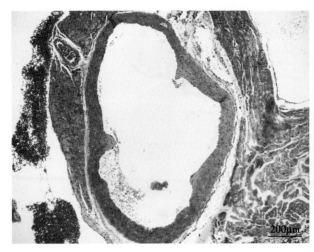

图 6-2-58　正常 C57 小鼠，主动脉瓣起始部内膜光滑（HE）

Figure 6-2-58　Normal mice C57 aorta. Tunica intima is smooth（HE）

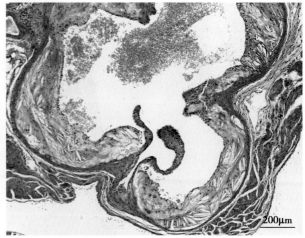

图 6-2-59　纤维斑块，大面积斑块累积 ApoE$^{-/-}$小鼠主动脉壁，斑块内见胆固醇结晶及泡沫细胞（HE）

Figure 6-2-59　Fibrous plaque. Large plaque accumulated in vessel wall of mouse aorta, cholesterol crystals and foam cells showing in plaque（HE）

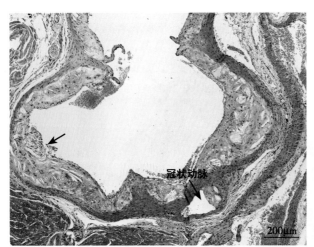

图 6-2-60　纤维斑块，ApoE$^{-/-}$小鼠主动脉斑块，冠状动脉开口处斑块（HE）

Figure 6-2-60　Fibrous plaque. ApoE$^{-/-}$ mouse aorta has plaque and plaque of coronary vessel orifice（HE）

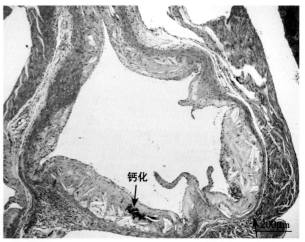

图 6-2-61　粥样斑块，ApoE$^{-/-}$小鼠主动脉斑块表面灶状糜烂，斑块内钙化，外膜炎细胞浸润（HE）

Figure 6-2-61　Atherosclerotic plaque. Surface of ApoE$^{-/-}$ mouse aorta is anabrosis and calcified, inflammatory cells infiltrate the tunica adventia（HE）

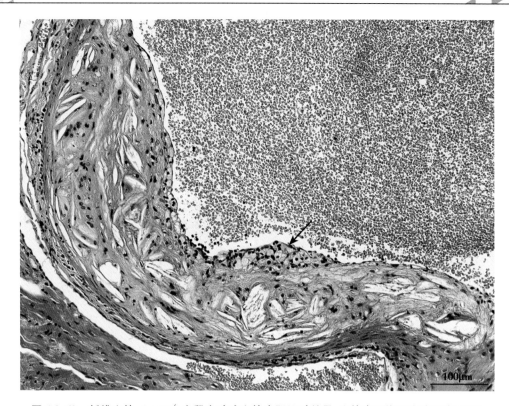

图 6-2-62　纤维斑块,ApoE$^{-/-}$小鼠主动脉斑块内胆固醇结晶、斑块表面堆积泡沫细胞(HE)
Figure 6-2-62　Fibrous plaque. Cholesterol crystals in ApoE$^{-/-}$ mouse aortic plaque and foam cells are increased in number and gather on surface of plaque(HE)

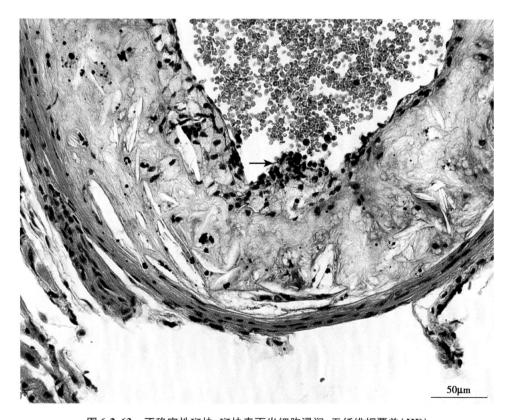

图 6-2-63　不稳定性斑块,斑块表面炎细胞浸润,无纤维帽覆盖(HE)
Figure 6-2-63　Unstable plaque. Inflammatory cells have infiltrated the plaque surface and no fibrous cap covers plaque(HE)

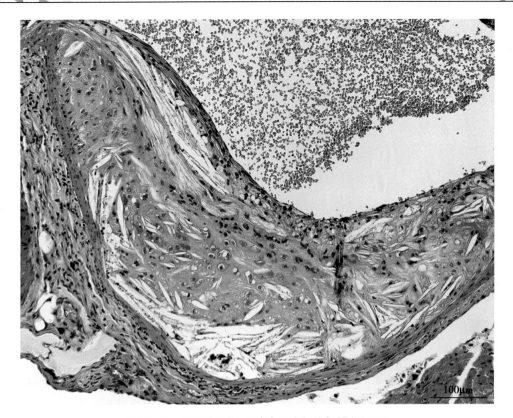

图 6-2-64　稳定性斑块,斑块表面有纤维帽覆盖(HE)
Figure 6-2-64　Stable plaque. Thick fibrous cap covers the surface of plaque(HE)

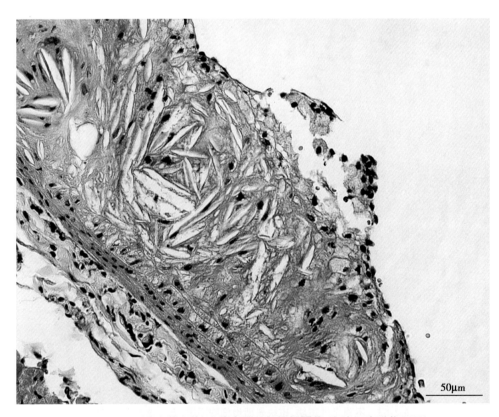

图 6-2-65　不稳定性斑块,斑块表面无纤维帽覆盖,泡沫细胞脱落(HE)
Figure 6-2-65　Unstable plaque. No fibrous cap cover and foam cells fall off(HE)

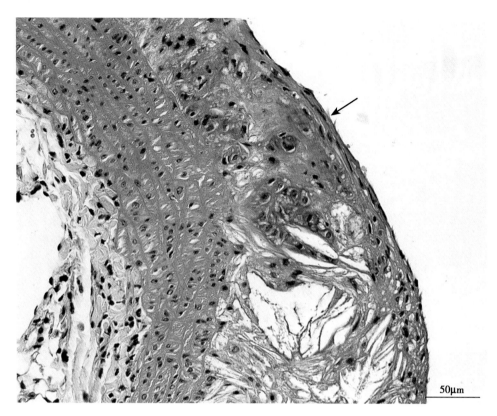

图 6-2-66　稳定性斑块,斑块表面有较厚的纤维帽覆盖(HE)
Figure 6-2-66　Stable plaque. Thick fibrous cap covers the surface of plaque(HE)

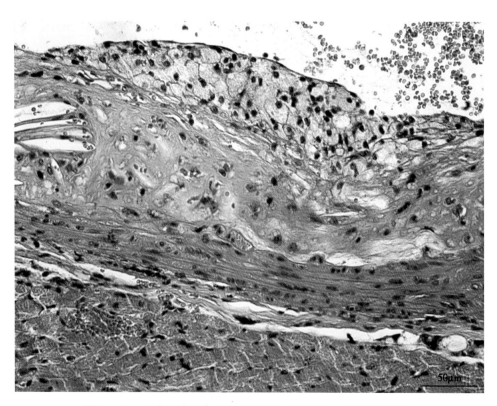

图 6-2-67　不稳定性斑块,斑块表面泡沫细胞堆积,无纤维帽(HE)
Figure 6-2-67　Unstable plaque. Foam cells aggregate on surface of plaque, no fibrous cap covers(HE)

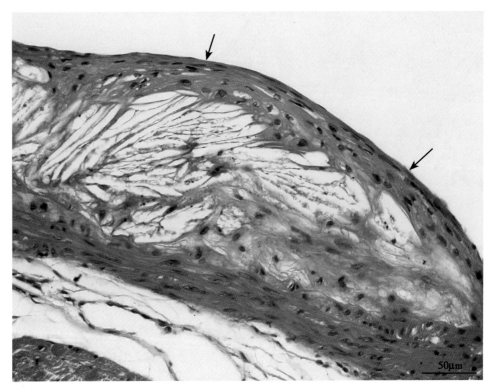

图 6-2-68　稳定性斑块,斑块表面较厚的纤维帽覆盖(HE)
Figure 6-2-68　Stable plaque. Thick fibrous cap covers plaque(HE)

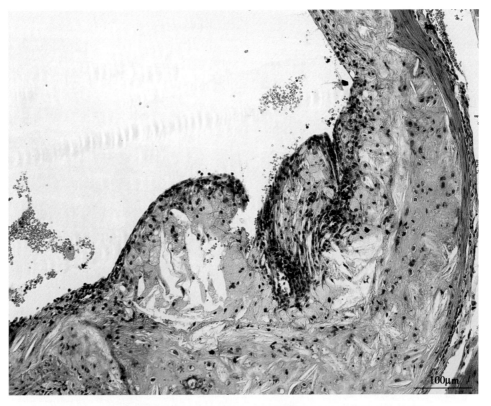

图 6-2-69　不稳定性斑块,斑块表面糜烂炎细胞浸润,斑内见少量出血灶(HE)
Figure 6-2-69　Unstable plaque. Inflammatory cells infiltrate the plaque surface, hemorrhagic spots in the plaque(HE)

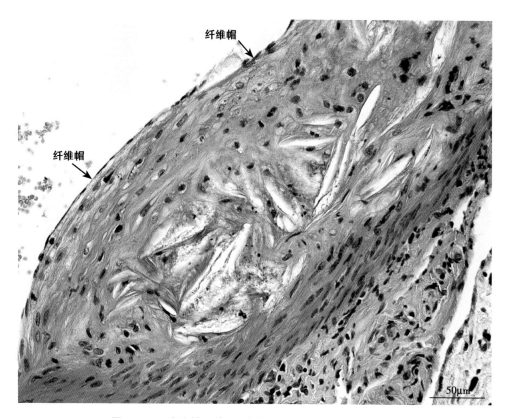

图 6-2-70　稳定性斑块,斑块表面较厚的纤维帽覆盖(HE)
Figure 6-2-70　Stable plaque. Thick fibrous cap covers the surface of plaque(HE)

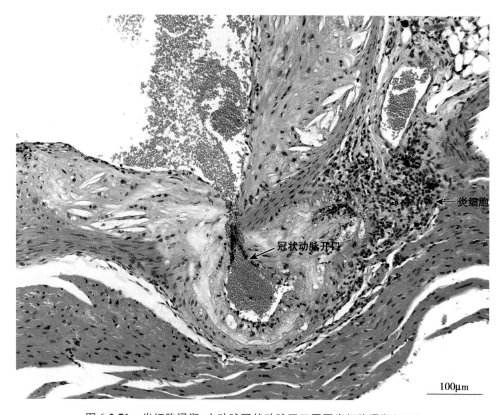

图 6-2-71　炎细胞浸润,主动脉冠状动脉开口周围炎细胞浸润(HE)
Figure 6-2-71　Inflammatory cells infiltrate the coronary artery orifice(HE)

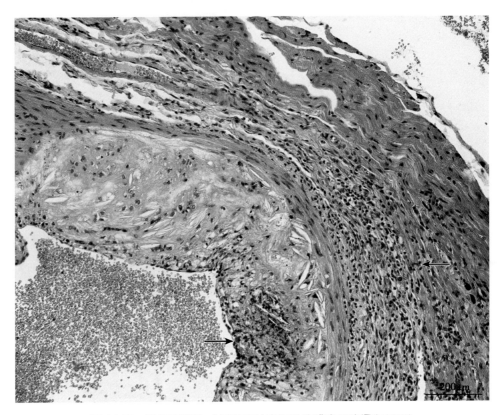

图 6-2-72　炎细胞浸润，主动脉斑块表面及外膜炎细胞浸润（HE）
Figure 6-2-72　Inflammatory cells infiltrate on plaque surface and tunica adventia（HE）

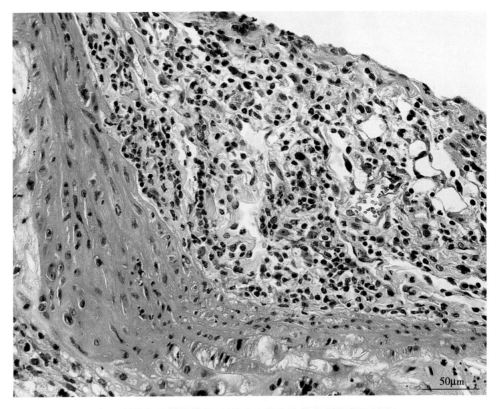

图 6-2-73　炎细胞浸润，主动脉斑块内大量炎细胞浸润（HE）
Figure 6-2-73　Inflammatory cells infiltrate in aorta plaque（HE）

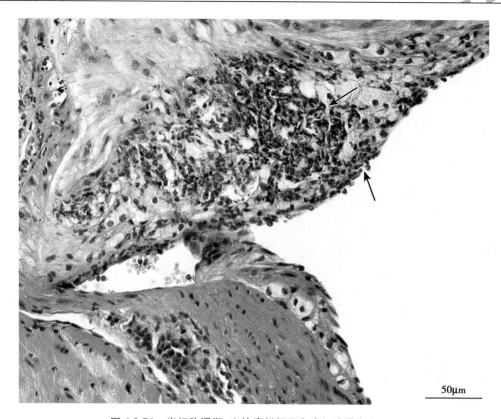

图 6-2-74　炎细胞浸润,斑块糜烂坏死和炎细胞浸润(HE)
Figure 6-2-74　Inflammatory cells infiltrate and produce erosion and necrosis in plaque(HE)

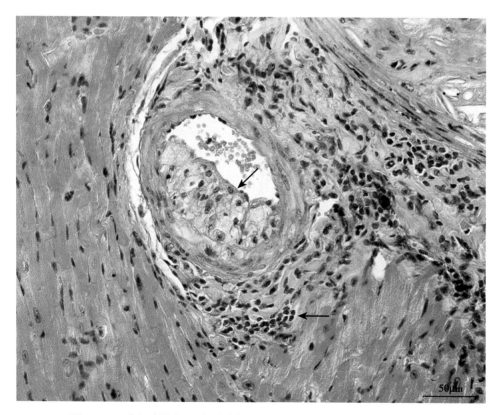

图 6-2-75　炎细胞浸润,冠状动脉内泡沫细胞聚积,周围炎细胞浸润(HE)
Figure 6-2-75　Inflammatory cells infiltration. Foam cells gather in the coronary arteries(HE)

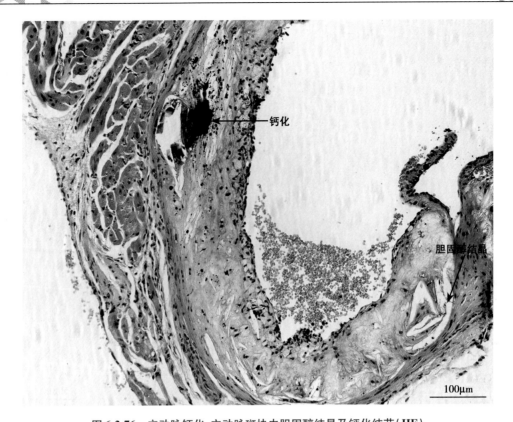

图 6-2-76　主动脉钙化,主动脉斑块内胆固醇结晶及钙化结节(HE)
Figure 6-2-76　Aortic calcification. Cholesterol crystals and calcification node in aortic plaque(HE)

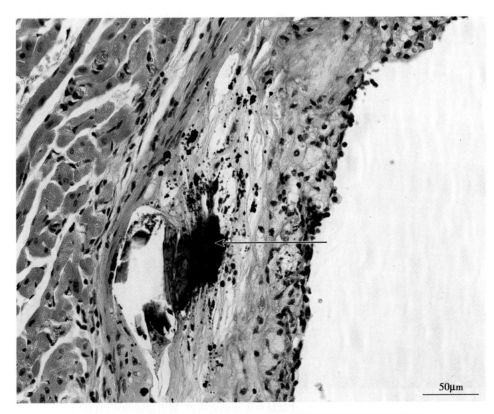

图 6-2-77　主动脉钙化,图 6-2-76 放大主动脉中膜深层钙化结节(HE)
Figure 6-2-77　Aortic calcification. Calcification node in deep aortic tunica intima(HE)

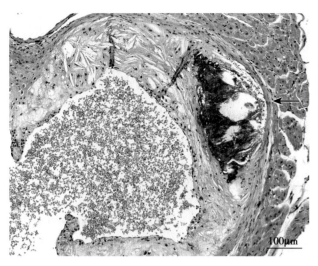

图 6-2-78　主动脉钙化,主动脉中膜深层钙化结节(HE)
Figure 6-2-78　Aortic calcification. Calcification node in deep aortic tunica intima(HE)

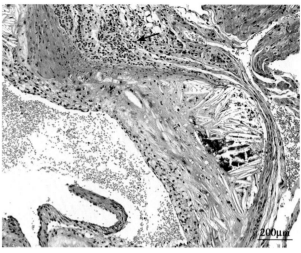

图 6-2-79　主动脉钙化,主动脉钙化外膜炎细胞浸润(HE)
Figure 6-2-79　Aortic calcification and tunica adventia inflammatory cells infiltration(HE)

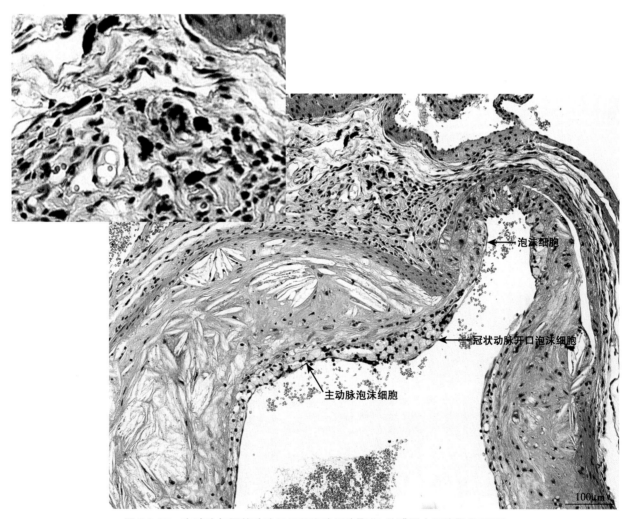

图 6-2-80　主动脉与冠状动脉开口处泡沫细胞聚集,外膜肥大细胞聚集(HE)
Figure 6-2-80　Foam cell. Foam cells gather in orifice of coronary artery(HE)

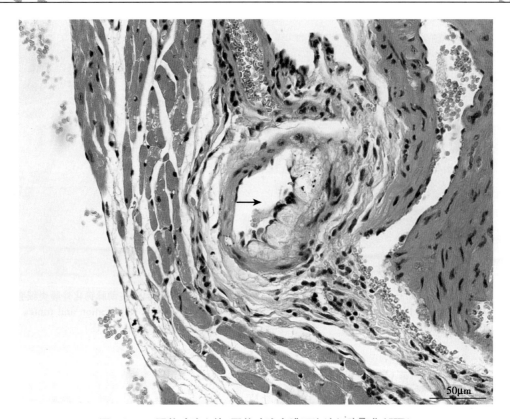

图 6-2-81　冠状动脉斑块,冠状动脉内膜下泡沫细胞聚集(HE)

Figure 6-2-81　Coronary artery plaque. Foam cells aggregate at coronary artery subintima(HE)

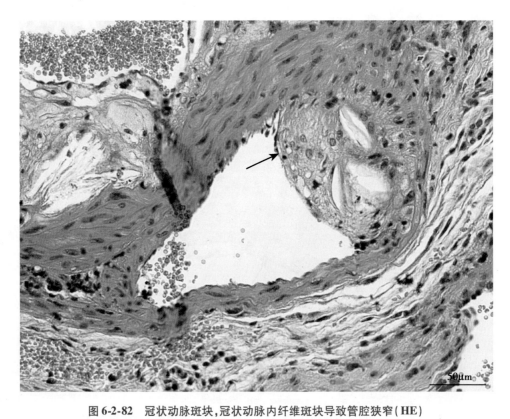

图 6-2-82　冠状动脉斑块,冠状动脉内纤维斑块导致管腔狭窄(HE)

Figure 6-2-82　Coronary artery plaque. Coronary artery shows stenosis caused by fibrous plaque(HE)

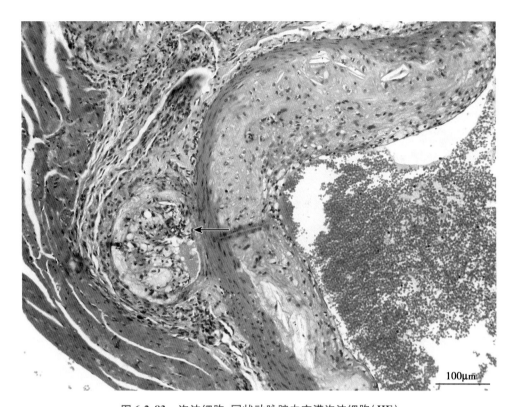

图 6-2-83 泡沫细胞,冠状动脉腔内充满泡沫细胞(HE)
Figure 6-2-83 Foam cells. Foam cells gather in coronary artery and fill lumen(HE)

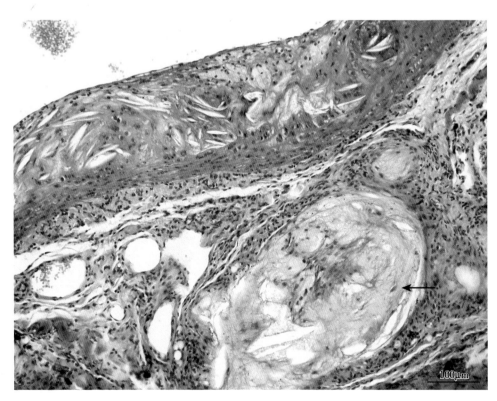

图 6-2-84 冠状动脉斑块形成阻塞管腔(HE)
Figure 6-2-84 Coronary artery plaque blocks the lumen(HE)

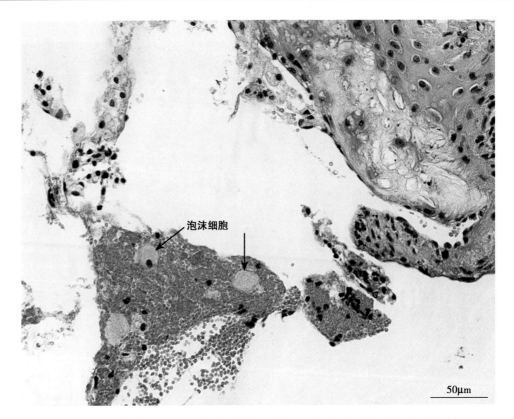

图 6-2-85　泡沫细胞，ApoE$^{-/-}$小鼠主动脉腔内泡沫细胞聚集混杂有血细胞（HE）
Figure 6-2-85　Foam cells gather in the ApoE$^{-/-}$ mouse aorta and are mixed with blood cells（HE）

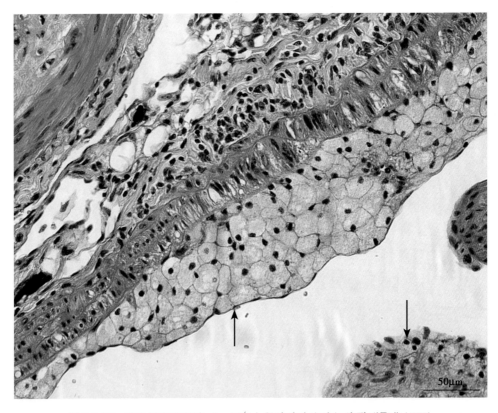

图 6-2-86　肺动脉泡沫细胞，ApoE$^{-/-}$小鼠肺动脉泡沫细胞黏附聚集（HE）
Figure 6-2-86　Pulmonary artery foam cells. ApoE$^{-/-}$ mouse pulmonary artery foam cells adhesion and aggregation（HE）

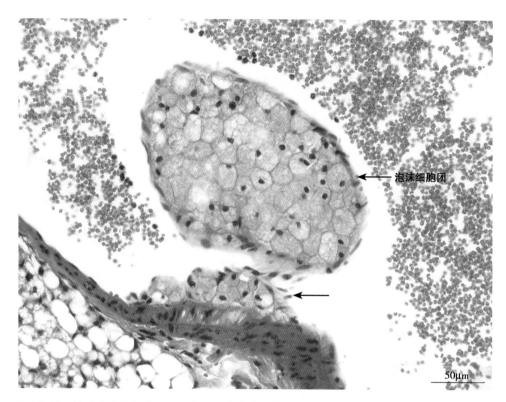

图 6-2-87 肺动脉泡沫细胞,ApoE⁻/⁻小鼠肺动脉腔内泡沫细胞团及血管壁黏附的泡沫细胞(HE)
Figure 6-2-87 Pulmonary artery foam cells. ApoE⁻/⁻ mice pulmonary artery foam cells adhere to pulmonary artery wall and gather in the lumen(HE)

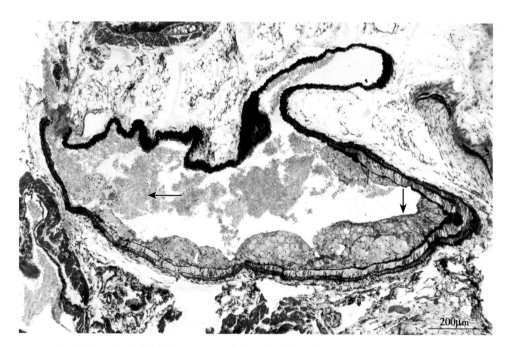

图 6-2-88 肺动脉泡沫细胞,ApoE⁻/⁻小鼠肺动脉腔内泡沫细胞黏附管壁(Movat)
Figure 6-2-88 Pulmonary artery foam cells. ApoE⁻/⁻ mice pulmonary artery foam cells adhension(Movat)

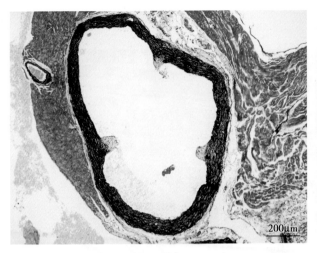

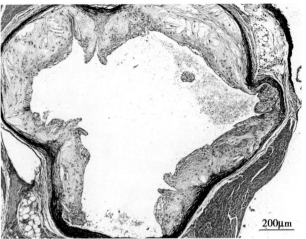

图 6-2-89　正常 C57 小鼠心脏主动脉瓣起始部,血管平滑肌呈红色,与黑染的弹力纤维分层清楚（Movat）

Figure 6-2-89　Normal C57 mice. In origin of aortic valve SMCs are red, distinguished by black elastic fibers（Movat）

图 6-2-90　细胞外基质,Movat 染色显示血管斑块内细胞外基质（Movat）

Figure 6-2-90　Extracellular matrix. Movat staining shows extracellular matrix in plaque（Movat）

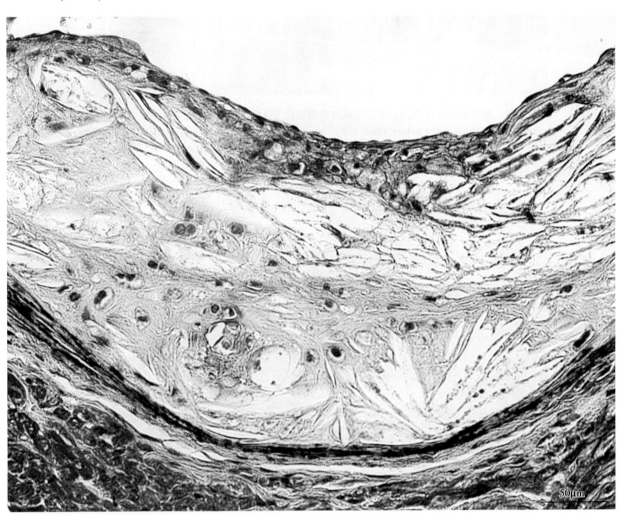

图 6-2-91　细胞外基质,图 6-2-90 放大,细胞外基质中蛋白聚糖呈绿色,胶原纤维呈黄色,心肌、平滑肌呈红色、泡沫细胞呈紫色,弹力纤维呈黑色（Movat）

Figure 6-2-91　Extracellular matrix. Enlarged figure 36 shows green proteoglycans, yellow collagen fiber, red cardiac muscle and smooth muscle, purple foam cells mixed with black elastic fiber（Movat）

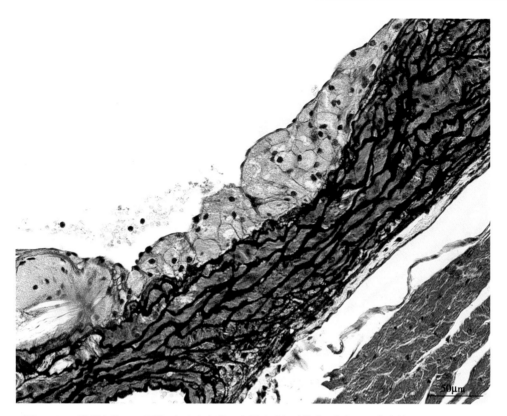

图 6-2-92　脂质条纹,AS 早期,主动脉内膜下大量泡沫细胞聚集,尚未见细胞外基质沉积（Movat）
Figure 6-2-92　Fatty streaks. Early stage of AS shows foam cells gathered without extracellular matrix deposition below the tunica intima（Movat）

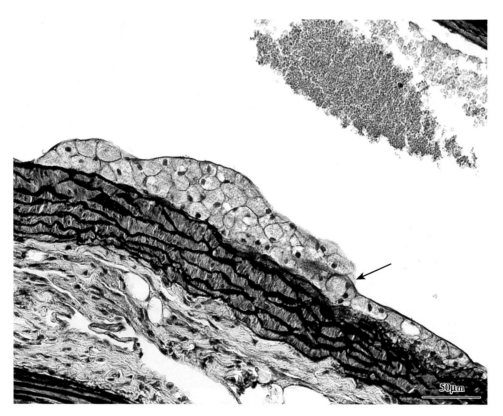

图 6-2-93　脂质条纹,主动脉内膜下泡沫细胞聚集,血管壁弹力纤维尚未破坏（Movat）
Figure 6-2-93　Fatty streaks. Early stage of AS shows foam cells gathered below tunica intima, elastic fiber in the vessel wall is intact（Movat）

283

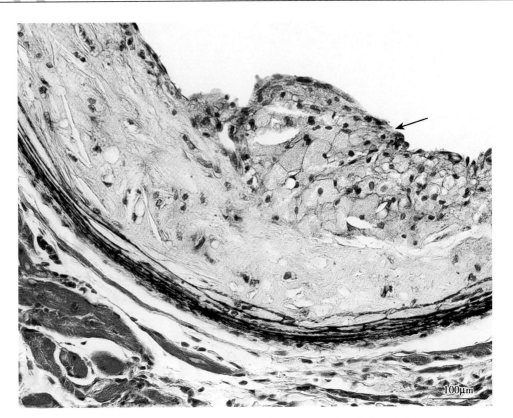

图 6-2-94　不稳定性斑块,斑块内胶原、蛋白聚糖沉积,斑块表面泡沫细胞堆积（Movat）
Figure 6-2-94　Unstable plaque. Fibrotic collagen, proteoglycans and foam cells in plaque（Movat）

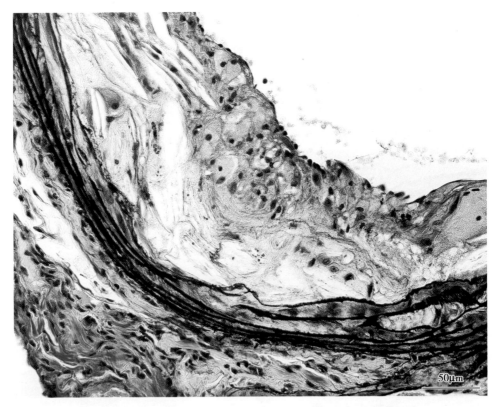

图 6-2-95　不稳定性斑块,斑块表面无纤维帽覆盖（Movat）
Figure 6-2-95　Unstable plaque. No fibrotic cap on the surface of plaque（Movat）

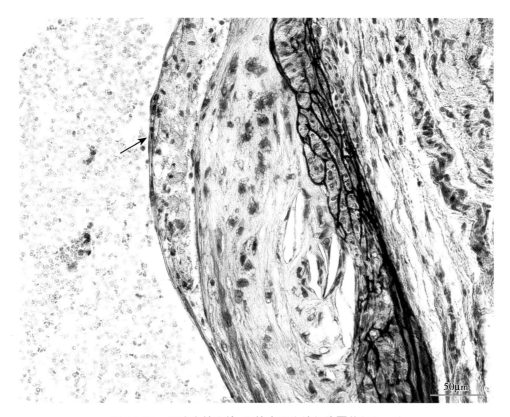

图 6-2-96 不稳定性斑块,斑块表面泡沫细胞覆盖(Movat)
Figure 6-2-96 Unstable plaque covered with foam cells(Movat)

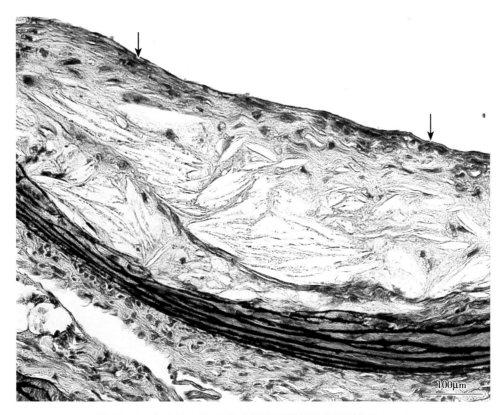

图 6-2-97 稳定性斑块,斑块表面有较厚的纤维帽覆盖(Movat)
Figure 6-2-97 Stable plaque. Thick fibrotic cap covered plaque (Movat)

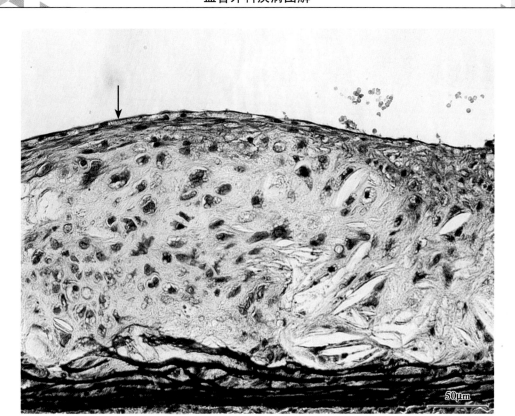

图 6-2-98　稳定性斑块,斑块表面有较厚的纤维帽覆盖胶原、蛋白聚糖沉积(Movat)
Figure 6-2-98　Stable plaque. Thick fibrotic cap-covered plaque(Movat)

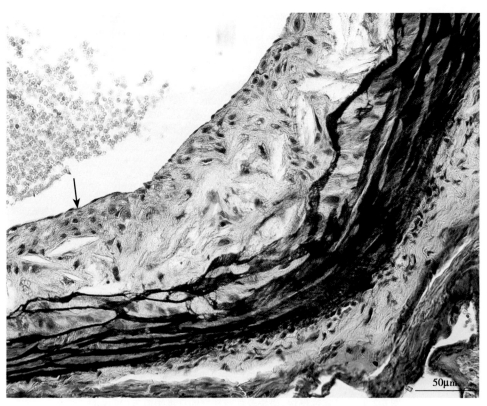

图 6-2-99　稳定性斑块,斑块表面较厚的纤维帽覆盖(Movat)
Figure 6-2-99　Stable plaque. Thick fibrotic cap-covered plaque(Movat)

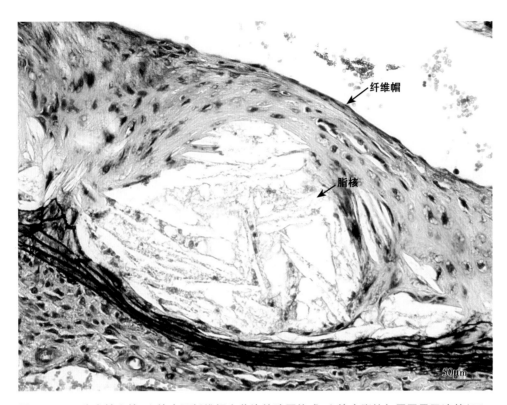

图 6-2-100 稳定性斑块,斑块表面纤维帽由黄染的胶原构成,斑块内脂核与周围界限清楚(Movat)

Figure 6-2-100 Stable plaque. Fibrotic cap on plaque is formed by yellow-stained collagen. The lipid cord in plaque is distinguish from surrounding tissue clearly(Movat)

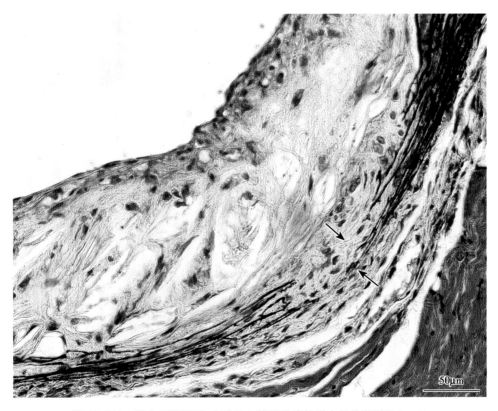

图 6-2-101 弹力纤维断裂,主动脉血管壁黑染的弹力纤维断裂(Movat)

Figure 6-2-101 Fibrotic fiber isfractured. Aortic black-stained fibrotic fiber is fractured (Movat)

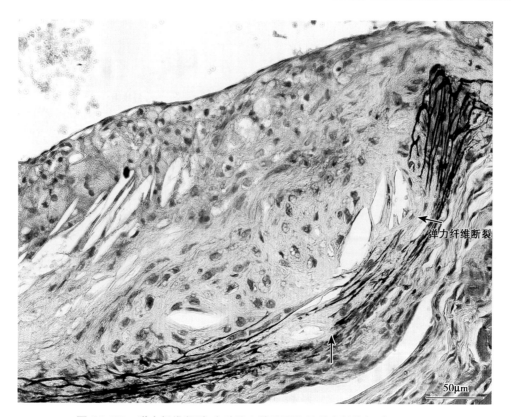

图 6-2-102　弹力纤维断裂，主动脉血管壁黑染的弹力纤维断裂（Movat）
Figure 6-2-102　Fibrotic fiber is fractured. Aortic black-stained fibrotic fiber is fractured（Movat）

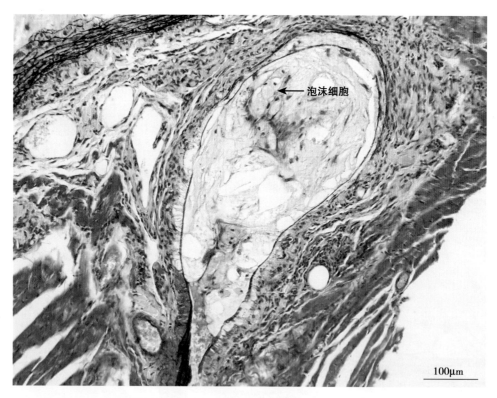

图 6-2-103　蛋白聚糖，冠状动脉内绿染的蛋白聚糖沉积并混杂有泡沫细胞（Movat）
Figure 6-2-103　Proteoglycans. Green-stained proteoglycans mixed with foam cells（Movat）

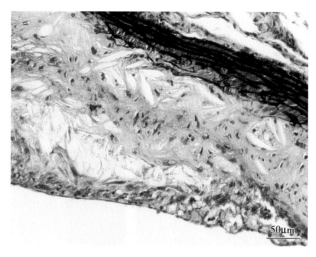

图 6-2-104 胶原,主动脉斑块内以黄染的胶原为主要成分(Movat)

Figure 6-2-104 Collagen. Yellow-stained collagen is the major component in aortic plaque(Movat)

(刘鹏 温见燕 潘琳 王凤林 徐浩 樊雪强 陈卓)

▶ 第三节 主 动 脉 瘤

成人主动脉根部直径约为 3cm,降主动脉约 2.5cm,腹主动脉约 1.8~2.0cm。管径的中度增大称为扩张。主动脉瘤的定义是与主动脉瘤近端的正常主动脉相比,管径横截面积增加 50%。主动脉瘤分为真性主动脉瘤和假性主动脉瘤。真性动脉瘤是血管病变,涉及血管壁的 3 层结构(图 6-3-1)。假性动脉瘤是动脉局部破裂,由血块或邻近组织包裹而形成(图 6-3-2),可由动脉粥样硬化、血管中层囊性坏死、梅毒感染、细菌感染及创伤引起。其中最常见病因为动脉粥样硬化,根据动脉瘤发生的解剖部位可分为胸主动脉瘤和腹主动脉瘤。动脉瘤的主要危害为:动脉瘤破裂、动脉瘤内血栓形成脱落及周围脏器的压迫(图 6-3-3)。

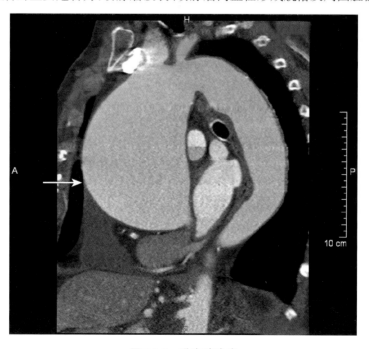

图 6-3-1 升主动脉瘤

Figure 6-3-1 Ascending aortic aneurysm

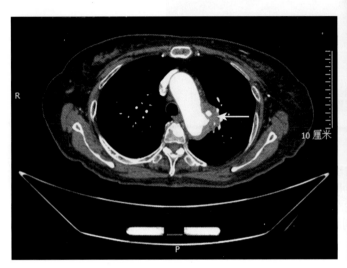

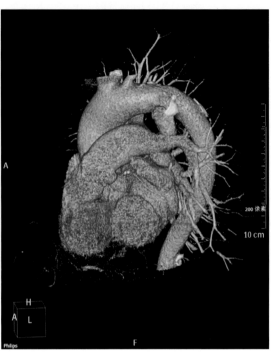

图 6-3-2 女性,77 岁,因刺激性咳嗽伴痰中带血入院
Figure 6-3-2 Female, 77 years old, was admitted due to irritable cough and bloody sputum

A. 胸部增强 CT 提示降主动脉起始部瘤样扩张

A. Thoracic enhanced CT shows proximal descending aortic aneurysm

图 6-3-2B 降主动脉假性动脉瘤形成

Figure 6-3-2B Descending aortic pseudoaneurysm formation

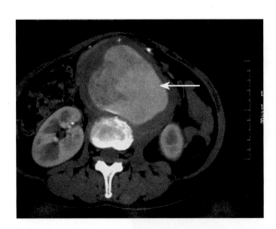

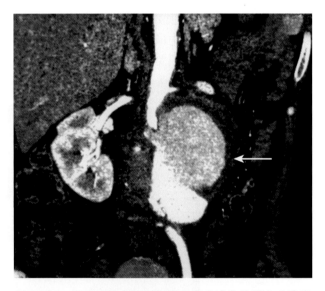

图 6-3-3 女性,65 岁,腹部疼痛进行性发展伴不完全性肠梗阻 1 周入院
Figure 6-3-3 Female, 65 years old was admitted due to abdominal pain and partial intestinal obstruction for 1 week

A. 腹部增强 CT 提示腹主动脉瘤样扩张,直径 >10cm

A. The enhanced abdominal CT shows abdominal aorta with aneurysmal dilatation: the diameter is >10cm

图 6-3-3B 腹主动脉瘤伴周围渗出考虑感染性腹主动脉瘤伴破溃

Figure 6-3-3B Exudate around the abdominal aneurysm It is suspected that the abdominal aneurysm is infected and ruptured

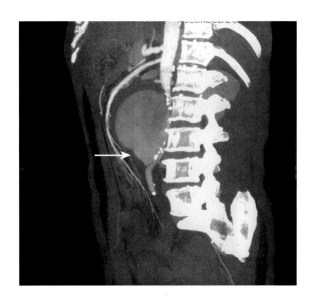

图 6-3-3C　腹主动脉瘤伴周围渗出
考虑感染性腹主动脉瘤伴破溃
Figure 6-3-3C　Exudate around the abdominal aneurysm. It is suspected that the abdominal aneurysm is infected and ruptured

【临床表现】

1. 无症状者占一定比例。

2. 疼痛为上胸部、背部、腹部、腰背部胀痛或刀割样痛,神经根压迫性疼痛。

3. 压迫症状表现为声音嘶哑,呼吸困难,吞咽困难,胃肠道胀满,肾盂、输尿管梗阻,下腔静脉受压导致肢体肿胀,胆道受压引起梗阻性黄疸。

4. 栓塞(涡流)可导致下肢缺血、坏死。

5. 破裂可导致疼痛出现或加重,有时伴有腹肌紧张、或向阴部放射,休克。

6. 心功能不全与心绞痛发生时常伴有主动脉瓣关闭不全。

【影像学改变】

1. B 超的特点是无创、费用低廉、无辐射,而且数据可靠。可用于主动脉瘤的筛查、术前评估和术后随访,但受患者体型及设备人员的影响大。征象:纵断面动脉瘤腔内呈红蓝各半的旋流,血流束边界欠规整,血栓致管腔狭窄时腔内呈五彩镶嵌血流信号。横断面:显示瘤腔内呈双色血流信号或呈杂乱的镶嵌色血流信号。

2. CT 血管造影(computed tomographic angiography,CTA)已经逐渐成为主动脉瘤术前检查和术后随访的金标准。征象:主动脉壁广泛粥样斑块、溃疡、钙化。瘤腔:多有偏心性附壁血栓,血栓形态不规则或伴有溃疡形成。有研究认为动脉瘤内血栓形成并不会明显减低动脉瘤壁的压力,动脉瘤会继续增大。瘤外组织:与瘤体分界清晰,无粘连征象,瘤体较大时可表现为对周围组织的推压改变(图 6-3-4 ~ 图 6-3-6)。

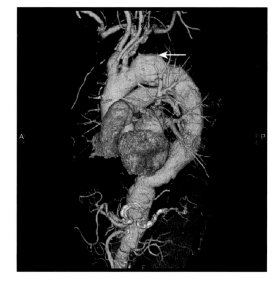

图 6-3-4　胸主动脉瘤瘤体重建 CTA 表现
Figure 6-3-4　Thoracic aortic aneurysm（CTA）

3. 数字减影血管造影术(digital subtractionangiography,DSA)为外科手术或腔内治疗术前评价动脉瘤的手段。征象:与主动脉显影同时,瘤囊内有对比剂充盈,或某段主动脉呈梭形扩张;对比剂外溢主动脉或充入邻近组织结构,为动脉瘤破裂指征;主动脉病变部位管腔直径大于邻近正常部位 30% 即可诊断动脉瘤(图 6-3-7,图 6-3-8)。

【外科治疗】

依据主动脉瘤的位置、与内脏血管关系、患者全身状况选择不同的治疗方式,具体包括动脉瘤切除和血管重建术、动脉瘤切除及动脉修补术、动脉瘤内修补术、动脉瘤包裹和腔内隔绝术等。由于主动脉内分支支架、开窗支架、烟囱技术、三明治技术的应用(图6-3-9),近年来腔内隔绝术的应用日益增多,使得主动脉瘤腔内治疗的适应证逐渐扩大。

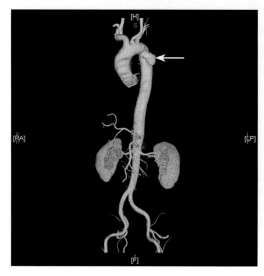

图 6-3-5　胸主动脉瘤瘤体重建 CTA 表现
Figure 6-3-5　Thoracic aortic aneurysm（CTA）

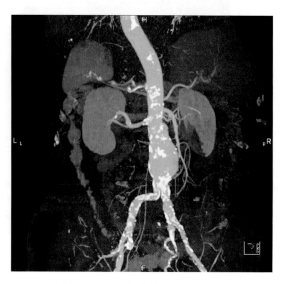

图 6-3-6　腹主动脉瘤 CTA 表现
Figure 6-3-6　Abdominal aortic aneurysm（CTA）

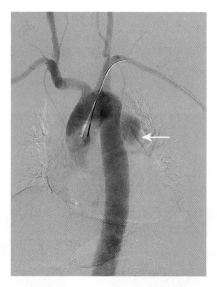

图 6-3-7　胸主动脉瘤 DSA 表现
Figure 6-3-7　Thoracic aortic aneurysm（DSA）

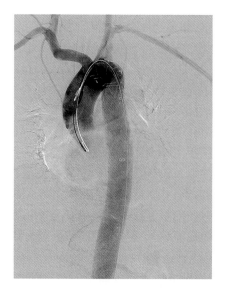

图 6-3-8　胸主动脉瘤术后 DSA 表现
Figure 6-3-8　Thoracic aortic aneurysm post TEVAR（DSA）

1. 主动脉瘤保守治疗

（1）高龄。

（2）直径<5cm 的无症状性胸腹主动脉瘤。

（3）有伴随疾病,限制短期内手术的病例。

（4）患其他疾病而导致生存期缩短者,在选择非手术治疗时应积极使用 β 受体阻滞剂控制血压并戒烟治疗。

2. 主动脉瘤开放手术　即开腹或开胸,行动脉瘤切除及人工血管置换(图6-3-10～图6-3-13),为传统的治疗方法。

手术适应证:

（1）主动脉根部瘤体直径≥50mm 的马方综合征患者。

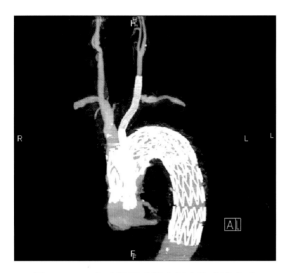

图 6-3-9A　主动脉弓动脉瘤烟囱技术治疗后
Figure 6-3-9A　Aortic arch aneurysm after chimney technique treatment

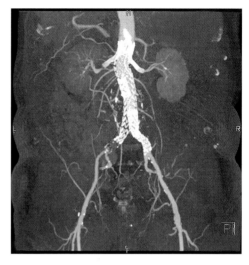

图 6-3-9B　腹主动脉瘤双侧肾动脉烟囱技术治疗后
Figure 6-3-9B　Abdominal aortic aneurysm after bilateral renal artery. Chimney technique treatment

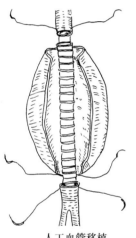
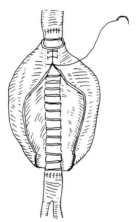

人工血管移植　　　　动脉瘤壁包裹人工血管

图 6-3-10　腹主动脉瘤外科治疗示意图
Figure 6-3-10　Schematic of abdominal aortic aneurysm surgical treatment

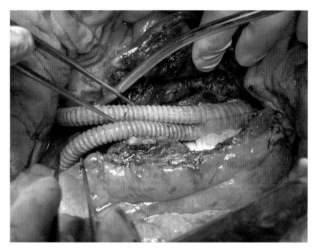

图 6-3-11　腹主动脉瘤外科治疗
Figure 6-3-11　Abdominal aortic aneurysm resection

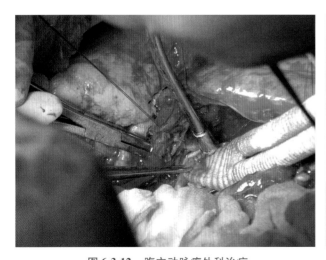

图 6-3-12　腹主动脉瘤外科治疗
Figure 6-3-12　Abdominal aortic aneurysm resection

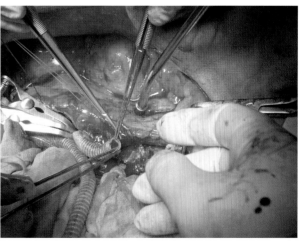

图 6-3-13　腹主动脉瘤外科治疗
Figure 6-3-13　Abdominal aortic aneurysm resection

（2）瘤体直径≥45mm 伴马方综合征的患者;直径≥50mm 伴二尖瓣病变患者;直径≥55mm 且无其他弹性组织缺乏症的患者。

（3）主动脉弓部瘤体直径≥55mm。

（4）对于在升主动脉或降主动脉邻近主动脉弓部存在动脉瘤且具有手术指征的主动脉弓部瘤患者。

（5）降主动脉瘤患者瘤体直径≥60mm 且 TEVAR 技术上暂不可行。

3. 主动脉瘤腔内修复术经动脉穿刺或小切口,在主动脉内置入覆膜支架,隔绝瘤腔。因不需要开胸、开腹,具有创伤小、恢复快的优点(图 6-3-14 ~ 图 6-3-15)。

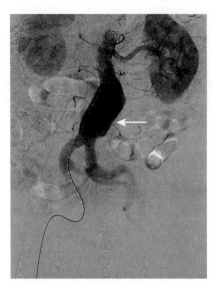

图 6-3-14　腹主动脉瘤介入治疗
Figure 6-3-14　Abdominal aortic aneurysm treated by endovascular stent-graft

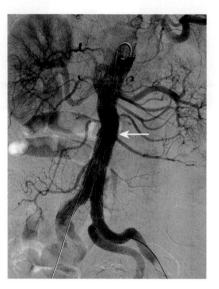

图 6-3-15　腹主动脉瘤介入治疗
Figure 6-3-15　Abdominal aortic aneurysm treated by endovascularrepair

手术适应证

（1）降主动脉瘤直径≥55mm 且解剖适合。

（2）胸主动脉假性动脉瘤推荐限期手术修复,如果解剖适合并有相应经验,腔内修复术优于外科开胸手术。

（3）创伤性主动脉损伤,如果解剖适合并有相应经验,腔内修复术优于外科开胸手术。

【病理组织学改变】

可见血管壁组织退变,炎细胞浸润(图 6-3-16 ~ 图 6-3-17)。

【主动脉夹层动物模型】

1. 造模机制　老龄、雄性、吸烟、高血压、高同型半胱氨酸血症、动脉粥样硬化或胶原和弹性组织发生变性等原因可造成主动脉壁炎症、平滑肌细胞丢失和细胞外基质降解。当动物主动脉壁有病变或缺陷时,若主动脉所受血流脉冲压力超过血管壁的承受限度,会导致血管扩张和动脉瘤的形成;若主动脉受到高动力血压的刺激形成内膜破裂,则血液可从裂口进入血管壁中层,进而形成主动脉夹层。

2. 造模方法

（1）血管紧张素 Ⅱ 埋泵法:使用老年 C57 小鼠或成年 ApoE$^{-/-}$ 小鼠,麻醉后背部皮下置入缓释泵,缓慢输注血管紧张素 Ⅱ 2 ~ 4 周。

（2）β-氨基丙腈饮水法:3 周龄小鼠或大鼠给予 β-氨基丙腈饮水 4 ~ 6 周,或 3 周龄小鼠 β-氨基丙腈饮水 4 周后血管紧张素 Ⅱ 埋泵 1 天。

（3）CaPO$_4$涂抹法:成年小鼠或大鼠麻醉后施行无菌术,开腹,分离腹主动脉肾下段,先后涂抹 CaCl$_2$和 PBS 形成 CaPO$_4$结晶,缝合伤口,涂抹后 1 ~ 2 周取材。

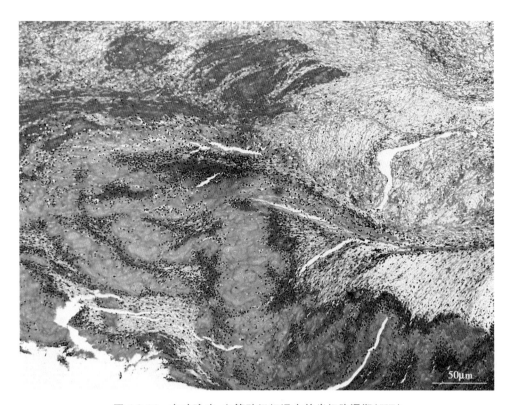

图 6-3-16 主动脉瘤,血管壁组织退变伴炎细胞浸润(HE)
Figure 6-3-16 Aortic wall tissue degeneration and inflammatory cell infiltration(HE)

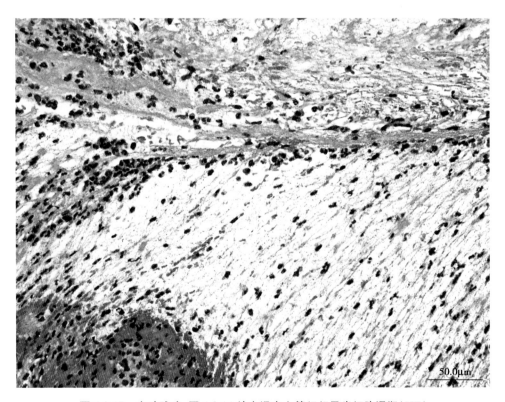

图 6-3-17 主动脉瘤,图 6-3-16 放大退变血管组织及炎细胞浸润(HE)
Figure 6-3-17 Aortic aneurysm. Figure 6-3-16 enlargement, degeneration of vascular tissue and inflammatory cell infiltration(HE)

（4）弹力酶灌注法：成年小鼠或大鼠麻醉后施行无菌术，开腹，分离腹主动脉肾下段，丝线暂时结扎灌注部位主动脉近端和远端，弹性蛋白酶加压灌注 30 分钟，4 周后取材。

3. 模型特点及应用

（1）血管紧张素 II 埋泵模型：接近人体病理生理情况，但主动脉夹层和主动脉瘤发生率较低，模型制作成本较高。

（2）β-氨基丙腈饮水模型：主动脉夹层主动脉瘤发生率高，以胸主动脉夹层为主，操作简便，模型制作成本较低。

（3）CaPO₄涂抹模型：主要用作腹主动脉瘤模型，仅涂抹部位主动脉诱发血管瘤，模型制作成本低。

（4）弹力酶灌注模型：主要用作腹主动脉瘤模型，仅涂抹部位主动脉诱发血管瘤，成瘤显著。

4. 病理改变　发生主动脉夹层的动物可有夹层动脉瘤破裂出血死亡，主要表现为胸腔出血（图 6-3-18）和腹膜后位出血（图 6-3-19）；发生主动脉瘤的动物在小动物超声中可见胸主动脉或腹主动脉瘤样扩张（图 6-3-20 ~ 图 6-3-23）；分离主动脉，肉眼可见造模动物主动脉有明显的血管壁血肿或瘤体形成（图 6-3-24 ~ 图 6-3-26）；取主动脉切片，HE 染色或弹力板染色，发生主动脉夹层动物血管壁可见明显的假腔形成和弹力板断裂（图 6-3-27 ~ 图 6-3-28）。

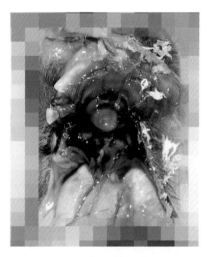

图 6-3-18　小鼠主动脉夹层模型，小鼠胸腔出血死亡
Figure 6-3-18　Mouse with aortic dissection. Mouse died as a result of thoracic aortic rupture and subsequent hemothorax

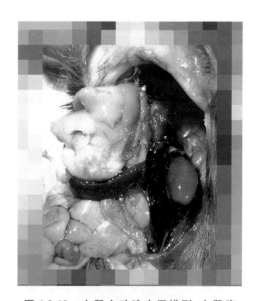

图 6-3-19　小鼠主动脉夹层模型，小鼠腹主动脉破裂及腹膜后血肿形成
Figure 6-3-19　Mouse with aortic dissection. Mouse died as a result of abdominal aortic rupture and subsequent retroperitoneal hematoma

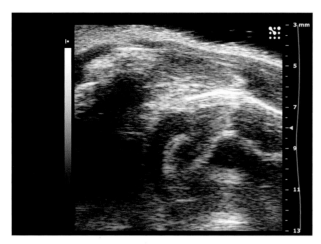

图 6-3-20　小鼠胸主动脉 B 超结果,小鼠正常胸主动脉
Figure 6-3-20　Mouse thoracic aortic echocardiography. Normal mouse thoracic aorta

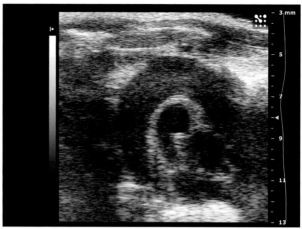

图 6-3-21　小鼠胸主动脉 B 超结果,小鼠胸主动脉瘤
Figure 6-3-21　Mouse thoracic aortic echocardiography. Mouse thoracic aortic aneurysm

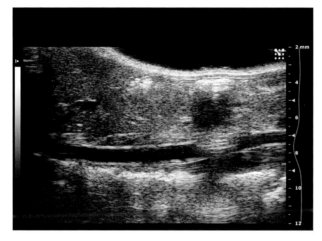

图 6-3-22　小鼠腹主动脉 B 超结果,小鼠正常腹主动脉
Figure 6-3-22　Mouse abdominal aortic echocardiography Normal mouse abdominal aorta

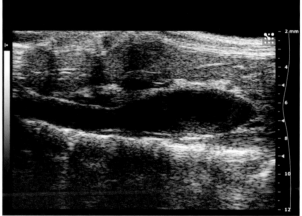

图 6-3-23　小鼠腹主动脉 B 超结果,小鼠腹主动脉瘤
Figure 6-3-23　Mouse abdominal aortic echocardiography Mouse abdominal aortic aneurysm

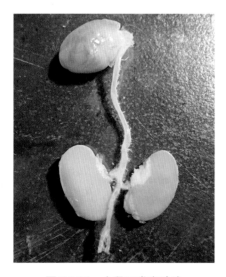

图 6-3-24　小鼠正常主动脉
Figure 6-3-24　Normal mouse aorta

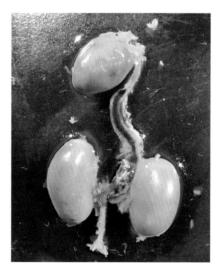

图 6-3-25　小鼠夹层主动脉
Figure 6-3-25　Mouse aortic dissection/or Mouse aortic aneurysms

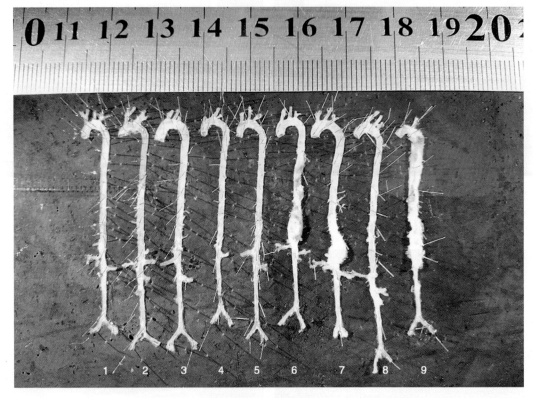

图 6-3-26　小鼠腹主动脉瘤。小鼠正常主动脉(1～5)，小鼠主动脉瘤(6～9)

Figure 6-3-26　Mouse abdominal aortic aneurysm. Normal mouse aorta（1～5），mouse aortic aneurysm（6～9）

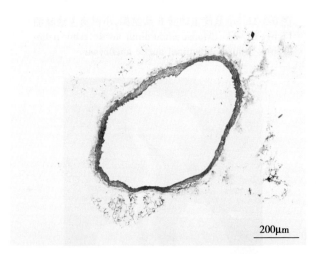

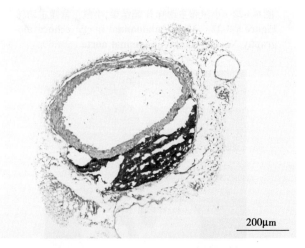

图 6-3-27A　小鼠主动脉 HE,染色正常主动脉(HE)

Figure 6-3-27A　HE staining of mouse aorta. Normal aorta(HE)

图 6-3-27B　夹层主动脉及假腔(HE)

Figure 6-3-27B　Aortic dissection and false lumen(HE)

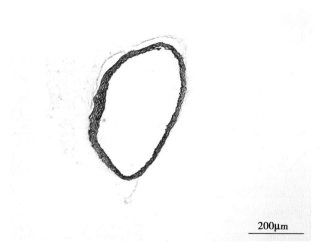

图 6-3-28A　小鼠主动脉弹力,板染色正常主动脉
(Van Gieson)
Figure 6-3-28A　Elastic lamina staining of mouse aorta.
Normal aorta(Van Gieson)

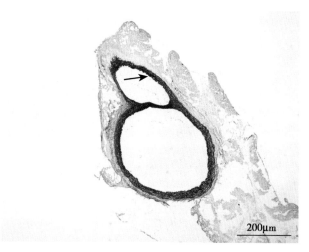

图 6-3-28B　夹层主动脉及假腔(Van Gieson)
Figure 6-3-28B　Aortic dissection and false lumen(Van Gieson)

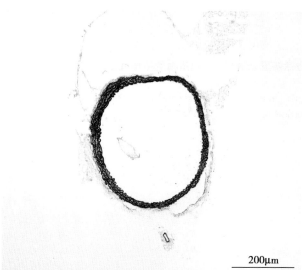

图 6-3-28C　小鼠主动脉弹力板染色,正常主动脉
(Van Gieson)
Figure 6-3-28C　Elastic lamina staining of mouse aorta.
Normal aorta(Van Gieson)

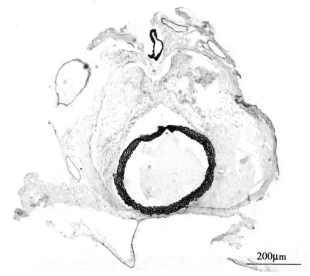

图 6-3-28D　夹层主动脉及假腔(Van Gieson)
Figure 6-3-28D　Aortic dissection and false lumen(Van Gieson)

5. 高同型半胱氨酸血症(HHcy)加重腹主动脉瘤　在皮下埋 AngⅡ 缓释泵或 $CaPO_4$ 涂抹腹主动脉造成小鼠腹主动脉瘤模型中,高同型半胱氨酸血症(HHcy)可以加重由钙结晶导致的血管局部组织重塑,进而加重腹主动脉瘤病变的严重程度(图6-3-29～图6-3-30),加重主动脉中膜弹力纤维的断裂(图6-3-31)和基质金属蛋白酶(MMP-9)的释放(图6-3-32),整体和细胞(图6-3-33～图6-3-34)实验上同型半胱氨酸可以激活巨噬细胞炎性小体,放大血管局部炎症反应。通过慢病毒敲低局部血管炎性小体表达,可以减少MMP-9 的激活(图6-3-35),减轻腹主动脉瘤的发病程度(图6-3-36)。

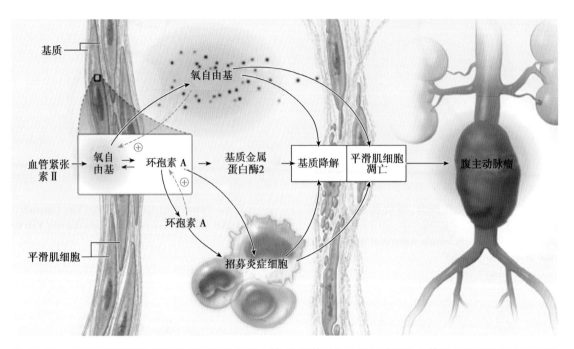

图 6-3-29　血管局部招募的炎细胞,通过释放氧自由基、激活基质金属蛋白酶促进血管平滑肌细胞凋亡和细胞外基质的降解,加重腹主动脉瘤的发生
Figure 6-3-29　Triggered recruitment of inflammatory cells, activation of matrix metalloproteinase, and production of reactive oxygen species leads to matrix degradation and apoptosis of SMCs, and consequently, aneurysm formation

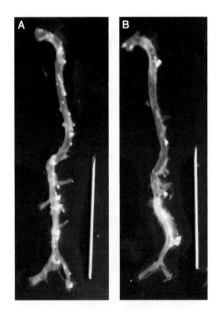

图 6-3-30A～B　高同型半胱氨酸血症加重腹主动脉瘤的病变严重程度
Figure 6-3-30A～B　Hyperhomocysteinemia aggravated the severity of abdominal aortic aneurysm

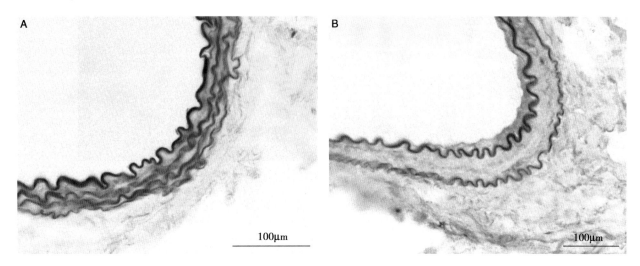

图 6-3-31A ~ B 造模手术 7 天后,高同型半胱氨酸血症增加弹力纤维降解(HE)
Figure 6-3-31A ~ B Hyperhomocysteinemia accelarated degradation of elastin in abdominal aorta at day 7(HE)

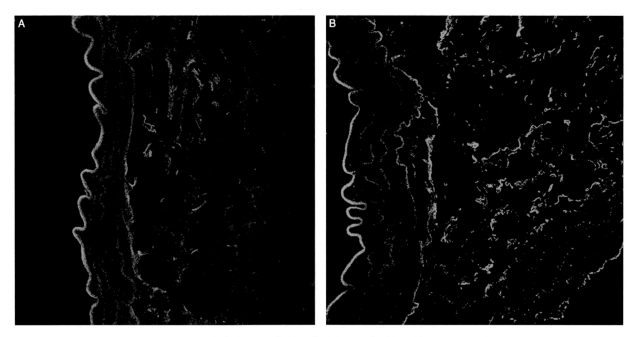

图 6-3-32A ~ B 明胶酶/胶原酶实验显示,高同型半胱氨酸血症增加血管基质金属蛋白酶 9 的活性(IF)
Figure 6-3-32A ~ B Gelatinase/collagenase assay shows increased matrix metalloproteinase 9 activity with hyperhomocysteinemia ex vivo(IF)

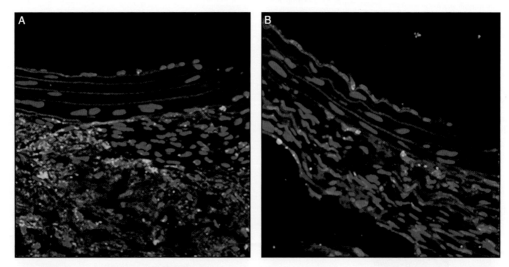

图 6-3-33A～B　高同型半胱氨酸血症增加血管外膜中巨噬细胞(红色)和炎性小体(绿色)的共定位(IF)

Figure 6-3-33A～B　Immunofluorescence staining of macrophages（F4/80 in red）, inflammasomes（caspase 1 in green）, and nuclei（Hoechst in blue）shows colocalization of F4/80 and caspase 1 cells in adventitia(IF)

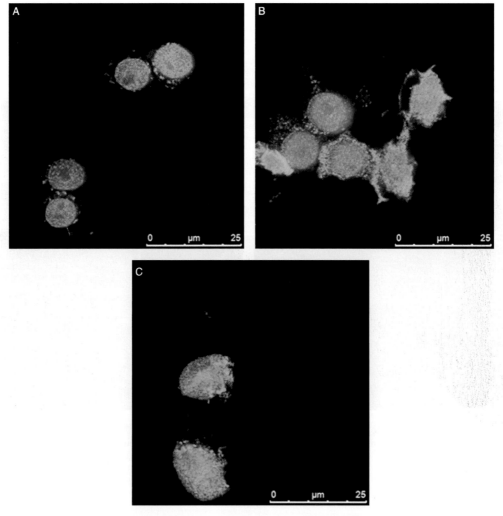

图 6-3-34A～C　在 Raw264.7 巨噬细胞系上(0 小时),100μM 同型半胱氨酸可以在 2 小时和 4 小时激活炎性小体(IF)

Figure 6-3-34A～C　Immunofluorescence staining of RAW264.7 cells shows inflammasomes（caspase 1 in green）activation with 100μM Hcy at 0, 2 and 4h(IF)

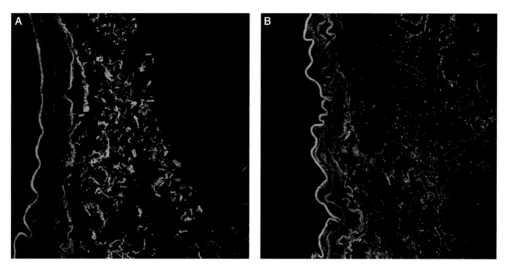

图 6-3-35A ~ B　明胶酶/胶原酶实验显示含有 NLRP3 炎性小体反义 RNA 序列的慢病毒可以减少基质金属蛋白酶 9 的活性(IF)
Figure 6-3-35A ~ B　Gelatinase/collagenase assay shows decreased MMP9 activity in infrarenal aortas ex vivo with LV-NLRP3-RNAi infection(IF)

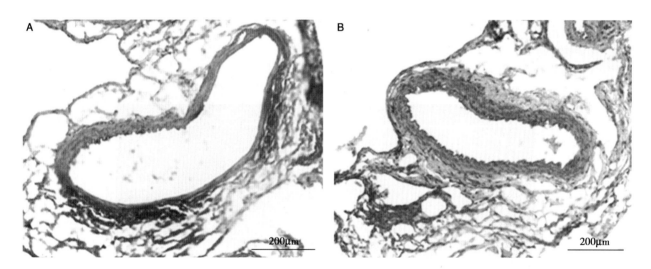

图 6-3-36A ~ B　术后造模 7 天,阻断炎性小体可以减小血管管腔的扩张(HE)
Figure 6-3-36A ~ B　Diameter of aortas was ameliorated after blockage of NLRP3 at 7 days after surgery(HE)

（高艳香　孙维梁　聂强强　郑金刚　刘鹏　温见燕　叶志东）

▶ 第四节　主动脉夹层

【临床表现】
1. 胸痛,多为撕裂样疼痛,发生率达 90% 以上。
2. 约 15% ~ 20% 的患者出现神经系统受累表现:如晕厥、迷走神经反射、脑卒中、截瘫等。
3. 约 40% 的 A 型夹层患者可闻及主动脉瓣反流杂音。
4. 脉搏短绌较少见。
5. 颈静脉压力升高可见于心包受累或右心功能衰竭。
6. 胸腔积液常为交感神经性,反映夹层急性撕裂的强烈炎症。

【临床分型】

1. 按解剖定位分型　De Bakey 分型；Stanford 分型。

2. 按症状出现的时间分型　临床上出现症状的 14 天内为急性期；病程 2～4 周为亚急性期，>4 周为慢性期。

【影像学表现】

1. 经食管超声心动图(TEE)对发现主动脉内分离的内膜片摆动征及主动脉夹层的形成的主动脉真假双腔征非常可靠。

2. 计算机体层造影术(CTA)可见主动脉腔内低密度线样影，分隔血管成真、假腔(图 6-4-1～图 6-4-6)。

3. 磁共振成像/血管造影术(MRI/MRA)对内膜剥离及主要分支开口情况显示更清晰。

【鉴别诊断】

1. 主动脉壁内血肿

2. 主动脉穿透性溃疡

3. 快速进展性动脉瘤

4. 创伤

【治疗】

主动脉夹层的治疗手段主要包括保守治疗、介入治疗和外科手术治疗。其中腔内介入修复技术丰富了主动脉夹层的治疗手段，并且使手术的创伤性减小，安全性增加。

1. 内科治疗

(1) 解除疼痛

(2) 控制血压至能保持重要器官灌注的最低水平

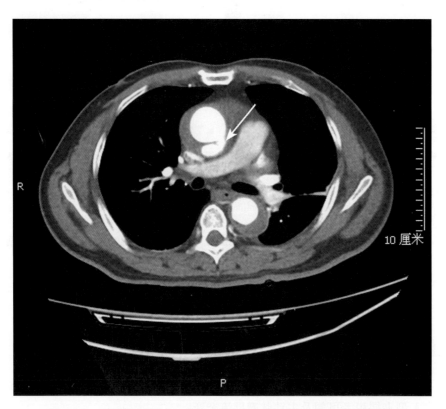

图 6-4-1　主动脉夹层(Stanford A 型)CTA 示升主动脉可见内膜破口

Figure 6-4-1　Stanford type A aortic dissection CTA shows tears at the ascending aorta

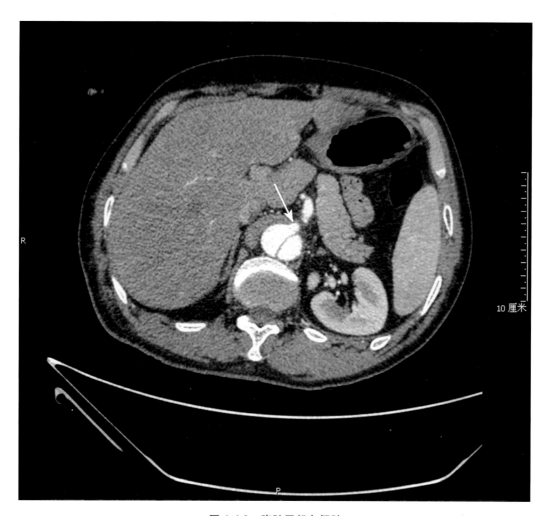

图 6-4-2　腹腔干起自假腔

Figuer 6-4-2　Celiac artery originate from false lumen

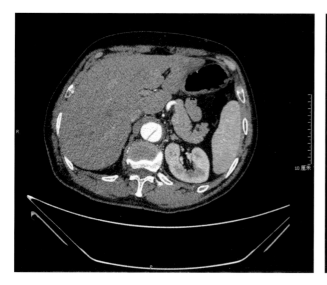

图 6-4-3　主动脉夹层（Stanford B 型）腹腔干水平远端可见破口,腹主动脉假腔内可见造影剂

Figure 6-4-3　Stanford type B aortic dissection Tears beneth the level of celiac artery , contrast agent in the false lumen of abdominal aorta

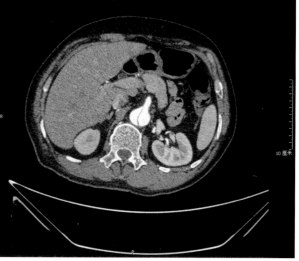

图 6-4-4　肠系膜上动脉起自真腔

Figure 6-4-4　Superior mesenteric artery from true lumen

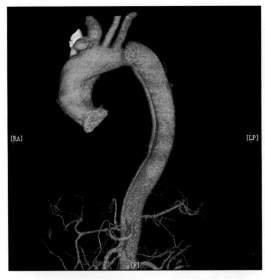

图 6-4-5　主动脉夹层ⅢB 型
Figure 6-4-5　Aortic dissection（DeBakey ⅢB）

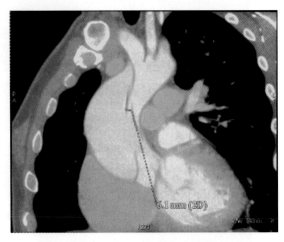

图 6-4-6　主动脉夹层 Ⅱ 型
Figure 6-4-6　Aortic dissection（DeBakey Ⅱ）

（3）控制心室率

2. 外科治疗

动脉置换及手术修补

（1）急性主动脉夹层：所有 A 型、B 型患者发生并发症（动脉破裂、复发性/难治性疼痛、病情变化、动脉瘤急性扩张、低灌注综合征、马方综合征）

（2）慢性主动脉夹层

A 型患者：最大直径≥5cm；马方综合征，管腔直径≥4.5cm；内径以每年≥1cm 的速度增加；严重的主动脉瓣反流；血管扩张或压迫相关症状。

B 型患者：最大直径≥6cm；内径以每年≥1cm 的速度增加；血管扩张或压迫相关症状。

3. 血管腔内治疗支架置入。

【病理组织学表现】

囊性中膜变性（CMD），即非炎性损伤或外弹性膜裂解、SMC 丢失和黏多糖基质聚积等多种因素影响主动脉中膜的完整性（图 6-4-7 ~ 图 6-4-9）。

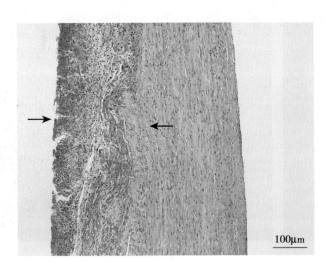

图 6-4-7　主动脉夹层主动脉内膜、中膜变性坏死（HE）
Figure 6-4-7　Dissection of aorta. Tunica intima and tunica media of the aorta is degenerated and necrotic（HE）

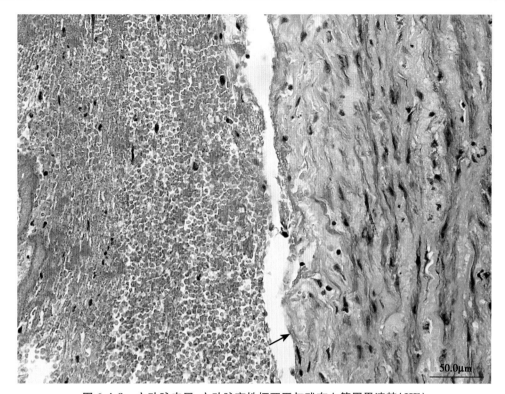

图 6-4-8　主动脉夹层,主动脉变性坏死区与残存血管周界清楚(HE)
Figure 6-4-8　Dissection of aorta. The boundary between necrosis region and residual vessel of the aorta is clear(HE)

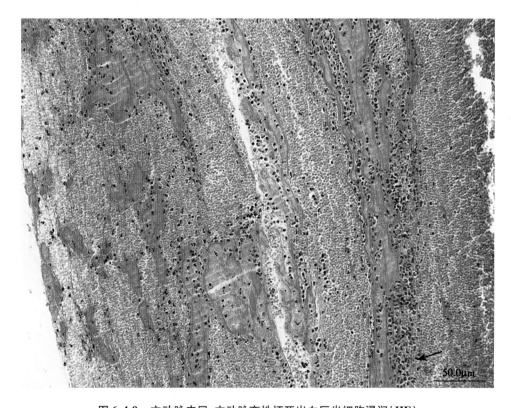

图 6-4-9　主动脉夹层,主动脉变性坏死出血区炎细胞浸润(HE)
Figure 6-4-9　Dissection of aorta shows inflammatory degradative necrosis with cells infiltrating into the aorta(HE)

(王谦　温见燕　刘鹏　潘琳　叶志东)

▶ 第五节 大动脉炎

大动脉炎(takayasu arteritis)是一种先天性大血管炎,主要累及主动脉及其主要分支。慢性血管炎症导致血管狭窄,有时也可引起动脉瘤形成。

【临床表现】

1. 上肢间歇性无力,60%以上患者有此症状。

2. 四肢血压不对称(96%)和血管杂音(大约80%)。

3. 20%的患者可引起主动脉瓣反流。

4. 40%的患者有高血压。

5. 全身症状和体征包括发热、体重下降、不适、全身关节痛和肌痛。

【鉴别诊断】

1. 马方综合征、Ehlers-Danlos 综合征和其他先天性组织基质疾病。

2. Cogan 病、Behcet's 病、系统性红斑狼疮和脊柱关节病等累及大血管引起的病变。

【影像学表现】

血管造影可发现病变处狭窄,大血管狭窄是大动脉炎的标志(图 6-5-1,图 6-5-2)。

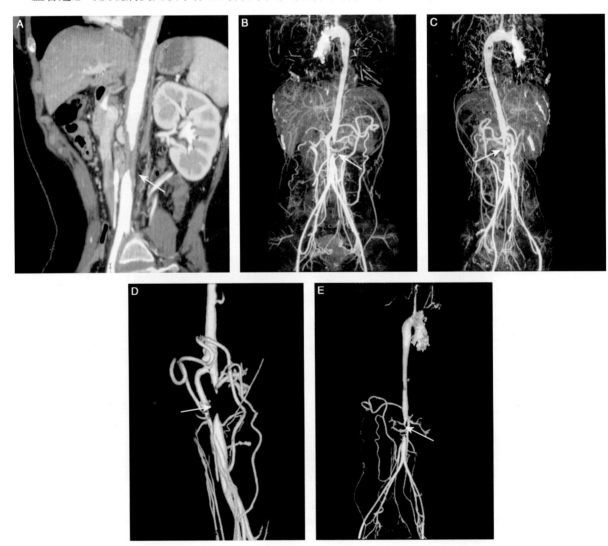

图 6-5-1A~E 从不同角度示肾动脉水平远端腹主动脉的一处狭窄病变

Figure 6-5-1A ~ E The stenosis of abdominal artery below renal artery from various views

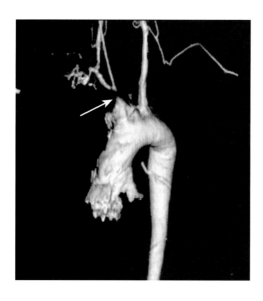

图 6-5-1F　头臂干受累　CTA 可见血流中断
Figure 6-5-1F　Innomiate artery is involved CTA shows an interruption of blood flow

【治疗】

1. 内科治疗

（1）糖皮质激素

（2）环磷酰胺或甲氨蝶呤

2. 外科治疗

（1）经皮血管成形术治疗血管狭窄的早期开通情况,成功率 80% ~ 100%。

（2）旁路移植可能会因为血管再狭窄而闭塞,但远期通畅率高(65% ~ 88%,平均随访 44 ~ 60 个月)。

【病理组织学改变】

血管炎细胞浸润(图 6-5-3 ~ 图 6-5-5)。

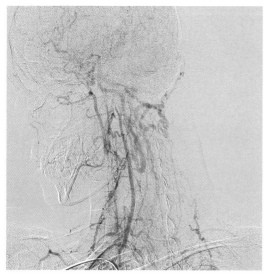

图 6-5-2　头臂干型大动脉炎患者造影提示双侧颈总动脉闭塞
Figure 6-5-2　Angiography of Takayasu patient with bilateral common carotid artery occlusion

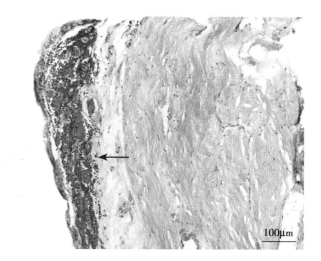

图 6-5-3　多发性大动脉炎,血管内膜下炎细胞浸润(HE)
Figure 6-5-3　Polyarteritis Inflammatory cell infiltration into the tunica media(HE)

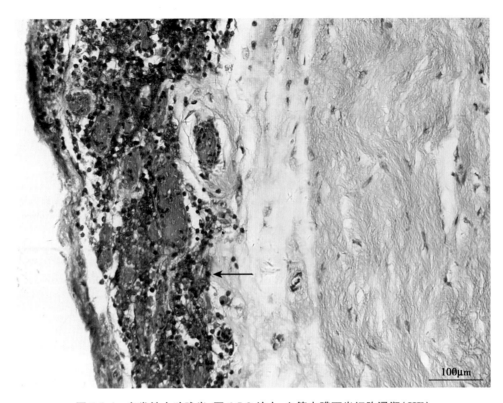

图 6-5-4 多发性大动脉炎,图 6-5-3 放大,血管内膜下炎细胞浸润(HE)
Figure 6-5-4 Polyarteritis. Enlargement of figure 6-5-3 shows inflammatory cell infiltration into the tunica media of vessel wall(HE)

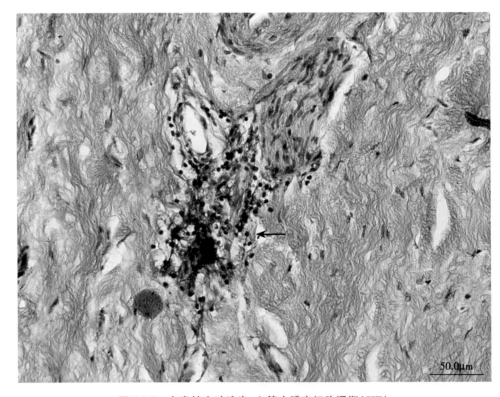

图 6-5-5 多发性大动脉炎,血管中膜炎细胞浸润(HE)
Figure 6-5-5 Polyarteritis. Inflammatory cell infiltration into the tunica media(HE)

（王谦 潘琳）

▶ 第六节 锁骨下动脉狭窄

【临床表现】

1. 由于虹吸作用,引起患侧椎动脉血液逆流,反向供应缺血的患侧上肢(图 6-6-1),结果会导致椎-基底动脉缺血性发作和患侧上肢的缺血症状。

2. 部分因冠心病接受内乳动脉搭桥患者,如果存在重度锁骨下动脉狭窄和窃血现象,可出现心绞痛症状(图 6-6-2)。

【治疗方法】

1. 包括解剖途径的血运重建如主动脉-锁骨下动脉人工血管转流术(图 6-6-3)或解剖外途径的血运重建,包括:锁骨下动脉转位术、腋-腋动脉转流术(图 6-6-4)、颈-腋动脉转流术(图 6-6-5)等。

2. 随着介入技术的发展,多数患者可以通过腔内的手段得以解决(图 6-6-6,图 6-6-7)。

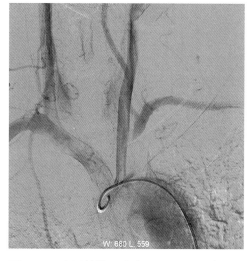

图 6-6-1 左侧锁骨下动脉近端闭塞,左侧锁骨下动脉窃血综合征

Figure 6-6-1 Left subclavian artery steal syndrome, proximal of the left subclavian artery occlusion

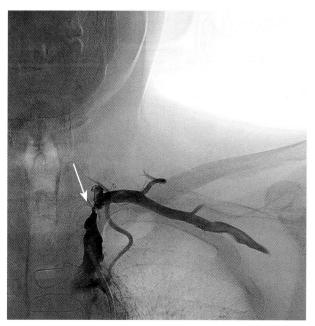

图 6-6-2 左侧锁骨下动脉狭窄,冠状动脉窃血形成

Figure 6-6-2 Coronary artery steal syndrome post-CABG because the left subclavian artery stenosis

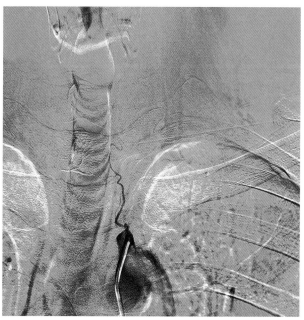

图 6-6-3 患者男性,52 岁,频繁心绞痛伴头晕反复发作

Figure 6-6-3 Male patient, 52 years old, admitted because of dizziness and unstable angina

A. 左侧锁骨下动脉近端闭塞

A. Angiography shows proximal of the left subclavian artery occlusion

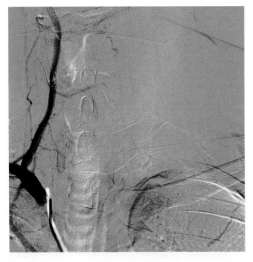

图 6-6-3B　右侧锁骨下动脉造影显示右侧椎动脉管腔畅
Figure 6-6-3B　Angiography of right subclavian artery shows patent right vertebral artery

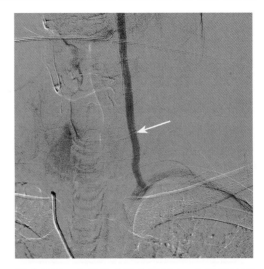

图 6-6-3C　左侧椎动脉血流反向,左侧锁骨下动脉显影
Figure 6-6-3C　The left vertebral artery blood flow is reversed

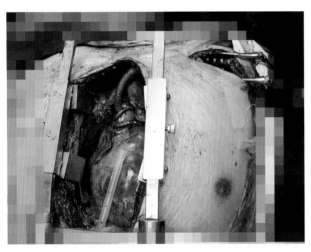

图 6-6-3D　冠状动脉搭桥同时行升主动脉-左侧锁骨下动脉人工血管转流术
Figure 6-6-3D　CABG simultaneous ascending aorta to the left subclavian artery bypass

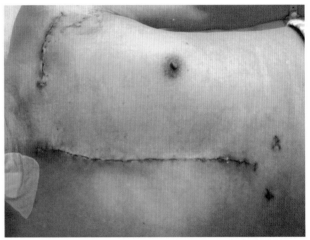

图 6-6-3E　手术切口
Figure 6-6-3E　The incision

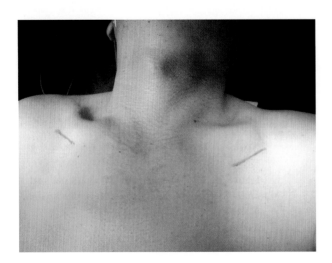

图 6-6-4　腋-腋动脉转流术切口
Figure 6-6-4　The incision of axillary to axillary artery bypass

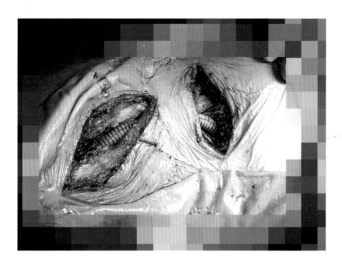

图 6-6-5　左侧颈总动脉-左侧锁骨下动脉人工血管转流术
Figure 6-6-5　Left common carotid artery to left subclavian artery bypass graft

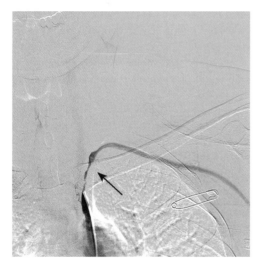

图 6-6-6A　左侧锁骨下动脉重度狭窄
Figure 6-6-6A　Severe left subclavian arterial stenosis

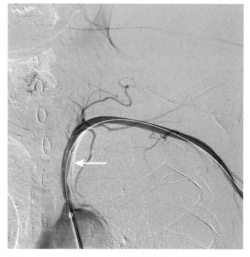

图 6-6-6B　介入置入一枚球扩式外周血管支架（7~29mm）后
Figure 6-6-6B　Angiography post-intervention with a balloon-expanding stent（7~29mm）

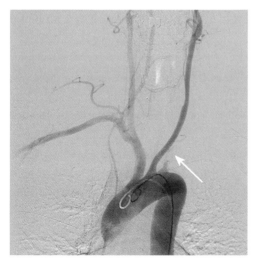

图 6-6-7　男性,58 岁
Figure 6-6-7　Male, 58 years old
A. 左侧锁骨下动脉闭塞
A. Left subclavian artery occlusion

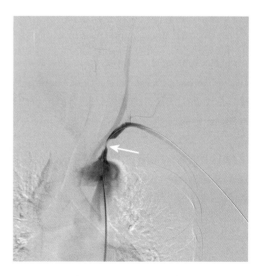

图 6-6-7B　左侧锁骨下动脉闭塞窃血综合征介入治疗
Figure 6-6-7B　Left subclavian artery occlusion：steal syndrome with/or by interventional treatment

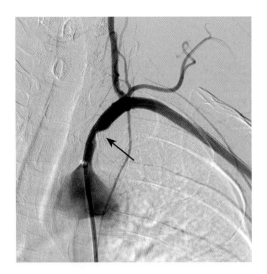

图 6-6-7C　左侧锁骨下动脉闭塞窃血综合征介入治疗

Figure 6-6-7C　Left subclavian artery occlusion: steal syndrome with/or by interventional treatment

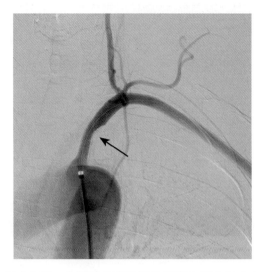

图 6-6-7D　左侧锁骨下动脉闭塞窃血综合征介入治疗

Figure 6-6-7D　Left subclavian artery occlusion: steal syndrome with/or by interventional treatment

（叶志东　刘鹏　樊雪强）

参 考 文 献

［1］ Rath PC, Agarwala MK, Dhar PK, et al. Carotid artery involvement in patients of atherosclerotic coronary artery disease undergoing coronary artery bypass grafting. Indian Heart J. 2001, 53(6):761-765.

［2］ Yoda M, Hata M, Sezai A, et al. Surgical outcome of simultaneous carotid and cardiac surgery. Surg Today, 2011, 41(1):67-71.

［3］ McDonnell CO, Herron CC, Hurley JP, et al. Importance of strict patient selection criteria for combined carotid endarterectomy and coronary artery bypass grafting. Surgeon, 2012, 10(4): 206-10.

［4］ 王深明. 血管外科学. 北京：人民卫生出版社, 2011.

［5］ 王凤林. 冠状动脉旁路移植外科-安全措施及错误防范. 北京：北京大学出版社, 2010.

［6］ 王浩然, 胡盛寿, 徐波, 等. "一站式"复合技术治疗冠状动脉多支病变患者早中期随访结果. 中国胸心血管外科临床杂志, 2012, 19: 232-234.

［7］ 胡盛寿, 高润霖, 高培显, 等. 一站式复合血管重建技术治疗无保护左主干病变. 中华心血管病杂志, 2010, 38(1): 23-26.

［8］ Shen L, Hu S, Wang H, et al. One-stop hybrid coronary revascularization versuscoronary artery bypass grafting and percutaneous coronary intervention for the treatment of multivessel coronary artery disease: 3-year follow-up results from a single institution. J Am Coll Cardiol, 2013, 61(25): 2525-2533.

［9］ Schillinger M, Exner M, Sabeti S, et al. Excessive carotid in-stent neointimal formation predicts late cardiovascular events. J Endovasc Ther, 2004, 11: 229-39.

［10］ Li JS, Li HY, Wang L, et al. Comparison of beta-aminopropionitrile-induced aortic dissection model in rats by different administration and dosage. Vascular, 2013, 21(5):287-292.

［11］ Kurihara T, Shimizu-Hirota R, Shimoda M, et al. Neutrophil-derivedmatrixmetalloproteinase 9 triggers acute aortic dissection. Circulation, 2012, 126: 3070-3080.

［12］ Tieu BC, Lee C, Sun H, et al. An adventitial IL-6/MCP1 amplification loop accelerates macrophage-mediated vascular inflammation leading to aortic dissection In mice. The Journal of clinical investigation, 2009, 119: 3637-3651.

［13］ Saraff K, Babamusta F, Cassis LA, et al. Aortic dissection precedes formation of aneurysms and atherosclerosis in angiotensin II-infused, apolipoprotein E-deficient mice. Arteriosclerosis, thrombosis, and vascular biology, 2003, 23: 1621-1626.

［14］ Phillips EH, Yrineo AA, Schroeder HD, et al. Morphological and Biomechanical Differences in the Elastase and AngII apoE (−/−) Rodent Models of Abdominal Aortic Aneurysms. BioMed research international, 2015, 2015: 1-12.

［15］ Gao YX,Yu CA,Lu JH,et al. ADAMTS-7 expression increases in the early stage of angiotensin II-induced renal injury in elderly mice. Kidney & blood pressure research 2013,38：121-131.

［16］ Virtanen KA1,Lidell ME,Orava J,et al. Functional brown adipose tissue in healthy adults. N Eng J Med,2009,360(15)：1518-1525.

［17］ Peter Libby,Paul M,Ridker Göran K. Hansson. Progress and challenges in translating the biology of atherosclerosis. Nature,2011,473：317-325.

［18］ 王深明,张赟建. 重视下肢原发性慢性静脉功能不全的临床研究. 中华普通外科杂志,2014,29(4)：241-243.

［19］ 张宏伟,牟艳,刘洋,等. 下肢慢性静脉功能不全的病因学研究进展. 中国全科医学,2007,10(15)：1291-1293.

［20］ 李强,李仙龙. 肺栓塞的诊治进展. 临床肺科杂志,2012,17(1)：122-123.

［21］ 李小鹰. 内科住院患者深静脉血栓栓塞的风险与防治方法. 中国实用内科杂志,2011,11(1)：901-902.

［22］ 邱贵兴,戴尅戎,杨庆铭,等. 预防骨科大手术后深静脉血栓形成的专家建议. 中国临床医生,2006,34(2)：31-33.

［23］ 梁静. Klippel-Trenaunay 综合征的诊治研究进展. 贵州医药,2014,(1)：89-91.

［24］ 叶有强,彭虹,郑芳. 下肢 Klippel-Trenaunay 综合征的影像学对比分析. 中外医学研究,2013,11(21)：80-81.

［25］ 闫波,苏少飞,田玉峰. 静脉畸形骨肥大综合征的诊治. 中国血管外科杂志：电子版,2013,(2)：103-105.

［26］ 汪忠镐. 汪忠镐血管外科学. 浙江：浙江科学技术出版社,2010.

［27］ Jack L. Cronenwett,K. Wayne Johnston 著. 郭伟,符伟国,陈忠译. 卢瑟福血管外科学(第7版). 北京：北京大学医学出版社,2013.

［28］ DeBakey ME. Successful carotid endarterectomy for cerebrovascular insufficiency：nineteen-year follow-up. JAMA,1975,233：1083-1085.

［29］ Eastcott HH,Picketing GW,Rob CG. Reconstruction of internal carotid artery in a patient with intermittent attacks of hemiplegia. Lancet,1954,267：994-996.

［30］ North American SymptomaticCarotid Endarterectomy Trial Collaborators. . Beneficial effect of carotid endarterectomy in symptomatic patientswith highgrade carotid stenosis. N Engl J Med,1991,325：445-453.

［31］ Jens C,Ritter,Mark R,Tyrrell. The current management of carotid atherosclerotic disease：who,when and how? Interactive Cardiovascular and Thoracic Surgery. 2013,16：339 – 346.

［32］ Uwe Schwarzwälder,Michael Hauk,Thomas Zeller. RADAR-A randomised,multi-centre,prospective study comparing best medical treatment versus best medical treatment plus renal artery stenting in patients with haemodynamically relevant atherosclerotic renal artery stenosis. Trials,2009,27(10)：60.

［33］ Loren F. Hiratzka,George L. Bakris,Joshua A. Beckman,et al. 2010 ACCF/AHA/AATS/ACR/ASA/SCA/SCAI/SIR/STS/SVM Guidelines for the Diagnosis and Management of Patients With Thoracic Aortic Disease. J Am Coll Cardiol,2010,55：e27-129.

［34］ Januzzi JL,Sabatine MS,Eagle KA,et al. Iatrogentic aortic dissection. Am J Cardiol,2002,89(5)：623-626.

［35］ Bossone E,Rampoldi V,Nienaber CA,et al. Usefulness of pulse deficit to predict in hospital complications and mortality in patients with acute type A aortic dissection. Am J Cardiol,2002,89(7)：851-855.

［36］ Nataatmadja M,West M,West J,et al. Abnormal extracellular matrix protein transport associated with increased apoptosis of vascular smooth muscle cells in Marfan syndrome and biscuspid aortic valve thoracic aortic aneurysm. Circulation,2003,108 Suppl 1(10)：329-334.

［37］ Kerr G,Hallhan C,Giordano J,et al. Takayasu arteritis. Ann Intern Med,1994,120(11)：919-929.

［38］ Lupi-Herrara E,Sanchez-Torrez G,Marchushamer J,et al. Takayasu arteritis：Clinical study of 107 cases. Am Heart J,1997,93：94-103.

［39］ Numano F,Kobayashi Y. Takayasu arteritis-beyond pulselessness. Intern Med,1999,38：226-232.

［40］ Numano F. Takayasu's arteritis：Clinical aspects. In Hoffman GS,Weyand CM(Eds)：Inflammatory Diseases of Blood Vessels. New York,Marcel Dekker,2002,455-466.

［41］ Sharma BK,Jain S,Bali HK,et al. A follow-up study of ballon angioplsty and de-novo stenting in Takayasu arteritis. Int J Cardiol,2000,75(Suppl1)：S147-152.

［42］ Tyagi S,Gambhir DS,Kaul UA,et al. A decade of subclavian angioplasty：Aortarteritis versus atherosclerosis. Indian Heart J,1996,48(6)：667-671.

［43］ Bali HK,Bhargava M,Jain AK,et al. De novo stenting of descending thoracic aorta in Takayasu arteritis：Intermediate-term follow-up results. J Invasive Cardiol,2000,12：612-617.

［44］ Liang P,Tan-Ong M,Hoffman GS. Takayasu's arteritis：Vascular interventions and out comes. J Rheum,2004,31（1）：102-106.

［45］ Pajari R,Hekali P Harjola PT. Treatment of Takaysu's arteritis：An analysis of 29 operated patients. Thorac Cardiovasc Surg,1986,34（3）：176-181.

第七章 腹部血管疾病

▶ 第一节 肾动脉狭窄

肾动脉狭窄是由多种病因引起的一种肾血管疾病,常由动脉粥样硬化及肌纤维发育不良(fibromuscular dysplasia,FMD)、大动脉炎引起。动脉粥样硬化多见于中老年人,而肌纤维发育不良和大动脉炎多见于青年人,女性居多。目前国内的肾动脉狭窄病因逐渐由 FDM(图7-1-1)及大动脉炎过渡至动脉粥样硬化(图7-1-2,图7-1-3)。

【临床表现】

1. 顽固性高血压,三种及以上药物控制效果不佳。

2. 肾功能进行性下降。

3. 反复心功能不全、一过性肺水肿。

4. 部分患者无症状。

【影像学改变】

1. 动脉粥样硬化性肾动脉狭窄(atherosclerotic renal artery stenosis,ARAS)

(1) 超声检查可见血流速度增快,阻力增高,可见动脉硬化斑块,可能出现肾脏缩小(长径≤8.5cm),测量指标包括峰流速,肾动脉/主动脉峰流速比值(PSV≥285cm/s,RAR≥3.7)。

(2) CTA、MRA 可见肾动脉开口狭窄,可见动脉硬化斑块,主动脉可见动脉硬化改变。

(3) DSA 可见肾动脉狭窄,多位于肾动脉开口部位或近1/3 主干(图7-1-4 ~ 图7-1-6)。

2. 肌纤维发育不良(FMD)

(1) DSA 可见肾动脉多发狭窄,呈串珠样改变,病变多位于肾动脉远端或1/3 以远。

(2) CTA、MRA 可见肾动脉狭窄,血管壁增厚。

(3) 超声检查可见肾动脉血流增快、阻力增高。

【治疗】

对高度怀疑者,首先进行筛选检查,确诊则依靠血管造影,并进行肾动脉狭窄的分级,以决定患者是否需要手术治疗。

1. 肾动脉狭窄的早期治疗 以控制危险因素和控压、保护肾功能为主,对于多数无症状患者可选择药物治疗。

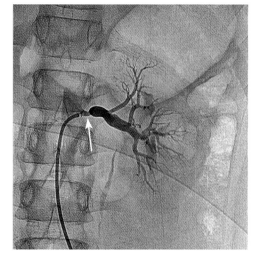

图7-1-1 女性,10 岁,顽固性高血压,造影示左侧肾动脉重度狭窄(FDM)

Figure 7-1-1 Female, 10 years old, uncontrolled hypertension; angiography shows severe stenosis of the left renal artery (FDM)

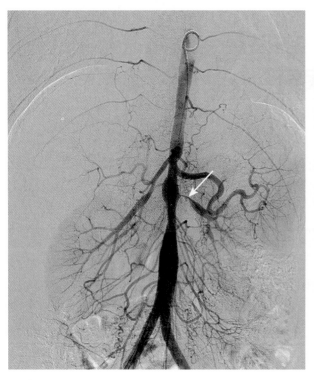

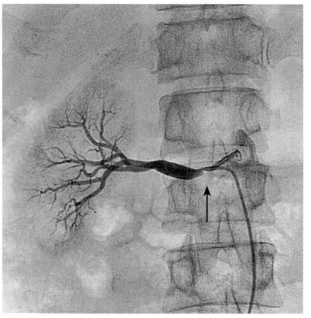

图 7-1-2　女性,34 岁,大动脉炎型肾动脉狭窄
Figure 7-1-2　Female, 34 years old, renal artery stenosis
(Takayasu arteritis)

图 7-1-3　右侧肾动脉动脉硬化性狭窄
Figure 7-1-3　Right renal artery atheroscle-
rotic stenosis

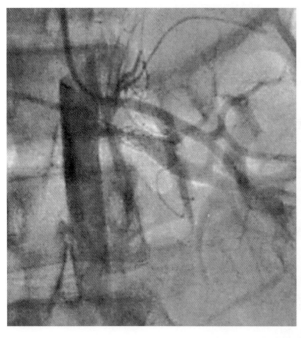

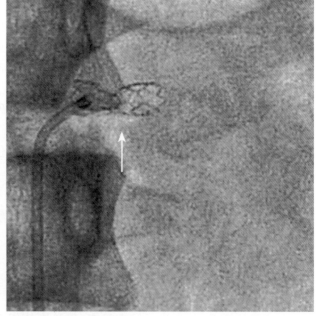

图 7-1-4　肾动脉支架术后再狭窄的影像
Figure 7-1-4　In-stent restenosis of renal artery

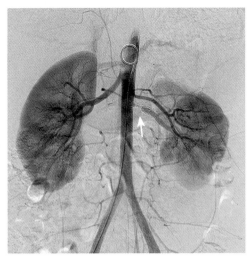

图 7-1-5　左侧肾动脉支架后再狭窄
Figure 7-1-5　Left renal artery in-stent restenosis

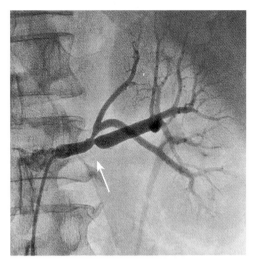

图 7-1-6　左侧肾动脉狭窄
Figure 7-1-6　Stenosis of left renal artery

2. 后期治疗　包括肾动脉血运重建、自体肾移植术或肾动脉介入治疗,但目前 RCT 试验结果并不支持介入治疗的获益性,与多数单中心的结果不一致,所以介入治疗时需要严格地筛选患者,才能使患者受益(图 7-1-7)。当出现药物无法控制的高血压,伴有或不伴有肾功能损害,出现反复的心衰、肺水肿,同时存在肾动脉中重度狭窄时,可考虑进行外科治疗,治疗办法包括:

(1) PTA:尤其适用于 FMD 患者。

(2) PTA+支架:对于重度狭窄,PTA 治疗后出现夹层或弹性回缩时需置入支架(图 7-1-8)。

(3) 手术治疗:年轻患者、同时合并主动脉疾病需同期处理、不适宜介入治疗的复杂病变,可进行肾动脉内膜切除、肾动脉旁路移植或自体肾移植手术(图 7-1-9)。

【病理组织学改变】

1. 动脉硬化性狭窄　动脉粥样硬化斑块形成。

2. FMD　动脉肌层发育不良,异常增厚。

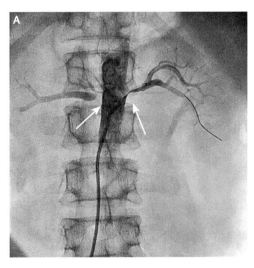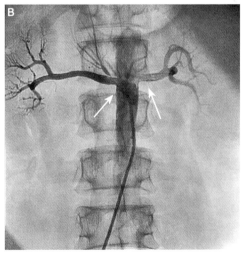

图 7-1-7　男性,65 岁,难控性高血压伴肾功能不全
Figure 7-1-7　Male, 65 years old, refractory hypertension with renal insufficiency
A. 造影示双侧肾动脉起始部重度狭窄
A. Angiography showing bilateral renal artery severe stenosis
B. 双侧肾动脉腔内介入成形术后
B. Post-endovascular angioplasty on bilateral renal artery

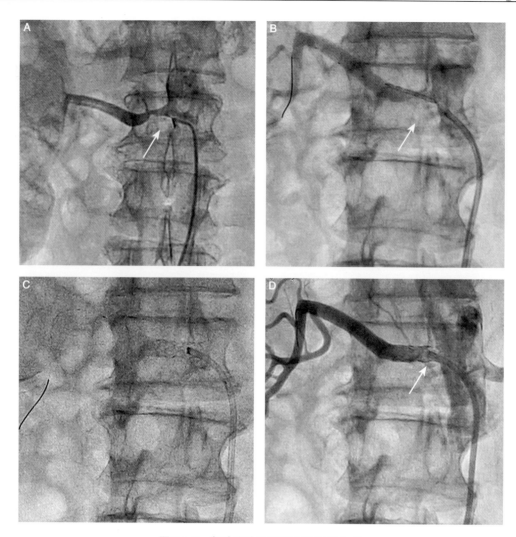

图 7-1-8 肾动脉狭窄的腔内支架植入术
Figure 7-1-8 Placement of renal artery stent

A. 术前造影影像示右肾动脉狭窄
A. Angiography shows right renal artery stenosis
B. 植入肾动脉支架
B. Placement of renal artery stent
C. 支架植入后扩张
C. Dilate the renal artery stent
D. 术后即刻造影影像
D. Angiography after stent placement

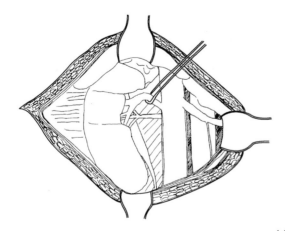

图 7-1-9 显露肾动脉
Figure 7-1-9 Exposed renal artery

（郑夏 樊雪强 刘鹏 叶志东 温见燕）

第二节　内脏动脉瘤

【临床表现】

1. 内脏动脉瘤　发病率较低,最常见的为脾动脉瘤,其次为肝动脉和肠系膜上动脉瘤,肾动脉瘤也有较高的发病率。

2. 约半数的患者无明显临床症状,仅在体检时发现。

3. 少数迅速增大的内脏动脉瘤　可伴有腹部疼痛。

4. 脾动脉瘤　多数无症状,少数有左上腹不适,破裂时可表现为腹部疼痛、胆道出血、低血压、胃肠道出血等。

5. 肝动脉瘤　可表现为右上腹和上腹部疼痛,向肩背部放射,较大动脉瘤可压迫胆管,引起梗阻性黄疸。

6. 肠系膜上动脉瘤　可引起肠管缺血表现。

7. 肾动脉瘤　多数无症状,在体检时发现,少数患者有上腹部或腰背部疼痛,还可有高血压、头痛、肾绞痛及血尿等表现。

【影像学改变】

1. X 线　部分患者可见动脉瘤瘤壁钙化影。

2. B 超　由于腹部脏器及肠管内气体的影响,超声较难完整地评估内脏动脉瘤。

3. CTA　是体检发现内脏动脉瘤的常见辅助检查手段,能够判定瘤体大小、与周围血管毗邻关系,对治疗方式选择有帮助(图 7-2-1)。

4. DSA　常于治疗过程中采用,用来判断瘤体与周围血管的关系。

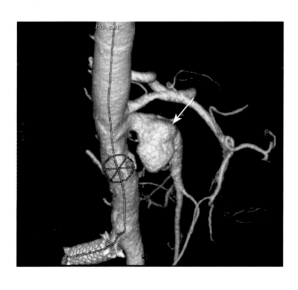

图 7-2-1　CTA 提示肠系膜上动脉近端动脉瘤形成
Figure 7-2-1　CTA shows aneurysm at proximal superior mesenteric artery

【外科治疗】

1. 脾动脉瘤　根据瘤体位置可以选择瘤体切除术、动脉瘤及脾切除术,随着介入技术的发展,多数患者可以通过介入栓塞的方式治疗,也可以通过腹腔镜技术行瘤体结扎术(图 7-2-2,图 7-2-3)。

2. 肝动脉瘤　可行动脉结扎、切除和介入栓塞治疗。

3. 肠系膜上动脉瘤　可行动脉瘤切除和血管重建术,也可选择行覆膜支架置入术或裸支架辅助下的动脉瘤栓塞治疗(图 7-2-4,图 7-2-5)。

4. 肾动脉瘤的治疗有动脉瘤切除、补片修补术,动脉瘤切除后自体血管或人工血管间位移植术,自体肾移植和介入栓塞术等。

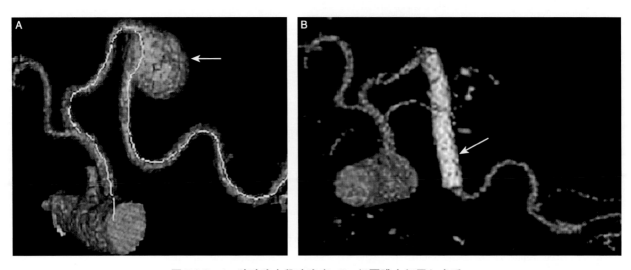

图 7-2-2　A. 脾动脉中段动脉瘤；B. 行覆膜支架置入术后
Figure 7-2-2　A. Aneurysm at the middle part of splenic artery；B. Post stent-graft placement

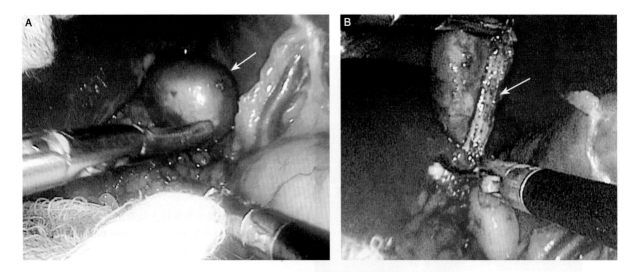

图 7-2-3　腹腔镜切除动脉瘤
Figure 7-2-3　Laparoscopy-assisted aneurysm resection
A. 腹腔镜显露近脾门处动脉瘤
A. Laparoscopic exposure of splenic artery aneurysm at hilum
B. 腹腔镜下脾动脉瘤切除术
B. the splenicartery aneurysm was resected under laparoscopy

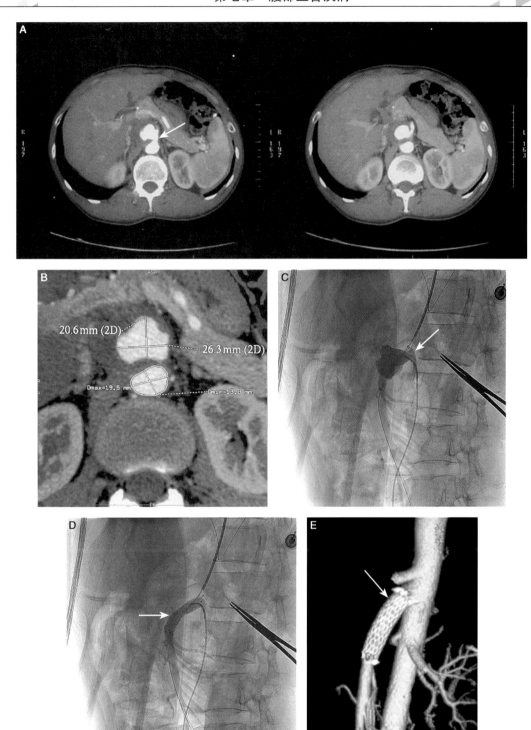

图7-2-4　男性,40岁,因上腹部不适查体,发现肠系膜上动脉瘤
Figure 7-2-4　Male,40 years old,found superior mesenteric artery aneurysm during examination because of upper abdominal discomfort
　　A. CTA 显示肠系膜上动脉起始部瘤样扩张
　　A. CTA shows superior mesenteric artery aneurysm
　　B. 瘤体最大直径21mm×26mm
　　B. the largest diameter of aneurysm was 21mm×26mm
　　C. 术中造影,自股动脉入路行肠系膜动脉造影,自肱动脉入路置入覆膜支架(6~40mm)并释放
　　C. Mesenteric arteriography via femoral artery access, stent placement (6~40mm) via brachial artery access
　　D. 造影见动脉瘤消失,肠系膜血管管腔畅
　　D. final angiography shows aneurysm disappeared, mesenteric artery was patent
　　E. 半年后复查,肠系膜血管管腔畅,支架形态好,未见动脉瘤
　　E. follow-up after 6 months, shows patent mesenteric artery without aneurysm

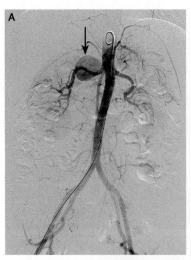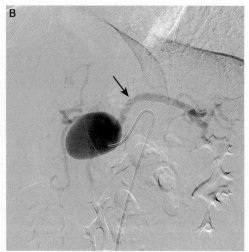

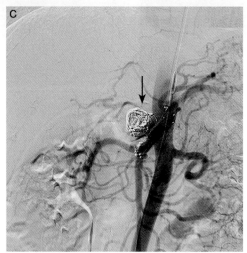

图 7-2-5 支架弹簧圈栓塞动脉瘤

Figure 7-2-5　Stent assisted coil embolized aneurysm

A. 腹主动脉造影见肠系膜上动脉瘤

A. Abdominal aorta angiography shows superior mesenteric artery aneurysm

B. 自瘤体分出脾动脉

B. Splenic artery originate from aneurysm

C. 应用支架辅助弹簧圈栓塞技术完成动脉瘤栓塞

C. Stent assisted coil to complete the embolization of aneurysm

（刘鹏　叶志东　樊雪强）

▶ 第三节　肠系膜上动脉狭窄

【临床表现】

1. 肠系膜上动脉病变可分为急性和慢性两类,急性患者常合并有房颤、瓣膜疾病等病史,慢性发病患者常合并高血压、动脉硬化等表现。

2. 急性发病为突发剧烈的腹部绞痛,药物治疗效果欠佳,查体腹部软、肠鸣音减弱,症状与体征不符是早期的病变特征。

3. 继续发展可出现肠梗死的表现及体征,可伴有呕吐、便血。

4. 慢性发病患者表现为进食后腹部绞痛、厌食、消瘦三联症。

【影像学改变】

1. 腹部 X 线片 可见肠管管腔扩大,以气体为主。

2. CTA 是筛查及随访的常用检查手段,CTA 的三维重建可以更立体地了解血管的病变情况。CT扫描表现为小肠肠管扩张(图 7-3-1,图 7-3-2),肠管环形增厚,严重缺血时,肠壁界限模糊,可合并有腹腔积液。

3. DSA 是诊断肠系膜上动脉狭窄的"金标准"(图 7-3-3),多数表现为动脉近端的管腔局限性狭窄,部分患者可合并有近端夹层。

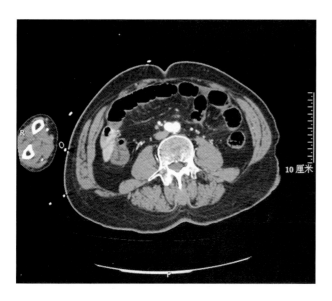

图 7-3-1 67 岁男性,腹部疼痛伴呕吐 3 天,CTA 显示小肠、结肠肠管扩张
Figure 7-3-1 Male, 67-year-old, abdominal pain and vomiting for three days, CTA shows dilatation of small intestine and colon bowel

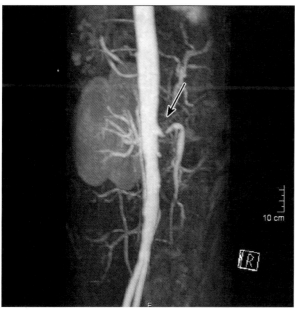

图 7-3-2 CTA 显示肠系膜上动脉起始部管腔重度狭窄
Figure 7-3-2 CTA showing severe stenosis at the proximal superior mesenteric artery

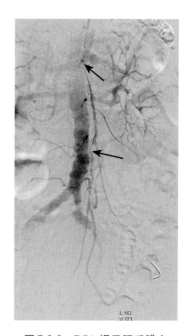

图 7-3-3 DSA 提示肠系膜上动脉近端重度狭窄,远端中度狭窄
Figure 7-3-3 DSA showing severe stenosis at proximal superior mesenteric artery and moderate stenosis at distal part

【外科治疗】

急性肠系膜上动脉栓塞合并肠道缺血、渗出时,行开腹探查及肠系膜上动脉切开取栓术,无肠道缺血坏死时可行导管溶栓治疗(图 7-3-4)。

慢性肠系膜上动脉狭窄可行内膜剥脱补片成形,狭窄段切除、自体或人工血管间位移植术。

多数患者可以选择行腔内介入成形术(图 7-3-5)。

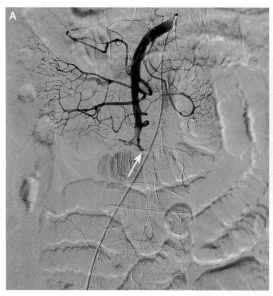
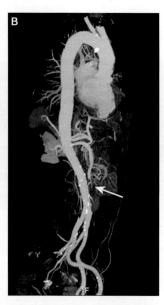
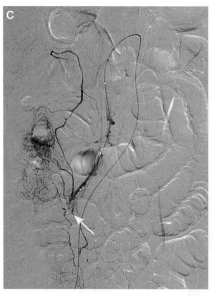
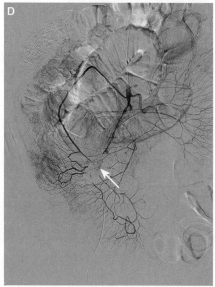

图 7-3-4　肠系膜上动脉血栓形成、狭窄并溶栓治疗
Figure 7-3-4　Thrombosis, stenosis of superior mesenteric artery and its treatment

A. DSA 显示肠系膜上动脉中远段血管管腔闭塞

A. DSA showing occlusion at the mid-distal superior mesenteric artery

B. CTA 显示肠系膜上动脉中段管腔充盈缺损,远端未见管腔显影,提示血栓形成

B. CTA shows a filling defect in the middle part of superior mesenteric artery, suggesting thrombus in the superior mesenteric artery

C. 在肠系膜上动脉远端置入溶栓导管行溶栓治疗

C. Insert the catheter into thrombus at distal position of superior mesenteric artery

D. 应用尿激酶溶栓后,回结肠动脉、空肠动脉显影,回肠动脉未见显影

D. After catheter-directed urokinase thrombolysis, angiography shows the ileocolic and jejunal artery are patent, ileal artery was occulted

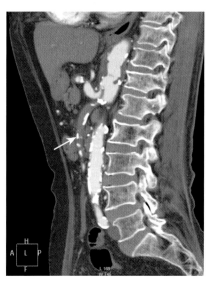

图7-3-5 78岁女性,进食后疼痛3年,近半个月加重

Figure 7-3-5 78-year-old female with post-prandial pain for 3 years, symptom is worsed in the recent 2 weeks

A. CTA 显示腹主动脉钙化严重,肠系膜上动脉起始部钙化伴管腔闭塞

A. CTA shows severe calcification in aortic and so in the superior mesenteric artery with occlusion

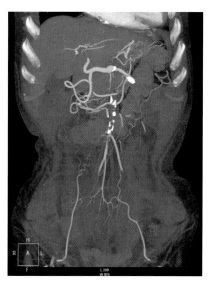

图7-3-5B 可见远端部分空回肠动脉显影

Figure 7-3-5B Distal portion of the jejunum and the ileum was visible

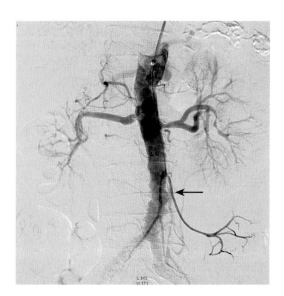

图7-3-5C 应用导管溶栓2天后,腹主动脉造影见肠系膜上动脉远端血管显影

Figure 7-3-5C 2 days post-CDT (catheter-direct thrombolysis), distal of the superior mesenteric artery was visible during angiography

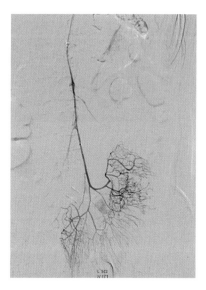

图7-3-5D 肠系膜上动脉血管管腔纤细,回肠动脉显影

Figure 7-3-5D The lumen of proximal superior mesenteric artery is narrowed, ileal artery was open

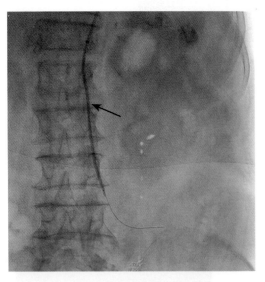

图 7-3-5E　行球囊扩张成形术（球囊：4～150mm）
Figure 7-3-5E　Balloon angioplasty（balloon：4～150mm）was performed

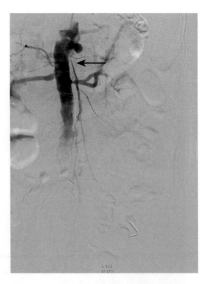

图 7-3-5F　造影见肠系膜上动脉近端重度狭窄，远端血流流速好
Figure 7-3-5F　Angiography shows severe stenosis at proximal of superior mesenteric artery with good distal blood flow

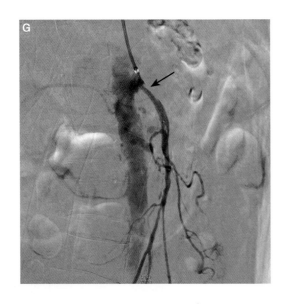

图 7-3-5G　近端释放自膨式镍钛合金支架（5～40mm）后造影，存在残余狭窄<30%
Figure 7-3-5G　A self-expanding stent（5-40mm）was implanted at proximal part of artery, the residual stenosis <30%

（刘鹏　樊雪强　叶志东）

▶ 第四节　消化道出血

【临床表现】

1. 消化道出血的临床表现取决于出血病变的性质、部位、出血速度和出血量。主要表现为呕血、黑便及便血。上消化道出血一般会表现为黑便或柏油样便，急性大量出血多数表现为呕血，小量出血则表现为粪便隐血试验阳性。右半结肠出血时，粪便颜色为暗红色。左半结肠及直肠出血，粪便颜色为鲜红色。

2. 如果出血量过大，可能会导致周围循环衰竭，表现为头昏、乏力、黑蒙、晕厥、皮肤湿冷、脉细弱、心率快、血压下降，甚至可能会出现休克。

3. 慢性消化道出血可出现贫血相关的临床表现，如疲乏、心悸、皮肤黏膜苍白等。

4. 大量出血后患者可出现低热的表现。

【影像学改变】

1. 内镜检查　内镜检查是消化道出血定位、定性诊断的首选方法。胃镜可以观察食管、胃、十二指肠球部至降部的出血情况。结肠镜可以观察直肠、结肠及回肠末端的出血情况。胶囊内镜可以观察小肠的出血情况。

2. X 线钡剂造影　仅适用于出血已停止的患者。可以发现食管静脉曲张、胃癌、胃溃疡、结肠息肉、结肠癌等病变。

3. 放射性核素显像注射^{99m}Tc 标记的自体红细胞后核素显像,可以探查是否有血液外溢,明确有无消化道出血并判断出血部位。

4. CT　普通的 CT 扫描可以发现胃癌、结肠癌等导致消化道出血的病灶,对于活动性出血病灶,增强 CT 可以发现部分造影剂溢出进入肠道。

5. 血管造影　选择性血管造影对出血速率>0.5ml/min 的活动性出血病灶发现率较高,可以看到造影剂外溢,也可以发现血管畸形、血管扩张、血管瘤等病变。

【外科治疗】

1. 部分消化道出血　可以在血管造影时发现出血的犯罪血管(图 7-4-1),然后可以选择进入犯罪血管(图 7-4-2),置入弹簧圈栓塞该动脉,阻止继续出血(图 7-4-3)。

2. 大部分严重的消化道出血　并不能通过介入治疗得到有效控制,往往需要开腹探查,并且根据病变部位、性质及患者状态选择合适的手术治疗。

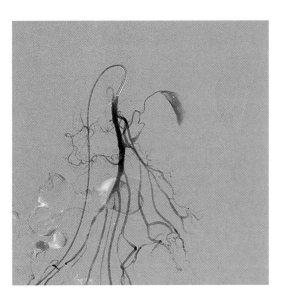

图 7-4-1　73 岁的老年男性,动脉造影可见肠系膜上动脉分支末端造影剂外溢进入肠腔,提示该处出血点
Figure 7-4-1　73-year-old male was diagnosed with gastrointestinal hemorrhage. The arteriography shows extravasation from a branch of superior mesenteric artery, which is the hemorrhage point

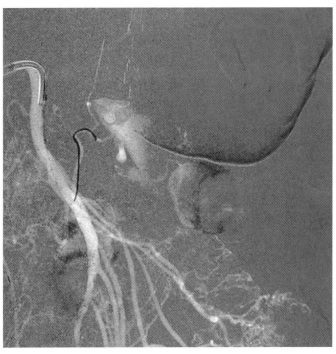

图 7-4-2　应用血管腔内技术,将导管置入出血动脉,准备放置弹簧圈
Figure 7-4-2　The catheter was placed into the bleeding branch of superior mesenteric artery by intervention techniques, then it was ready for coils

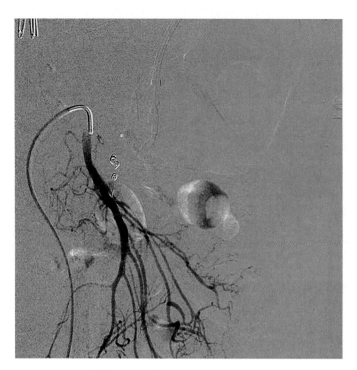

图 7-4-3　置入弹簧圈后再次造影发现出血动脉已完全栓塞,未见造影剂外溢,出血停止

Figure 7-4-3　After coil placement, arteriography shows the complete embolization of the bleeding branch of superior mesenteric artery. There was no more extradition and the hemorrhage was stopped

（樊雪强　刘鹏　叶志东　王峰）

▶ 第五节　巴德-吉（基）亚利综合征

巴德-吉（基）亚利综合征（Budd-Chiari syndrome,BCS）是指肝静脉和（或）肝静脉开口以上的下腔静脉部分或完全阻塞,导致静脉血流回流障碍所引起的脏器组织淤血受损的临床综合征。

【病因】

1. 先天性因素。

2. 高凝和高黏状态。

3. 毒素。

4. 腔内非血栓性阻塞。

5. 外源性压迫。

6. 血管壁病变。

7. 横膈因素。

8. 腹部创伤。

9. 其他。

【分期和分型】

1. 分型（图 7-5-1）

Ⅰ型:以隔膜为主的局限性狭窄或阻塞;

Ⅱ型:下腔静脉弥漫性狭窄或阻塞;

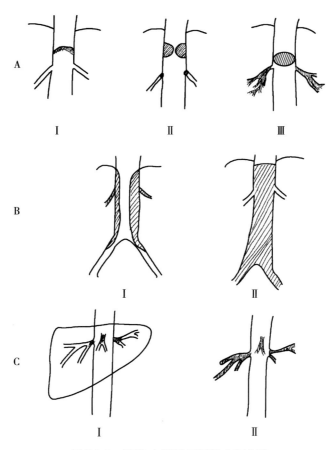

图 7-5-1 巴德-吉(基)亚利综合征分型
Figure 7-5-1 Types of Budd-Chiari Syndrome

Ⅲ型:肝静脉阻塞。

2. 分期(表 7-5-1)

表 7-5-1 巴德-吉(基)亚利综合征分期

项目	Ⅰ期	Ⅱ期	Ⅲ期	Ⅳ期
生活质量	好	较好	差	极差
腹水	无	少量	中等	大量
食管-胃底静脉曲张	无	轻到中度	中到重度	重度/急性出血
血清白蛋白(g/dl)	>35	34~30	29~25	<24
胆红素(mg/dl)	<1.2	1.3~2.4	2.5~2.9	>3.0
营养状态	好	较好	差	很差
手术风险	安全	较安全	危险	高危

【临床表现】

1. 肝静脉(图 7-5-2) 回流受阻所致的症状:肝大、腹胀、门静脉高压、腹水等。

2. 下腔静脉(图 7-5-3) 回流受阻所致的症状:胸腹壁静脉曲张、下肢水肿等。

3. BCS 三联症 腹水、腹痛、肝大。

【影像学改变】

1. DSA 为诊断 BCS 的金标准。常用的造影有以下几种:①下腔静脉造影及测压;②经皮肝穿刺肝静脉造影(PTHV);③经皮脾穿刺门静脉造影(PTSP);④动脉造影。下腔静脉造影及测压从股静脉上行插

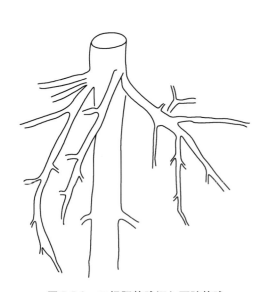

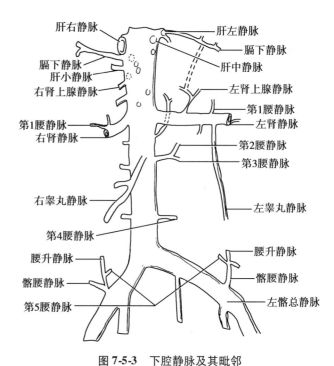

图 7-5-2 三根肝静脉汇入下腔静脉

Figure 7-5-2 Three major hepatic veins drain into the inferior vena cava

图 7-5-3 下腔静脉及其毗邻

Figure 7-5-3 Inferior vena cava and adjacent structures

管,经下腔静脉进入肝静脉开口,注射造影剂观察肝静脉是否阻塞。若为肝段下腔静脉阻塞,除从股静脉插管外,同时从前臂或颈静脉下行插管,经右心房至下腔静脉,上下同时推注造影剂造影,可显示阻塞的部位、长度及形态、肝静脉通畅情况及侧支循环建立情况,有助于手术适应证的确定及手术方法的选择。下腔静脉插管造影时可同时测量下腔静脉压力。正常下腔静脉压力为 0.78 ~ 1.18kPa(80 ~ 120mmH$_2$O),肝段下腔静脉阻塞时上肢静脉压正常,下腔静脉压力在 2.94kPa(300 mmH$_2$O)以上。单纯肝静脉阻塞时,尾叶代偿性肥大可压迫下腔静脉,下腔静脉造影时可见该段下腔静脉狭窄。

2. MRI 可显示肝实质的低强度信号,提示肝脏淤血,组织内自由水增加,可清晰显示肝静脉和下腔静脉的开放状态,甚至可区分管腔内的新鲜血栓与机化血栓或瘤栓;还可显示肝内侧支循环呈现的蛛网样变化,同时对肝外侧支循环亦可显示。

3. CT 平扫 可见肝外周密度低而尾叶、左叶的中央部密度增高;增强 CT 表现为中央部较外周部增强明显的“中心性增强”特征,继而发生逆转现象,同时,增强扫描还可以直接地显示出狭窄的、受压的静脉段、静脉内血栓等。

4. 超声 二维超声可直接显示狭窄或闭塞部位,彩色多普勒可显示血流信号有无及方向、并测量血流速度,借以可判断阻塞或血栓部位。彩色多普勒还可显示 BCS 的一些继发性改变,如肝、脾大、腹腔积液、下肢静脉曲张、门静脉高压、侧支循环建立、尾叶增大等。

【治疗】

1. 药物治疗

(1)支持和对症治疗:支持疗法可为明确诊断和手术治疗争取时间和创造条件。有腹水者给予利尿药。发生食管静脉曲张出血、肝性脑病者应给予相应处理。

(2)抗凝和溶栓疗法:对于由血栓形成所致的 BCS 患者应及时给予溶栓及抗凝治疗。

(3)病因治疗:有明确病因或诱因者应予以去除。对于寄生虫感染者应给予抗寄生虫治疗。对于口服避孕药物所致者应及早停用,同时予以保肝、利尿等对症治疗。对于继发于真性红细胞增多症患者,应给予静脉放血、放射性磷或骨髓抑制性药物,如苯丁酸氮芥、环磷酰胺、白消安(马利兰)等。继发于发作性夜间血红蛋白尿者可服用大量碱剂或静注右旋糖酐,可使溶血暂时减轻。肾上腺皮质激素可控制血红蛋白尿的发作,丙酸睾酮(丙酸睾丸素)也有一定效果。由良、恶性肿瘤引起者,应行肿瘤切除或栓塞疗法,化疗和(或)放疗。伴发于炎症性肠病或胶原病者可应用肾上腺皮质激素控制病情活动。

2. 手术治疗

(1) 根治性矫治术(图7-5-4~图7-5-7);

(2) 间接减压术,包括:腹膜腔-颈内静脉转流术及胸导管-颈内静脉吻合术;

(3) 断流术,包括:经食管镜硬化剂注射治疗食管静脉曲张及出血;

(4) 各种促进侧支循环建立的手术,如:脾肺固定术;

(5) 直接减压术,包括:各型肠系膜上静脉和(或)下腔静脉与右心房或颈内或无名静脉之间的转流术;

(6) 肝移植术。

3. 介入治疗 包括下腔静脉狭窄球囊扩张术、肝静脉球囊扩张术、下腔静脉闭塞球囊扩张及支架置入术、经颈静脉肝内门体分流术(transjugular intrahepatic portosystemic stent shunt,TIPSS)等(图7-5-8~图7-5-11)。

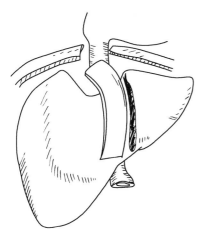

图 7-5-4　显露肝后下腔静脉
Figure 7-5-4　RHIVC exposure

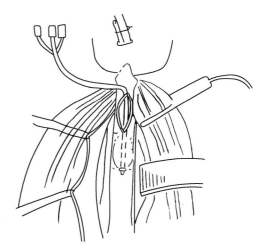

图 7-5-5　插入 Foley 导尿管,充起气囊帮助止血
Figure 7-5-5　Inserting a Foley catheter and inflating the balloon to stop bleeding

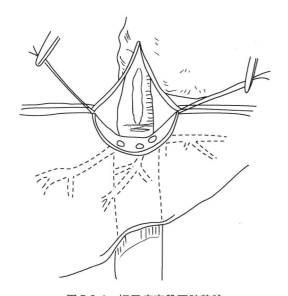

图 7-5-6　切开病变段下腔静脉
Figure 7-5-6　Incise the diseased segment of the inferior vena cava

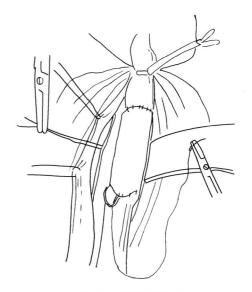

图 7-5-7　下腔静脉补片
Figure 7-5-7　Inferior vena cava patch

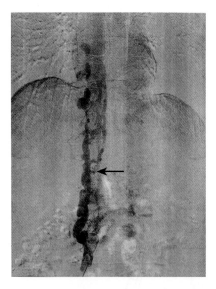

图 7-5-8　下腔静脉狭窄、侧支循环建立

Figure 7-5-8　Inferior vena cava stenosis and collateral circulation establishment

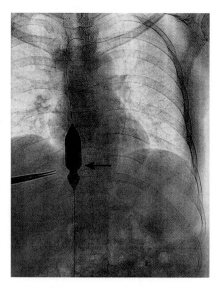

图 7-5-9　下腔静脉球囊扩张术

Figure 7-5-9　Balloon dilation of inferior vena cava

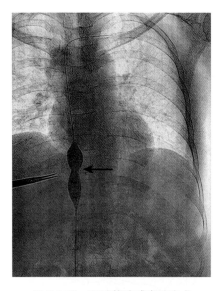

图 7-5-10　下腔静脉球囊扩张术

Figure 7-5-10　Balloon dilation of inferior vena cava

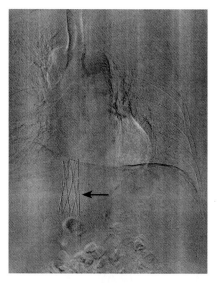

图 7-5-11　下腔静脉支架置入术

Figure 7-5-11　Inferior vena cava stent placement

（钱松屹　张建彬　孔杰）

参 考 文 献

[1] AbuRahma, A. F. and M. Yacoub. Renal imaging: duplex ultrasound, computed tomography angiography, magnetic resonance angiography, and angiography. Semin Vasc Surg, 2013, 26(4): 134-143.

[2] Gottsater, A. and B. Lindblad. Optimal management of renal artery fibromuscular dysplasia. Ther Clin Risk Manag, 2014, 10: 583-595.

[3] Mukoyama, M. Renal Angioplasty for Atherosclerotic renal artery stenosis revisited. Circulation Journal, 2015, 79: 295-296.

[4] Li WD, Li XQ, Meng QY, et al. Endovascular therapy of superior mesenteric artery embolism. Zhonghua Yi Xue Za Zhi, 2013, 93 (47): 3752-3754.

[5] Jack L. Cronenwett, K. Wayne Johnston 著. 郭伟, 符伟国, 陈忠译. 卢瑟福血管外科学（第 7 版）. 北京: 北京大学医学出版

社,2013.

［6］史振宇,陈福真,杨珏等.内脏动脉瘤的诊断与治疗.中国普通外科杂志,1999,(6):406-409.

［7］王茂强,王仲朴,郭伟等.血管内介入治疗腹腔内脏动脉瘤11例经验.中华普通外科杂志,2005,20(11):701-703.

［8］王贤明,张文君,贺伟等.彩色多普勒超声诊断内脏动脉瘤的临床价值.临床误诊误治,2013,26(3):58-60.

［9］常光其,王冕.肠系膜动脉瘤诊治进展.中国实用外科杂志,2013,(12):1059-1061.

［10］王茂强,王志军,刘凤永等.腹腔动脉和肠系膜上动脉狭窄的介入治疗.中华外科杂志,2005,43(17):1132-1135.

［11］李世正,张俊华,董哲.肠系膜上动脉狭窄致肠缺血坏死的诊断与治疗.中国现代医学杂志,2013,23(15):90-92.

［12］杨宝钟,宋盛晗,邢彤等.慢性肠系膜上动脉狭窄/闭塞的诊疗策略.中华胸心血管外科杂志,2013,29(11):663-666

［13］王贤明,贺祎,刘建新等.彩色多普勒超声检查诊断肠系膜上动脉狭窄的价值.中华医学超声杂志,电子版,2012,9(8):44-47.

［14］周汝航,李晓强,段鹏飞等.肠系膜上动脉栓塞介入治疗.中华外科杂志,2012,50(11):1046-1047.

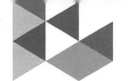

第八章 下肢血管疾病

▶ 第一节 下肢动脉硬化闭塞症

下肢动脉硬化闭塞症(arteriosclerosis obliterans,ASO)是指由于下肢动脉粥样硬化斑块形成,引起下肢动脉狭窄、闭塞,进而导致肢体慢性缺血。

【临床表现】

1. 本病起病隐匿,进展缓慢,可呈周期性发作,症状逐渐加重。

2. 病变早期,多数患者有肢体怕冷、皮温低、肤色苍白等非特异性表现。

3. 随病变的发展逐渐出现间歇性跛行,活动后下肢酸胀、疼痛,休息后可缓解,疼痛不适部位与血管病变部位有关。

4. 病变进展后跛行距离逐渐缩短,之后出现静息痛,尤以夜间为重,严重者不能平卧,需坐位或下垂下肢后休息。

5. 严重缺血者出现肢体远端组织坏死。

6. 常用的临床分级为 Rutherford 分级

(1) Rutherford 0 级:无临床症状,踏车实验或反应性充血试验正常,无动脉阻塞的血流力学表现。

(2) Rutherford 1 级:轻度间歇性跛行。

(3) Rutherford 2 级:中度间歇性跛行。

(4) Rutherford 3 级:重度间歇性跛行。

(5) Rutherford 4 级:缺血性静息痛。

(6) Rutherford 5 级:小组织缺损、难治性溃疡。

(7) Rutherford 6 级:大块组织缺损,超过跖骨平面,足部功能无法保留。

【影像学改变】

1. B 超   弥漫性下肢动脉内斑块形成,管腔狭窄程度不同导致远端动脉血流频谱改变,狭窄远端动脉波幅降低或呈直线。可以应用超声测量患肢的踝肱指数——踝动脉收缩压/肱动脉收缩压,<0.9 提示存在下肢动脉硬化,0.5~0.9 提示存在下肢缺血,<0.4 提示存在严重缺血(图 8-1-1)。

2. CTA   是常用的检查手段,可了解病变的范围、程度及侧支循环情况,为治疗方式选择提供帮助(图 8-1-2)。

3. DSA   表现为髂股或膝下动脉的管腔缺失,严重者有部分管腔消失,多伴有侧支循环建立(图 8-1-3)。

【外科治疗】

1. 手术可及的 TASC   A 级病变,可以选择动脉内膜切除术,术中可应用自体大隐静脉或人工血管行成形术(图 8-1-4)。

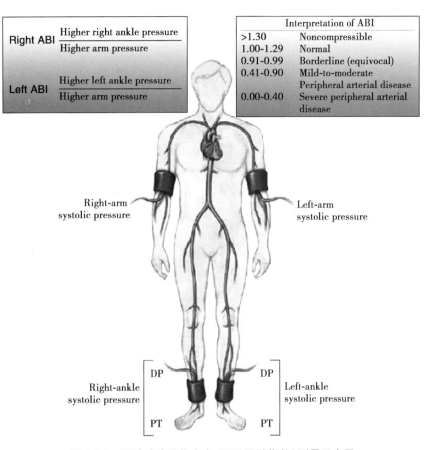

	Interpretation of ABI	
	>1.30	Noncompressible
	1.00-1.29	Normal
	0.91-0.99	Borderline (equivocal)
	0.41-0.90	Mild-to-moderate Peripheral arterial disease
	0.00-0.40	Severe peripheral arterial disease

图 8-1-1　下肢动脉硬化患者 ABI(踝肱指数)测量示意图
Figure 8-1-1　Ankle brachial index (ABI)

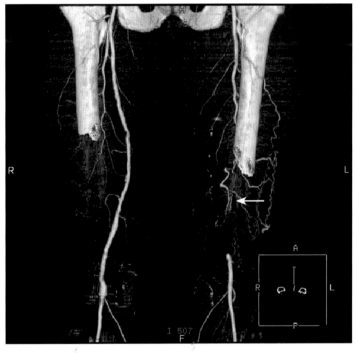

图 8-1-2　下肢动脉硬化闭塞症 CTA 表现右侧股浅动脉中段中度狭窄,左侧股浅动脉近中段闭塞,远端血管通过侧支循环显影
Figure 8-1-2　CTA shows moderate stenosis in the right mid-superficial femoral artery, the middle part of left superficial femoral artery occlusion,with collateral circulation to distal runoff

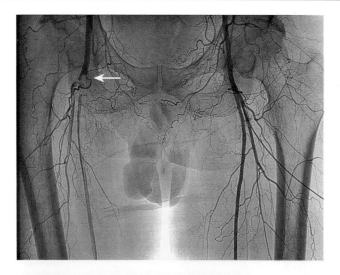

图 8-1-3　髂股动脉造影提示右侧股动脉分叉部位血管闭塞

Figure 8-1-3　Iliac-femoral artery angiography shows occlusion at bifurcation of right femoral artery

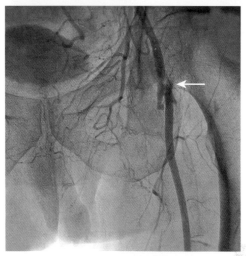

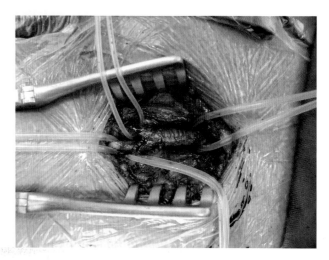

图 8-1-4　男性,56 岁,左下肢间歇性跛行 230m,ABI 0.64

Figure 8-1-4　Male,56 years old,left lower limb intermittent claudication, distance was about 230 meters, ABI 0.64

A. 造影提示左侧股浅动脉起始部管腔重度狭窄

A. Angiography showing severe stenosis on the proximal of left superficial femoral artery

图 8-1-4B　显露左侧股总动脉、股浅动脉、股深动脉并绕血管阻断带

Figure 8-1-4B　Exposing the left common femoral, superficial femoral artery,profound artery with vessel loop

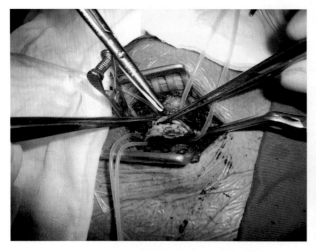

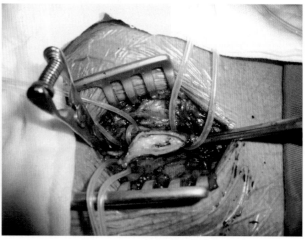

图 8-1-4C　阻断后切开股总及股浅动脉前壁

Figure 8-1-4C　Arteriotomy was made on the anterior wall of common and femoral profound artery

图 8-1-4D　切除增厚的内膜

Figure 8-1-4D　To excise the thickened intima

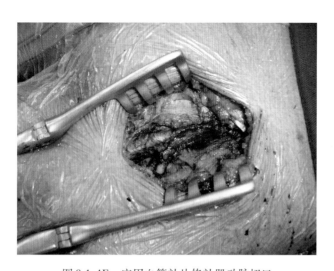

图 8-1-4E　应用血管补片修补股动脉切口

Figure 8-1-4E　Repair femoral artery incision with vascular patch

2. TASC　A～C 级病变可行腔内介入成形术,球囊扩张后如出现限血流性夹层、残存狭窄>30% 或慢性全程闭塞病变(图 8-1-5)需行支架置入术。

3. 对于长段狭窄或闭塞病变和不能耐受介入治疗的患者行下肢动脉旁路转流术,根据远端靶血管位置分为膝上、膝下旁路转流术(图 8-1-6～图 8-1-8),前者有较好的远期通畅率。

4. 对于下肢动脉长段闭塞同时合并股动脉分叉部位病变患者,可以选择复合手术治疗,即行股总动脉、股浅动脉近端内膜切除、补片修补术,股浅动脉远端行腔内介入技术处理(图 8-1-9～图 8-1-10),可以维持较好的流出道且不影响分叉部位的血流动力学。

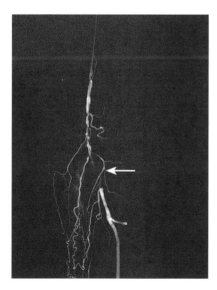

图 8-1-5　左下肢间歇性跛行 210m,ABI 0. 52
Figure 8-1-5　Claudication distance was 210 meters on left lower limb,ABI 0. 52
A. 造影见左侧股浅动脉中段血管重度狭窄、长段闭塞,可见侧支循环建立
A. Angiography shows severe stenosis and long-segment occlusion on the mid-superficial femoral artery, collateral circulation was found

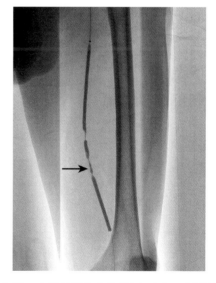

图 8-1-5B　应用外周介入球囊(5～150mm)行预扩张
Figure 8-1-5B　Pre-dilation was performed by a balloon (5～150mm)

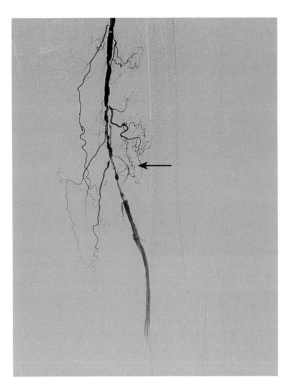

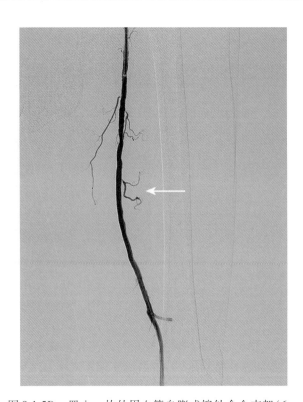

图 8-1-5C　造影见存在残余狭窄,且狭窄率>30%

Figure 8-1-5C　Angiography shows the residual stenosis over 30%

图 8-1-5D　置入一枚外周血管自膨式镍钛合金支架(6～150mm),造影见管腔通畅,无残余狭窄

Figure 8-1-5D　A peripheral self-expanding stent (6～150mm) was inserted, the completion angiography shows vessel is patent without residual stenosis

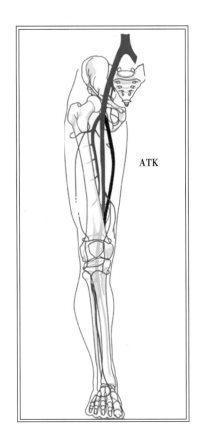

图 8-1-6　膝上人工血管搭桥示意图

Figure 8-1-6　Schematic of above knee by-pass

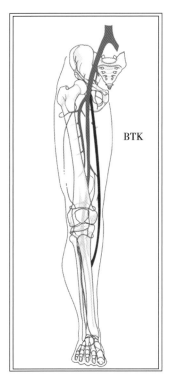

图 8-1-7 膝下人工血管搭桥
Figure 8-1-7 Below knee by-pass
A. 膝下人工血管搭桥示意图
A. Schematic of below knee by-pass

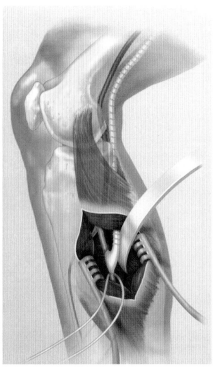

图 8-1-7B 胫腓干吻合口示意图
Figure 8-1-7B Schematic of bypass to the tibio-peroneal trunk

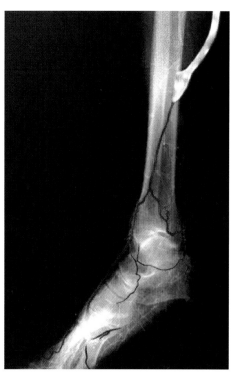

图 8-1-7C 胫前动脉远端吻合示意图
Figure 8-1-7C Schematic of the distal anastomosis at anterior tibial artery

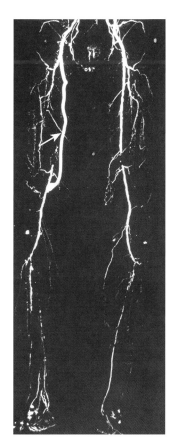

图 8-1-8 女性,67 岁,行右侧股股动脉人工血管搭桥术后 5 年,CTA 提示管腔通畅
Figure 8-1-8 67-year-old female, received femoral-femoral bypass above the knee 5 years ago, CTA shows the graft is patent

341

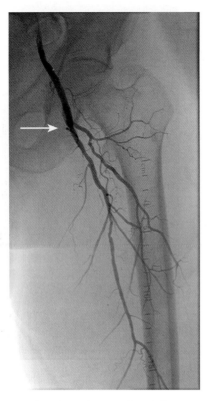

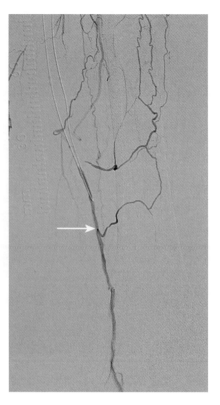

图 8-1-9　患者男性,69 岁,左下肢重度缺血(Rutherford 4),ABI 0. 45,行下肢动脉复合手术治疗

Figure 8-1-9　Male patient,69 years old,critical limb ischemia(Rutherford 4)on left extremity,ABI 0. 45, received hybrid treatment on left lower limb

A. 造影提示左侧股浅动脉近中段闭塞

A. Angiography revealed occlusion on the proximal and mid-superficial femoral artery

图 8-1-9B　股浅动脉下端血管显影

Figure 8-1-9B　The distal of the superficial femoral artery was supply by collateral branches

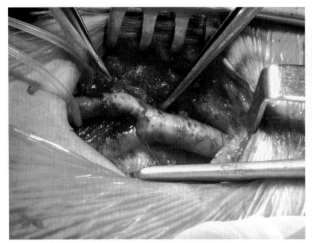

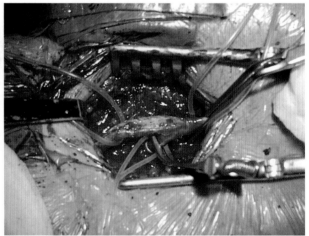

图 8-1-9C　显露左侧股总动脉及股深、股浅动脉并控制

Figure 8-1-9C　Isolate and control the left common, su-perficial artery and profound femoral artery

图 8-1-9D　行股浅动脉近端内膜切除术

Figure 8-1-9D　Endarterectomy on proximal of superficial femoral artery

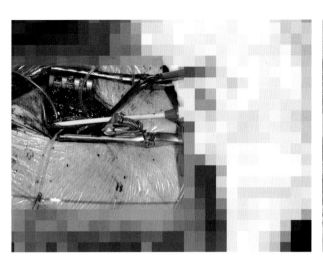

图 8-1-9E　在股浅动脉顺行置入 8F 血管鞘
Figure 8-1-9E　8F sheath was inserted

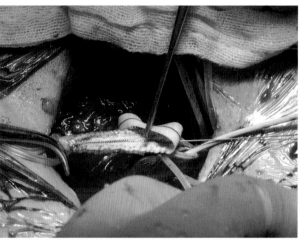

图 8-1-9F　人工血管补片修补股动脉切口,缝合至股总动脉时,完成介入治疗,近端支架覆盖部分补片
Figure 8-1-9F　Repair of femoral artery incision with patch, before finished the femoral artery suture, intervention treatment was performed, part of the distal patch was covered by the stent inside the SFA

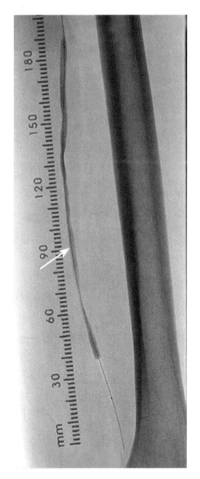

图 8-1-9G　左侧股浅动脉球囊扩张成形术(球囊直径5~220mm)
Figure 8-1-9G　Balloon angioplasty（balloon diameter 5~220mm）on the left superficial femoral artery

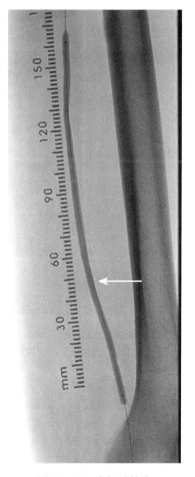

图 8-1-9H　支架后扩张
Figure 8-1-9H　Post-dilation after stenting

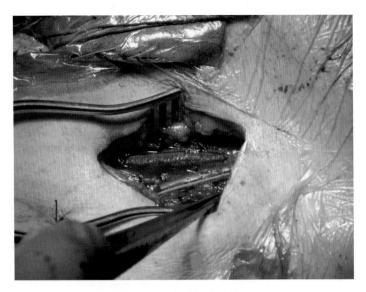

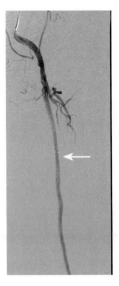

图 8-1-9I 完成补片成形术

Figure 8-1-9I Complete patch angioplasty

图 8-1-9J 最终造影见股浅动脉、股总及股深动脉管腔畅，无残余狭窄

Figure 8-1-9J Completion angiography shows the femoral artery is patent, no residual stenosis

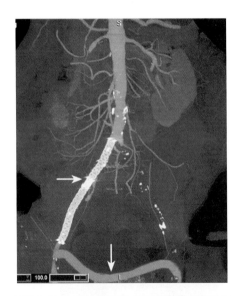

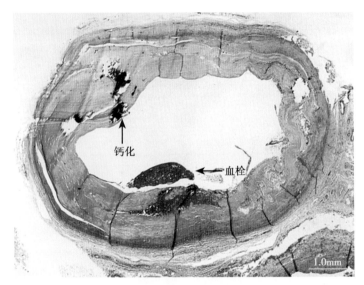

图 8-1-10 男性,60 岁,行右侧髂动脉腔内介入成形+股股动脉人工血管搭桥术后 2 年,移植物管腔通畅

Figure 8-1-10 Male, 60 years old, 2 years after hybrid treatment (endovascular treatment on the right iliac artery + femo-femo artery bypass), graft was patent

图 8-1-11 下肢动脉硬化闭塞症,血管横断面见附壁血栓及钙化灶 (HE)

Figure 8-1-11 Lower extremity arteriosclerosis obliterans, cross section showing mural thrombosis and calcification (HE)

【病理组织学改变】

下肢动脉硬化闭塞症,血管横断面可见附壁血栓,钙化灶,玻璃样变,出血,泡沫细胞聚集,新生血管形成,钙化周围细胞排列密集,平滑肌细胞增生(图 8-1-11 ~ 图 8-1-26)。

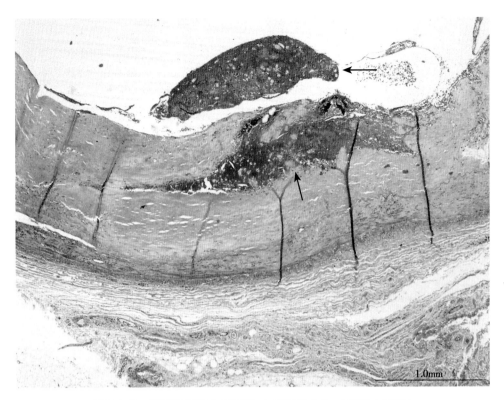

图 8-1-12　下肢动脉硬化闭塞症,血管附壁血栓,中膜出血(HE)

Figure 8-1-12　Lower extremity arteriosclerosis obliterans, mural thrombosis and tunica media haemorrhage (HE)

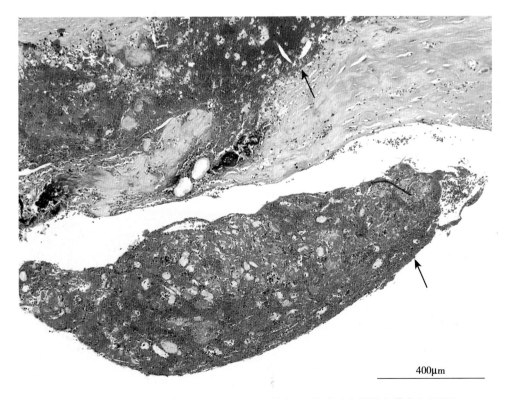

图 8-1-13　下肢动脉硬化闭塞症,图 8-1-12 放大,血管附壁血栓及中膜出血(HE)

Figure 8-1-13　Lower extremity arteriosclerosis obliterans. Amplification of 8-1-12, mural thrombosis and tunica media haemorrhage (HE)

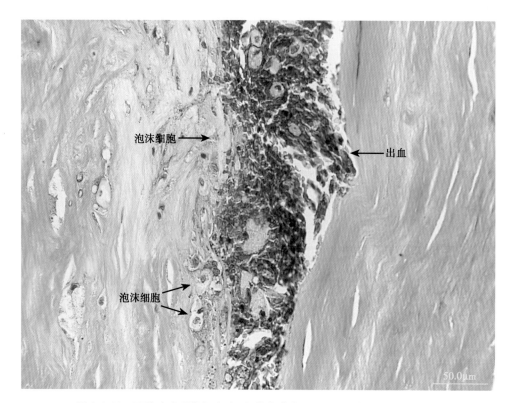

图 8-1-14 下肢动脉硬化闭塞症,血管中膜出血,泡沫细胞聚集（Masson）

Figure 8-1-14 Lower extremity arteriosclerosis obliterans, hemorrhage in tunica media and foam cell aggregation（Masson）

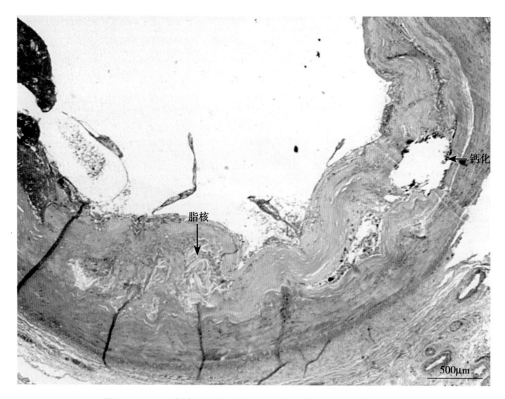

图 8-1-15 下肢动脉硬化闭塞症,血管中膜脂核及钙化（HE）

Figure 8-1-15 Lower extremity arteriosclerosis obliterans, tunica media lipid pools and calcification（HE）

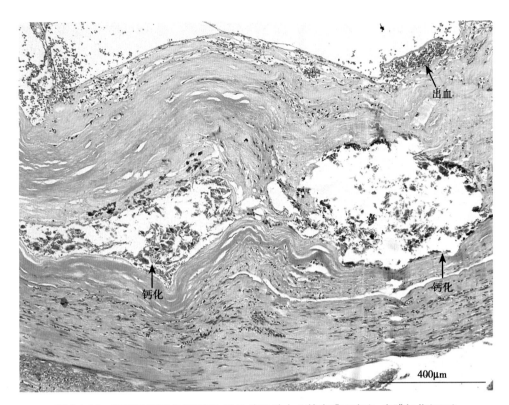

图 8-1-16 下肢动脉硬化闭塞症,图 8-6-15 放大血管内膜下出血,中膜钙化(HE)
Figure 8-1-16 Lower extremity arteriosclerosis obliterans, hemorrhage under intima and tunica media calcification (HE)

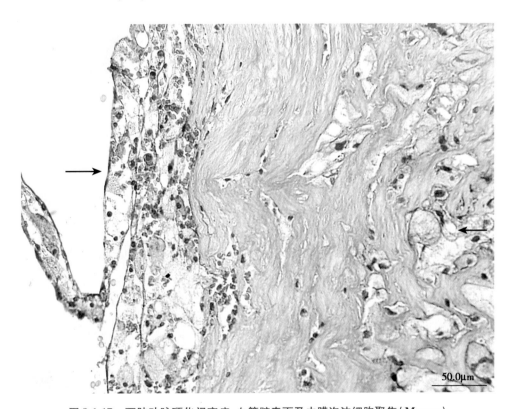

图 8-1-17 下肢动脉硬化闭塞症,血管腔表面及中膜泡沫细胞聚集(Masson)
Figure 8-1-17 Lower extremity arteriosclerosis obliterans, foam cells gather in the surface of lumen of blood vessel and tunica media (Masson)

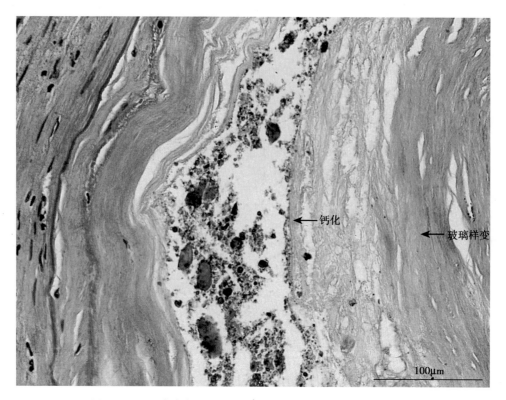

图 8-1-18 下肢动脉硬化闭塞症,血管中膜钙化及玻璃样变(HE)
Figure 8-1-18 Lower extremity arteriosclerosis obliterans, tunica media calcification and hyalinization (HE)

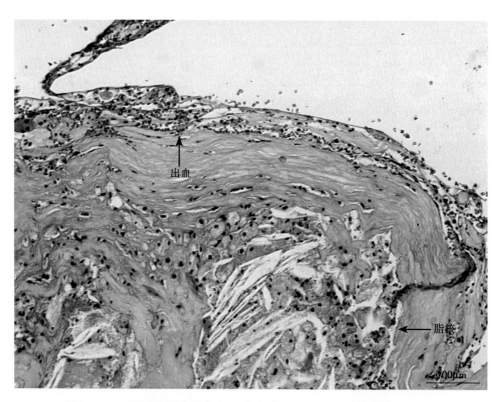

图 8-1-19 下肢动脉硬化闭塞症,血管中膜脂核、出血、泡沫细胞聚集(HE)
Figure 8-1-19 Lower extremity arteriosclerosis obliterans, tunica media lipid core haemorrhage and gathered foam cells(HE)

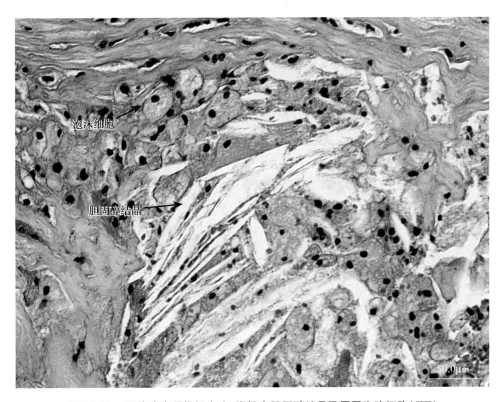

图 8-1-20 下肢动脉硬化闭塞症,脂核内胆固醇结晶及周围泡沫细胞(HE)
Figure 8-1-20 Lower extremity arteriosclerosis obliterans, cholesterol crystal in the lipid core and peripheral foam cells (HE)

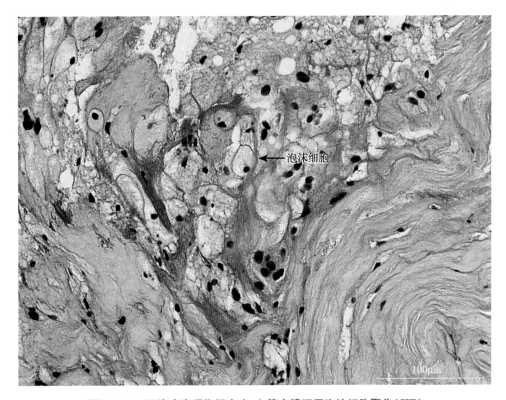

图 8-1-21 下肢动脉硬化闭塞症,血管中膜深层泡沫细胞聚集(HE)
Figure 8-1-21 Lower extremity arteriosclerosis obliterans, foam cells aggregation in the deep tunica media (HE)

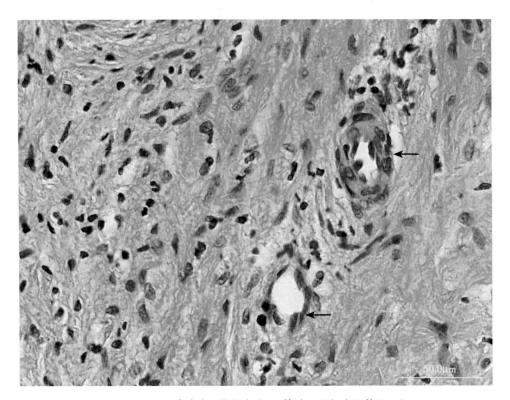

图 8-1-22　下肢动脉硬化闭塞症,血管壁可见新生血管(HE)
Figure 8-1-22　Arteriosclerosis obliterans,new vessels in the vascular wall (HE)

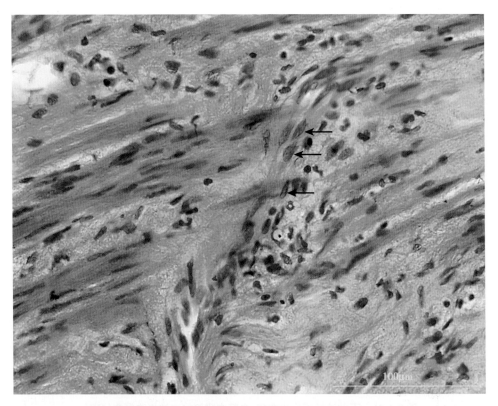

图 8-1-23　下肢动脉硬化闭塞症,中膜平滑肌细胞增生,可见类似细胞"迁移"排列现象(HE)
Figure 8-1-23　Arteriosclerosis obliterans,smooth muscle cells proliferation and translocation (HE)

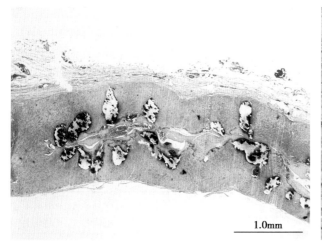

图 8-1-24　下肢动脉硬化闭塞症,截肢患者血管标本,低倍镜下血管壁多处钙化灶(HE)
Figure 8-1-24　Arteriosclerosis obliterans,amputated extremity,low power scan showing multiple calcification (HE)

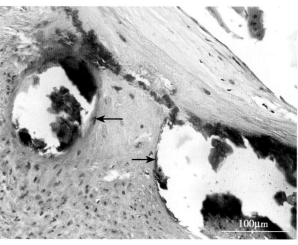

图 8-1-25　下肢动脉硬化闭塞症,截肢患者血管标本,可见细胞坏死,钙化(HE)
Figure 8-1-25　Arteriosclerosis obliterans,amputated extremity,necrosis and calcification can be seen (HE)

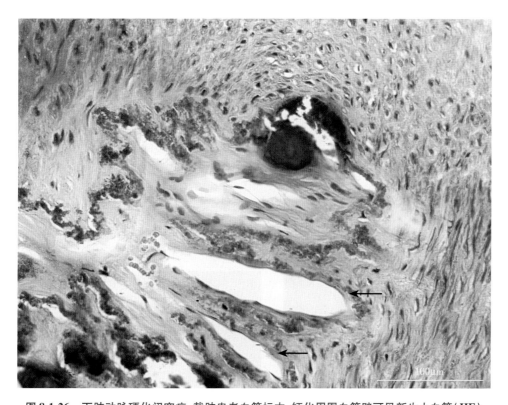

图 8-1-26　下肢动脉硬化闭塞症,截肢患者血管标本,钙化周围血管壁可见新生小血管(HE)
Figure 8-1-26　Arteriosclerosis obliterans,amputated extremity,neovascularization around the calcification (HE)

(刘鹏　温见燕　樊雪强　潘琳　孔杰)

▶ 第二节　下肢动脉栓塞

　　下肢动脉栓塞(lower limb arterial embolism)是常见的血管外科疾病,栓塞后往往会继发栓塞远端动脉血栓的形成,特别是股、腘动脉的栓塞,如不能及时治疗或者治疗不当,很可能导致截肢甚至死亡等严重后果。

【临床表现】

1. 临床主要表现为"5P"征,即疼痛(pain)、无脉(pulselessness)、苍白(palor)、感觉异常(paresthesia)、活动障碍(paralysis)。

2. 通常在栓塞平面远端出现患肢剧烈疼痛,活动时疼痛加剧,栓塞部位以下肢体皮肤苍白厥冷、动脉搏动减弱或消失、感觉减退或丧失。

3. 随着缺血时间的延长,出现感觉、运动功能的障碍。运动功能完全丧失则提示患肢已经出现不可逆转的坏死。

4. 判断急性下肢动脉栓塞缺血程度,Rutherford 分级(表 8-2-1)。

表 8-2-1 Rutherford 分级

分级	预后	感觉丧失	运动障碍	动脉彩超信号	静脉彩超信号
Ⅰ 可存活	存活未受威胁	无	无	正常	正常
Ⅱ 存活受威胁					
Ⅱa. 存活未受到立即威胁	及时治疗,肢体可存活	无或仅限于足趾	无	常消失	正常
Ⅱb. 存活受到立即威胁	立即治疗,肢体方可存活	超过足趾,出现静息痛	轻至中度	通常消失	正常
Ⅲ. 不可逆缺血	肢体丧失不可避免	严重感觉障碍	严重麻痹	消失	消失

【影像学改变】

1. 彩色多普勒血流超声检查(color doppler blood flow imaging,CDFI)通过血流测定及 B 超实时成像,可了解受检血管的形态、血流方向、血流阻力等相关指标。

2. 磁共振动脉显像(magnetic resonance angiography,MRA)通过利用多个薄层组织内流动血液成像,经计算机重建组织块图像,可得到类似传统 X 线血管造影术的图像。检查图像可见动脉栓塞段平齐截断,且栓塞时间往往与侧支循环丰富程度成正比。

3. CT 血管成像(computed tomography angiography,CTA)对于无明确禁忌的患者,CTA 可作为无创检查的首选,可以判断病变的位置及范围(图 8-2-1 ~ 图 8-2-4)。

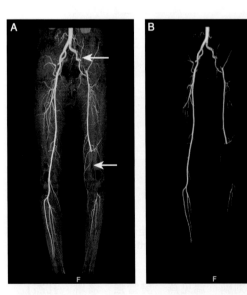

图 8-2-1(A&B.) 男性,72 岁,急性左下肢动脉栓塞,CTA 提示左侧髂总动脉重度狭窄,左侧髂外动脉闭塞,左侧股动脉下段及腘动脉闭塞
Figure 8-2-1(A&B.) Male,72 years old, with acute lower limb arterial embolism. CTA scan shows severe stenosis of the left common iliac artery. In addition,the patient had occlusion in the left external iliac artery,left femoral artery(including the distal part)and left popliteal artery

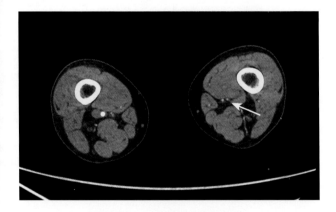

图 8-2-2 左侧股浅动脉闭塞
Figure 8-2-2 Left superficial femoral artery occlusion

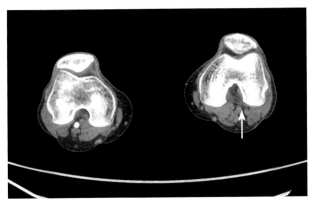

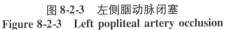

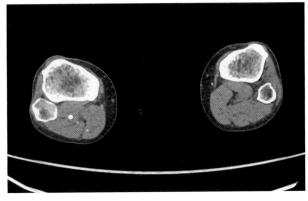

图 8-2-3　左侧腘动脉闭塞
Figure 8-2-3　Left popliteal artery occlusion

图 8-2-4　左侧腓动脉闭塞
Figure 8-2-4　Left peroneal artery occlusion

4. 数字减影血管造影(digital subtraction angiography, DSA)有创检查,一般不作为首选,但仍是诊断下肢动脉栓塞的"金标准",准确度高于其他方法,能明确显示出动脉栓塞部位及栓塞以下水平的血管情况(图 8-2-5,图 8-2-6)。

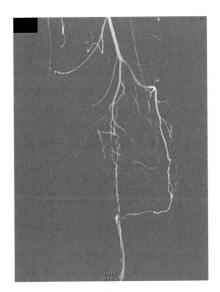

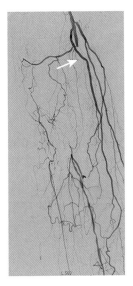

图 8-2-5　女性,65 岁,急性股浅动脉栓塞
Figure 8-2-5　Female, 65 years old, with acute superficial femoral artery embolism

图 8-2-6　女性,69 岁,急性腘动脉栓塞
Figure 8-2-6　Female, 69 years old, with acute popliteal artery embolism

【治疗】

对于急性下肢动脉栓塞的患者,由于缺少侧支循环,症状通常迅速出现,一旦确诊,常需血运重建来挽救患肢。

1. 非手术治疗

(1) 局部处理:密切监测患者生命体征及病情变化,患肢下垂,禁忌行局部热敷或者冷敷,必要时建立静脉通道进行补液,对症镇痛。

(2) 血管活性药物治疗:应用普鲁卡因、罂粟碱、前列腺素改善血管痉挛,但需注意,血管扩张药可能使病变部位血流向正常血管床转流而加重缺血症状。

(3) 抗凝治疗:对于 Rutherford Ⅰ 级或 Ⅱa 级的患者,肝素可作为首选药物进行标准化治疗,通常先行静脉推注,后予持续输注,保证活化部分凝血酶原时间(APTT)在 1.5 ~ 2.0 倍正常值范围内。

(4) 溶栓治疗:对于 Rutherford Ⅱb 级的患者,需要相应的介入治疗以避免病变进一步恶化,可应用链激酶、尿激酶等药物溶解新鲜血栓,也可直接穿刺或经溶栓导管行直接溶栓治疗。

2. 手术治疗可选择动脉切开直接取栓（图 8-2-7～图 8-2-11）或球囊导管取栓术,对于患肢已有大片坏疽(Rutherford Ⅲ级)的患者,需行截肢术。

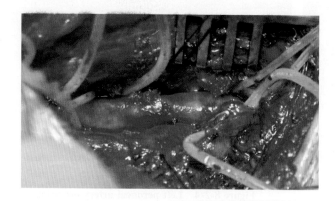

图 8-2-7 男性,38 岁,急性左下肢动脉栓塞,术中分离栓塞的股浅动脉
Figure 8-2-7 Male,38 years old,with acute lower limb arterial embolism. Isolate the thromboembolic part of superficial femoral artery from tissues.

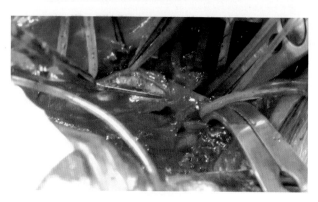

图 8-2-8 切开增厚的血管内膜
Figure 8-2-8 Excise the thickened intima.

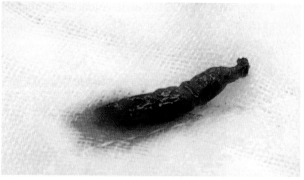

图 8-2-9 完整取出栓子
Figure 8-2-9 Removing the clot of superficial femoral artery completely.

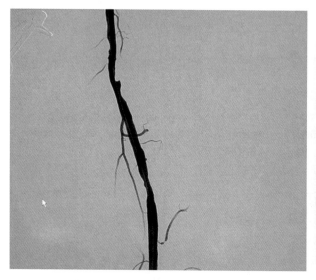

图 8-2-10 造影见股浅动脉恢复通畅
Figure 8-2-10 Angiogram showed reestablished SFA patency

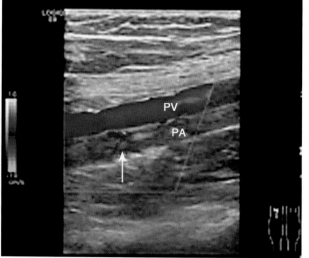

图 8-2-11 腘动脉慢性血栓部分再通
Figure 8-2-11 Partial recanalization of the popliteal artery thrombosis

【病理组织学改变】

下肢动脉栓塞(心房黏液瘤脱落所致)的病理组织学改变 血管组织结构退变,呈粉染,与蓝染黏液样组织相间,血栓内可见血小板、纤维蛋白和红细胞(图 8-2-12～图 8-2-13)。

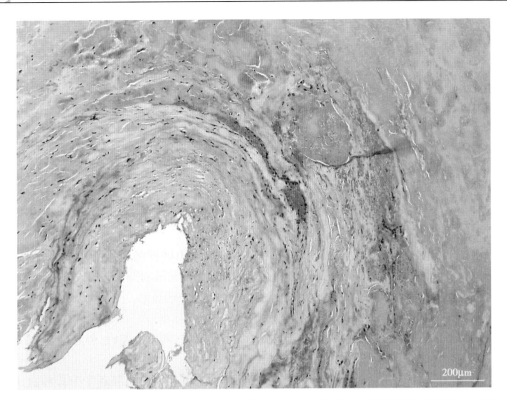

图 8-2-12　下肢动脉栓塞(心房黏液瘤脱落所致),血管组织退变呈均匀粉染与蓝染黏液样组织相间分布(HE)
Figure 8-2-12　Lower extremity embolization due to atrial myxoma. The degenerated vessel tissue stained pink and blue（HE）

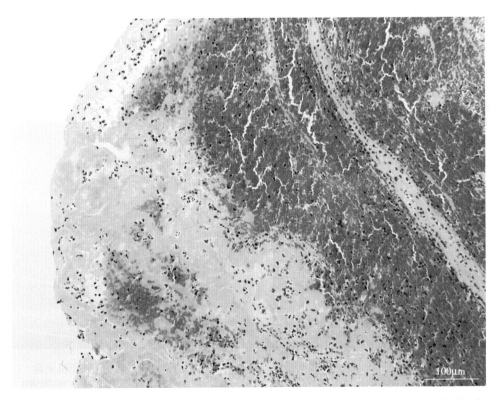

图 8-2-13　下肢动脉栓塞(心房黏液瘤脱落所致),血管组织退变,血栓内可见血小板,纤维蛋白和红细胞(HE)
Figure 8-2-13　Lower extremity embolization due to atrial myxoma. The degenerated vessel tissue stained pink and blue,platelet,fibrous protein and erythrocyte seen in the embolus（HE）

（韩伟强　潘琳　温见燕　武敬平　林凡）

第三节 下肢动脉血栓闭塞性脉管炎

血栓闭塞性脉管炎(thromboangiitis obliterans, Buerger's disease, TAO)累及四肢远端中小动静脉,表现为节段性、非化脓性炎症、周期性发作的血管炎性病变,进而导致患肢远侧缺血性病变,好发于男性青壮年,与吸烟密切相关。

【临床表现】

1. 最初表现为患肢的一过性或持续性苍白、发绀、有灼热及刺痛,病肢下垂时皮色变红,上举时变白。

2. 继之出现间歇性跛行,且跛行距离逐渐缩短,休息时间延长,足趾麻木,小腿肌肉疼痛,行走时激发,休息时消失;可伴有反复发作的浅表性静脉炎和水肿。

3. 随着病情发展可出现静息痛,夜间疼痛加剧,难以入睡,患肢皮温明显下降,肢端苍白、红肿或发绀,可出现营养障碍表现(例如脱屑、脱毛、肌肉萎缩),足背动脉搏动减弱或消失。

4. 病情最终会进展为患肢远端溃疡或坏疽,发黑,逐渐向近心端蔓延。坏疽可为干性或湿性,严重者会导致感染性休克。

5. 远端肢体缺血的症状及体征色泽苍白、皮温下降、感觉异常、间歇性跛行、静息痛、溃疡或坏疽。

【影像学改变】

1. 彩色多普勒超声检查(color doppler blood flow imaging, CDFI)可对患肢各个节段的血压进行测定,明确病变的部位及程度,也可进行重复多次的检查。可显示管腔变窄,内膜增厚,部分有血栓形成。

2. CT动脉成像(computed tomography angiography, CTA)、磁共振血管显像(magnetic resonance angiography, MRA)、数字减影血管造影(digital subtraction angiography, DSA)等检查可更加进一步明确闭塞的部位、程度及侧支形成,表现为肢体远端动脉节段性受累,受累血管之间血管壁光滑完整(图8-3-1~图8-3-5)。

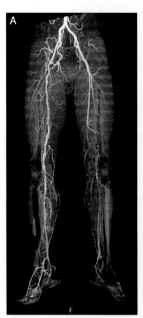 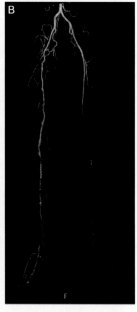

图 8-3-1(A&B.) 男性,40岁,Buerger病,吸烟史20年,CTA提示左股动脉远段、腘动脉、胫前动脉、胫后动脉、腓动脉及右侧胫前、腓动脉闭塞
Figure 8-3-1 (A&B.) Male, 40 years old, with Buerger's Diease. 20-year smoking history. CTA shows the occlusion of distal left femoral artery, left popliteal artery, left anterior tibial artery, left posterior tibial artery, left peroneal artery, right anterior tibial artery and right peroneal artery

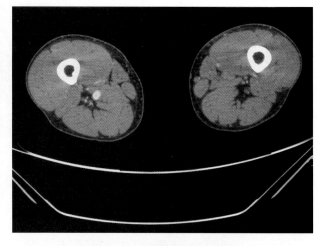

图 8-3-2 左侧股浅动脉闭塞
Figure 8-3-2 Left SFA occlusion

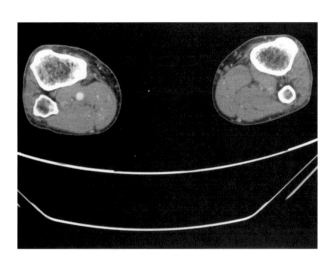

图 8-3-3　左侧胫后动脉闭塞
Figure 8-3-3　Left posterior tibial artery occlusion

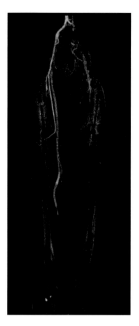

图 8-3-4　自体血管旁路移植术术后 2 年,CTA 提示左侧股动脉-胫后动脉桥血管闭塞可能
Figure 8-3-4　s/p 2 years of autogeneous bypass surgery, CTA shows possible occlusion of left femoral-posterior tibial bypass graft

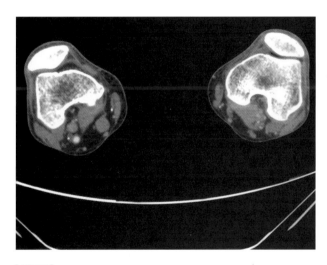

图 8-3-5　自体血管旁路移植术术后 2 年,CTA 提示左股动脉远段及远端血管闭塞
Figure 8-3-5　s/p 2 years of the autogenous blood vessel bypass grafting, CTA scan shows the occlusion in left femoral artery (including the distal part)

【治疗】

1. 绝对戒烟,避免被动吸烟,避免局部热敷,保证良好的局部护理。

2. 药物治疗

（1）血管痉挛:应用钙通道阻滞剂或 α 受体阻滞剂。

（2）缺血性溃疡及静息痛:可试用前列腺素类药物。

（3）改善循环及应用抗血小板药物。

（4）感染:应用抗生素。

3. 手术治疗

（1）腰交感神经节切除术:对于以静息痛为主要表现的患者,切除患肢同侧腰交感神经节第 2～4 节神经链,近期内可控制血管痉挛,使下肢血管扩张,开放侧支循环,改善下肢血液供应。但对于缺血坏死或溃疡为主的患者,手术疗效较差。

(2) 血管旁路术:肢体缺血严重的患者,可采用自体静脉进行旁路移植手术。

(3) 截肢术:溃疡及坏疽无法控制的患者,需行截肢术控制病变。

(4) 腔内射频消融术:有报道在股浅动脉近端行腔内射频消融术可以通过阻断交感神经反射达到改善血供的目的。

【病理组织学改变】

血栓闭塞性脉管炎,血栓及血管壁散在炎细胞浸润(图 8-3-6 ~ 图 8-3-8)。

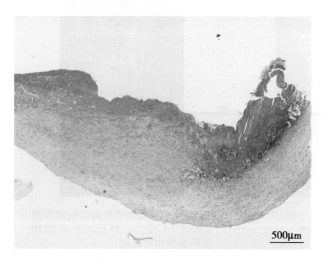 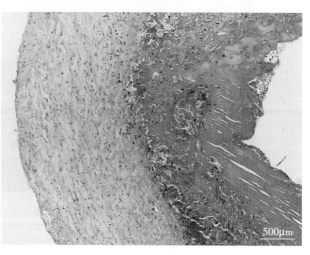

图 8-3-6 血栓闭塞性脉管炎,血管壁附壁血栓(HE)
Figure 8-3-6 Thromboangiitis obliterans thrombosis adhering to blood vessel wall(HE)

图 8-3-7 血栓闭塞性脉管炎,血栓内含有少量细胞(HE)
Figure 8-3-7 Thromboangiitis obliterans thrombosis infiltrated with a small amount of cells(HE)

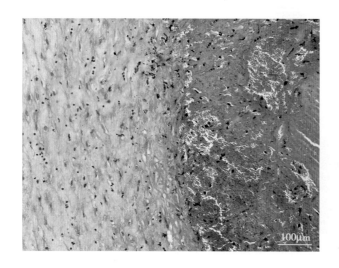

图 8-3-8 血栓闭塞性脉管炎,血栓内及血管壁散在少量炎细胞(HE)
Figure 8-3-8 Thromboangiitis obliterans thrombus and blood vessel wall infiltrated with small amount of inflammatory cells(HE)

(刘鹏 韩伟强 潘琳)

▶ 第四节 下肢动脉瘤

【临床表现】

1. 下肢搏动性包块,伴有下肢肿胀疼痛(图 8-4-1)。

2. 可能并发症包括动脉瘤破裂,或血栓引起远端动脉栓塞。

3. 该疾病非常少见,有报道约为千分之五,股动脉部位以假性动脉瘤为主(图 8-4-2),多见于外伤、医源性操作、感染,少部分为真性动脉瘤,多合并有自身免疫性疾病,相反腘动脉部位多为真性动脉瘤。

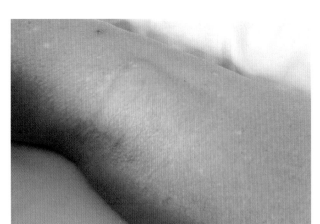

图 8-4-1 一位腘动脉动脉瘤患者
Figure 8-4-1 A patient with popliteal artery aneurysm

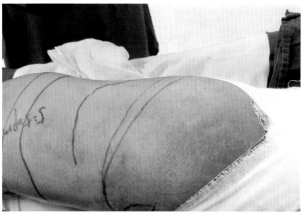

图 8-4-2 股动脉假性动脉瘤
Figure 8-4-2 A patient with femoral artery pseudoaneurysm

【影像学表现】

1. 真性动脉瘤

（1）CTA：可见动脉瘤样扩张，动脉壁完整，压迫周围组织，可见附壁血栓形成（图 8-4-5）。

（2）超声：提示动脉扩张，出现湍流信号，可见附壁血栓。

（3）DSA：可见动脉瘤样扩张，可合并远端血管血栓形成。

2. 假性动脉瘤

（1）CTA：可见动脉附近占位病变，形态不规则，动脉壁不完整，合并造影剂外溢（图 8-4-3 ~ 图 8-4-4）。

（2）超声：动脉壁不完整，局部可见包块，可见异常血流信号（图 8-4-6）。

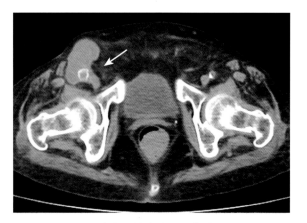

图 8-4-3 一位股动脉假性动脉瘤患者的 CTA，可见股动脉边界不规则，局部造影剂外溢
Figure 8-4-3 CTA of the femoral artery pseudoaneurysm, the edge of the femoral artery is incomplete with extravasation

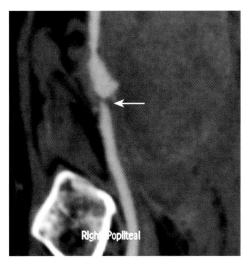

图 8-4-4 一位腘动脉假性动脉瘤患者的 CTA，可见腘动脉边界不清，其周围可见血肿
Figure 8-4-4 CTA of the popliteal artery pseudoaneurysm, the edge of the popliteal artery is incomplete with hematoma around it

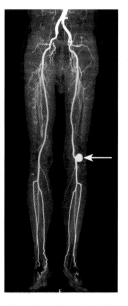

图 8-4-5 腘动脉真性动脉瘤患者的 CTA，可见腘动脉明显扩张
Figure 8-4-5 CTA of the popliteal artery aneurysm, the artery is enlarged

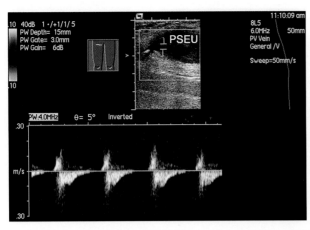
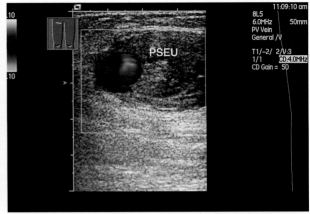

图 8-4-6　右侧股静脉穿刺术后假性动脉瘤（动脉瘤内可见低回声血栓，周边无血栓区可探查到动脉血流信号。PSEU：假性动脉瘤）

Figure 8-4-6　Pseudoaneurysm of the right common femoral artery after puncture（Hypoechoic thrombosis can be seen in the PSEU，and arterial flow signal can be detected in the thrombosis free zone. PSEU：pseudoaneurysm；arrow：blood flow for the PSEU）

（3）DSA：可见动脉壁不规则，造影剂外溢，局部造影剂滞留。

【外科治疗】

1. 假性动脉瘤

（1）超声引导下压迫治疗，或联合注射凝血酶。

（2）腔内治疗：覆膜支架置入术（图 8-4-7）。

（3）手术治疗：动脉瘤切除+清创术，根据患者病情可选择择期或同期动脉重建，当患者侧支血流丰富时可不重建血管（图 8-4-8）。

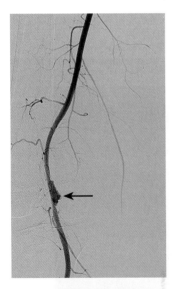
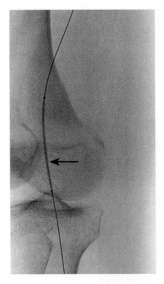
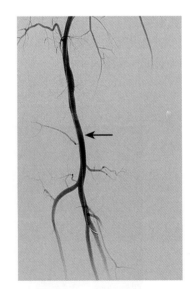

图 8-4-7　腘动脉假性动脉瘤，通过腔内技术置入覆膜支架。

Figure 8-4-7　Cover stent in popliteal artery pseudoaneurysm.

A. 术前造影结果

A. the DSA image of the popliteal artery pseudoaneurysm

图 8-4-7B　置入覆膜支架

Figure 8-4-7B　Implantation of the cover stent

图 8-4-7C　术后造影结果

Figure 8-4-7C　The angiography after stenting

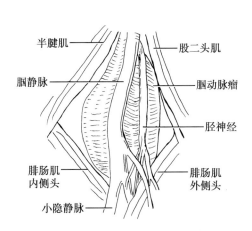

图 8-4-8 腘动脉动脉瘤术中示意图
Figure 8-4-8 Diagram of popliteal artery aneurysm
A. 腘动脉瘤解剖位置示意图
A. The schematic of popliteal artery aneurysm resection

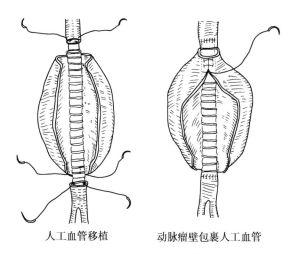

人工血管移植　　　　动脉瘤壁包裹人工血管

图 8-4-8B 人工血管重建
Figure 8-4-8B Reconstructed with artificial graft

2. 真性动脉瘤 股动脉动脉瘤、股深动脉瘤报道较少,但当出现破裂或血栓形成时必须行治疗,治疗方式包括覆膜支架置入、单纯手术切除或联合动脉重建。腘动脉动脉瘤:直径≤2cm,可定期观察随访,直径>2cm应及时进行治疗;合并下肢动脉急性栓塞者,可选择溶栓治疗,择期手术重建腘动脉或一期手术取栓联合动脉重建;重建方法包括动脉旁路移植术以及腔内支架置入术,后者短期疗效满意,长期结果仍需随访。

(郑夏 刘鹏 钱松屹 武敬平)

第五节　下肢血管畸形

【临床表现】

1. 分为先天性与获得性血管畸形。

2. 先天性血管畸形可包括静脉畸形、动静脉畸形及淋巴管畸形,多数无特异性临床表现,当病变逐渐增大并压迫周围组织时可表现为肿块、肿胀、疼痛,甚至出现肢体发育畸形(图 8-5-1~图 8-5-2)。

3. 获得性动静脉瘘可表现为局部或下肢肿胀。

【影像学改变】

1. B超 表现为软组织内的弥漫性、边界不清的肿块,内有丰富的血流信号。获得性动静脉畸形可发现瘘口位置(图 8-5-3)。

2. CTA 可以了解血管畸形的范围及程度(图 8-5-4)。

3. MRI 了解下肢软组织内的病变范围、与周围组织毗邻关系,为手术治疗提供依据(图 8-5-5)。

4. DSA 下肢动静脉畸形表现为静脉提前显影,广泛性动静脉畸形呈弥漫性静脉显影,获得性动静脉畸形可发现瘘口位置(图 8-5-6~图 8-5-8)。

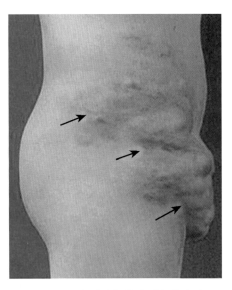

图 8-5-1 右侧髋部静脉型血管畸形
Figure 8-5-1 Venous malformations on the right hip

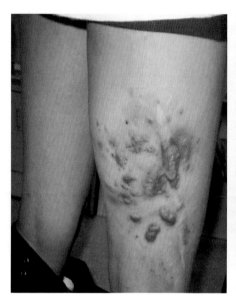
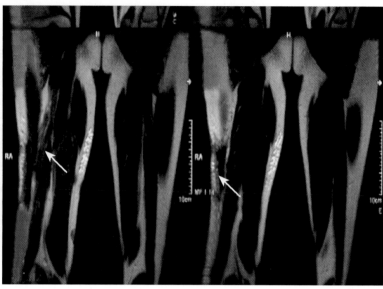

图 8-5-2 男性,15 岁,左侧大腿外侧肿胀 10 年,曾行手术切除,术后复发
Figure 8-5-2 Male,15 years old,swelling on the left thigh for 10 years,recurrence after surgical resection

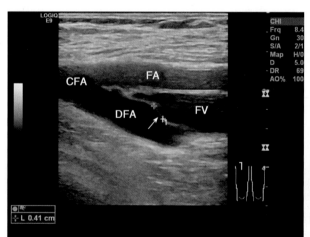
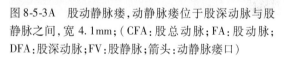

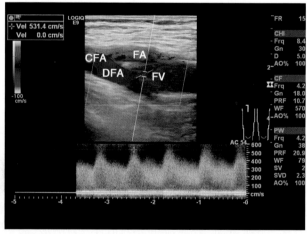

图 8-5-3A 股动静脉瘘,动静脉瘘位于股深动脉与股静脉之间,宽 4.1mm;(CFA:股总动脉;FA:股动脉;DFA:股深动脉;FV:股静脉;箭头:动静脉瘘口)

Figure 8-5-3A Femoral arteriovenous fistula,the fistula is between DFA and FV which measures 4.1mm (CFA: common femoral artery; FA: femoral artery; DFA: deep femoral artery;FV:femoral vein;arrow:fistula)

图 8-5-3B 股动静脉瘘,可见瘘口处血流增快,最大流速 531.4cm/s (CFA:股总动脉;FA:股动脉;DFA:股深动脉;FV:股静脉;箭头动静脉瘘口)

Figure 8-5-3B Femoral arteriovenous fistula, rapid blood flow of the fistula which measures 531.4cm/s (CFA:common femoral artery; FA: femoral artery; DFA: deep femoral artery; FV:femoral vein; arrow:fistula)

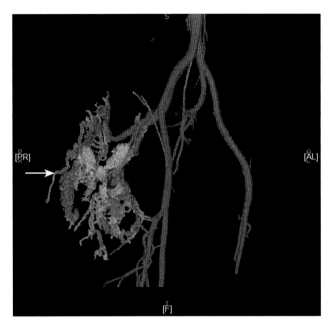

图 8-5-4　男性,27 岁,右侧臀部高流量血管畸形,CTA 提示右侧髂内动脉远端广泛动静脉瘘形成

Figure 8-5-4　Male,27 years old,high-flow vascular malformations on right hip,CTA shows diffuse arteriovenous fistula of distal of right internal iliac artery

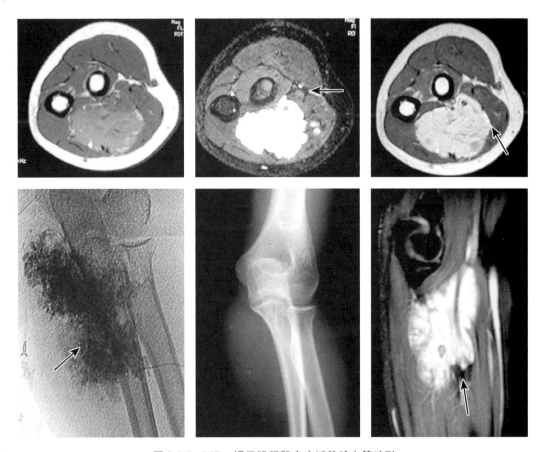

图 8-5-5　MRA 提示腓肠肌内广泛静脉血管畸形

Figure 8-5-5　MRA shows diffuse venous malformation in gastrocnemius muscle

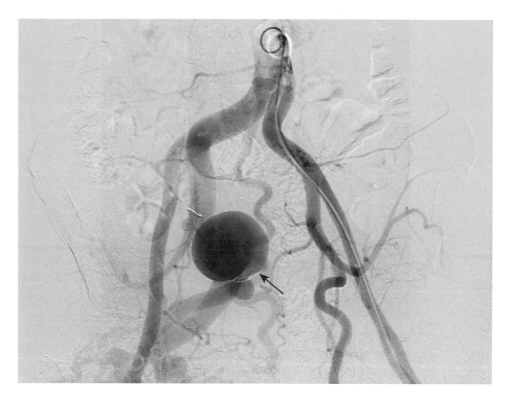

图 8-5-6　男性, 21 岁, 右侧臀部肿胀伴溃疡形成 2 年, DSA 提示右侧髂内动脉中段瘤样扩张伴远端动静脉瘘形成
Figure 8-5-6　Male, 21 years old, swelling on right hip with ulceration for 2 years, DSA shows right iliac artery aneurysm with distal arteriovenous fistula formation

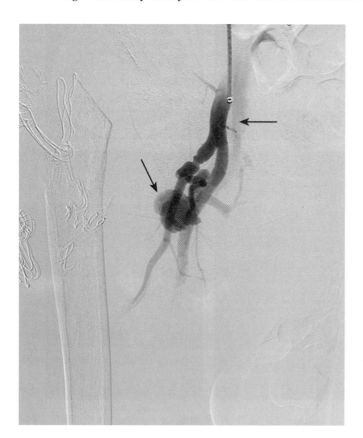

图 8-5-7　男性, 57 岁, 髋关节置换过程中大出血, DSA 提示右侧股深动脉假性动脉瘤伴动静脉瘘形成
Figure 8-5-7　Male, 57 years old, bleeding during hip replacement, shows pseudoaneurysm on right profound with arteriovenous fistula formation

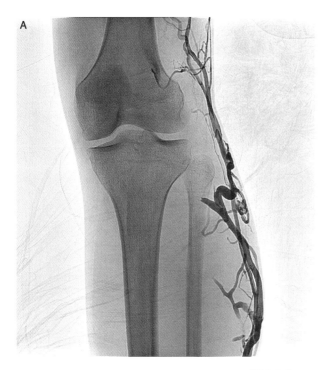

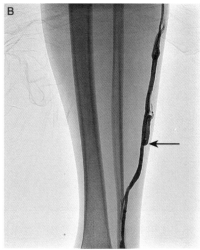

图 8-5-8

Figure 8-5-8

A. B. KTS 患者下肢静脉造影肢体外侧浅静脉迂曲扩张

A and B. Venous angiography of the KTS syndrome the lateral superficial vein was tortuous and dilated

【外科治疗】

1. 多数先天性血管畸形选择保守治疗,如加压治疗。

2. 对于存在较大动静脉瘘且出现明显下肢肿胀症状患者,可行动静脉瘘切除或介入栓塞术(图 8-5-9)。

3. 获得性血管畸形可行介入栓塞或覆膜支架置入术(图 8-5-10)。

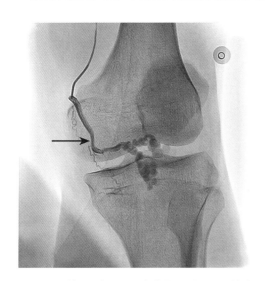

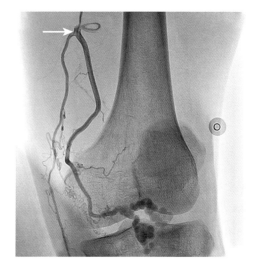

图 8-5-9　男性,15 岁,左下肢肿胀 10 年,进行性发展,行血管造影

Figure 8-5-9　Male,15 years old,progressive swelling of left leg for 10 years,angiography

A. 股浅动脉异常分支及远端动静脉瘘形成

A. The abnormal branch of the superficial femoral artery and distal arteriovenous fistula formation

图 8-5-9B　回撤导管至异常分支近端

Figure 8-5-9B　Pull back the catheter to the proximal of branch

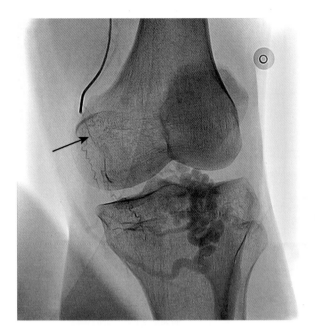

图 8-5-9C　应用 PVA 栓塞颗粒及植绒微弹簧圈行完全栓塞

Figure 8-5-9C　Emboli with PVA particles and micro-coil

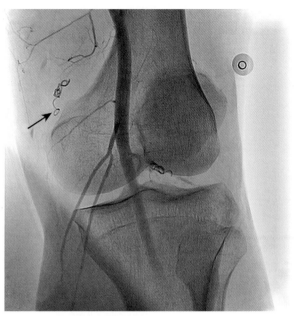

图 8-5-9D　栓塞后股浅动脉造影,未见异常分支显影

Figure 8-5-9D　The angiography shows no more abnormal branch and fistula after embolization

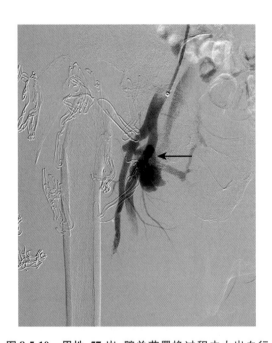

图 8-5-10　男性,57 岁,髋关节置换过程中大出血行介入治疗

Figure 8-5-10　**Male,57 years old, undervent interventional treatment because of massive bleeding during hip replacement**

A. 右侧股深动脉假性动脉瘤形成伴动静脉瘘形成

A. pseudoaneurysm on right profound with arteriovenous fistula formation

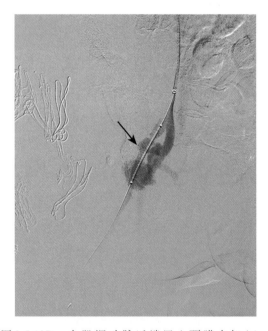

图 8-5-10B　自股深动脉近端置入覆膜支架(6 ~ 50mm)

Figure 8-5-10B　Stent-graft (6 ~ 50mm) was placed at the proximal of profound artery

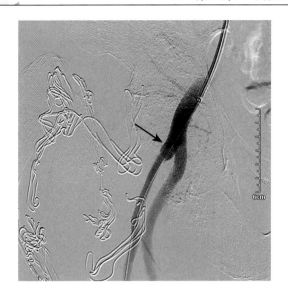

图 8-5-10C 支架释放后造影股深及股浅动脉畅，假性动脉瘤及动静脉瘘消失
Figure 8-5-10C Angiography after stenting the profound and superficial femoral artery was patent; the pseudoaneurysm and arteriovenous fistula disappeared

（樊雪强 张建彬 田艳 郑敏）

▶ 第六节 下肢静脉曲张

【临床表现】

1. 下肢浅静脉迂曲扩张。

2. 患肢肿胀、疼痛、酸胀、沉重乏力感。

3. 小腿下段皮肤营养障碍性病变皮肤色素沉着、皮炎、湿疹、皮下脂质硬化和溃疡形成。

4. 临床上常用 CEAP 静脉功能评分系统的 C 分级将下肢静脉曲张的临床体征分为以下七级（图 8-6-1 ~ 图 8-6-6）。

C0 无可见或可触及的静脉疾病体征。

C1 毛细血管扩张或网状静脉扩张。

C2 静脉曲张（包括直径≥3mm 的网状静脉曲张）。

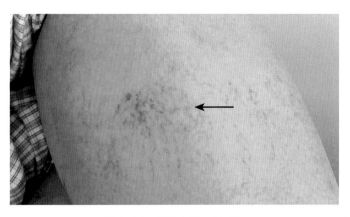

图 8-6-1 静脉曲张（C1 级）
Figure 8-6-1 Varicose vein（C1）

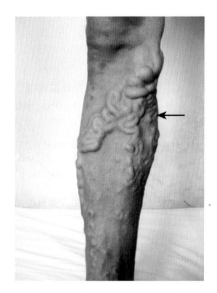

图 8-6-2 静脉曲张（C2 级）
Figure 8-6-2 Varicose vein（C2）

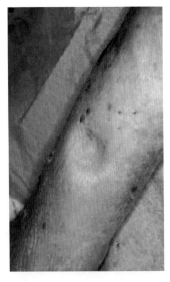

图 8-6-3　静脉曲张(C3 级)

Figure 8-6-3　Varicose vein（C3）

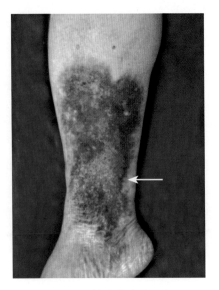

图 8-6-4　静脉曲张(C4 级)

Figure 8-6-4　Varicose vein（C4）

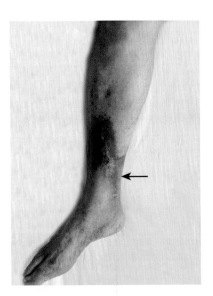

图 8-6-5　静脉曲张(C5 级)

Figure 8-6-5　Varicose vein（C5）

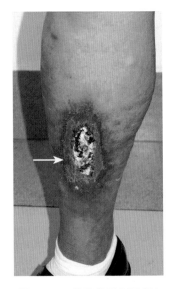

图 8-6-6　静脉曲张(C6 级)

Figure 8-6-6　Varicose vein（C6）

C3　静脉曲张性水肿。

C4　继发于下肢静脉功能不全的皮肤和皮下组织改变。其中,4a:色素沉着或湿疹;4b:皮肤脂肪硬化症或白色萎缩症。

C5　愈合的静脉性溃疡。

C6　未愈合的静脉性溃疡。

【影像学改变】

1. 下肢静脉功能检查

（1）浅静脉瓣膜功能试验（Trendelenburg 试验）:患者平卧,抬高患肢使静脉排空,大腿根部扎止血带,然后让患者站立,迅速释放止血带,如出现自上而下的静脉逆向充盈,提示瓣膜功能不全。应用同样原理,可腘窝处扎止血带检查小隐静脉瓣膜功能。

（2）深静脉通畅试验（Perthes 试验）：患者站立位，用止血带阻断大腿浅静脉主干，嘱患者用力踢腿或做下蹲活动连续 10 余次，迫使静脉血向深静脉回流，使曲张静脉排空。如在活动后浅静脉曲张更为明显，张力增高，甚至有胀痛，则表明深静脉不通畅。

（3）穿通静脉瓣膜功能试验（Pratt 试验）：患者平卧，抬高患肢，在大腿根部扎止血带，先从足趾向上至腘窝缠第一根弹力绷带，再自止血带处向下缠第二根弹力绷带。让患者站立，一边向下解开第一根弹力绷带，一边向下继续缠第二根弹力绷带，如果在两根弹力绷带之间的间隙内出现曲张静脉，即意味着该处有功能不全的穿通静脉。

2. 彩色多普勒血管超声　简便、无创，可重复性强，常作为单纯下肢静脉曲张的诊断、术前检查、术后随访的首选方法。声像图表现为浅静脉扩张、迂曲，并可探及反流，有时能显示浅静脉内的静脉瓣；若浅静脉合并血栓阻塞，则具有相应的超声表现；对于继发性浅静脉曲张，可同时观察到同侧下肢深静脉的血栓病变和（或）瓣膜功能不全。

3. CT 下肢静脉造影　具有较高诊断价值，表现为下肢浅静脉增粗，侧支循环交通支静脉分支增多，可呈扭曲网状、蚯蚓状或弹簧状、绳索状及瘤样扩张改变。

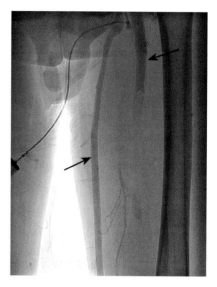

4. 下肢静脉造影　有顺行性与逆行性两种造影方法。单纯性下肢静脉曲张顺行造影可见浅静脉明显扩张，穿通静脉可有扩张及反流，深静脉正常；逆行造影可见造影剂通过隐股静脉瓣反流，显示大隐静脉近端呈囊状扩张，而股静脉瓣膜无反流。一般单纯性下肢静脉曲张不需要常规行静脉造影，当怀疑合并深静脉病变时，静脉造影对疾病的鉴别诊断具有重要价值。此时，顺行造影用于检查下肢深静脉的通畅性和穿通静脉的瓣膜功能，而逆行造影可以判断深静脉倒流的范围（图 8-6-7）。根据造影剂倒流水平，瓣膜功能可分为以下 5 级（Kistner 分级）。

图 8-6-7　下肢静脉逆行造影，大隐静脉重度反流，股静脉 Kistener 反流 1 级
Figure 8-6-7　Retrograde venous angiography, severe reflux of great saphenous vein, femoral vein reflux Kistener grade 1

0 级　瓣膜功能正常，无倒流，造影剂受阻于大腿根部。

1 级　最轻度瓣膜功能不全，造影剂倒流局限于大腿上段。

2 级　轻度瓣膜功能不全，造影剂倒流至膝关节上方。

3 级　中度瓣膜功能不全，造影剂倒流至膝关节下方。

4 级　重度瓣膜功能不全，造影剂迅速、显著倒流至小腿远端，甚至踝部。

【治疗】

1. 非手术治疗　穿弹力袜或用弹力绷带压迫。避免久站、久坐，间歇抬高患肢。同时服用改善静脉瓣膜功能、促进静脉回流的药物，改善症状。

2. 硬化剂注射和压迫疗法　注入硬化剂使曲张浅静脉的管壁相互粘连而愈合，机化后形成条束状纤维化结构，以闭塞其管腔（图 8-6-8 ~ 图 8-6-10）。

3. 传统手术治疗　包括高位结扎及大隐静脉的剥脱、交通支的处理及静脉团的手术切除（图 8-6-11）。

4. 腔内激光治疗　利用激光的高温使血液沸腾形成气泡，引起管壁广泛损伤而纤维化闭合（图 8-6-12）。

5. 腔内射频治疗　利用热能导致静脉痉挛和胶原降解，使管腔因损伤而闭合。

6. 透光直视旋切术　先做大隐静脉和（或）小隐静脉高位结扎+近侧段分支结扎术，然后利用 Trivexsystem（带有动力静脉切除器和可进行充盈麻醉的灌注照明棒）对浅表曲张静脉在近似直视下作微创剥离，然后通过吸管吸出（图 8-6-13）。

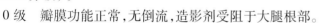

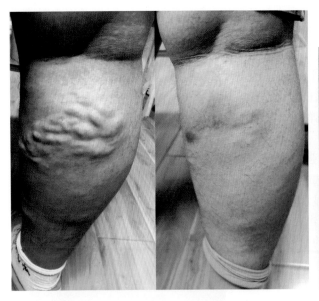

图 8-6-8　泡沫硬化剂注射治疗前后对比
Figure 8-6-8　Before and after foam sclerotherapy

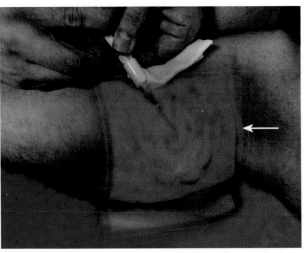

图 8-6-9　AccuVein 静脉定位仪照射下泡沫硬化剂注射治疗
Figure 8-6-9　Foam sclerotherapy under AccuVein vein locator illumination

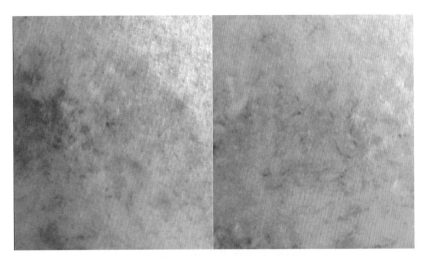

图 8-6-10　泡沫硬化剂治疗前后对比
Figure 8-6-10　Before and after foam sclerotherapy

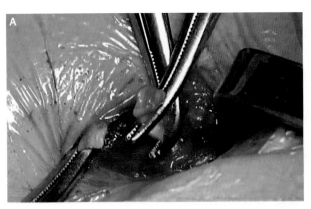
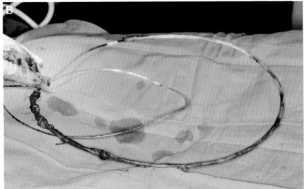

图 8-6-11
Figure 8-6-11
A,B 大隐静脉高位结扎加剥脱
A and B. High ligation and stripping of great saphenous vein

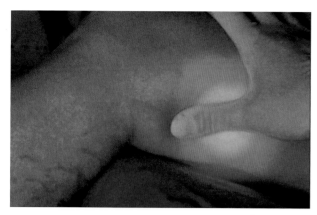

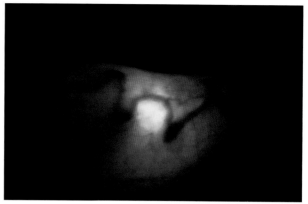

图 8-6-12　腔内激光治疗
Figure 8-6-12　Endovenous laser treatment（EVLT）

图 8-6-13　透光直视旋切术
Figure 8-6-13　Transilluminated powered phlebectomy（TIPP）

【病理组织学改变】

1. 正常大隐静脉　大隐静脉属于中静脉,管壁分为内膜、中膜、外膜三层结构。静脉血管壁中平滑肌及弹力组织不及相应的动脉发达,静脉中膜由环形平滑肌组成,外膜较厚,由纵行排列的平滑肌构成(图 8-6-14 ~ 图 8-6-18)。大隐静脉有静脉瓣,呈半月形位于血管腔内,静脉瓣由血管内膜折叠形成,其功能主要是防止血液逆流(图 8-6-19 ~ 图 8-6-21)。Masson 显示大隐静脉红色的平滑肌与绿色的胶原纤维,大隐静脉的静脉瓣主要由绿色的胶原纤维构成。

2. 静脉曲张基本病变　静脉曲张时,血管壁出现适应性的血管重塑,镜下见静脉管壁增厚,厚薄不均一,中膜平滑肌细胞数量增多,形态不规则,排列紊乱,胶原纤维不规则增生等改变(图 8-6-22 ~ 图 8-6-59)。

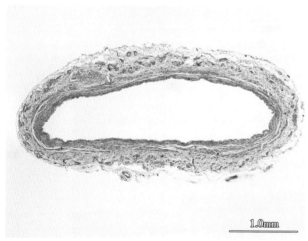

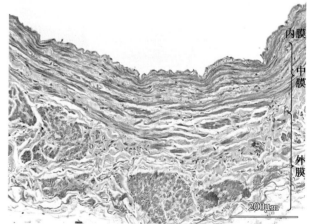

图 8-6-14　正常大隐静脉,大隐静脉属于中静脉,管壁分为内膜、中膜、外膜三层结构(HE)
Figure 8-6-14　Normal great saphenous vein, great saphenous vein belongs to medium-sized vein and the vessel wall consists of tunica interna, tunica media and tunica adventitia（HE）

图 8-6-15　正常大隐静脉,静脉血管壁中平滑肌及弹力组织不及相应的动脉发达(HE)
Figure 8-6-15　Normal great saphenous vein, the smooth muscle cells and elastic tissue of the vein vessel wall is less than that of artery（HE）

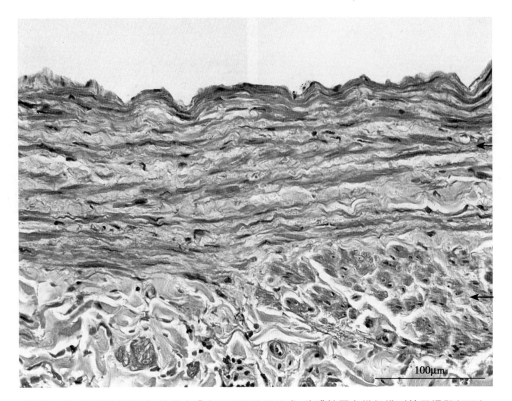

图 8-6-16　正常大隐静脉,静脉中膜由环形平滑肌组成,外膜较厚有纵行排列的平滑肌(HE)
Figure 8-6-16　Normal great saphenous vein,tunica media of vein is composed of annulus smooth muscle cell and the tunica adventitia is composed of column smooth muscle cells(HE)

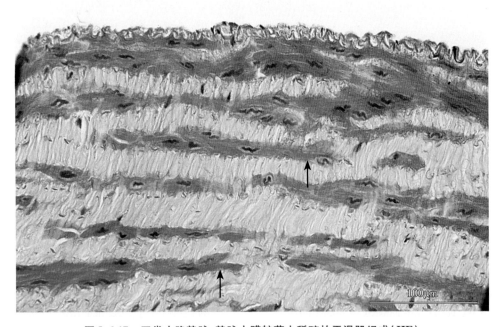

图 8-6-17　正常大隐静脉,静脉中膜较薄由稀疏的平滑肌组成(HE)
Figure 8-6-17　Normal great saphenous vein,tunica media of vein wall is composed of a few smooth muscle cells(HE)

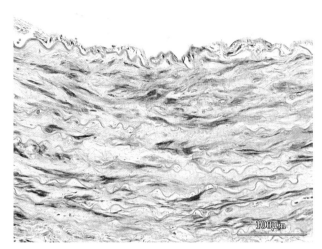

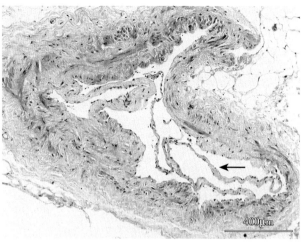

图 8-6-18　正常大隐静脉，Masson 染色显示大隐静脉红色的平滑肌较稀疏，绿色为胶原纤维（Masson）

Figure 8-6-18　Normal great saphenous vein, Masson trichrome staining showing smooth muscle cells（red）and collagen fibers（green）（Masson）

图 8-6-19　正常大隐静脉瓣，大隐静脉有静脉瓣，呈半月形位于血管腔内（HE）

Figure 8-6-19　Valve of great saphenous vein, the halfmoon-shaped valve of great saphenous vein located in the lumen of vessel（HE）

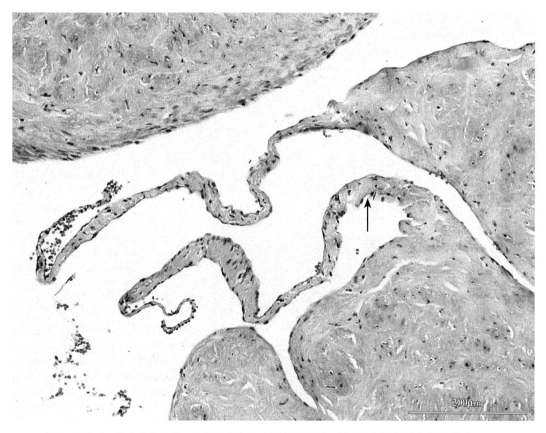

图 8-6-20　正常大隐静脉瓣，静脉瓣由血管内膜折叠形成，其功能主要是防止血液逆流（HE）

Figure 8-6-20　Valve of great saphenous vein, the valve is composed of folded tunica interna and its function is to prevent the reversal flow of blood（HE）

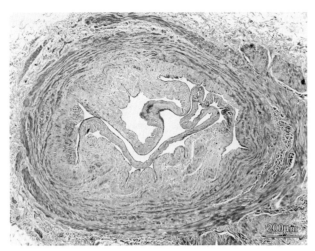

图 8-6-21　正常大隐静脉瓣，Masson 染色显示大隐静脉瓣含有绿色的胶原纤维（Masson）
Figure 8-6-21　Valve of great saphenous vein, Masson trichrome staining showing the valve is composed of green collagen fibers（Masson）

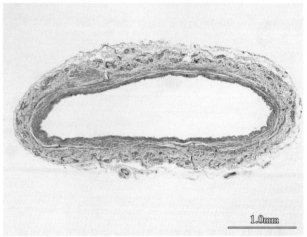

图 8-6-22　正常大隐静脉，静脉管壁分为内膜、中膜、外膜三层（HE）
Figure 8-6-22　Normal great saphenous vein, the vein wall is composed of tunica interna, tunica media and tunica adventitia（HE）

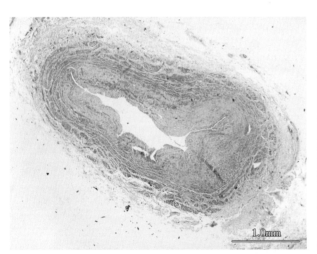

图 8-6-23　静脉曲张，静脉管壁平滑肌增生，管壁厚薄不均一（HE）
Figure 8-6-23　Varicose veins, the smooth muscle cells proliferation and the wall is uneven（HE）

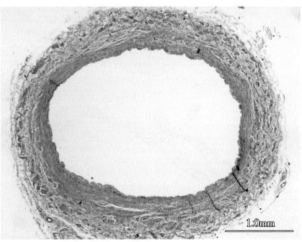

图 8-6-24　正常大隐静脉，静脉壁中膜为环形平滑肌、外膜较厚分布有纵行排列的平滑肌（HE）
Figure 8-6-24　Normal greatsaphenous vein, the tunica media is annulus smooth muscle cells and the tunic adventitia is column smooth muscle cell（HE）

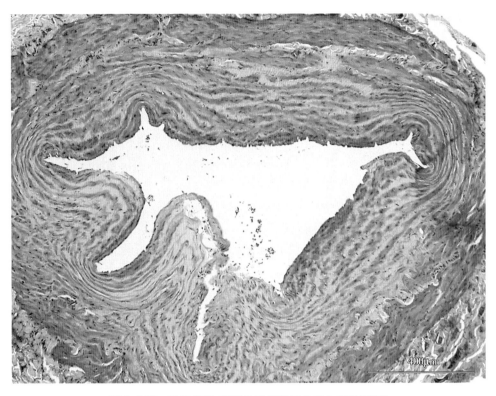

图 8-6-25　静脉曲张,静脉壁平滑肌增生突向管腔(HE)

Figure 8-6-25　Varicose veins,the smooth muscle cells of tunica media protrudes to the lumen (HE)

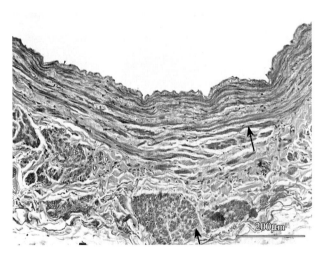

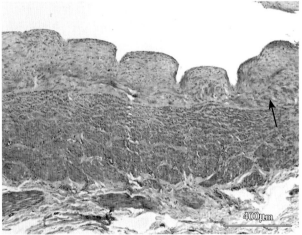

图 8-6-26　正常大隐静脉,正常静脉中膜为较薄的环形平滑肌,外膜有纵行平滑肌分布(HE)

Figure 8-6-26　Normal great saphenous vein, the tunica media of normal vein is thin annulus smooth muscle cell and the tunic adventitia is column smooth muscle cell (HE)

图 8-6-27　静脉曲张,静脉中膜平滑肌细胞及胶原增生(HE)

Figure 8-6-27　Varicose veins, SMCs and collagen proliferation in tunica media (HE)

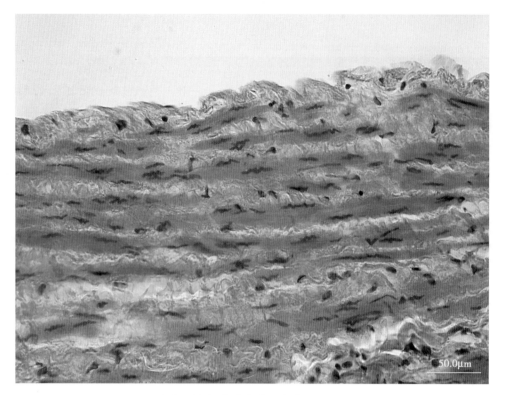

图 8-6-28　正常大隐静脉，静脉内膜及中膜平滑肌细胞分布（HE）

Figure 8-6-28　Normal great saphenous veins, the normal distribution of smooth muscle cells in the tunica media and tunica intima（HE）

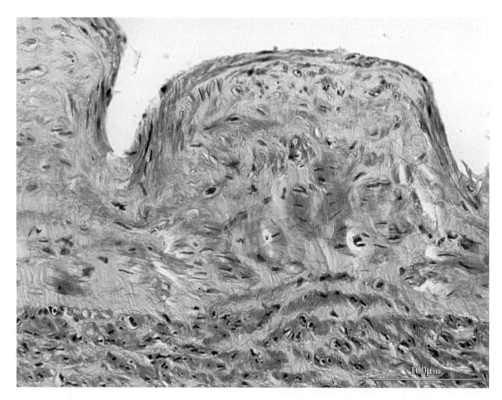

图 8-6-29　静脉曲张，静脉内膜下平滑肌细胞及间质胶原增生（HE）

Figure 8-6-29　Varicose veins, increased collagen and smooth muscle cells underneath tunica media （HE）

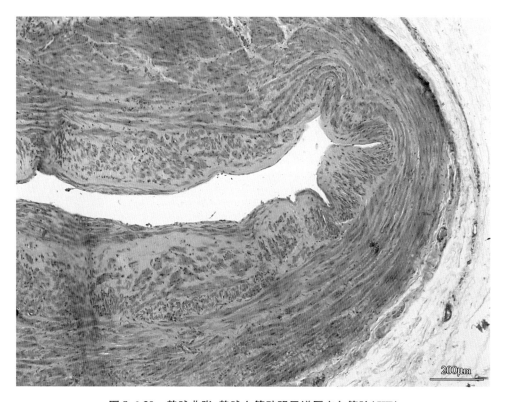

图 8-6-30 静脉曲张，静脉血管壁明显增厚突向管腔（HE）
Figure 8-6-30 Varicose veins, the vessel wall of the vein is protruding to the lumen（HE）

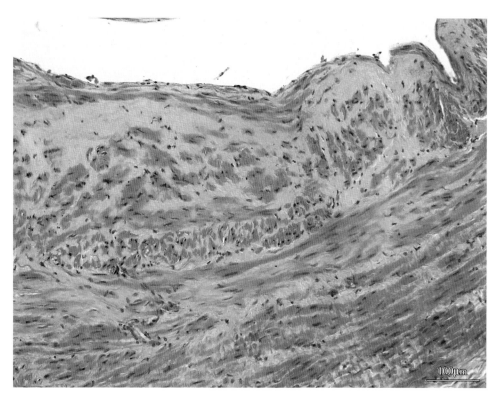

图 8-6-31 静脉曲张，图 8-6-30 放大，内膜下平滑肌细胞增生分布杂乱，间质胶原增生（HE）
Figure 8-6-31 Varicose veins, enlarged figure 8-6-30 showing disordered smooth muscle cells in tunica intima and collagen is increased（HE）

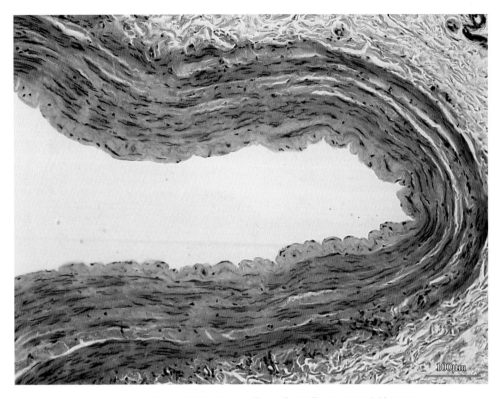

图 8-6-32　正常大隐静脉,静脉内膜、中膜、外膜三层结构清楚(HE)
Figure 8-6-32　Normal great saphenous veins,tunica intima,tunica media and tunica adventitia are clear(HE)

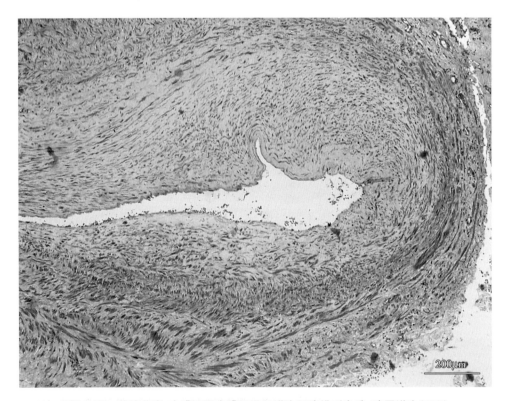

图 8-6-33　静脉曲张,内膜下及中膜平滑肌增生细胞排列杂乱,胶原增生(HE)
Figure 8-6-33　Varicose veins,smooth muscle cells and collagen below tunica intima and in the tunica media are disordered(HE)

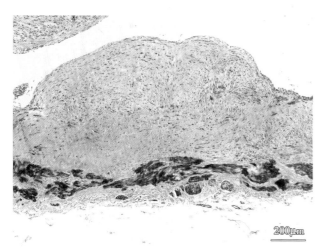

图 8-6-34　静脉曲张，Masson 染色显示血管壁红染的平滑肌及绿染的胶原增生（Masson）

Figure 8-6-34　Varicose veins, Masson staining showing the red smooth muscle cell and green collagen proliferation（Masson）

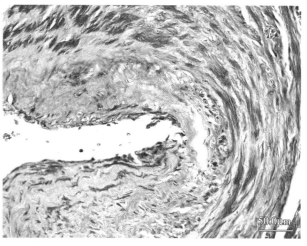

图 8-6-35　静脉曲张，Masson 染色显示静脉壁绿染的胶原增生（Masson）

Figure 8-6-35　Varicose veins, Masson trichrome staining showing increased green collagen in vascular wall（Masson）

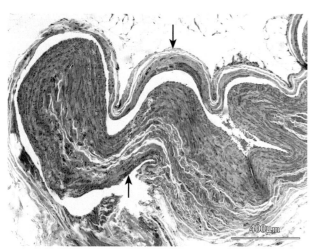

图 8-6-36　静脉曲张，静脉血管壁厚薄不均一（HE）

Figure 8-6-36　Varicose vein, vascular wall is uneven（HE）

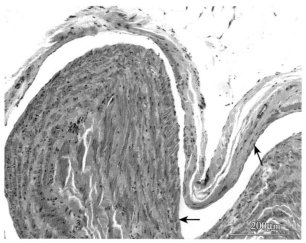

图 8-6-37　静脉曲张，图 8-6-36 放大，血管壁增厚处平滑肌细胞及基质增生（HE）

Figure 8-6-37　Varicose vein, enlarged thicker part of the vessel wall shows the smooth muscle cells and matrix proliferating（HE）

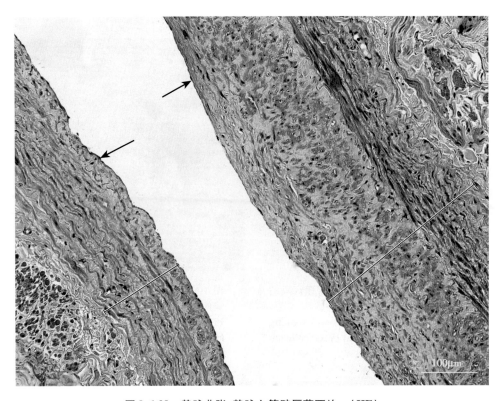

图 8-6-38　静脉曲张,静脉血管壁厚薄不均一(HE)
Figure 8-6-38　Varicose vein, vascular wall is uneven(HE)

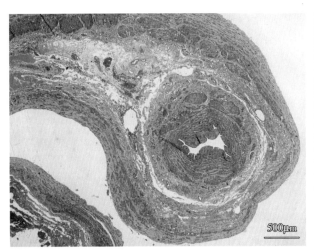

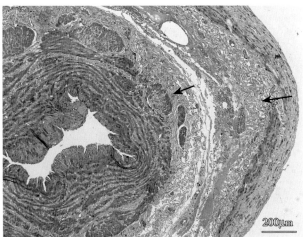

图 8-6-39　静脉曲张,静脉管壁增厚,血管壁厚薄不均一(HE)

Figure 8-6-39　Varicose vein, vessel wall proliferation and is uneven(HE)

图 8-6-40　静脉曲张,图 8-6-39 放大,静脉血管平滑肌增生,原血管壁部分组织退变(HE)

Figure 8-6-40　Varicose vein, figure 8-6-39 enlarged. The smooth muscle of the new vessel is thickened and the prior vessel wall is degenerated(HE)

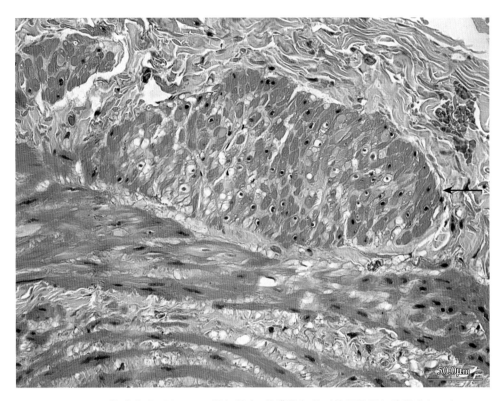

图 8-6-41　静脉曲张,图 8-6-39 局部放大,外膜纵行排列的平滑肌细胞增生(HE)
Figure 8-6-41　Varicose vein,figure 8-6-39 is enlarged.　The column of smooth muscle cells in the tunica adventitia are proliferated(HE)

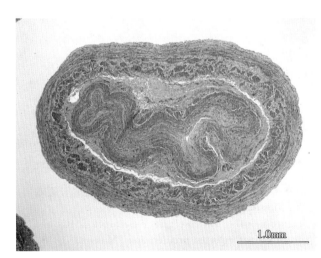

图 8-6-42　静脉曲张,曲张血管管壁增厚(HE)
Figure 8-6-42　Varicose vein,vessel wall is thickened(HE)

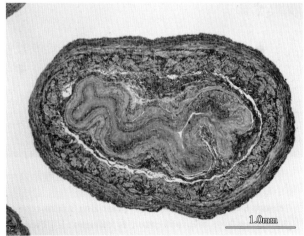

图 8-6-43　静脉曲张,血管壁见红染的胶原增生(苦味酸-天狼星红染色 SR)
Figure 8-6-43　Varicose vein,the red collagen proliferation in the wall of varicose vein(picric acid-SR)

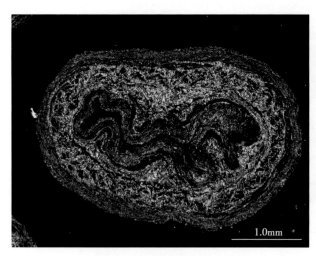

图 8-6-44　静脉曲张,偏振光显微镜观察见增生胶原以 I 型为主(苦味酸-天狼星红染色)

Figure 8-6-44　Varicose vein, polarizing microscope shows most of the proliferation of the vessel wall is collagen I (Picric acid-SR)

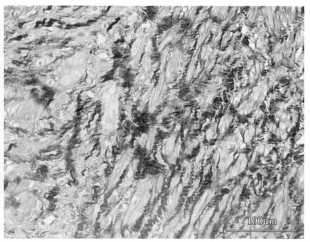

图 8-6-45　静脉曲张,血管壁见红染的胶原明显增生(苦味酸-天狼星红染色)

Figure 8-6-45　Varicose vein, thered collagen of the thickened vessel wall is proliferated (Picric acid-SR)

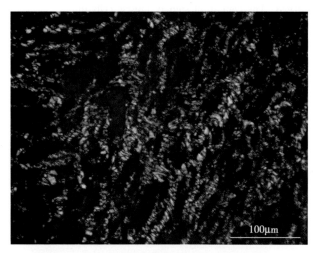

图 8-6-46　静脉曲张,偏振光显微镜下见增生胶原以 I 型胶原为主(苦味酸-天狼星红染色)

Figure 8-6-46　Varicose vein, polarizing microscope shows most of theproliferation is collagen I (Picric acid-SR)

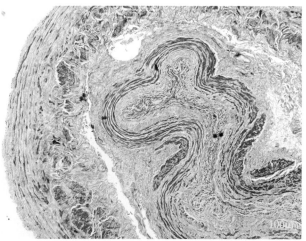

图 8-6-47　静脉曲张,红染的平滑肌及绿染的胶原增生(Masson)

Figure 8-6-47　Varicose vein, red stained SMCs and green stained collagen proliferation (Masson)

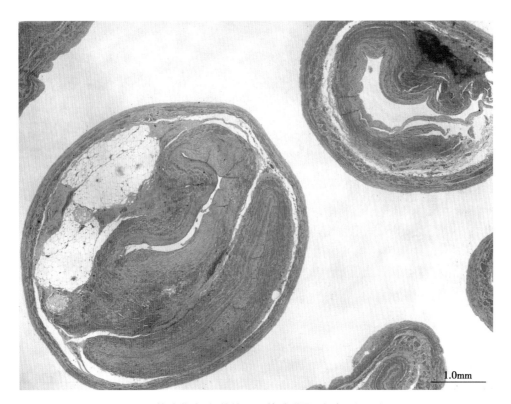

图 8-6-48　静脉曲张,低倍镜下血管壁增厚,脂肪组织沉积(HE)
Figure 8-6-48　Varicose vein, low magnification showing the vessel wall thickened and lipid deposition（HE）

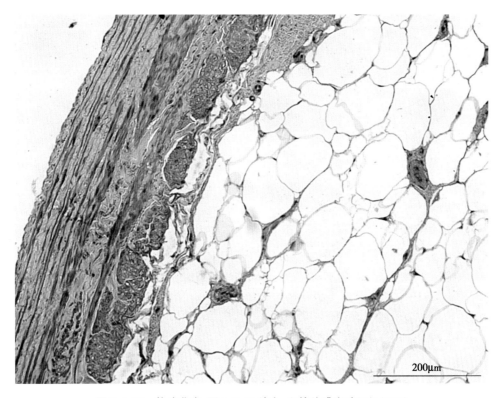

图 8-6-49　静脉曲张,图 8-6-48 放大,血管外膜脂肪组织(HE)
Figure 8-6-49　Varicose vein, figure 8-6-47 enlargered and showing lipid in the tunica externa（HE）

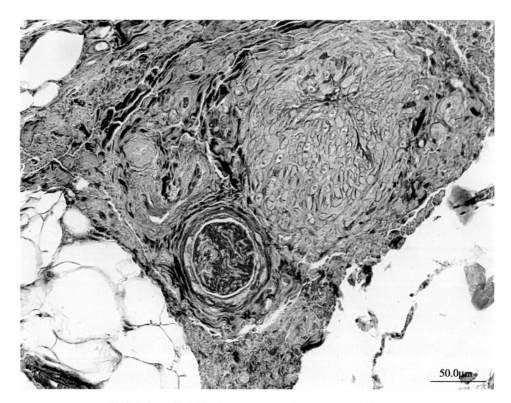

图 8-6-50　静脉曲张,血管外膜见纵行平滑肌细胞增生,小血管管腔阻塞(Masson)
Figure 8-6-50　Varicose vein, the longitudinal SMCs proliferation and the lumen of small vessel is obstructed(Masson)

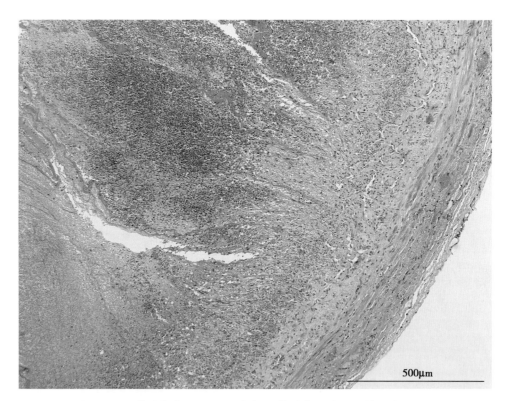

图 8-6-51　静脉曲张,图 8-6-48 放大,血管壁出血、新生血管形成(HE)
Figure 8-6-51　Varicose vein, enlarged figure 8-6-48 shows vessel wall haemorrhage and neo-vascularization(HE)

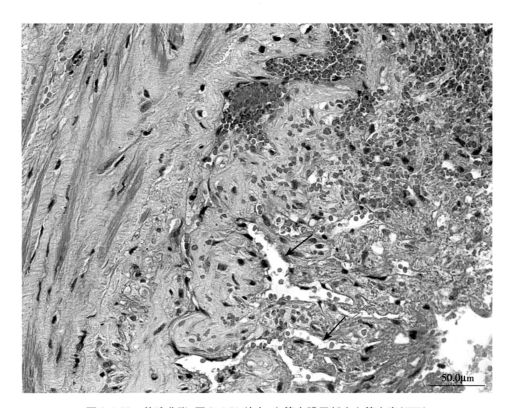

图 8-6-52　静脉曲张,图 8-6-51 放大,血管中膜层新生血管丰富(HE)

Figure 8-6-52　Varicose vein, the enlarged figure 8-6-51 shows vessel is rich in tunica media (HE)

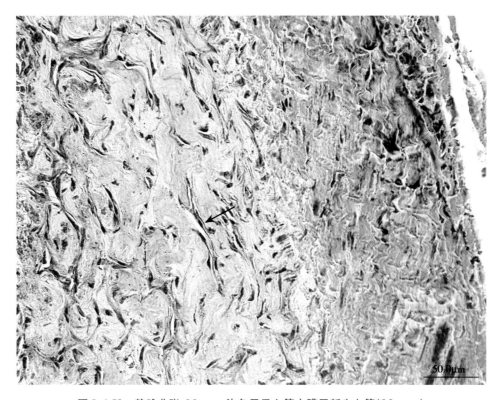

图 8-6-53　静脉曲张,Masson 染色显示血管中膜层新生血管(Masson)

Figure 8-6-53　Varicose vein, Masson staining shows new formed vessels in tunica media (Masson)

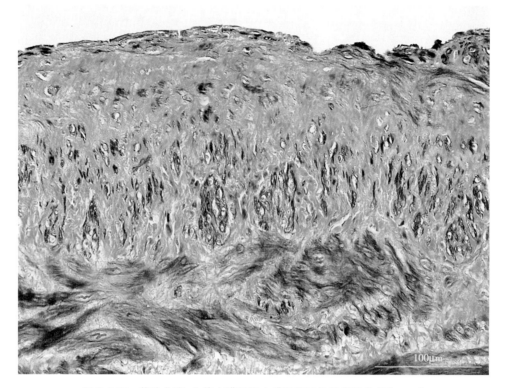

图 8-6-54　静脉曲张,血管内膜下见中膜层绿染的胶原增生(Masson)
Figure 8-6-54　Varicose vein, green collagen proliferated underneath the tunica media (Masson)

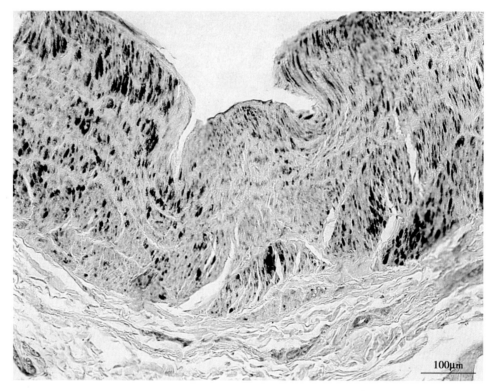

图 8-6-55　静脉曲张,血管平滑肌细胞增生排列紊乱,Desmin 表达阳性(EnVision 法)
Figure 8-6-55　Varicose vein, vascular smooth muscle cell proliferate and was disordered. Desmin was positive (EnVision)

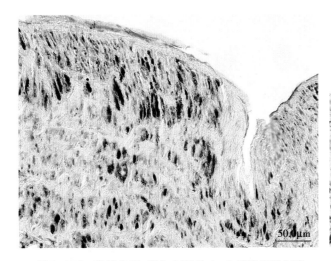

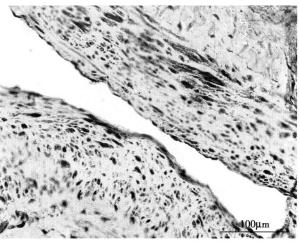

图 8-6-56　静脉曲张,图 8-6-55 放大,血管平滑肌细胞增生,Desmin 表达阳性(EnVision 法)
Figure 8-6-56　Varicose vein,enlarged of figure 8-6-55,vascular smooth muscle cell proliferation and was positive for Desmin(Envision)

图 8-6-57　静脉曲张,血管壁细胞外基质 MMP9 表达阳性(EnVision 法)
Figure 8-6-57　Varicose vein,extracellular matrix outside vessel wall is MMP9-positive(EnVision)

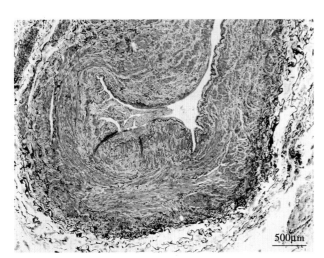

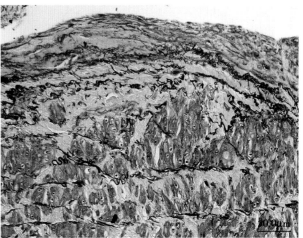

图 8-6-58　静脉曲张,Movat 染色显示血管弹力纤维分离、变性(Movat)
Figure 8-6-58　Varicose vein,Movat staining shows the collagen fiber of vessel separation(Movat)

图 8-6-59　静脉曲张,Movat 染色显示血管弹力纤维杂乱分布(Movat)
Figure 8-6-59　Varicose vein,Movat staining shows the collagen fiber of vessel is malaligned(Movat)

（刘鹏　温见燕　潘琳　徐荣伟　任师颜　杨煜光）

▶ 第七节　髂静脉受压综合征

【临床表现】

髂静脉受压综合征具有慢性静脉疾病的各种表现。

1. 下肢慢性中、重度肿胀。

2. 下肢静脉曲张伴或不伴肿胀。

3. 小腿皮肤改变（色素沉着、湿疹、皮肤脂肪硬化症、白色萎缩症等）。

4. 慢性或反复性溃疡。

5. 反复发生的下肢深静脉血栓形成。

6. 可因为急性髂股静脉血栓形成导致股青肿。

【影像学表现】

1. 超声

（1）二维超声（图 8-7-1）

1）髂静脉受压处管腔变扁,前后径变小,左右径增宽。

2）受压的远端呈"喇叭口"样改变。

3）常伴髂静脉腔内血栓形成,长期血栓可形成大量侧支循环。

（2）彩色多普勒超声（图 8-7-2）

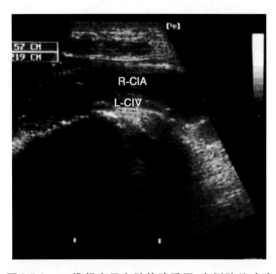

图 8-7-1 二维超声示左髂静脉受压,右侧髂总动脉（R-CIA）血管腔内回声清晰,后方左髂总静脉（LCIV）管腔受压、狭窄
Figure 8-7-1　2D ultrasonography shows that left common iliac vein（LCIV）was compressed by right common iliac artery（RCIA）

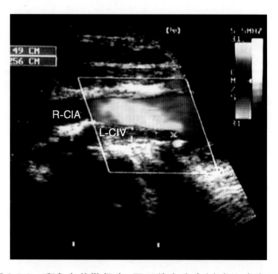

图 8-7-2 彩色多普勒超声,显示前方为右侧髂总动脉（R-CIA）纵切面,内充满红色血流,其后方为受压的左侧髂总静脉（LCIV）横切面,呈扁长形低回声,内无彩色血流显示
Figure 8-7-2　Color Doppler ultrasonography shows that right common iliac artery（RCIA）was patent,and the left common iliac vein was compressed without color blood flow

1）受压狭窄区域持续性高速血流,受压完全闭塞时彩色血流中断。

2）受压闭塞后的侧支循环形成,大多通过盆腔内丰富的吻合支逐渐扩张。CDFI 可见盆腔内多个圆形或带状液性暗区,其内可显示高速血流。

（3）脉冲多普勒

1）受压处可测及高速持续性血流频谱,闭塞时局部无血流信号,远端静脉血流速度减慢。

2）Valsalva 试验静脉血流速度变化不明显。

（4）血管腔内超声（IVUS）（图 8-7-3）:准确率高于髂静脉造影。

2. 静脉造影

（1）下肢深静脉顺行造影,目前仍是诊断髂静脉受压综合征的"金标准"。

（2）下肢深静脉逆行造影,受压迫程度的影响大,不作为常规。

（3）髂静脉造影,须改变体位观察,可同时测静脉压（图 8-7-4）。

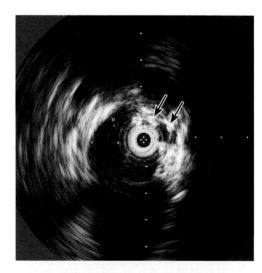

图 8-7-3 血管腔内超声示髂静脉受压
Figure 8-7-3　Intravascular ultrasound shows that the iliac vein was compressed

3. CTV 可多方位、多层面观察,阳性率高(图 8-7-5)。

4. MRV(图 8-7-6)

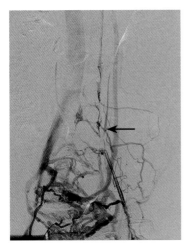

图 8-7-4　患者,女性,58 岁
Figure 8-7-4　A Female,58 years old
A. 左下肢 CVI,髂静脉造影示左髂静脉闭塞
A. Left CVI,iliac vein angiography shows left iliac vein occlusion

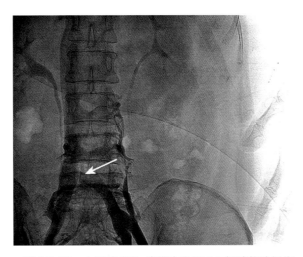

图 8-7-4B　左下肢 CVI,髂静脉造影示左侧髂静脉闭塞
Figure 8-7-4B　Left CVI,iliac vein angiography shows left common iliac vein occlusion

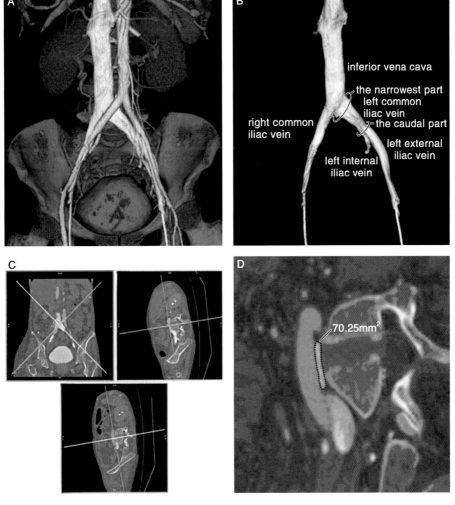

图 8-7-5　CTV 示左髂静脉受压
Figure 8-7-5　CTV shows left iliac vein compression

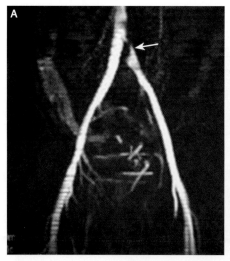
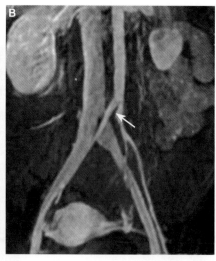

图 8-7-6　MRV 图片示左髂静脉受压
Figure 8-7-6　MRV shows the left iliac vein compression

【病理组织学改变】

1. 左髂总静脉或多或少地被腰骶椎的生理性前凸推向前方,同时又被跨越其前方的右髂总动脉压迫。

2. 静脉腔内的结构异常①脊:双髂总静脉连接点处呈矢状位的三角形垂直突向腔内的细小结构;②瓣:髂总静脉侧缘的类似燕窝的结构;③粘连:静脉前后壁一定长度和宽度的融合;④桥:长条状结构将管腔分为 2~3 个不同口径和空间方向的部分;⑤束带:隔膜样结构,从而使管腔形成类似筛状的多孔改变。

3. 继发血栓形成。

4. 侧支循环开放髂静脉受压造成静脉回流障碍,部分通过侧支循环加以代偿。

【治疗】

1. 内科治疗　治疗方式包括抬高患肢,穿循环弹力袜和循环驱动器,加强活动等物理方法,以促进血液回流、减轻下肢水肿及乏力等。对于创伤、术后长期卧床、盆腔肿瘤等患者也可口服阿司匹林、双嘧达莫、华法林或注射低分子量肝素以预防和消除静脉血栓形成,并随时监测国际标准化比率(INR)。

2. 介入治疗　由于具有微创、有效等特点,目前已成为治疗髂静脉压迫综合征的常用手段,但需注意适应证的把握(图 8-7-7~图 8-7-9)。

3. 外科治疗　包括髂静脉移位、髂动脉移位、髂静脉-下腔静脉转流等,由于创伤大,目前应用较少。

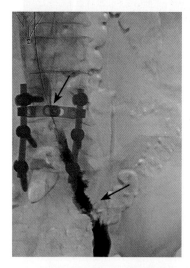
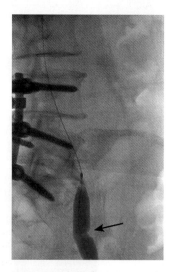

图 8-7-7　取栓后血管造影可见髂静脉狭窄
Figure 8-7-7　The iliac vein stenosis can be seen after thrombectomy

图 8-7-8　髂静脉压迫综合征的腔内治疗——球囊扩张
Figure 8-7-8　Balloon angioplasty for left iliac vein compression syndrome

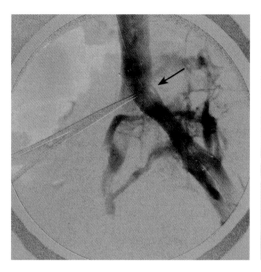
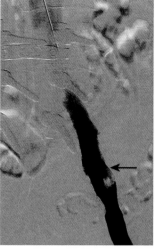

图 8-7-9 髂静脉压迫综合征的腔内治疗——支架置入

Figure 8-7-9 Stent placement for left iliac vein compression syndrome

（张建彬 叶志东 王非 郑敏）

第八节 下肢深静脉血栓

【临床表现】

下肢深静脉血栓形成（deep venous thrombosis，DVT）可分为周围型、中央型和混合型（图 8-8-1）。

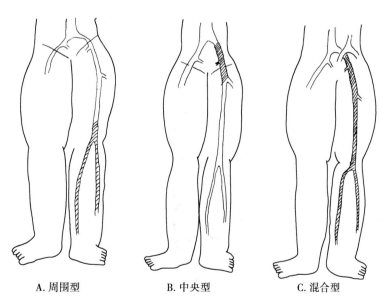

A. 周围型　　　　　B. 中央型　　　　　C. 混合型

图 8-8-1 下肢 DVT 类型
Figure 8-8-1 Types of LEDVT

1. 小腿肌间静脉丛血栓形成亦称周围型，为深静脉血栓形成最常见类型。临床表现为小腿部疼痛及压痛，小腿轻度肿胀，查体：Homans 征（+）（足背屈时牵拉腓肠肌引起疼痛）、Neuhof 征（+）（腓肠肌压痛）。

2. 髂-股静脉血栓形成亦称中央型，又可分为原发性及继发性两类。病因主要有血管腔内及腔外两大类，包括：血管损伤、肿瘤压迫、解剖异常等。临床表现：起病急骤，患肢持续性肿胀及疼痛，站立时加重；股三角区压痛,有时可触及条索状物;肢体肿胀明显、皮肤张力高,腹股沟部浅静脉代偿性扩张。

3. 混合型即为全肢型深静脉血栓形成。当髂-股型或混合型血栓迅速累及下肢深、浅静脉时,来不及建立侧支代偿,患肢极度肿胀、淤血严重,临床表现为剧烈疼痛、皮肤呈暗紫色、有的甚至有水疱形成,临床上称"股青肿"。当下肢深静脉急性梗阻时,肢体高度肿胀及高张力,股动脉持续性痉挛,可见全肢肿胀、皮肤苍白及皮下网状小静脉扩张,临床上称"股白肿"。

【辅助检查】

1. 实验室检查 D 二聚体(D-dimer)检查,它主要反映纤维蛋白溶解功能。继发性纤维蛋白溶解功能亢进时 D 二聚体升高或阳性。机体血管内存在活化的血栓形成及纤维溶解活动时 D 二聚体升高,D 二聚体阴性一般可排除下肢深静脉血栓,D 二聚体阳性者,则需要进一步行影像学检查。

2. 多普勒超声 不同阶段下肢静脉血栓回声有不同特点:①急性期:血栓形成部位的管腔内径增宽,内见较均匀实质性低或极低回声,完全或不完全充盈于管腔内,血管壁模糊,探头加压管腔不能闭合,局部不能探及血流信号(图 8-8-2);②亚急性期:血栓形成部位的管腔内径可正常或增宽,内见疏松等回声或稍高回声光团,探头加压管腔不能闭合,管腔边缘可见较细条状血流信号;③慢性期:血栓形成部位的管腔正常或变细,内见不规则、不均质中等强度回声,管壁呈部分或弥漫性增厚,探头加压管腔不能闭合。管腔边缘处可见点线状、轨道状血流,部分可见远段静脉侧支循环开放。

3. 放射性核素检查 放射性核素显像可以判断血管阻塞的存在,动态观察血栓阻塞部位的血流情况及阻塞后侧支循环的建立情况。

4. 静脉测压 站立位足背静脉正常压力一般为 130cmH$_2$O 左右,踝关节伸屈活动时,一般降至 60cmH$_2$O,停止活动后,压力回升,回升时间超过 20 秒。静脉主干血栓形成时,站立位无论静息或活动时,压力均明显升高。回升时间加快,一般为 10 秒左右。

5. 静脉造影 为诊断下肢静脉血栓的金标准,能直接显示静脉,可有效判断血栓有无,并确定血栓的大小、位置、形态及侧支循环建立情况。后期行逆行静脉造影,还可了解患肢静脉瓣膜功能(图 8-8-3)。

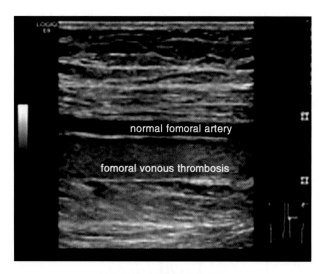

图 8-8-2　股静脉急性血栓
Fig 8-8-2　Acute femoral venous thrombosis

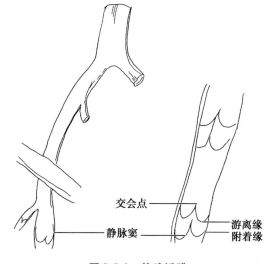

图 8-8-3　静脉瓣膜
Figure 8-8-3　Venous valve

【鉴别诊断】

根据患者病史、症状、体征、可能存在的危险因素,以及辅助检查结果可做出诊断(图 8-8-4 ~ 图 8-8-7),需与以下疾病鉴别:

1. 肢体动脉栓塞主要表现为突发性患肢疼痛,感觉异常,脉搏消失,皮肤苍白,皮温降低。

2. 急性弥漫性淋巴管炎起病急骤,表现为肢体肿胀,无浅静脉曲张,可有高热、皮肤发红、皮温升高。

3. 其他疾病如下肢淋巴水肿、急性小腿肌炎等。

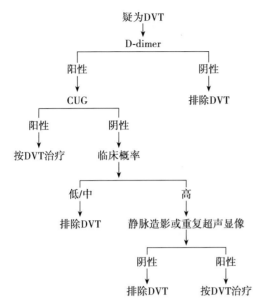

图 8-8-4 下肢深静脉血栓的诊断程序
Figure 8-8-4 Diagnostic program of LEDVT

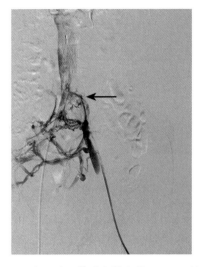

图 8-8-5 左下肢深静脉血栓合并 Cockett 综合征
Figure 8-8-5 Lower extremtiy deep venous thrombosis combined with Cockett syndrome

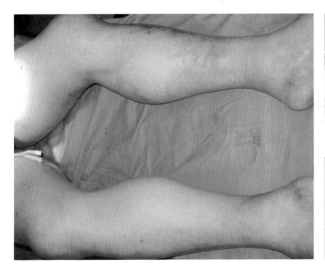

图 8-8-6 男性,45 岁,双下肢急性深静脉血栓形成
Figure 8-8-6 Male,45 years old,acute deep venous thrombosis of bilateral lower extremit
A. 双下肢大体照片
A. Image of bilateral lower extremity

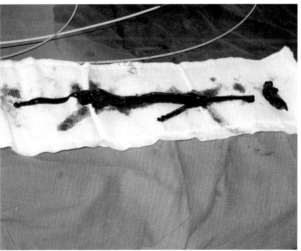

图 8-8-6B 手术取栓,左侧股腘静脉血栓完整取出
Figure 8-8-6B Thrombectomy. Left femoral and popliteal vein thrombus was removed

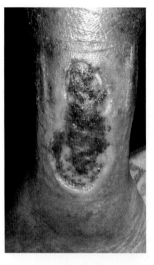

图 8-8-7　下肢深静脉血栓后综合征,右下肢静脉性溃疡形成 8 年
Figure 8-8-7　Post-thrombus syndrome. Left lower extremity venous ulcer for 8 years

【治疗】

1. 非手术治疗

（1）一般治疗:患肢抬高及初期卧床休息,可缓解伴有急性腿部肿胀的深静脉血栓患者的患肢疼痛。深静脉血栓患者穿用弹力袜可改善疼痛和肿胀,长期穿用可能会抑制血栓增长并减少血栓后综合征。

（2）溶栓治疗:包括全身溶栓及介入溶栓,使用的药物为重组组织型纤溶酶原激活剂（recombinant tissue plasminogen activator,r-tPA）、尿激酶等。

（3）抗凝治疗:规律抗凝剂治疗可降低肺栓塞发生率及患肢深静脉血栓形成后综合征发生率。其作用在于防止已形成的血栓继续滋长及其他部位新鲜血栓的形成,并促进血栓静脉较迅速地再血管化。

（4）祛聚治疗:低分子右旋糖酐能消除红细胞凝聚,防止血栓继续滋长,并能改善微循环。疗程为 10～14 天,可与肝素或尿激酶同时应用。

2. 手术治疗

（1）下肢静脉取栓术

1）适应证:病程一般不超过 7 天,个别可延长至 10 天;中央型及混合型血栓;有抗凝或溶栓治疗禁忌证;股青肿及股白肿为手术取栓的绝对适应证。

2）禁忌证:存在功能障碍性疾病患者;重要内脏器官如心、脑、肝、肾存在明显功能障碍者;周围型血栓患者;盆腔或其他部位（如后腹膜等）存在恶性肿瘤、无治愈可能者。

3）术前准备:手术需在有透视条件的手术室进行,术前经健侧股静脉穿刺,行下腔静脉造影、确认下腔静脉内有无血栓征象,并置入下腔静脉可回收或永久滤器（图 8-8-8）,或经右颈内静脉置入下腔静脉临时滤器（图 8-8-9）,预防术中血栓脱落、导致肺栓塞。

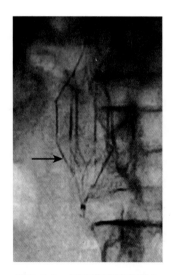

图 8-8-8　下腔静脉滤器置入
Figure 8-8-8　Inferior vena cava filter placement

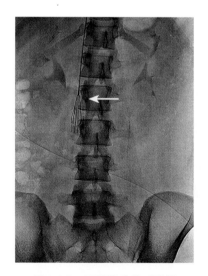

图 8-8-9　下腔静脉临时滤器
Figure 8-8-9　Temporal inferior vena cava filter

4）手术要点

a. 手术入路:腹股沟切口（图 8-8-10）,游离股总静脉、股浅及股深静脉,分别绕以血管阻断带（图 8-8-11）。

b. 应用 Forgarty 导管经股总静脉先向近侧取栓（图 8-8-12）。

c. 以手法挤压,尽可能排尽远侧深静脉主干中的新鲜血栓。

d. 股总静脉疏通成形,去除大隐静脉、股深静脉内继发血栓。

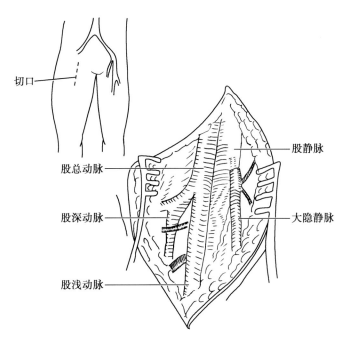

图 8-8-10 显露静脉

Figure 8-8-10 Vein exposure

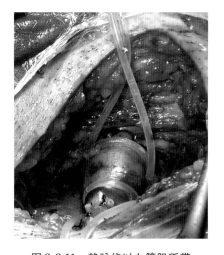

图 8-8-11 静脉绕以血管阻断带

Figure 8-8-11 Veins be controlled by vessel loops

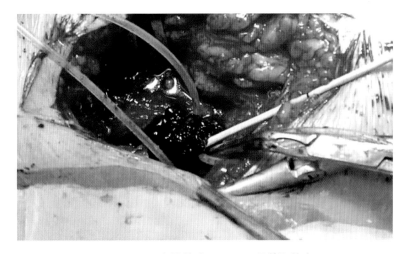

图 8-8-12 髂-股静脉 Forgarty 导管取栓术

Figure 8-8-12 Iliac-femoral vein thrombectomy by Forgarty balloon catheter

5）手术注意事项

a. 最好在有造影条件的手术室进行手术。

b. 股总静脉必须疏通成形。

c. 取栓前置入下腔静脉滤器，预防取栓时血栓脱落、回流。

d. 注意合并 Cockett 综合征比例高。

6）术后处理：抬高患肢，主动或被动活动踝关节；在弹力绷带或医用弹力袜保护下，尽早下床活动；考虑有血栓残留者，在凝血指标监测下予以溶栓治疗；规律抗凝治疗至少半年。若术前置入可回收滤器，根据病情可于两周内行滤器取出术，或永久留置滤器。

（2）原位大隐静脉转流术：本手术仅适用于股、腘静脉血栓形成。术中显露腘静脉，将大隐静脉远侧与膝以下腘静脉作端-侧吻合（图 8-8-13）。该手术须具备下述条件：大隐静脉近端以上的股静脉、髂静脉通畅；小腿部深静脉通畅；大隐静脉无曲张及阻塞、且瓣膜功能良好。本术式使同侧大隐静脉替代了股、腘静脉的血液回流功能。

（3）大隐静脉移植转流术（图 8-8-14、图 8-8-15）。

（4）髂-腔静脉人工血管旁路术：对于髂总静脉血栓患者，可应用带外支撑环的人工血管，行髂静脉-下腔静脉人工血管旁路移植术（图8-8-16）。

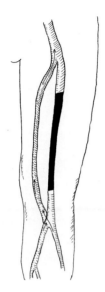

图8-8-13　原位大隐静脉-腘静脉转流术
Figure 8-8-13　In situ saphenous vein and popliteal vein bypass

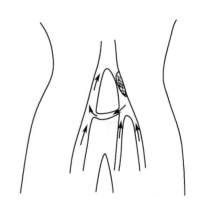

图8-8-14　大隐静脉移植转流术
Figure 8-8-14　Great saphenous vein grafting bypass

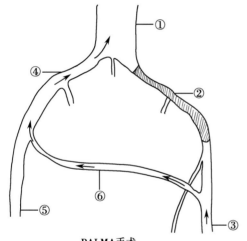

PALMA手术
1. 下腔静脉 2. 左髂总和髂外静脉阻塞
3. 左股静脉 4. 右髂总静脉 5. 右股静脉
6. 右大隐静脉

图8-8-15　Palma-Dale 术
Figure 8-8-15　Palma Dale Procedure

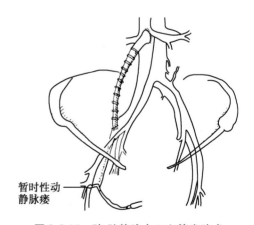

暂时性动
静脉瘘

图8-8-16　髂-腔静脉人工血管旁路术
Figure 8-8-16　Iliac-vena cava artificial vessel bypass

（5）带蒂大网膜移植术：髂、股静脉血栓形成患者，若健侧或患肢的大隐静脉因已切除或曲张、阻塞等原因不能利用时（如），可采用带蒂大网膜移植术。

【预防】

1. 避免长时间下肢制动。

2. 对于存在高凝状态的患者，治疗原发病。

3. 对于存在血栓高危因素的患者，应用药物预防。

4. 纠正术后常规应用止血药的误区。

【病理组织学改变】

取出的静脉血栓肉眼观与静脉管腔大小相同,为长条形固体状,显微镜下主要由纤维素和红细胞、白细胞组成(图8-8-17~图8-8-19)。

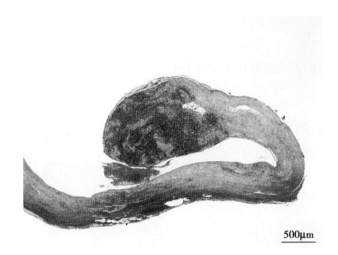

图 8-8-17　下肢深静脉血栓,低倍镜见静脉血栓内大量的白细胞及红细胞分布(HE)

Figure 8-8-17　Deep venous thrombosis, large amount erythrocyte and leukocyte seen in the thrombus (HE)

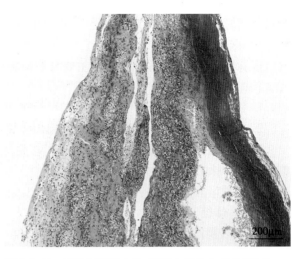

图 8-8-18　下肢深静脉血栓,静脉血栓为分层状(HE)

Figure 8-8-18　Deep venous thrombosis, the thrombosis is stratified (HE)

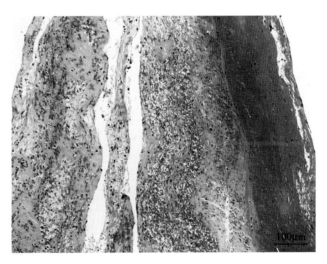

图 8-8-19　下肢深静脉血栓,层状血栓,由血小板、红细胞与纤维素层相间而成(HE)

Figure 8-8-19　Deep venous thrombosis, thrombosis is composed of platelets, red blood cells and fiber (HE)

(钱松屹　甄雅南)

▶ 第九节　下肢慢性静脉性疾病

下肢慢性静脉性病变(chronic venous disorder)是血管外科的常见疾病,是下肢慢性静脉性疾病谱的总称,它包含一系列的下肢静脉性疾病,从单纯性毛细血管扩张、网状静脉扩张、静脉曲张、静脉瓣功能不全和腓肠肌泵功能异常所致的下肢水肿到静脉性疾病的严重和进展形式,如皮肤色素沉着、皮下脂质硬化和溃疡形成。在该疾病谱中,静脉曲张、水肿、皮肤改变和溃疡形成统称为下肢慢性静脉性疾病(chronic venous disease,CVD)。

下肢慢性静脉性疾病(CVD),包括静脉曲张和下肢慢性静脉功能不全(chronic venous insufficiency,CVI),是一种严重影响患者健康和医疗保健体系的常见疾病。确切的病因未明,危险因素包括:家族遗传史、老龄、女性、肥胖(尤其是女性)、妊娠、既往静脉炎病史、长期的站立等。此外,种族差异、生活方式如:吸烟、运动过少和低纤维饮食也扮演了重要角色。

【临床表现】

静脉性疾病的常见症状和体征主要与毛细血管扩张、网状静脉扩张和静脉曲张相关。

(一)症状

1. 沉重感、不适和乏力感,抬高患肢可缓解或消失。

2. 疼痛特点为钝痛,休息、平卧或晨起疼痛缓解,午后、长时间站立或行走后疼痛加剧。

3. 皮肤瘙痒与过多的含铁血黄素沉积有关,主要在腓肠肌远侧或曲张静脉的炎性节段区域。

4. 痛性痉挛主要发生在剧烈活动之后,休息或抬高患肢可缓解。

(二)体征

1. 浅表静脉迂曲扩张主要由静脉瓣膜功能异常所致的静脉内血液反流,继而静脉压增高(图8-9-1)。

2. 下肢水肿常始于足部或踝部,并逐渐向上发展,通常单侧的水肿更提示静脉源性;水肿被认为是下肢不适的主要原因,它通过增加管腔内压力和容积而增加肌间隔空隙。

3. 皮肤改变包括踝周区域的色素沉着(继发于含铁血黄素沉积);伴皮肤瘢痕和增厚的皮下脂质硬化(继发于真皮层和皮下脂肪组织的纤维化);萎缩性白斑(由扩张的毛细血管和色素沉着区所围绕的环形白色、萎缩皮肤)(图8-9-2)。

4. 静脉淤积性溃疡与动脉性和神经源性溃疡相比有其特殊性,通常不痛、主要出现在踝部的中间、较少出现在足的远端,缺乏波动性,常可迁延为反复难治性溃疡,如合并有糖尿病等,则治疗更加困难(图8-9-3)。

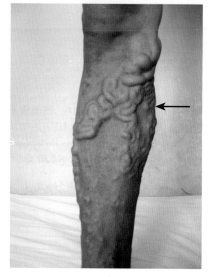

图8-9-1 右下肢浅静脉曲张(C2EpAsPr)
Figure 8-9-1 Varicosis of the superficial right lower extremity vein

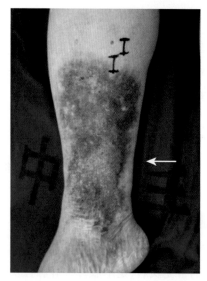

图8-9-2 右下肢静脉曲张(C4EpAspPr)
Figure 8-9-2 Varicosis of the right lower extremity vein

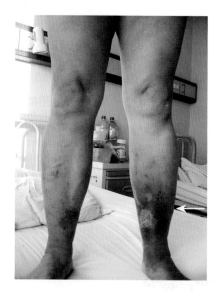

图8-9-3 左下肢静脉曲张(C6EpAspPro)
Figure 8-9-3 Varicosis of the left lower extremity vein

5. 静脉淤积性皮炎主要见于踝部远侧,与湿疹性皮炎相仿。

6. 其他静脉性血管炎、蜂窝织炎、淋巴管炎。

下肢慢性静脉性疾病依据临床(clinical)、病因(etiologic)、解剖(anatomical)和病理生理(pathophysiological)(CEAP)4 个方面进行分级,从 0 级(class0 C_0)到 6 级(class6 C_6),共 7 个等级,其中第 4 级又可细分为 A 和 B 两个亚级(表 8-9-1 ~ 表 8-9-4)。

表 8-9-1 下肢慢性静脉性疾病的临床分级(C)(修订版)

分级	定义	说明
C_0	无可视或可触及的体征	
C_1	毛细血管或网状静脉扩张、踝部皮肤红肿	毛细血管扩张定义为皮内小静脉或微静脉扩张直径<1mm;网状静脉扩张定义为非触及性、皮下静脉扩张直径≤3mm
C_2	静脉曲张	可触及性的皮下静脉扩张直径>3mm
C_3	不伴有皮肤改变的水肿	
C_4	静脉病变所致的皮肤改变	
C_{4A}		皮肤色素沉着,和/或静脉性湿疹
C_{4B}		皮下脂质硬化,和/或萎缩性白斑
C_5	皮肤改变伴有已愈合溃疡	
C_6	皮肤改变伴有活动性溃疡	

表 8-9-2 下肢慢性静脉性疾病的病因学分级(E)

分级	定义
Ec	先天性(Klippel-Trenaunay 综合征)
Ep	原发性
Es	继发性(血栓后综合征或创伤后)
En	未明确病因

表 8-9-3 下肢慢性静脉性疾病的解剖分级(A)

分级	定义
As	浅表静脉
Ad	深静脉
Ap	交通静脉
An	未明确定位

表 8-9-4 下肢慢性静脉性疾病的病理生理分级(P)

分级	定义
Pr	存在反流
Po	阻塞,血栓形成
Pr,o	反流和阻塞
Pn	未明确病理生理改变

术语下肢慢性静脉功能不全(chronic venous insufficiency,CVI)通常特指严重的下肢慢性静脉性疾病(C_4至C_6级别),因此,无皮肤改变的静脉曲张不能归于下肢慢性静脉功能不全。

【影像学改变】

1. 无创伤性检查

(1) 彩色多普勒超声(venous duplex imaging):静脉超声在确定诊断、评价病因和解剖中已成为首选手段,它可以实时观察受检血管的形态、血流方向、血管阻力、血流波形、频谱宽度和最大收缩期(或舒张期)血流速度(峰速)等指标。

(2) 光电容积描记仪(photoplethysmography):主要用于慢性血管性疾病的诊断,通过检测小腿血容量回复时间-静脉再充盈时间来进行判断,如静脉再充盈时间小于18秒则提示存在慢性血管性疾病。

(3) 空气容积描记仪(air plephysmography):主要用于对慢性静脉性疾病的病理生理机制进行判断,如反流、阻塞或腓肠肌泵功能异常。正常肢体静脉充盈速度小于2ml/s,如速度超过4 ml/s则与慢性静脉性疾病有关。

(4) 螺旋CT静脉造影(spirals computed tomography venography,CTV):是血管腔内治疗术前的评估依据,在评价管腔内阻塞或腔外压迫以及评估阻塞或压迫的程度都有重要的价值。

(5) 磁共振静脉显影(magnetic resonance venography,MRV):与CT密度成像相比,MRI在评价血管内血流速度和邻近组织方面明显优于CT,同时,造影剂的应用能够使得血管的结果更加清晰。与CT并用,能够在术前提供有用的解剖学信息。

2. 创伤性检查

(1) 数字减影血管造影(digital subtraction angiography):下肢静脉造影术(phlebography or venography)是最常用的静脉造影技术,它分为逆行造影和顺行造影,逆行造影主要用于鉴别原发和继发性病变,观察深静脉瓣膜功能和深浅静脉之间穿通支病变情况,指导下一步治疗;顺行造影主要用于观察深浅静脉通畅以及穿通支瓣膜功能情况(图8-9-4,图8-9-5)。

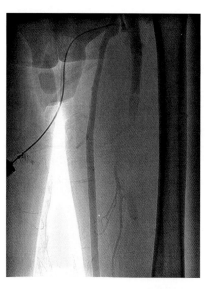

图8-9-4 下肢静脉逆行造影,大隐静脉重度反流,股静脉Kistener反流1级
Figure 8-9-4 Retrograde angiography of the lower extremity veins, severe reflux of the great saphenous vein can be seen and the Kistener reflux grade of the femoral vein was 1

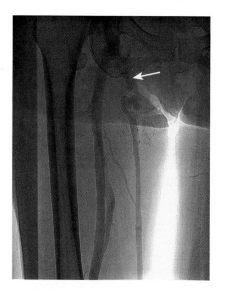

图8-9-5 下肢静脉曲张高位结扎术后10年,血管新生伴深浅静脉重度反流
Figure 8-9-5 10 years after high ligation of the great saphenous vein, nenovascularization and severe reflux can be seen

(2) 血管内超声(intravascular ultrasound):能够帮助血管内操作,它能实时观察管腔周围的血管解剖信息,评价血管阻塞性疾病的严重程度。目前有观点认为,血管内超声在获取静脉性疾病的形态和病变狭

窄程度方面优于静脉造影术，同时也能获得详尽的管腔内解剖信息。

（3）动态静脉压监测（ambulatory venous pressure）：在慢性静脉性疾病中，它是判断血流动力学的"金标准"，能获取患者休息和活动后的静脉压力，正常平均动态静脉压为23~30mmHg，再充盈时间为18~20秒，该检查还能够证实慢性静脉性疾病的严重程度和临床结果。当然，鉴于其有创性，目前在临床上较少使用，无创性动态静脉压监测还在研究中，相信不久的将来，动态静脉压监测就如今天的动态血压监测和动态心电监测一样普及临床。

【治疗】

当前对于下肢慢性血管性疾病的综合治疗包括常规内科治疗和手术、介入治疗。

1. 内科治疗其目的主要是减轻症状和预防继发性并发症的发生。

（1）基本措施：包括抬高患肢、控制体重、穿弹力袜。

（2）药物：主要为黄酮类、香豆素和玛丽种子提取物；其主要通过增加静脉张力和减轻毛细血管的通透性而发挥作用。

（3）体育锻炼：因腓肠肌和足部肌肉的泵功能异常在下肢慢性静脉性疾病的发生发展中扮演了重要角色，所以重塑下肢肌肉的泵功能在改善疾病的预后中占有一席之地。目前推荐阶梯式体能锻炼。

2. 手术、介入治疗

（1）硬化剂注射治疗：可作为初始治疗或手术的辅助治疗。

（2）血管内消融治疗。

（3）大隐或小隐静脉高位结扎及主干与曲张静脉剥脱术。

（4）静脉瓣膜重建术。

【病理组织学改变】

肉眼可见下肢浅静脉的扩张、迂曲。镜下可见毛细血管床扩大、毛细血管周围炎细胞浸润及毛细血管通透性增加；纤维蛋白原、红细胞等渗入血管周围以及毛细血管内可见微血栓形成，这些改变导致瓣膜和血管管壁重塑。近年来研究认为白细胞激活对疾病的发展和病理生理过程起到重要的作用，下肢静脉高压将白细胞激活，与静脉血管内皮细胞黏附，并释放出细胞因子（细胞间黏附因子-1，血管细胞黏附因子-1，L-选择素，基质金属蛋白酶-9），而这些细胞因子作用于静脉瓣膜及静脉壁发生炎症反应，从而造成静脉瓣膜缺陷及静脉壁结构重建，从而加重下肢静脉高压的发展，使得疾病处于一种恶性循环中。

纤维蛋白原在皮肤和皮下沉积，阻碍了组织对营养物质和氧气的摄入，日久后可形成皮肤色素沉着、纤维化、皮下脂质硬化和皮肤的萎缩，最终导致静脉性溃疡的形成。由于血管周围组织的纤维化以及纤维组织的沉积，引起了再吸收障碍和淋巴超负荷，导致下肢水肿。随着静脉内压力的逐渐增高，浅静脉开始扩张，其结果可牵拉血管外膜的神经末梢，从而产生下肢的酸胀不适和疼痛感。

（樊雪强 崔艺耀 杨煜光 温见燕）

参 考 文 献

[1] Dosluoglu HH，Cherr GS，Lall P et al. Stenting vs above knee polytetrafluoroethylene bypass for TransAtlantic Inter-Society Consensus-Ⅱ C and D superficial femoral artery disease. J Vasc Surg，2008，48（5）：1166-1174.

[2] Sidhu R，Pigott J，Pigott M et al. Subintimal angioplasty for advanced lowerextremity ischemia due to TASC Ⅱ C and D lesions of the superficial femoral artery. Vasc Endovascular Surg，2010，44（8）：633-637.

[3] Anderson JL，Halperin JL，Albert NM，etal. Management of patients with peripheral artery disease（compilation of 2005 and 2011 ACCF/AHA guideline recommendations）：areport ofthe American College of Cardiology Foundation/American Heart Association Task Force on Practice Guidelines. J Am Coll Cardiol，2013，61：1555-1570.

[4] Taurino M，Persiani F，Fantozzi C et al. Trans-Atlantic Inter-Society Consensus Ⅱ C and D iliac lesions can be treated by endovascular and hybrid approach：a single-center experience. Vasc Endovascular Surg，2014，48（2）：123-128.

[5] Ozcan AV，Boysan E，Isikli OY et al. Surgical treatment for a complex congenital arteriovenous malformation of the lower limb. Tex Heart Inst J，2013，40（5）：612-614.

[6] Forbes N，Walwyn M，Rao G et al. Klippel-Trenaunay syndrome. West Indian Med J，2013，62（3）：254-256.

［7］ Park J Y,Ahn J H,Jeon Y S,et al. Iliac vein stenting as a durable option for residual stenosis after catheter-directed thrombolys-is and angioplasty of iliofemoral deep vein thrombosis secondary to May-Thurner syndrome. Phlebology,2013,29(7):461-470.

［8］ Liu Z,Gao N,Shen L,et al. Endovascular treatment for symptomatic iliac Veincompression syndrome:a prospective consecutive series of 48 patients. Annals of vascular surgery,2014,28(3):695-704.

［9］ Kalu S,Shah P,Natarajan A,et al. May-thurner syndrome:a case report and review of the literature. Case reports in vascular medicine,2013,2013:740182.

［10］ G. S. Georgiadis,M. K. Lazarides,A. Polychronidis,et al. Surgical treatment of femoral artery infected false aneurysm in drug abuser. ANZ Journal of Surgery,2005,75:1005-1010.

［11］ Hamish M,Lockwood A,Cosgrove C,et al. Management of Popliteal Artery Aneurysms. ANZ Journal of Surgery,2006,76(10):912-915.

［12］ Siauw,R. ,E. H. Koh,and S. R. Walker. Endovascular Repair Of Popliteal Artery Aneurysms:Techniques,Current Evidence and Recent Experience. ANZ Journal of Surgery,2006,76(6):505-511.

［13］ Suhny Abbard,Sanjeeva P. Kalva. Problem Solving in Cardiovascular Imaging,Oxford University Press,2011.

［14］ Y S Kuo,C J Chen,J J Chen et al. May-Thurner syndrome:Correlation between digital subtraction and computed tomography venography. Journal of the Formosan Medical Association,2015,114(4):363-368.

［15］ Suhny Abbara,Sanjeeva P. Kalva. Problem Solving in Cardiovascular Imaging,Philadelphia,PA:Elsevier,2013.

［16］ Ying-Sheng Kuo,Chi-Jen Chen,et,al. May-Thurner syndrome Correlation between digital subtraction and computed tomography venography. Journal of the Formosan Medical Association,2015,114(4):363-368.

［17］ Jack L. Cronenwett,K. Wayne Johnston. 卢瑟福血管外科学. 第7版. 郭伟,符伟国,陈忠,译. 北京:北京大学医学出版社,2013.

［18］ 易峰涛,魏崇健,宋华志等.外伤性假性动脉瘤与动静脉瘘的影像学研究及介入治疗.实用医学杂志,2010,26(21):3967-3969.

［19］ 蒋米尔,张培华.临床血管外科. 第3版. 北京:科学出版社,2011.

［20］ 汪忠镐.下肢血管外科. 北京:人民卫生出版社,2010.

［21］ 吴在德,吴肇汉.外科学. 北京:人民卫生出版社,2008.

［22］ 吴孟超,吴在德.黄家驷外科学. 第7版. 北京:人民卫生出版社,2008.

第九章 血液透析用动静脉通路

血液透析通路是慢性肾衰竭患者进行血液透析的必要条件,是血透患者赖以生存的"生命线"。血液透析通路分为临时性中心静脉血液透析导管、血液透析用动静脉通路和带涤纶环长期血液透析导管,其中动静脉通路是目前临床应用最广、最理想的血液透析通路。本章节主要介绍血液透析用动静脉通路的类型及其常见并发症。

第一节 血液透析用动静脉通路的类型

血液透析用动静脉通路包括自体动静脉内瘘和人工血管动静脉内瘘。

一、自体动静脉内瘘

自体动静脉内瘘是指通过自身动脉与静脉血管吻合而建立血管通路,使得静脉逐渐扩张、管壁逐渐增厚以达到静脉动脉化,从而提供充足的血流量以维持血液透析。自体动静脉内瘘是目前国内外血液透析患者首选的血管通路,具有易于穿刺,减少感染风险,平时易维护等优点。

自体内瘘部位的选择遵循先上肢后下肢、先远端后近端、先桡动脉后尺动脉、先非优势侧后优势侧的原则。最常见的动静脉内瘘类型包括:桡动脉后分支-头静脉内瘘(鼻烟窝内瘘)(图9-1-1);桡动脉-头静脉腕部内瘘(brescia-cimino-appel内瘘)(图9-1-2)。当前臂桡动脉或头静脉达不到建立内瘘条件时,可选择桡动脉-贵要静脉转流、尺动脉-贵要静脉转流、肱动脉-头静脉转流(图9-1-3);肱动脉-贵要静脉转流(图9-1-4)或浅表静脉转位等。下肢自体动静脉通路很少见,仅见于完全无法建立上肢通路的患者,如胫后动脉-隐静脉内瘘、股动脉-大隐静脉环形移位内瘘等,此类通路使用不便、闭塞率高、并发症较多。

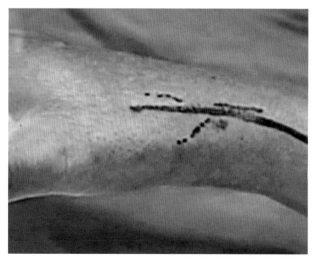
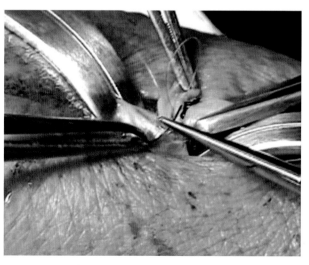

图9-1-1A 鼻烟窝内瘘术前体表标记

Figure 9-1-1A Preoperative anatomic marker of arteriovenous fistula in nasopharyngeal fossa

图9-1-1B 鼻烟窝内瘘桡动脉后分支-头静脉吻合

Figure 9-1-1B Posterior radial branch-cephalic wrist direct access in nasopharyngeal fossa

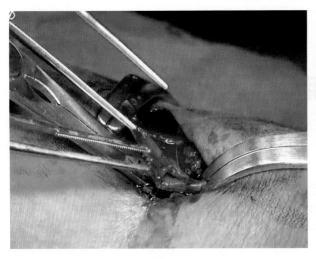

图 9-1-2　桡动脉-头静脉腕部内瘘（Brescia-Cimino-Appel 内瘘）

Figure 9-1-2　Radial-cephalic wrist direct access（Brescia-Cimino-Appel fistula）

A. 桡动脉-头静脉吻合

A. Radial artery-cephalic vein anastomosis

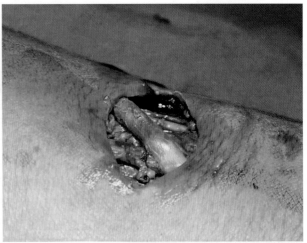

图 9-1-2B　桡动脉-头静脉吻合完成

Figure 9-1-2B　Radial artery-cephalic vein anastomosis was completed

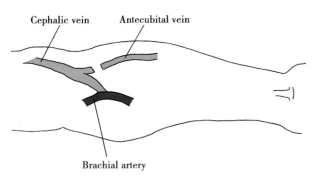

图 9-1-3　肱动脉-头静脉内瘘示意图

Figure 9-1-3　Brachial-Cephalic arteriovenous fistula

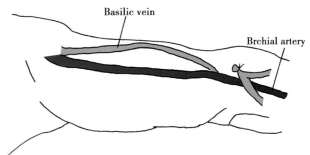

图 9-1-4　肱动脉-贵要静脉内瘘示意图

Figure 9-1-4　Brachial-Basilic arteriovenous fistula

二、人工血管动静脉通路

前臂自体动静脉条件较差、无法建立自体动静脉通路或多次内瘘术后自身血管无法再利用的患者，可选择人工血管动静脉通路，于高位动、静脉之间建立袢形或直形通路，人工血管可直接用于穿刺透析。膨体聚四氟乙烯（ePTFE）是目前血液透析用人工血管材料的最佳选择，具有生物相容性好、长期通畅率高、可反复穿刺等优点。

人工血管通路建立方式多样，常见类型有：肱动脉-肘前静脉人工血管袢形通路（图 9-1-5）；肱动脉-贵要静脉人工血管袢形通路（图 9-1-6）；桡动脉-肘前静脉人工血管直形通路（图 9-1-7）、锁骨下动脉-锁骨下静脉人工血管通路（图 9-1-8）、下肢股动静脉袢状人工血管通路（图 9-1-9）等。

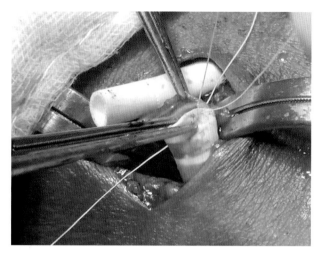

图 9-1-5A　人工血管-肘前静脉端-侧吻合
Figure 9-1-5A　Brachial-antecubital prosthetic forearm looped access aprosthetic vascular graft-antecubital vein end to side anastomosis

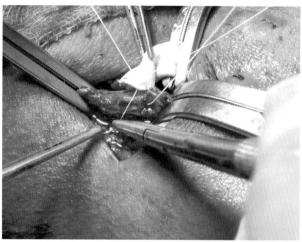

图 9-1-5B　人工血管-肱动脉端-侧吻合
Figure 9-1-5B　Prosthetic vascular graft-brachial artery end to side anastomosis

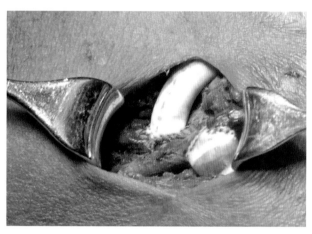

图 9-1-5C　人工血管袢形通路吻合完成
Figure 9-1-5C　Prosthetic forearm loop arteriovenous access was completed

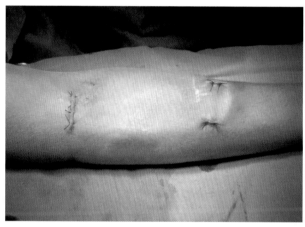

图 9-1-5D　术后照片
Figure 9-1-5D　Photograph after operation

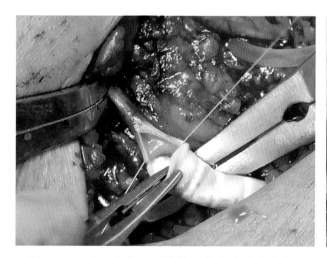

图 9-1-6A　人工血管-贵要静脉端-侧吻合肱动脉-贵要静脉人工血管袢形通路
Figure 9-1-6A　Prosthetic vascular graft-basilic vein end to side anastomosis Brachial-basilic prosthetic forearm looped access

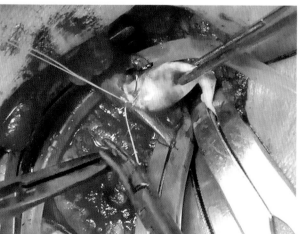

图 9-1-6B　人工血管-肱动脉端-侧吻合
Figure 9-1-6B　Prosthetic vascular graft-brachial artery end to side anastomosis

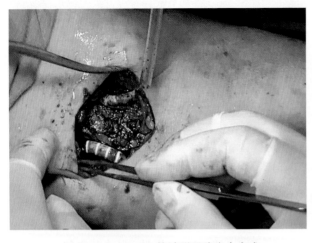

图 9-1-6C　人工血管袢形通路吻合完成
Figure 9-1-6C　Prosthetic forearm loop arteriovenous access was completed

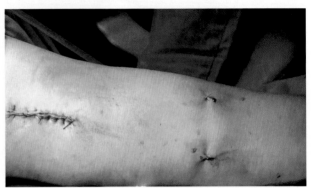

图 9-1-6D　术后照片
Figure 9-1-6D　Photograph after operation

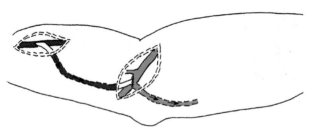

图 9-1-7　桡动脉-肘前静脉人工血管直形通路
Figure 9-1-7　Radial-antecubital prosthetic forearm straight access

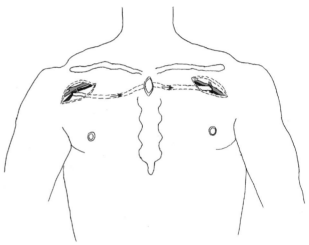

图 9-1-8　锁骨下动脉-锁骨下静脉人工血管通路
Figure 9-1-8　Prosthetic subclavian-subclavian arteriovenous access

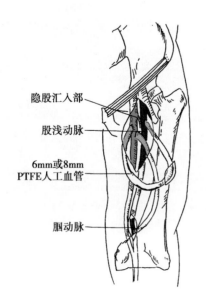

隐股汇入部
股浅动脉
6mm或8mm PTFE人工血管
腘动脉

图 9-1-9　下肢股动静脉袢状人工血管通路
Figure 9-1-9　Prosthetic femoral-femoral arteriovenous looped access

病　例

▶ **病例 1**

　　患者,女,75 岁,主因"慢性肾炎 12 年余,自体动静脉造瘘术后左上肢肿胀 8 个月"以"左侧中心静脉梗阻"收入院。患者左上肢肿胀、疼痛伴屈腕等功能障碍,左侧手背有静脉性溃疡形成。入院后在局麻下行锁骨下静脉造影及锁骨下静脉介入治疗失败后,行左上肢自体血管瘘闭合术,术后 5 天溃疡愈合,上肢肿胀消失。

　　血液透析用动静脉通路发生静脉动脉化,病理组织学表现为:血管重构,血管壁增厚,血管平滑肌细胞增生,排列紊乱,胶原增多。患者大体标本(图 9-1-10 ~ 图 9-1-12),病理组织学改变(图 9-1-13 ~ 图 9-1-20)。

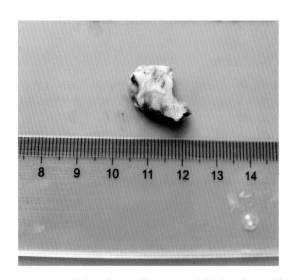

图 9-1-10　静脉吻合口血管,固定后的静脉吻合口血管
Figure 9-1-10　Blood vessel of venous anastomosis, fixed blood vessel of venous anastomosis

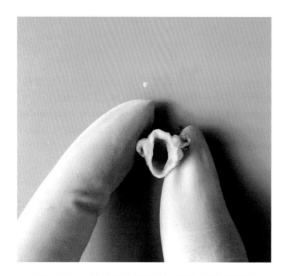

图 9-1-11　静脉吻合口血管,静脉血管壁增厚
Figure 9-1-11　Blood vessel of venous anastomosis, venous wall is thicken

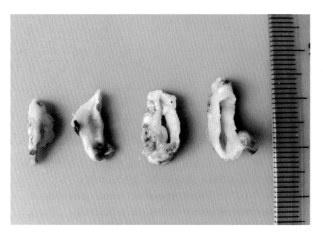

图 9-1-12　静脉吻合口血管,剖切血管横断面见管壁增厚,腔面光滑
Figure 9-1-12　Blood vessel of venous anastomosis, the cross section of blood vessel showed the vessel wall is thicken and the lumen surface is smooth

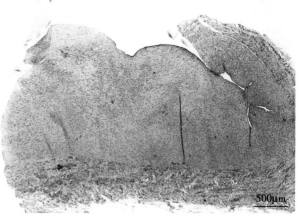

图 9-1-13　静脉吻合口血管,低倍镜见血管壁明显增厚(HE)
Figure 9-1-13　Blood vessel of venous anastomosis, Lower magnification shows vessel wall is thicken (HE)

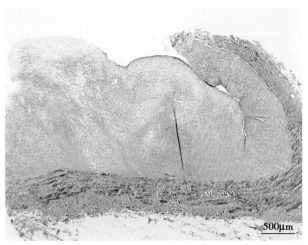

图 9-1-14　静脉吻合口血管，Masson 染色显示增厚的血管壁，红染平滑肌及绿染胶原增生（Masson）

Figure 9-1-14　Blood vessel of venous anastomosis, Masson staining shows vessel wall is thicken, smooth muscle cell（red）and collagen（green）is proliferating（Masson）

图 9-1-15　静脉吻合口血管，血管内膜细胞增生活跃，内膜下平滑肌细胞增生排列紊乱、成纤维细胞和基质丰富（HE）

Figure 9-1-15　Blood vessel of venous anastomosis. Cells of tunica interna proliferation is active, smooth muscle cell under the tunica interna arrange disorderly, increased fibroblast cells and matrix（HE）

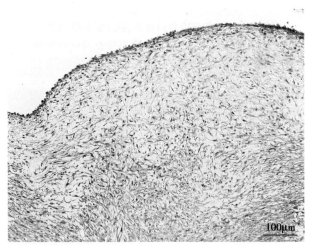

图 9-1-16　静脉吻合口血管，排列紊乱的平滑肌细胞及浅绿着染的胶原（Masson）

Figure 9-1-16　Blood vessel of venous anastomosis. Smooth muscle cells arranged disorderly and collagen is light green（Masson）

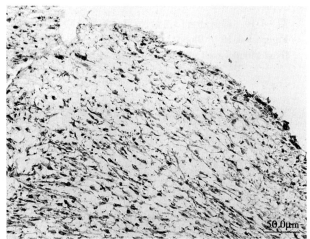

图 9-1-17　静脉吻合口血管，免疫组织化学显示增生平滑肌细胞 α-SMA 表达阳性（EnVision 法）

Figure 9-1-17　Blood vessel of venous anastomosis Immunohistochemistry shows the proliferated smooth muscle cells is α-SMA positive（EnVision）

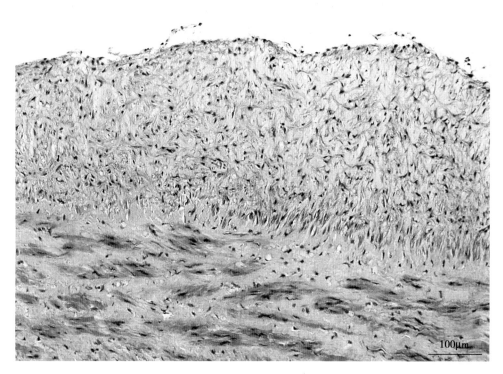

图 9-1-18　静脉吻合口血管,吻合口血管另一平面,血管壁增厚,平滑肌细胞增生排列紊乱(HE)
Figure 9-1-18　Blood vessel of venous anastomosis. The other side of venous anastomosis, vessel wall is thicken and smooth muscle cell disordered (HE)

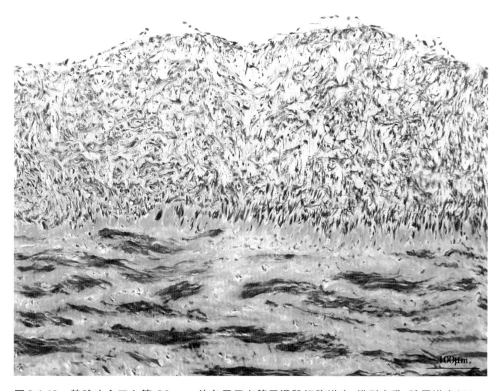

图 9-1-19　静脉吻合口血管,Masson 染色显示血管平滑肌细胞增生,排列紊乱,胶原增生(Masson)
Figure 9-1-19　Blood vessel of venous anastomosis. Masson staining shows smooth muscle cell disordered and collagen proliferating(Masson)

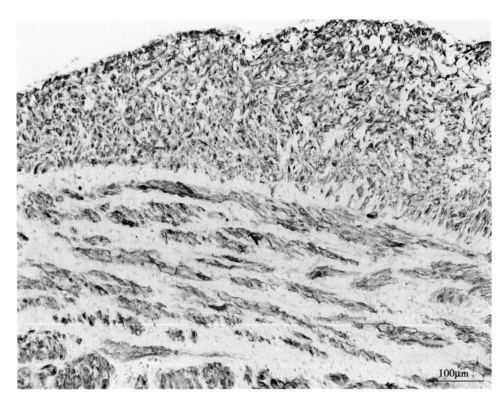

图 9-1-20　静脉吻合口血管,增生平滑肌细胞 α-SMA 表达阳性(EnVision 法)
Figure 9-1-20　Blood vessel of venous anastomosis. Proliferated smooth muscle cells are α-SMA positive (EnVision)

▶ 病例 2

患者,男,71 岁,主因"慢性肾功能不全 7 年,尿毒症 6 年,人工血管动静脉瘘闭塞 1 月"收入院,左上臂可见多处手术切口瘢痕,可触及人工血管,震颤消失,听诊无杂音。

入院后急诊在局麻下行上肢人工血管内切开取栓及锁骨下静脉支架置入术,术后恢复可。

患者大体标本(图 9-1-21 ~ 图 9-1-23),病理组织学改变同病例 1。

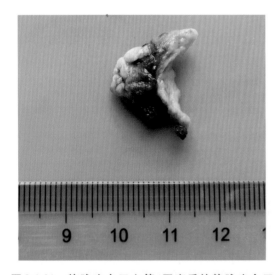

图 9-1-21　静脉吻合口血管,固定后的静脉吻合口血管
Figure 9-1-21　Blood vessel of venous anastomosis

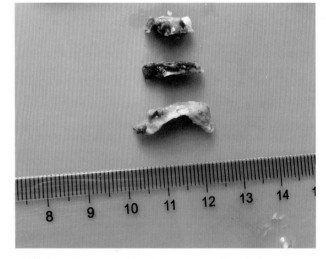

图 9-1-22　静脉吻合口血管,剖切开的吻合口血管壁,横断面见管壁增厚
Figure 9-1-22　Blood vessel of venous anastomosis. Cross section of blood vessel shows vessel wall is thickened

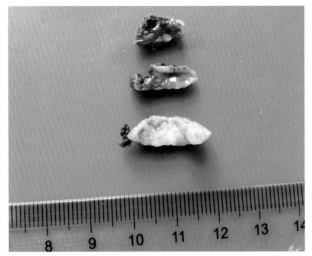

图 9-1-23　静脉吻合口血管,吻合口静脉血管横断面,见腔面内膜光滑

Figure 9-1-23　Blood vessel of venous anastomosis. Cross section of venous anastomosis shows lumen surface is smooth

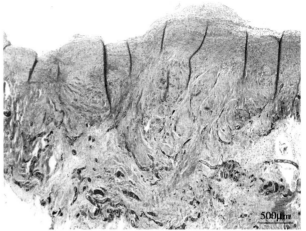

图 9-1-24　静脉吻合口血管,低倍镜见吻合口静脉血管壁增厚(HE)

Figure 9-1-24　Blood vessel of venous anastomosis. Lower magnification shows vessel wall is thicken (HE)

　　动静脉内瘘的成熟是一个渐进的过程,一般情况下,自体血管通路于术后 8～12 周达到成熟,人工血管通路于术后 4～6 周达到成熟。血管通路成熟的定义指透析时易于穿刺,在整个透析过程中均能提供充足的血流,能满足每周 3 次以上的血液透析治疗。查体可见吻合口震颤及血管杂音良好,瘘体段静脉走行平直、表浅,有足够可供穿刺的区域。流出道静脉随血流动力学的改变逐渐动脉化,静脉动脉化的病理组织学表现为血管重构,血管壁增厚,血管平滑肌细胞增生,排列紊乱,胶原增多(图 9-1-13～图 9-1-20,图 9-1-24～图 9-1-29)。

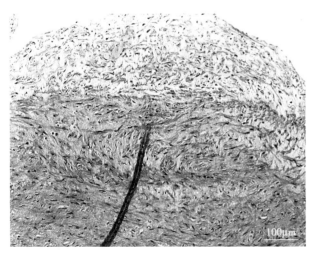

图 9-1-25　脉吻合口血管,静脉血管壁增厚,血管平滑肌细胞增生排列紊乱(HE)

Figure 9-1-25　Blood vessel of venous anastomosis. Vessel wall is thicken and smooth muscle cells disordered (HE)

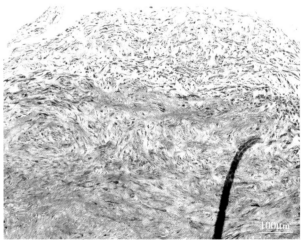

图 9-1-26　静脉吻合口血管,血管平滑肌细胞增生,基质胶原增生(Masson)

Figure 9-1-26　Blood vessel of venous anastomosis. Smooth muscle cell and matrix collagen proliferating (Masson)

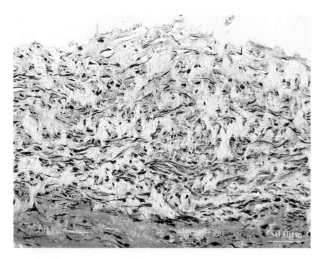

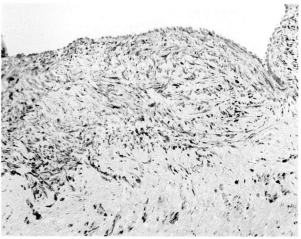

图 9-1-27　静脉吻合口血管,图 9-1-26 放大,平滑肌细胞及胶原增生(Masson)

Figure 9-1-27　Blood vessel of venous anastomosis. Enlarged figure 9-1-26, the smooth muscle cell and collagen proliferating(Masson)

图 9-1-28　静脉吻合口血管增生平滑肌细胞 desmin 表达阳性(EnVision 法)

Figure 9-1-28　Blood vessel of venous anastomosis. Proliferated smooth muscle cell is desmin positive (EnVision)

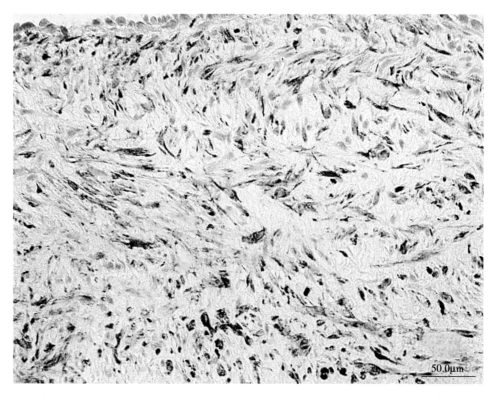

图 9-1-29　静脉吻合口血管图 9-1-28 放大增生平滑肌细胞 desmin 表达阳性(EnVision 法)

Figure 9-1-29　Blood vessel of venous anastomosis. Enlarged figure 9-1-28, proliferated smooth muscle cell is desmin positive(EnVision)

(刘鹏　陈洁　温见燕　潘琳　叶志东　钱松屹　徐荣伟)

第二节　血液透析用动静脉通路的并发症

血液透析通路的并发症是血液透析患者再手术和死亡的主要原因。血管通路常见并发症有血管狭窄及血栓形成、动脉瘤与假性动脉瘤、静脉高压综合征、窃血综合征、充血性心力衰竭等。

1. 血管狭窄及血栓形成　血管狭窄及血栓形成是血液透析动静脉通路最常见的并发症。血管狭窄包括动脉流入道狭窄、吻合口狭窄、穿刺部位狭窄、静脉流出道狭窄,其中以吻合口狭窄及静脉流出道狭窄发生率最高。透析通路的狭窄可导致透析血流量不足、远端静脉高压,并可继发急性血栓形成导致透析通路完全闭塞。

血管狭窄的早期发现与治疗可降低急性血栓形成发生率,可通过多普勒血管超声检查(图9-2-1)、CT血管成像和DSA等辅助诊断,其中DSA为诊断的金标准(图9-2-2)。管腔狭窄>50%、并伴血管通路血流量<500ml/min;不能满足透析所需血流量;透析静脉压升高者,应进行干预治疗:包括腔内治疗(球囊扩张成形术及支架置入术)(图9-2-3,图9-2-4)和外科手术治疗。

血管透析通路血栓形成应尽早干预,包括药物溶栓、Fogarty导管取栓(图9-2-5)、直视切开取栓(图9-2-6)或机械溶栓等,无效则须重新建立血管透析通路。在血流开通、血栓清除后,应同时评估从动脉流入道至上腔静脉全程有无狭窄及是否需要干预,以消除血栓形成再发的潜在风险因素。

2. 动脉瘤与假性动脉瘤　动脉瘤样扩张是自体动静脉瘘常见的远期并发症,多发生在吻合口处与静脉侧,管腔扩张伴有搏动,瘤壁含血管壁全层,往往与中心静脉狭窄导致多静脉高压和反复穿刺压迫等有关,可继发感染、出血和血栓形成。当动脉瘤合并皮肤破损、直径迅速增大、合并血栓形成等时,应积极手术干预(图9-2-7)。

假性动脉瘤在人工血管透析通路中常见,多由于穿刺出血,在血管周围形成血肿,与内瘘血管相通,伴有搏动,其瘤壁是血肿机化后形成的纤维壁,多发生于吻合口处及反复穿刺部位,需要手术治疗,可行瘤体切除修补、瘤体旷置联合人工血管重建、覆膜支架置入术等术式。

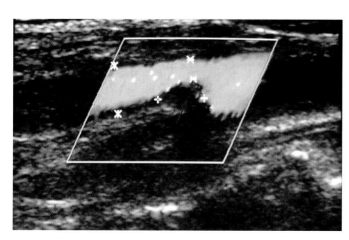

图9-2-1　自体动静脉瘘,头静脉狭窄多普勒超声影像(箭头:狭窄处)

Figure 9-2-1　**Doppler ultrasound image of stenosis of cephalic vein, autogenous arteriovenous fistula(arrow:stenotic site)**

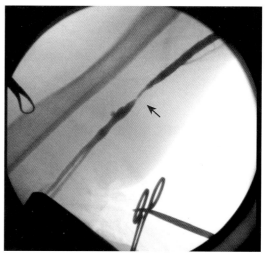

图9-2-2　人工血管动静脉瘘,贵要静脉狭窄DSA影像(箭头:狭窄处)

Figure 9-2-2　**DSA of stenosis of basilic vein, prosthetic arteriovenous fistula(arrow:stenotic site)**

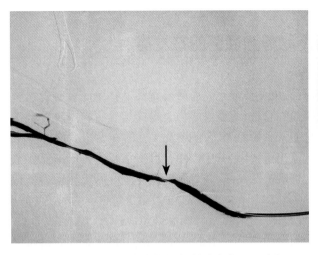

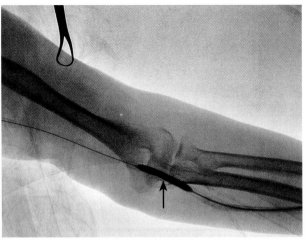

图 9-2-3　人工血管动静脉瘘，静脉吻合口处狭窄
Figure 9-2-3　Venous anastomotic stenosis, prosthetic arteriovenous fistula
　　　　A. 腔内治疗前
　　　　A. Pre-endovascular treatment

图 9-2-3B　支架置入后扩张
Figure 9-2-3B　Post-dilatation after stenting

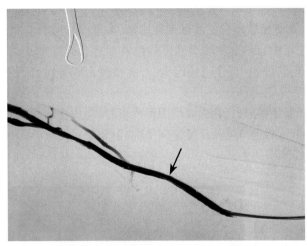

图 9-2-3C　腔内治疗后 DSA 显示血管通畅
Figure 9-2-3C　DSA shows vascular patency after endovascular therapy

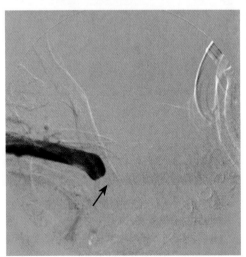

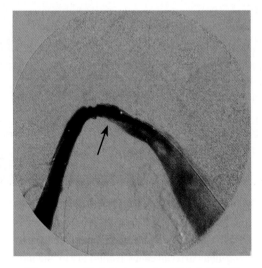

图 9-2-4　人工血管动静脉瘘，锁骨下静脉闭塞
Figure 9-2-4　Occlusion of subclavian vein, prosthetic arteriovenous fistula
　　　　A. 腔内治疗前；
　　　　A. DSA before endovascular therapy

图 9-2-4B　腔内治疗后 DSA 显示血管通畅
Figure 9-2-4B　DSA shows vascular patency after endovascular therapy

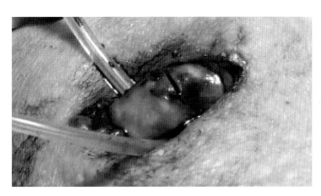

图 9-2-5　人工血管动静脉瘘血栓形成,应用 Fogarty 导管取栓
Figure 9-2-5　Thrombectomy of arteriovenous graft by Fogarty
A. 行人工血管切口,管腔内充满血栓
A. Incision of the graft, thrombus filled in the lumen of graft

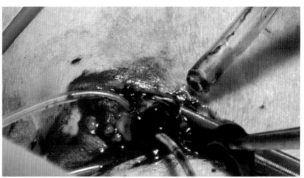

图 9-2-5B　应用 Fogarty 导管取栓
Figure 9-2-5B　Thrombectomy by Fogarty

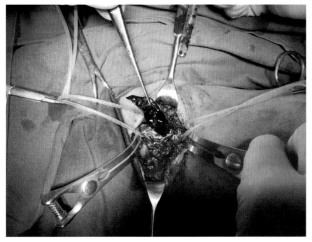

图 9-2-6　头静脉瘤样扩张合并血栓形成,直视切开取栓及头静脉成形术
Figure 9-2-6　Thrombectomy and angioplasty for thrombosis of cephalic vein

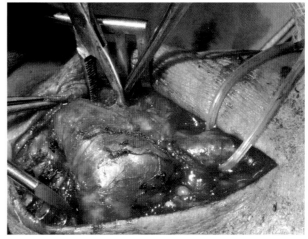

图 9-2-7　自体动静脉瘘,静脉段巨大动脉瘤样扩张
Figure 9-2-7　Giant aneurysmal dilation of autogenous arteriovenous fistulae

3. 静脉高压征　静脉高压是由于中心静脉狭窄、闭塞或多条静脉分支向远心段反流所致。可表现为肢体肿胀(图 9-2-8)、疼痛、皮肤溃疡(图 9-2-9)、浅表静脉曲张(图 9-2-10)。介入治疗解除中心静脉狭窄可使静脉高压明显改善,如果介入治疗失败、静脉高压严重者可结扎血管通路以缓解症状。

4. 感染　人工血管透析通路感染的发生率高于自体动静脉透析通路。最常见的病原菌为金黄色葡萄球菌,约 50% ~ 70%。局部感染症状可表现为蜂窝织炎、皮下脓肿、假性动脉瘤等。人工血管感染者多数需将人工血管完全取出(图 9-2-11)。

5. 通路相关性缺血综合征　透析血管通路建立后,局部血流动力学发生变化,造成远端肢体供血减少,出现缺血性改变的一组临床症状综合征,主要表现有肢体发凉、苍白、麻木、疼痛等症状,严重者可出现坏死(图 9-2-12)。症状较轻者,建议保守治疗,包括手部保暖、功能锻炼、改善血液循环药物治疗等。有缺血性疼痛或缺血性溃疡坏疽者应手术治疗,包括吻合口远端桡动脉结扎术、内瘘限流术、结扎内瘘等。

6. 高输出量心力衰竭　透析血管通路会增加心脏负荷,高流量内瘘在合并基础心脏疾病患者可能会导致心力衰竭。减少内瘘流量可降低心脏负荷,方法包括缩窄内瘘流出道、结扎内瘘等。

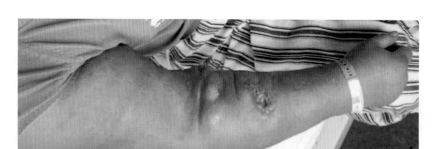

图 9-2-8　静脉高压，肢体肿胀
Figure 9-2-8　Venous hypertension after autogenous arteriovenous fistulae：limb edema

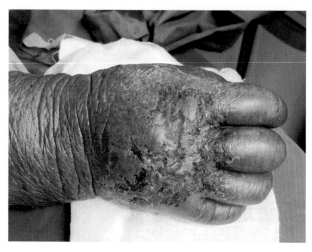

图 9-2-9A　静脉高压，皮肤溃疡合并感染
Figure 9-2-9A　Venous hypertension after autogenous arteriovenous fistula，ulceration with infection due to venous hypertension

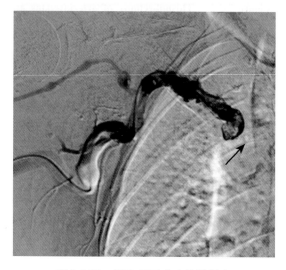

图 9-2-9B　DSA 显示中心静脉闭塞
Figure 9-2-9B　DSA shows of central venous occlusion

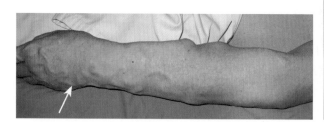

图 9-2-10　静脉高压，上肢浅表静脉曲张
Figure 9-2-10　Venous hypertension after autogenous arteriovenous fistulae：varicose veins

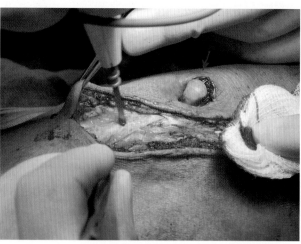

图 9-2-11　人工血管动静脉瘘，人工血管感染外露
Figure 9-2-11　Infection and exposure of prosthetic graft，prosthetic arteriovenous fistula

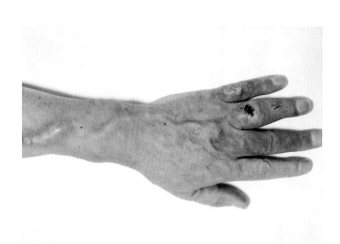

图 9-2-12　通路相关性缺血综合征,手指缺血坏死
Figure 9-2-12　Dialysis access induced ischemic syndrome, ischemic necrosis

（陈洁　刘鹏　叶志东　潘琳　温见燕　樊雪强）

参 考 文 献

［1］ 王玉柱,叶朝阳,金其庄.2014 年中国血液透析用血管通路专家共识(第 1 版).《中国血液净化》,2014,13(8)：549-558.

［2］ Yasuo Murai. Aneurysm. Japan；InTech,2012.

［3］ Jack L. Cronenwett,K. Wayne Johnston. 卢瑟福血管外科学(第 7 版). 郭伟,符伟国,陈忠译. 北京：北京大学医学出版社,2013.

第十章 血管疾病细胞模型

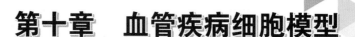

第一节 细胞培养基础

利用组织原代分离培养的细胞或已经建立的细胞系可在体外模拟各种生理或病理状态,细胞模型在疾病的发病机制、诊断和治疗、生物工程等多领域研究中被广泛应用。利用培养的细胞进行研究具有很多优点:①研究对象为活的细胞,可进行长期、动态观察;②研究条件可控,可在体外建立不同疾病的细胞模型;③培养的细胞样本均一,检测方便,便于研究;④研究费用较低。

细胞培养的最基本要求是要维持细胞在无菌环境,避免微生物及其他有害因素的影响。因此细胞培养的环境要求是有无菌操作间和超净工作台。理想的无菌操作间划分为更衣间、缓冲间和操作间。另外,细胞培养需要进行培养用品的消毒、培养基的准备、原代细胞的分离培养、传代、冻存等很多环节。所必需的仪器设备有二氧化碳培养箱、倒置相差显微镜、离心机、冰箱、高压灭菌设备、用于冻存细胞的液氮容器等。

细胞培养的基本技术要求主要有以下几点:

1. 无菌操作 保证无菌环境是细胞培养的最基本要求。

2. 保证营养 体外培养的细胞需要合适的环境和必需的营养才能生存和增殖。常用的基础培养基中含有细胞体外生长必需物质包括氨基酸、维生素、碳水化合物和无机离子等。血清营养丰富,含有多种细胞生长必需的物质,非常有利于细胞体外培养,是大多数细胞培养必不可少的添加物。此外,某些细胞体外培养需要添加特殊的促生长因子,如血管内皮细胞的培养需要添加血管内皮细胞生长因子、神经细胞的培养需要添加神经生长因子等。

3. 合适的环境 对于大多数细胞的培养,需要维持在37℃、潮湿环境和提供5% CO_2 以平衡培养基的 pH。某些特殊的细胞可能略有不同,例如使用 L15 培养基时不需要 CO_2;转染了低温调控质粒的细胞需要在34℃环境培养等。

(张文健 娄晋宁)

第二节 血管内皮细胞的培养及应用

一、血管内皮细胞的分离、培养

(一)大血管内皮细胞的分离

多采用消化酶灌注法,将预温至37℃的0.2% I 型胶原酶注入血管腔,于37℃进行消化。因为酶的消化作用由内向外,最先被酶消化下来的细胞是血管内皮细胞,随后是基膜外的细胞,如平滑肌细胞和成纤维细胞等,因此,通过控制酶的消化时间可以得到纯度很高的血管内皮细胞。原代分离培养的人脐静脉内皮细胞,细胞形态均一,虽未进行任何纯化步骤,但经 vWF 免疫荧光染色和流式细胞术鉴定,细胞纯度已经达到95%以上(图10-2-1~图10-2-3)。

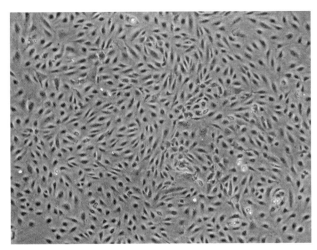

图 10-2-1 人脐静脉内皮细胞的形态。倒置相差显微镜,×100

Figure 10-2-1 Morphology of human umbilical vein endothelial cell. Inverted phase contrast microscopy, ×100

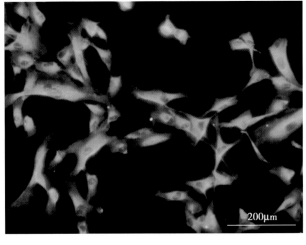

图 10-2-2 免疫荧光染色检测人脐静脉内皮细胞 vWF 的表达。倒置荧光显微镜,×200

Figure 10-2-2 Immunofluorescent staining for vWF in human umbilical vein endothelial cells. Inverted fluorescence microscope, ×200

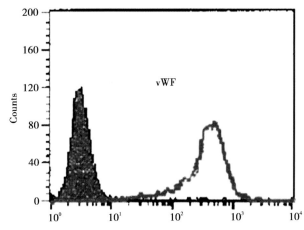

图 10-2-3 流式细胞术检测人脐静脉内皮细胞 vWF 的表达

Figure 10-2-3 Flow cytometry of vWF in human umbilical vein endothelial cells

(二) 微血管内皮细胞的分离

分离组织中微血管内皮细胞时,将组织剪碎至小于$1mm^3$,浸泡在消化酶中,酶的消化作用由外向内,最后被消化下来的细胞才是内皮细胞。因此,彻底地消化组织才能获得微血管内皮细胞,并且其他细胞的污染是不可避免的。通常应用0.2%的 I 型或 II 型胶原酶消化20~30分钟。也可以在胶原酶消化后,补加0.1%胰蛋白酶/0.1% EDTA 溶液二次消化数分钟。消化后的组织悬液需要用血清终止酶活性,过200目的金属筛,去除未消化组织,再离心洗涤后即可接种培养。通常培养过夜后内皮细胞即贴壁变形,在最初几天增殖速度较慢,3 天可见增殖的细胞克隆(图10-2-4)。1 周之后,细胞适应体外环境,开始迅速增殖(图10-2-5)。汇合的细胞为单层生长,具有接触抑制的特性(图10-2-6)。

(三) 血管内皮细胞的培养

内皮细胞对体外培养条件要求较高,根据其生长特性,需要采用一些特殊的培养条件,并且培养条件可能根据内皮细胞的起源不同而有所调整。

在对培养表面的要求上,为促进内皮细胞贴壁增殖,培养表面要用2%明胶包被。在对培养基的要求上,体外培养的内皮细胞对营养要求较高,一般人来源的内皮细胞使用 M199 基础培养基,动物来源的内皮细胞使用 DMEM 培养基。但需要添加高浓度灭活血清(不低于20%),而且内皮细胞的生长是生长因子依赖的,需要添加$100\mu g/ml$的内皮细胞生长添加物(ECGS)和40U/ml 肝素。

在对培养技术的要求上,内皮细胞的生长具有密度依赖性,因此接种密度不能太低,否则影响细胞增殖。另外,内皮细胞具有接触抑制,为防止无接触抑制特点的杂细胞过度增殖,一般内皮细胞生长至90%汇合时就要传代。

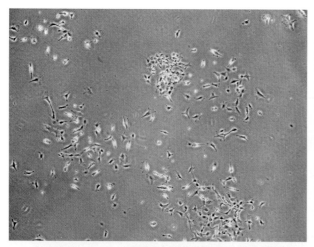

图 10-2-4　原代培养 3 天的微血管内皮细胞
Figure 10-2-4　Primary culture of microvascular endothelial cells for 3 days

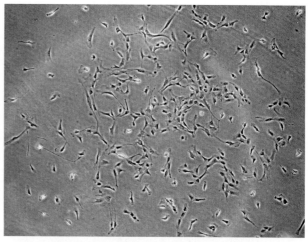

图 10-2-5　原代培养 7 天的微血管内皮细胞
Figure 10-2-5　Primary culture of microvascular endothelial cells for 7 days

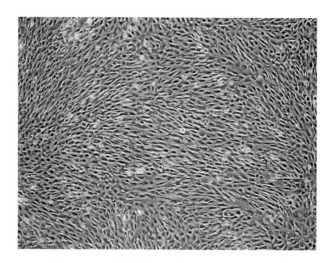

图 10-2-6　原代培养至汇合的微血管内皮细胞
Figure 10-2-6　Primary culture of microvascular endothelial cells at confluence

二、血管内皮细胞的纯化

通常分离培养的微血管内皮细胞中均不同程度混有成纤维细胞等非内皮细胞,在进一步扩增和应用之前需要进行纯化。常用的纯化方法有以下几种:

(一) 亚细胞克隆法

这种方法是当原代分离的内皮细胞密度较低时,可在显微镜下选择具有典型内皮细胞形态特点的细胞克隆(图 10-2-7),将细胞克隆周围的非血管内皮细胞刮除,待细胞克隆生长至 100 个细胞以上(图 10-2-8)时,在显微镜下通过局部消化将内皮细胞克隆转移到新的培养板中,扩大培养得到纯的内皮细胞(图 10-2-9)。此法需要在显微镜下进行细胞克隆的挑选和局部消化,对操作者的经验和技术要求较高。

(二) 酶消化法

原理是根据不同类型细胞对消化酶反应时间不同而将其分开。适用于某些对酶比较耐受的内皮细胞。例如脑微血管内皮细胞汇合后,细胞连接紧密,传代时需要消化时间长,可通过控制消化时间去除易被消化下来的成纤维细胞等杂细胞。酶消化纯化前的细胞形态(图 10-2-10),酶消化纯化后的细胞形态(图 10-2-11)。

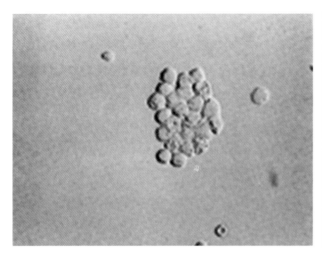

图 10-2-7 原代分离的内皮细胞
Figure 10-2-7 Primary culture of endothelial cells

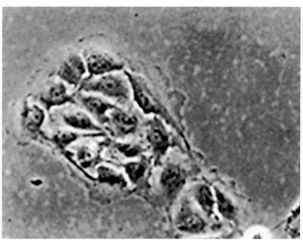

图 10-2-8 原代分离培养的内皮细胞克隆
Figure 10-2-8 Endothelial cell clone during primary culture

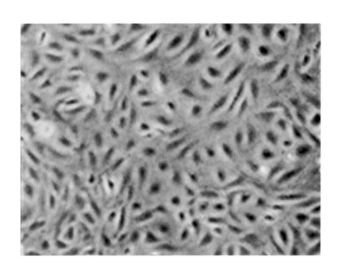

图 10-2-9 亚细胞克隆后的内皮细胞
Figure 10-2-9 Endothelial cells obtained by sub-cloning

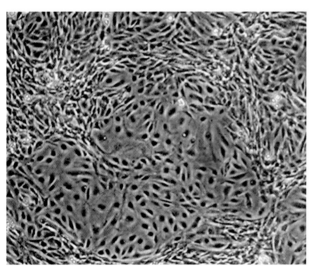

图 10-2-10 酶消化法纯化前的内皮细胞
Figure 10-2-10 Endothelial cells before purification

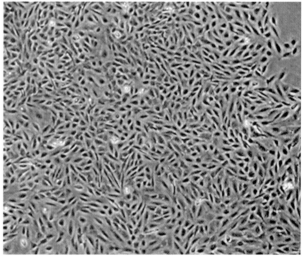

图 10-2-11 酶消化法纯化后的内皮细胞
Figure 10-2-11 Endothelial cells after purification by enzyme digestion

（三）流式分选法

此方法的原理是利用内皮细胞表面特有的标志性分子,将其用荧光抗体染色,然后通过流式细胞分选的方法将染色阳性的细胞收集后扩大培养。常用的内皮细胞标志分子有 CD31、CD34、血管内皮细胞生长因子受体 2（vascularendothelial growth factor receptor 2，VEGFR2）等。

（四）免疫磁珠法

此方法的原理是将磁珠表面包被可特异与内皮细胞结合的物质或抗体,如植物凝集素（UEA-1）、抗CD31 抗体、抗 CD105 抗体等。当将磁珠与细胞孵育时,磁珠特异地与内皮细胞结合（图 10-2-12）,然后使用特殊的磁力收集器收集结合了磁珠的内皮细胞扩大培养（图 10-2-13）。经多次传代后细胞内的磁珠逐渐减少和消失（图 10-2-14）。此方法纯化效果好,适用于所有内皮细胞。

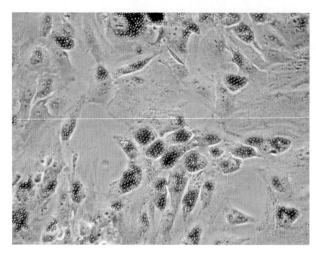

图 10-2-12　包被 UEA-1 的磁珠选择性与内皮细胞结合
Figure 10-2-12　UEA-1-conjungated magnetic beads selectively bound to endothelial cells

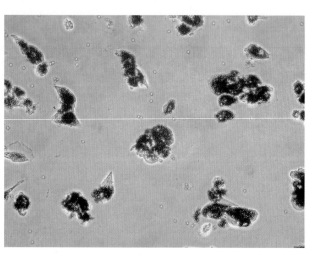

图 10-2-13　磁力收集后得到纯化的内皮细胞
Figure 10-2-13　Purified endothelial cells after magnetic concentration

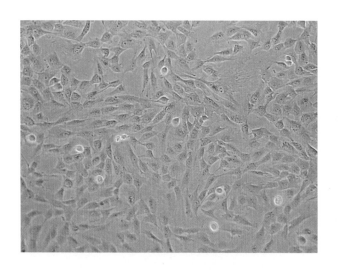

图 10-2-14　磁珠纯化后多次传代培养的内皮细胞
Figure 10-2-14　Successive passage of endothelial cells after purification

三、血管内皮细胞的鉴定

对血管内皮细胞进行鉴定可从形态、表型和功能三个方面。

（一）形态的鉴定

血管内皮细胞呈现单层生长和接触抑制的特点（图 10-2-6）,并且细胞内有 W-P 小体。

（二）表型的鉴定

可通过检测内皮细胞特异性分子例如 CD31、CD34、vWF、VEGFR2 等的表达进行鉴定。可采用细胞免疫荧光染色技术、内皮细胞的 vWF 免疫荧光染色(图 10-2-15)、内皮细胞的 CD34 免疫荧光染色(图 10-2-16)、内皮细胞的 CD31 免疫荧光染色(图 10-2-17)。还可通过流式细胞术对细胞纯度进行定量判断(见图 10-2-3)。

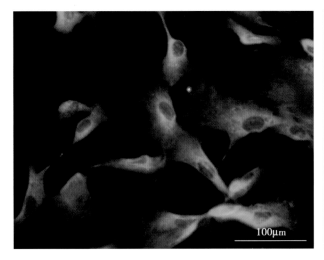

图 10-2-15 内皮细胞的 vWF 免疫荧光染色。倒置荧光显微镜,×400
Figure 10-2-15 Immunofluorescent staining for vWF in endothelial cells. Inverted fluorescence microscopy, ×400

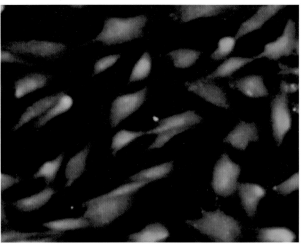

图 10-2-16 内皮细胞的 CD34 免疫荧光染色。倒置荧光显微镜,×400
Figure 10-2-16 Immunofluorescent staining for CD34 in endothelial cells. Inverted fluorescence microscope, ×400

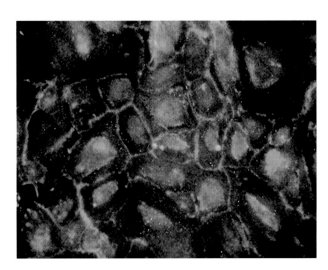

图 10-2-17 内皮细胞的 CD31 免疫荧光染色。倒置荧光显微镜,×400
Figure 10-2-17 Immunofluorescent staining for CD31 of endothelial cell. Inverted fluorescence microscopy, ×400

(三) 功能的鉴定

内皮细胞具有吞噬低密度脂蛋白的能力,Dil-Ac-LDL 是偶联了红色荧光物质的低密度脂蛋白,通过检测细胞吞噬 Ac-DiILDL 的能力,判断其是否为内皮细胞。一般大血管内皮细胞吞噬 Dil-Ac-LDL 的能力(图 10-2-18)强于微血管内皮细胞(图 10-2-19)。

另外,血管内皮细胞培养在 Matrigel 上后,其具有自发形成网络样结构的能力,这也可以作为鉴定内皮细胞的指标之一。正常培养的内皮细胞(图 10-2-20),接种在 Matrigel 上的内皮细胞形成管样结构(图 10-2-21)。

四、不同起源的血管内皮细胞的特点

不同器官组织的血管内皮细胞虽然均具有内皮细胞的基本特征,但会因起源不同而具有其特有的一些特征。例如,微循环系统来源的微血管内皮细胞在形态和功能上不同于起源于通道血管的大血管内皮细胞。不同器官和组织起源的微血管内皮细胞在形态、基因、表型和功能方面也存在差别,这些差别与细胞所起源的器官和组织的功能特性密切相关。下面列举几个代表性的例子。

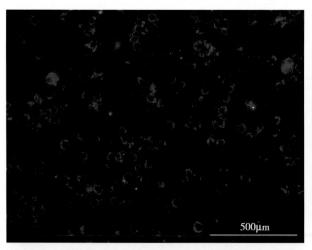

图 10-2-18　大血管内皮细胞吞噬 Dil-Ac-LDL 的能力。倒置荧光显微镜，×100

Figure 10-2-18　Uptake of Dil-Ac-LDL by endothelial cells derived from macrovascules. Inverted fluorescence microscopy, ×100

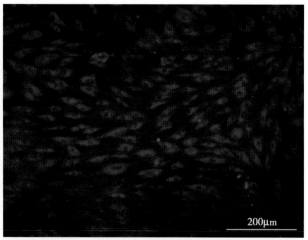

图 10-2-19　微血管内皮细胞吞噬 Dil-Ac-LDL 的能力。倒置荧光显微镜，×200

Figure 10-2-19　Uptake of Dil-Ac-LDL by endothelial cells derived from microvascules. Inverted fluorescence microscopy, ×200

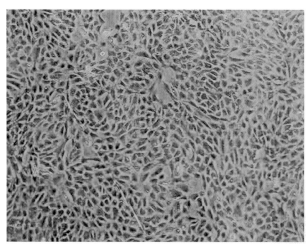

图 10-2-20　正常培养的内皮细胞

Figure 10-2-20　Endothelial cells cultured under normal conditions

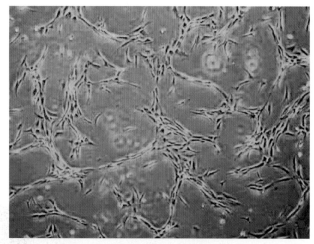

图 10-2-21　血管内皮细胞的体外成管能力

Figure 10-2-21　Tube formation of endothelial cells cultured on Matrigel

（一）微血管内皮细胞的微绒毛

与大血管内皮细胞不同，微血管内皮细胞表面具有很多的微绒毛结构，这与其参与组织的营养和代谢产物交换功能密切相关。透射电子显微镜下观察到的一个毛细血管，可见内皮层向腔内突起的微绒毛（图10-2-22）。扫描电子显微镜下体外培养的微血管内皮细胞表面的微绒毛（图10-2-23）。

（二）微血管内皮细胞的窗孔结构

代谢和分泌功能活跃的微血管内皮细胞，例如肝、内分泌腺和肾小球微血管内皮细胞，其表面具有窗孔样结构。通常这种窗孔为有隔膜型（图10-2-24）。但在肿瘤微血管内皮细胞上，其代谢更为活跃，表面窗孔为无隔膜型（图10-2-25）。

（三）脑微血管内皮细胞间的紧密连接

脑的毛细血管内皮细胞间形成的紧密连接是构成血-脑屏障的重要基础。在体外培养的脑微血管内皮细胞间也可形成紧密连接，电子显微镜下可见细胞间紧密连接的电子致密区。扫描电子显微镜下的脑

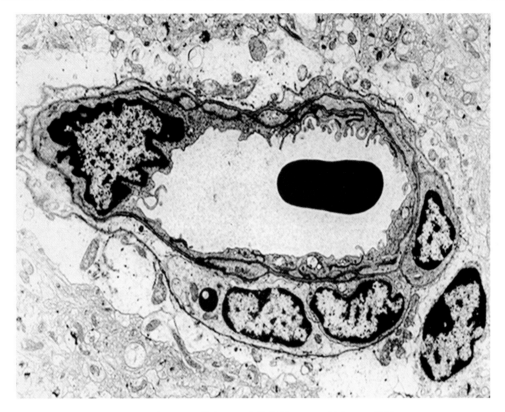

图 10-2-22　体内毛细血管内皮细胞的微绒毛。透射电子显微镜 ×2000
Figure 10-2-22　Microvilli of capillary endothelial cells in vivo. Transmission electron microscope, ×2000

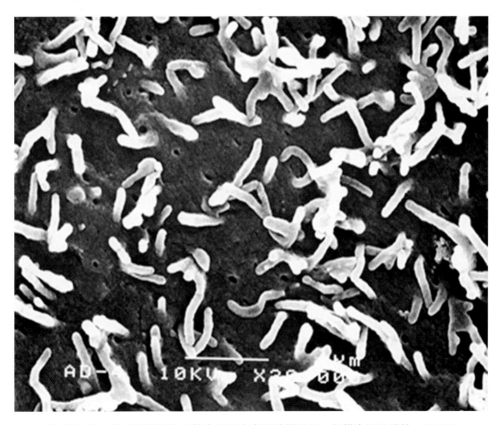

图 10-2-23　体外培养的微血管内皮细胞表面的微绒毛。扫描电子显微镜 ×30 000
Figure 10-2-23　Microvilli on the surface of microvascular endothelial cells in vitro. Scanning electron microscopy, ×30 000

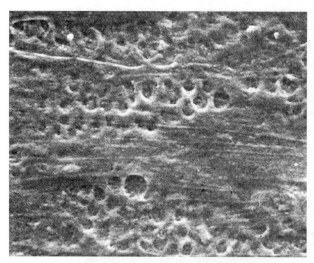

图 10-2-24　肝血窦内皮细胞表面的有隔膜型窗孔
Figure 10-2-24　Fenestrations with membrane on the surface of liver sinusoidal endothelial cells

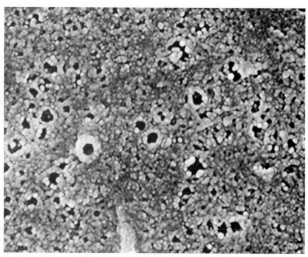

图 10-2-25　肿瘤微血管内皮细胞表面的无隔膜型窗孔
Figure 10-2-25　Fenestrations without membrane on the surface of endothelial cells derived from cancer

微血管内皮细胞间紧密连接(图 10-2-26);透射电子显微镜下的脑微血管内皮细胞间紧密连接处的电子致密区(图 10-2-27)。

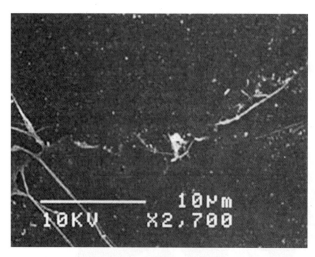

图 10-2-26　脑微血管内皮细胞间紧密连接;扫描电子显微镜,×2700
Figure 10-2-26　Tight junction between brain microvascular endothelial cells. scanning electron microscopy ×2700

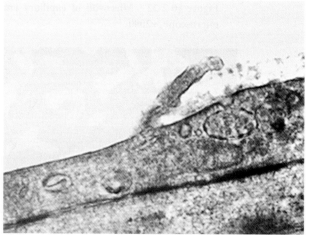

图 10-2-27　脑微血管内皮细胞间紧密连接;透射电子显微镜,×8000
Figure 10-2-27　Tight junction between brain microvascular endothelial cells. Transmission electron microscopy, ×8000

（四）其他

此外,胰岛的微血管内皮细胞表达 alpha 1 抗胰蛋白酶,肺的微血管内皮细胞表达血管紧张素转换酶 ACE 等,这些特点均与器官功能相适应。

五、内皮细胞在血管疾病研究中的应用

利用体外培养的血管内皮细胞,可以分析血管相关性疾病的发生发展过程中各种因素导致内皮细胞损伤的机制,以及筛选保护药物和治疗手段。同时也可以利用培养的血管内皮细胞构建多种体外疾病模型,应用于医学研究。

应用体外培养的微血管内皮细胞,可以构建各种实验模型来研究生理和病理情况下微血管内皮细胞的基因、表型和功能,以及与各种组织细胞相互作用及其调控机制。

(一) 血管内皮细胞屏障模型

微血管内皮细胞间的细胞连接构成了血液和组织间屏障。应用这一特性,在细胞培养插入器中将微血管内皮细胞培养至汇合状态可构建内皮细胞屏障模型,用来研究血管内皮细胞的通透性、药物的转运和细胞的跨内皮细胞迁移等。图 10-2-28 示将脑微血管内皮细胞培养在细胞插入器中,构建血-脑屏障实验模型的示意图。通过观察内外室液面差的渗漏试验,可初步判断屏障模型的成功与否。跨内皮迁移模型(图 10-2-29)。

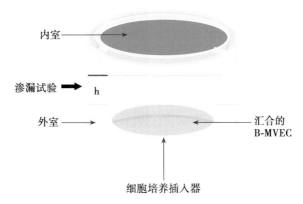

图 10-2-28 血-脑屏障实验模型示意图
Figure 10-2-28 Diagram of blood-brain barrier model. B-MVEC Brain microvascular endothelial cells

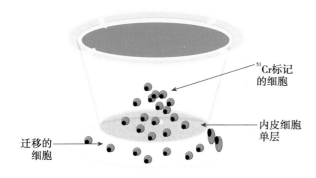

图 10-2-29 跨内皮迁移实验模型示意图。插入器中内皮细胞培养至汇合,待测细胞用 51Cr 标记后加入内室,通过检测外室中 51Cr 的量计算迁移细胞数
Figure 10-2-29 Diagram of trans-endothelial migration model. Endothelial cells cultured in cell culture grown to confluence, then co-cultured with 51Cr-labelled cells. The migrated cells are collected in the lower chamber. The percentage of migrated cells can be represented by radioactivity percentage

(二) 血管内皮细胞缺血-再灌注损伤模型

缺血-再灌注损伤是缺血性心脑血管疾病(如心肌梗死、脑栓塞)的重要医学问题。内皮细胞是缺血-再灌注损伤的重要靶细胞。将微血管内皮细胞培养在低氧条件下,而后转入高氧条件下可以在体外模拟缺血-再灌注损伤,用于研究细胞损伤的分子机制及保护措施。建立缺血-再灌注损伤细胞模型的过程(图 10-2-30)。

(三) 血管生成模型

微血管内皮细胞培养在适当的细胞外基质中可以形成网络样结构,加入促进或抑制血管生成的物质可以影响网络样结构的形成。因而,可以用来研究各种促血管生成因子和抑血管生成因子的作用和机制,以及评价各种抗血管生成药物的疗效。微血管内皮细胞形成的网络样结构(图 10-2-31);VEGF 对网络样结构形成的促进作用(图 10-2-32);PDGF 对网络样结构成熟的促进作用(图 10-2-33);抗血管生成药物对网络样结构的破坏(图 10-2-34)。

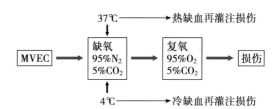

图 10-2-30 内皮细胞缺血-再灌注损伤细胞模型示意图
Figure 10-2-30 Diagram of cell model of endothelial ischemia-reperfusion injury

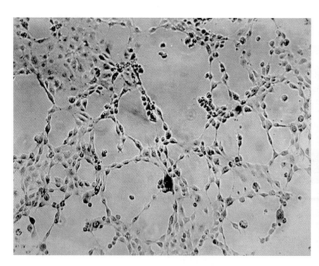

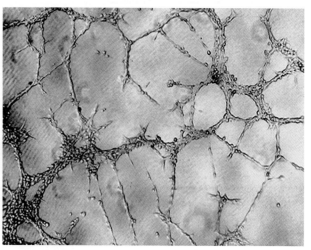

图 10-2-31　微血管内皮细胞形成的网络样结构。倒置相差显微镜 ×100

Figure 10-2-31　Capillary-like structure by micro-vascular endothelial cells. Inverted phase contrast microsope，×100

图 10-2-32　VEGF 对网络样结构形成的促进作用。倒置相差显微镜 ×100

Figure 10-2-32　The promotion of VEGF on formation of capillary-like structure. Inverted phase contrast microsope，×100

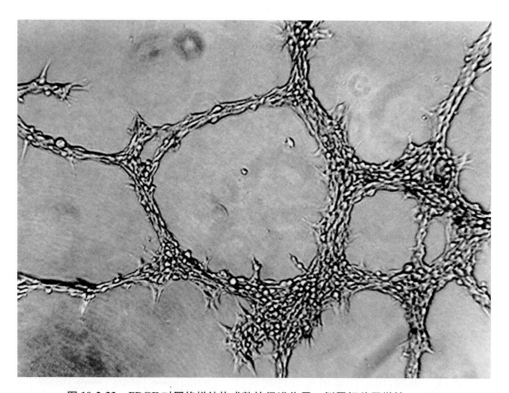

图 10-2-33　PDGF 对网络样结构成熟的促进作用。倒置相差显微镜　×100

Figure 10-2-33　The promotion of PDGF on mature capillary-like structure. Inverted phase contrast microsope，×100

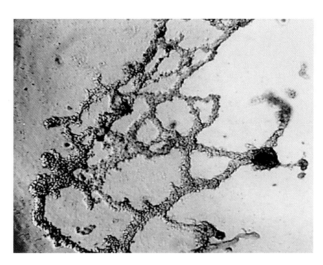

图 10-2-34　抗血管生成药物对网络样结构的破坏。倒置相差显微镜　×100

Figure 10-2-34　The effect of anti-angiogenesis drugs on capillary-like structure. Inverted phase contrast microsope, ×100

（张文健　娄晋宁）

▶ 第三节　血管内皮前体细胞的培养及应用

血管内皮前体细胞也称为内皮祖细胞（endothelial progenitor cells, EPCs），亦称为成血管细胞（angioblast）。在胚胎血管发育过程中，EPC 主要存在于血管壁，当出生后，体内 EPC 主要定居于骨髓，在某些生理或者病理状态下可被动员入血、迁移、归巢到靶组织分化为成熟的内皮细胞，起到内皮修复或血管生成作用。有研究表明，内皮祖细胞在心脑血管疾病、外周血管缺血性疾病、创伤修复愈合、内皮损伤相关疾病等方面发挥重要作用，为临床上缺血性疾病的研究和治疗提供了新的思路，因而内皮祖细胞的分离培养及生物学特性研究也成为开展相关研究工作的有力工具。

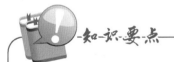

内皮祖细胞

内皮祖细胞也称为血管内皮前体细胞，具有分化为成熟内皮细胞的能力，不仅在胚胎血管发生中起重要作用，而且在成体中也起促进受损内皮修复和微血管生成等重要作用。胚胎血管发育过程中，EPC 主要存在于血管壁，当出生后，体内 EPC 主要定居于骨髓，在某些生理或者病理状态下可被动员入血，后迁移、归巢到靶组织并分化为成熟内皮细胞，起到内皮修复或血管生成作用。

一、血管内皮前体细胞的分离培养和鉴定

EPC 表达祖细胞特异的标志 CD133，同时也表达内皮细胞的某些标志性分子如 CD34 和 VEGFR2。因此成体 EPC 的分离可选择从外周血分离，最常用的方法是流式细胞术分选出 CD133 和 VEGFR2 双阳性细胞。若从胚胎血管组织分离 EPC，可挑选较大的血管，将其内膜翻转朝外，然后将两端夹闭并烧灼断端后置于消化酶中，这样酶仅与内膜层接触，通过控制时间可得到较纯的 EPC。取人胚胎 14 周的主动脉（图 10-3-1），将人胚胎主动脉翻面（图 10-3-2），翻面后的血管（图 10-3-3）。

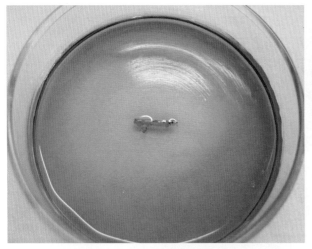

图 10-3-1　人胚胎 14 周的主动脉组织
Figure 10-3-1　Aorta obtained from aborted human fetus at 14 weeks' gestation

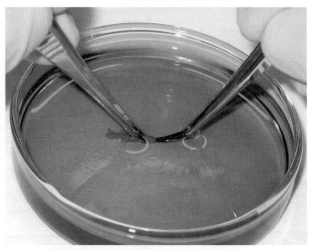

图 10-3-2　将人胚胎主动脉翻面
Figure 10-3-2　Making the aorta inside out

EPC 的鉴定：EPC 表达祖细胞特异的标志 CD133，同时也表达内皮细胞的一些标志性分子如 CD34 和 VEGFR2。目前将同时表达这三种表面标志作为 EPC 的鉴定标准。免疫荧光染色检测 EPC 的 CD133 表达（图 10-3-4）；免疫荧光染色检测 EPC 的 CD34 表达（图 10-3-5）；免疫荧光染色检测 EPC 的 VEGFR2 表达（图 10-3-6）。

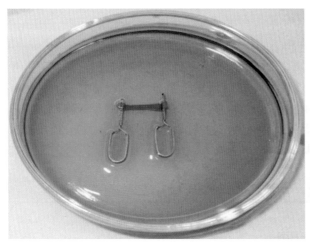

图 10-3-3　翻面后的人胚胎主动脉
Figure 10-3-3　Human fetal aorta with endothelium outside

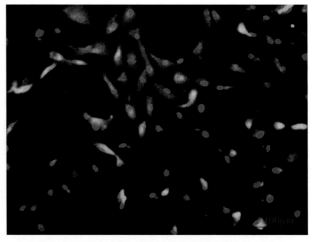

图 10-3-4　免疫荧光染色检测 EPC 的 CD133 表达
Figure 10-3-4　Immunofluorescent staining for CD133 in EPC. Fluorescence microscope, ×200

二、内皮前体细胞在血管疾病中的潜在应用

由于 EPC 具有修复损伤内皮细胞的能力，可将其应用于治疗内皮损伤相关的疾病，例如动脉粥样硬化。有研究应用 EPC 治疗实验动物动脉粥样硬化斑块，发现 EPC 可特异黏附到斑块表面，并起到修复内皮的作用。

利用 EPC 促进血管生成的能力，可将其用于缺血性疾病的治疗，如糖尿病足等。动物实验将 EPC 注射到缺血部位后，可促进和参与缺血部位的血管生成，形成新的毛细血管，从而改善血液供应。

此外，EPC 比成熟内皮细胞具有更强的增殖能力和可塑性，可用于组织工程方面。例如考虑将其包被在支架表面，形成人工内皮，预防支架后再狭窄。

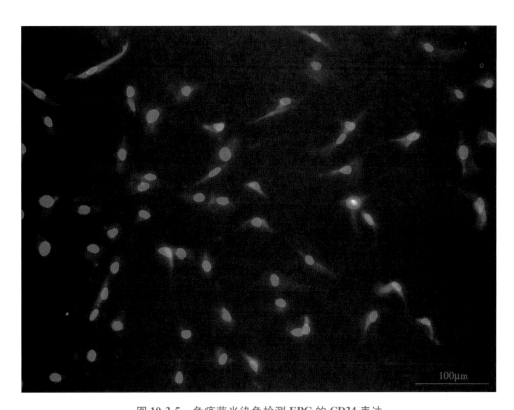

图 10-3-5　免疫荧光染色检测 EPC 的 CD34 表达

Figure 10-3-5　Immunofluorescent staining for CD34 in EPC. Fluorescence microscope, ×200

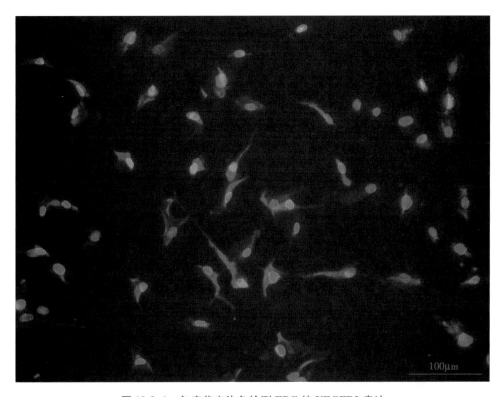

图 10-3-6　免疫荧光染色检测 EPC 的 VEGFR2 表达

Figure 10-3-6　Immunofluorescent staining for VEGFR2 in EPC. Fluorescence microscope, ×200

（张文健　娄晋宁）

▶ 第四节　血管平滑肌的培养及应用

大量研究资料表明,动脉粥样硬化(atherosclerosis,AS)是一种慢性炎症性疾病,其主要发病机制为在炎症因子的刺激下,内皮细胞受损,导致血液脂质通过受损的内皮进入动脉壁,引起血管平滑肌细胞(vascular smooth muscle cell,VSMC)的表型改变,从收缩型向合成型转变,是纤维粥样斑块形成的主要细胞成分。增殖的平滑肌细胞具有肌丝成分减少,粗面内质网、线粒体和高尔基复合体等细胞器发达,合成和分泌基质蛋白能力增加等特征,参与血管壁的形成,修复损伤的细胞基底膜,参与细胞外基质的降解,骨架蛋白结构重排,诱导细胞由中膜向内膜迁移并增殖,同单核细胞一起吞噬大量脂质而形成泡沫细胞,最终促使 AS 斑块形成。深入研究 VSMC 迁移的分子新机制对防治 AS 的进行性发展及研发有效的治疗手段具有重要的意义。

一、血管平滑肌细胞的分离

多采用组织贴块法和酶消化法。无菌条件下取大鼠腹主动脉,SD 大鼠(150~180g)断颈处死,浸泡于75%酒精5分钟,无菌条件下取大鼠腹主动脉,Hank's 液中漂洗 3 次,剥除外膜的纤维脂肪层。纵行切开血管,刮除内膜,迅速撕下中膜内、中层,切成约 1~2mm 宽的组织块,将组织块种植于培养瓶壁。置于37℃恒温箱,2 小时左右,取出培养瓶加入20%胎牛血清的培养液,再放回培养箱内静止培养。

二、血管平滑肌细胞的培养、鉴定

使用 DMEM 培养基,添加灭活的牛血清(10%~20%),4 天后可见细胞从组织中迁移游出,待细胞长成"峰、谷"交错的致密细胞层后即可传代,实验用3~6代细胞(图10-4-1)。采用抗 α-肌动蛋白的单克隆抗体进行细胞免疫荧光鉴定(图10-4-2)。

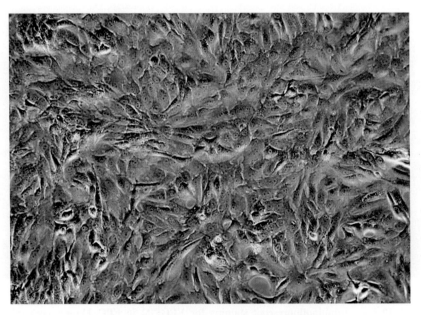

图 10-4-1　原代培养的大鼠血管平滑肌细胞

Figure 10-4-1　Primary culture of rat vascular smooth cells

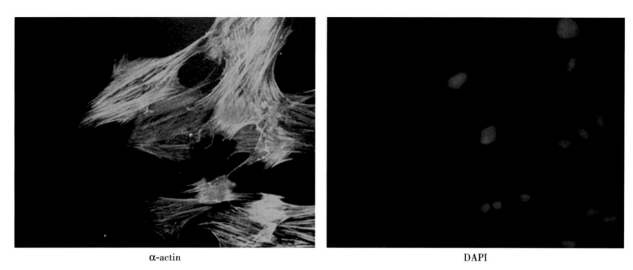

α-actin　　　　　　　　　　　　　　　　　DAPI

图 10-4-2　免疫荧光检测 VSMC 中 α-actin 表达
Figure 10-4-2　Immunofluorescent staining for α-actin

三、血管平滑肌细胞的应用

血管平滑肌细胞(vascularsmooth muscle cell,VSMC)是血管壁的主要细胞成分,VSMC 在动脉粥样硬化、血管内膜增生、血管重塑等病理过程中发挥重要作用,VSMC 功能障碍尤其是 VSMC 迁移是 AS 发生和发展的重要环节。利用原代培养的血管平滑肌细胞,可以在体外研究心血管相关疾病过程中导致 VSMC 表型转换、增殖、迁移及凋亡等细胞生物学行为的机制,是研究心血管疾病发病机制的重要研究手段。

(温见燕　王程　于长安)

▶ 第五节　心肌细胞的分离、培养

心肌细胞培养是目前心血管疾病研究的基本方法和手段之一,它的方法简单可控,在医学领域有着广阔的应用前景。通过体外培养心肌细胞,可建立多种心肌细胞病理模型;观测药物对心肌组织中细胞的直接作用并进行药物筛选,还可直接观察到各种药物对活细胞影响的动态过程。

一、新生乳鼠的选择

乳鼠心肌细胞随年龄的增长,其增殖会发生改变,如在新生 3 天内,具有一定的增殖能力,而成年大鼠心肌细胞为终末分化细胞,失去了增殖能力。因此我们在选择乳鼠时,尽量选择出生时间短的乳鼠,这样的心肌细胞成活率及贴壁率较高。

二、细胞污染的防治

在细胞培养过程中,我们要坚持无菌操作的原则,实验人员要身着消毒衣帽,佩戴口罩及无菌手套,操作注意无菌原则等,同时做好实验室、超净台、实验器械及实验用液的消毒灭菌工作。除了以上内容外,还应特别注意以下几点:①获取心脏时避免剪破消化道,比较理想的办法是在剑突上一肋处入剪,这样做不涉及腹腔,也就减少了污染机会。②观察细胞时间不要过长,以免引起培养液 pH 改变,同时增加污染几率。

三、心肌细胞的培养、鉴定

出生 2～3 天的乳鼠麻醉后固定四肢,碘伏消毒胸腹部皮肤两遍,75% 的医用酒精脱碘两遍,在超净台内再用 75% 的医用酒精消毒一遍皮肤。固定住乳鼠头部,小心剪开胸部皮肤,取出心脏并挤出心腔内的血液,直剪剪去附着的动脉,放置在盛有肝素 PBS 中。将心脏尽量剪碎,在 37℃ 的水浴环境中用 0.1% 的胰酶和 0.05% 的 I 型胶原酶消化 10 分钟(图 10-5-1);静置 1 分钟左右使细胞沉淀,因消化液中含有较多的死细胞,故弃之不用;再加入消化酶在 37℃ 的水浴消化 10 分钟(图 10-5-2),离心后弃去上清,在沉淀中加入 5% 的 FBS,吹打悬浮收集到的细胞。如此循环消化,直至组织块消化完全。将收集到的细胞过细胞筛进一步纯化(图 10-5-3),置于 CO_2 培养箱中孵育 2 小时,使成纤维细胞贴壁,增加心肌细胞的纯度。2 小时后将悬浮未贴壁的细胞接种在 25 cm^2 的培养瓶中继续培养。24 小时后可取出观察,可见少量心肌细胞跳动,72 小时后可见心肌细胞同步跳动(图 10-5-4)。心肌细胞免疫组织化学鉴定,用抗 α-肌动蛋白的抗体进行特异性染色,可见棕黄色颗粒分布于胞浆中(图 10-5-5)。

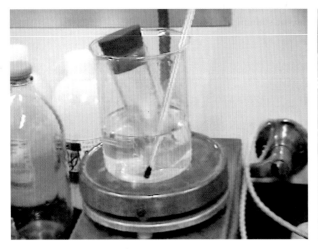

图 10-5-1　胰酶在 37℃ 的水浴消化
Figure 10-5-1　37Degrees water bath digestion

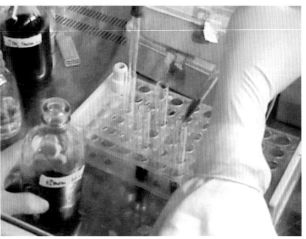

图 10-5-2　终止胰酶的消化作用
Figure 10-5-2　Terminate trypsin digestion

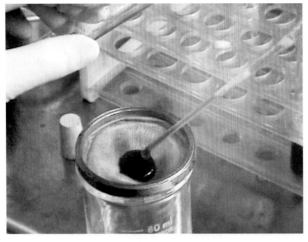

图 10-5-3　吹打后过细胞筛
Figure 10-5-3　Cell strainer filter

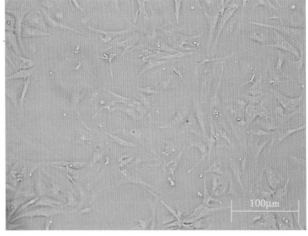

图 10-5-4　大鼠心肌细胞的形态。倒置相差显微镜
Figure 10-5-4　Morphology of primary cultured rat cardiomyocytes. Inverted phase contrast microscopy

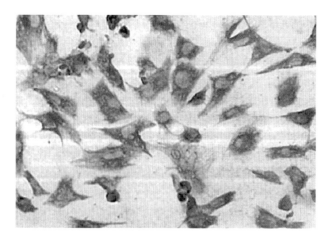

图 10-5-5　用抗 α-actiin 肌动蛋白的抗体对大鼠心肌细胞进行特异性染色，可见棕黄色颗粒分布于胞浆中

Figure 10-5-5　The specific staining was carried out in primary cultured rat cardiomyocytes with antibodies against alpha-actiin, and the brown yellow particles were distributed in the cytoplasm

（王程　温见燕　李丽　吴立玲）

参 考 文 献

［1］ Morgan DM. Isolation and culture of human umbilical vein endothelial cells. Methods Mol Med,1996,2:101-109.

［2］ 娄晋宁. 微血管内皮细胞的培养及其在医学研究中的应用. 微循环杂志,2004,14:5-8.

［3］ 吴练秋,张文健,叶丽亚,娄晋宁. 微血管内皮细胞的分离、纯化和功能特性. 医学研究通讯,2004,33:29-32.

［4］ J. Lou,N. Mili,C. Docrind,et al. An improved method to isolate microvascular endothelial cells from normal and inflamed human lung. In Vitro Cell. Dev. Biol,1998,34:529-536.

［5］ Lou J.,Triponez F.,Oberholzer J.,et al. Expression of alpha-1 proteinase inhibitor in human islet microvascular endothelial cells. Diabetes,1999,48:1773-1778.

［6］ Sahagun G,Moore SA,Fabry Z,et al. Purification of murine endothelial cell cultures by flow cytometry using fluorescein-labeled griffonia simplicifolia agglutinin. Am J Pathol. 1989,134(6):1227-1232.

［7］ Lou J.,Chofflon M.,Juillard C.,et al. Brain microvascular endothelial cells and leukocytes derived from patients with multiple sclerosis exhibit increased adhesion capacity. Neuro Report,1997,8:629-633.

［8］ Zhang WJ,Ye LY,Wu LQ,et al. Morphologic,Phenotypic and Functional Characteristics of Endothelial Cells Derived from Human Hepatic Cavernous Hemangioma. J Vasc Res,2006,43:522-532.

［9］ WU L,Zhang W,Niu J,et al. Phenotypic and functional differences between human liver cancer endothelial cells and liver sinusoidal endothelial cells. J Vasc Res,2008,45(1):78-86.

［10］ Xie Y,Ye L,Zhang X,et al. Transport of nerve growth factor encapsulated into liposomes across the blood-brain barrier:in vitro and in vivo studies. Journal of Control Release,2005,105:106-119.

［11］ Zhang WJ,Feng J,Zhou R,et al. Tanshinone ⅡA protects the human blood-brain barrier model from leukocyte-associated hypoxia-reoxygenation injury. Eur J Pharmacol. 2010,648(1-3):146-152.

［12］ 庄乾淑,张文健,叶丽亚,等. 人胚胎主动脉血管内皮祖细胞的分离、培养及鉴定. 中国医药生物技术,2012,7(2):85-92.

［13］ 丁浩,张文健,温见燕,等. 血管内皮前体细胞在糖尿病足治疗中的应用. 中国医药生物技术,2011,6(5):374-377.

［14］ Xu RW,Zhang WJ,Zhang JB,et al. A Preliminary Study of the Therapeutic Role of Human Early Fetal Aorta-derived Endothelial Progenitor Cells in Inhibiting Carotid Artery Neointimal Hyperplasia. Chin Med J(Engl),2015,128(24):3357-3362.

［15］ Zhao WN,Xu SQ,Liang JF,et al. Endothelial progenitor cells from human fetal aorta cure diabetic foot in a rat model. Metabolism,2016,65(12):1755-1767.

［16］ Webster KA,Discher DJ,Bishopric NH. Cardioprotection in an in vitro model of hypoxic preconditioning. J Mol Cell Cardiol.

1995 Ja;27(1):453-458.

[17] Marino TA,Walter RA,Cobb E,et al. Effects of norepinephrine on neonatal rat cardiocyte growth and differentiation. In Vitro Cell Dev Biol. 1990,26(3 Pt 1):229-236.

[18] Field AC,Hill C,Lamb GD. Asymmetric charge movement and calciumcurrents in ventricular myocytes of neonatal rat. J Physiol. 1988,406:277-297.

[19] Jovinge S,Hultgardh-Nilsson A,Regnstrom J,et al. Tumor necrosisfactor-alpha activates smooth muscle cell migration in culture and isexpressed in the balloon-injured rat aorta. Arterioscler Thromb Vasc Biol. 1997,17:490-497.

[20] Patel JJ,Srivastava S,Siow RC. Isolation,Culture,and Characterization of Vascular Smooth Muscle Cells. Methods Mol Biol. 2016,1430:91-105.

[21] Zhou Y,Wang JY,Feng H,et al. Overexpression of c1q/tumor necrosis factor-related protein-3 promotes phosphate-induced vascular smooth muscle cell calcification both in vivo and in vitro. Arterioscler Thromb Vasc Biol. 2014,34(5):1002-1010.

[22] Wang C,Li L,Zhang ZG,et al. Globular adiponectin inhibits angiotensin Ⅱ-induced nuclear factor kappaB activation through AMP-activated protein kinase in cardiac hypertrophy. J Cell Physiol. 2010,222(1):149-155.

[23] Cui XB,Wang C,Li L,et al. Insulin decreases myocardial adiponectin receptor 1 expression via PI3K/Akt and FoxO1 pathway. Cardiovasc Res. 2012,93(1):69-78.

[24] Li L,Zhang ZG,Lei H,et al. Angiotensin Ⅱ reduces cardiac AdipoR1 expression through AT1 receptor/ROS/ERK1/2/c-Myc pathway. PLoS One. 2013;8(1):e49915.

[25] 司徒镇强,吴军正. 细胞培养. 西安:世界图书出版西安公司,1999.

第十一章 脂肪细胞因子与动脉粥样硬化

▶ 第一节 脂肪细胞因子与血管平滑肌迁移

动脉粥样硬化（atherosclerosis，AS）所致的心脑血管疾病是发达国家的首位死亡原因。在我国，随着人们生活水平的提高、膳食结构的变化以及人均寿命的延长，动脉粥样硬化的发病率亦呈现上升趋势。动脉粥样硬化的发病机制较为复杂，与高脂血症、高血压、糖尿病、吸烟等诸多因素有关。大量研究资料表明，动脉粥样硬化是一种慢性炎症性疾病，其主要发病机制为在炎症因子的刺激下，内皮细胞受损，导致血液脂质通过受损的内皮进入动脉壁，引发中膜血管平滑肌细胞（vascular smooth muscle cell，VSMC）向内膜迁移并大量增殖，并同单核细胞一起吞噬大量脂质而形成泡沫细胞；同时增殖的平滑肌细胞表型也发生改变，可迅速合成和分泌大量胶原等细胞外基质，最终促使斑块形成。其中，血管平滑肌细胞迁移在动脉粥样硬化及其相关疾病的发生发展中起着极为重要的作用，而脂肪因子在血管平滑肌细胞迁移以及动脉粥样硬化发生中的作用近些年来备受关注。

传统观念认为，脂肪组织是一种终末分化的能量贮备器官，仅仅起着贮存中性脂肪、供应能量、减震以及调节体温的作用。然而，自1994年发现瘦素以来，越来越多的研究证实脂肪组织能够生成和分泌大量的细胞因子、生长因子和活性肽等，它们以旁分泌、自分泌和内分泌的方式作用于远隔或邻近器官组织，在能量代谢、免疫应答和炎症反应的调节中发挥重要的作用。因此，脂肪组织开始被当作一种十分重要的内分泌器官，其所分泌的脂肪因子（adipokine）不仅参与生理状态下糖脂代谢、免疫及心血管功能的维持与调控，而且在肥胖、炎症、代谢综合征和心血管疾病的发生和发展中扮演着重要的角色。

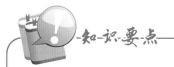

脂肪因子

脂肪组织不仅是一种终末分化的能量贮备器官，还是一种十分重要的内分泌器官，同时它还能够生成和分泌大量的细胞因子、生长因子和活性肽等。脂肪因子主要由脂肪组织分泌，而后以旁分泌、自分泌和内分泌的方式作用于远隔或邻近器官组织，在能量代谢、免疫应答和炎症反应、心血管功能调节中发挥重要作用。

一、脂肪因子的产生

脂肪组织主要包括成熟脂肪细胞和间质细胞，后者又包括间充质的前脂肪细胞、巨噬细胞、内皮细胞和平滑肌细胞等。它们能分泌多种脂肪因子，其中既有主要由脂肪细胞生成和分泌的瘦素（leptin）、脂联素（adiponectin）、抵抗素（resistin）、内脂素（visfatin）和网膜素（omentin）等；还有主要产生于其他细胞，但脂肪组织亦有分泌的生物活性物质，如主要由单核-吞噬细胞分泌生成的白介素6（interleukin-6，IL-6）和肿瘤坏死因子α(tumor necrosis factor-α,TNF-α)等炎症因子及趋化因子;以及主要由内皮细胞分泌生成的纤溶酶原激活因子抑制剂(plasminogen activator inhibitor 1,PAI-1)和血管内皮生长因子(vascular endothelial growth factor,VEGF)等。随着研究的深入,人们发现虽然脂肪组织是血浆脂肪因子的主要来源,但其他细胞也可产生脂肪因子,主要通过旁分泌和/或自分泌的形式在局部发挥调控作用。脂肪因子的种类众多,功能广泛,不仅是维持生理稳态不可或缺的活性物质,而且是调控肥胖、炎症和代谢综合征等多种病理状态的重要因子。

二、脂肪因子分类

(一) 瘦素

瘦素是在1994年发现的第一个由脂肪组织特异性分泌的细胞因子。循环瘦素水平与体内脂肪水平呈正相关,主要反映脂肪组织中能量储存的状态。瘦素可以通过直接作用于中枢神经系统来调节能量平衡、神经内分泌功能以及物质代谢。瘦素缺乏时能够导致肥胖、下丘脑性闭经、脂肪萎缩等临床表现。

Oda等人的研究发现,在离体培养的大鼠VSMCs中存在有活性的瘦素受体的表达;外源性瘦素刺激不仅能促进VSMCs增殖,还能显著促进其迁移;这一作用为细胞外信号调节激酶(extracellular signal-regulated kinase 1/2,ERK1/2)和磷脂酰肌醇-3激酶(phosphatidylinositol 3-kinase,PI3K)-Akt的磷酸化所激活。这一研究为脂肪因子参与动脉粥样硬化调节提供了证据。

(二) 脂联素

脂联素又名Acrp30、GBP28、apM1和AdipoQ,是在1995年被发现的由apM1基因编码的脂肪组织特异性蛋白,具有胰岛素增敏、抗感染、抗动脉粥样硬化和心血管保护等多种生物学作用。血清脂联素水平与肥胖、胰岛素抵抗、2型糖尿病等代谢疾病呈负相关。

现有研究证明,脂联素在体外实验中具有抗动脉粥样硬化的作用。与瘦素的促迁移作用相反,Motobayashi等人在体外实验中发现,脂联素可通过磷酸化腺苷酸活化蛋白激酶(AMP-activated protein kinase,AMPK),抑制激酶ERK1/2的活化,从而逆转胰岛素生长因子(Insulin-like growth factor-1,IGF-1)所引起的VSMCs迁移。

(三) 抵抗素

抵抗素(resistin),是RSTN基因编码的产物,是一种肽激素,富含半胱氨酸的分泌蛋白。血清抵抗素水平与心血管危险因素如肥胖、高血脂、炎症之间具有显著的相关性,同时与冠状动脉病变的严重程度密切相关,提示Resistin在动脉粥样硬化的形成过程中发挥重要作用。

Jung等人研究发现,在人的动脉血管壁以及体外培养细胞模型中,抵抗素均富集于巨噬细胞中。体外抵抗素刺激能显著促进VSMCs迁移活性。这一研究为巨噬细胞参与动脉粥样硬化的过程提供了分子基础。

脂肪因子中有越来越多的成员参与血管平滑肌细胞迁移及动脉粥样硬化的过程,这其中既有促迁移因子如瘦素和抵抗素,也有抑迁移因子如脂联素(表11-1-1),这提示脂肪因子家族各成员很可能通过相互作用共同调节血管重构的过程。这些研究表明脂肪因子不仅参与糖脂代谢,而且在肥胖、代谢综合征和心血管疾病的发生和发展中也扮演着重要的角色,为人类认识肥胖、代谢紊乱性疾病以及心血管病的分子基础开拓了新视角。

表11-1-1 脂肪因子在平滑肌细胞迁移中的作用

脂肪因子	VSMC 增殖	VSMC 迁移	脂肪因子	VSMC 增殖	VSMC 迁移
瘦素	促进	促进	TNF-α	促进	促进
脂联素	抑制	抑制	IL-6	促进	促进
抵抗素	促进	促进	网膜素	尚不清楚	尚不清楚
Apelin	促进	促进	内脂素	尚不清楚	尚不清楚
CTRP3	促进	尚不明确			

（四）Apelin

Apelin 是于 1998 年发现的孤儿 G 蛋白耦联受体-血管紧张素受体 AT1 相关受体蛋白（APJ 受体）的内源性配体,2005 年被确认为一种新的脂肪因子。Apelin 具有心血管保护、抗肥胖和抗糖尿病等重要作用,并在肥胖相关疾病、摄食和神经内分泌等方面发挥重要作用。

体外实验发现,Apelin 能促进 VSMCs 增殖和迁移。Liu 等人发现,Apelin-13 可以通过磷酸化 ERK1/2,上调转录因子 Egr-1 的表达,进而促进 VSMCs 的增殖和迁移。Wang 等人的结果发现,Apelin 通过 PI3K/Akt/FoxO3a/MMP-2 通路促进 VSMCs 的迁移,这些研究为血管重构和动脉粥样硬化的预防与治疗提供了实验基础。

Apelin 在动脉粥样硬化过程中发挥重要作用。血管平滑肌细胞迁移是动脉粥样硬化过程中的重要事件,我们研究了 Apelin 对血管平滑肌细胞迁移的作用及可能的机制。Apelin 能够剂量和时间依赖性地促进血管平滑肌细胞迁移(图 11-1-1 ~ 图 11-1-3);Apelin 促进 Akt 磷酸化,PI3K 的抑制剂 LY294002 及 Akt1/2 激酶抑制剂可以抑制 Apelin 诱导的血管平滑肌细胞迁移(图 11-1-4 ~ 图 11-1-5)。Apelin 剂量依赖性地

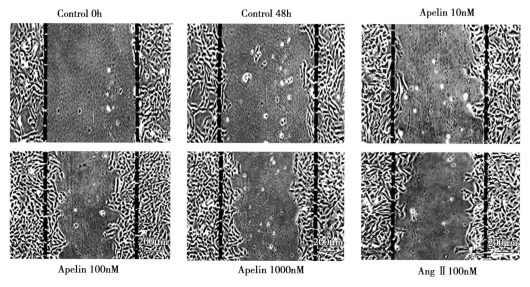

图 11-1-1　Apelin 处理血管平滑肌细胞 48 小时划痕实验显示 Apelin 对血管平滑肌细胞迁移的作用
Figure11-1-1　Effect of apelin on vascular smooth muscle cell（VSMC）migration. Scratch-wound assay of VSMCs incubated with different concentrations of apelin for 48h

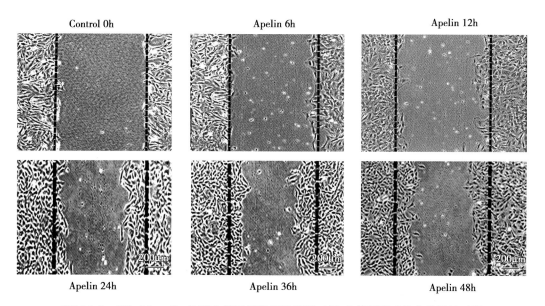

图 11-1-2　100nM apelin 处理血管平滑肌细胞不同时间,血管紧张素 II 作为阳性对照
Figure 11-1-2　100nM apelin for the indicated times. Angiotensin II（Ang II）was a positive control

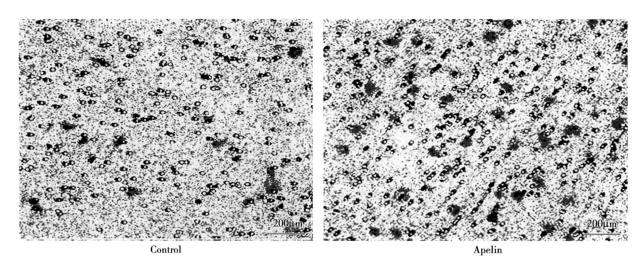

图 11-1-3　侵袭实验结果显示 apelin 促进血管平滑肌细胞迁移

Figure 11-1-3　Scratch-would assay showed apelin can promote VSMCs migration

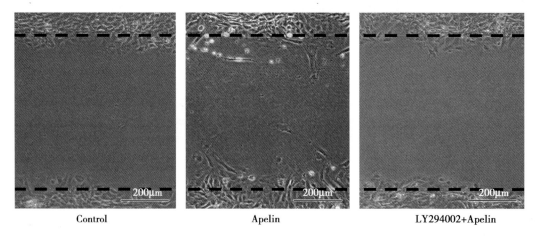

图 11-1-4　PI3K/Akt 信号通路对 apelin 诱导血管平滑肌细胞迁移的作用,血管平滑肌用 LY294002 预处理后划痕实验结果

Figure 11-1-4　Effect of PI3K/Akt on apelin-induced VSMC migration,scratch-would assay of VSMCs preincubated with LY294002 kinase inhibitor

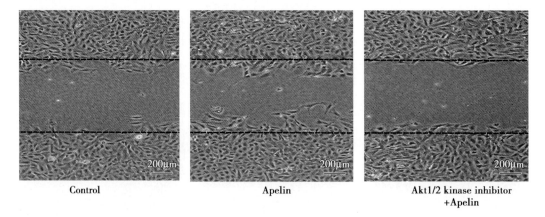

图 11-1-5　血管平滑肌用 Akt1/2 抑制剂预处理后划痕实验结果

Figure 11-1-5　Scratch-would assay of VSMCs preincubated with Akt1/2 kinase inhibitor

诱导 FoxO3a 磷酸化,促进 FoxO3a 从胞核转移到胞浆,LY294002 及 Akt1/2 激酶抑制剂可以抑制该过程（图 11-1-6~图 11-1-7）,Apelin 可提高金属基质蛋白酶 MMP-2 的表达及明胶酶活性（图 11-1-8）。同时我们还发现在人颈动脉粥样硬化斑块中,Apelin、P-Akt、FoxO3a 和 MMP-2 的表达较周围相对正常血管的表达量升高（图 11-1-9~图 11-1-13）。我们的研究证实,Apelin 通过 PI3K/Akt/FoxO3a/MMP-2 通路促进 VSMCs 的迁移,磷酸化 FoxO3a 在 apelin 诱导的 MMP-2 激活及血管平滑肌细胞迁移过程中发挥重要作用。这些研究为血管重构和动脉粥样硬化的预防与治疗提供了实验基础。

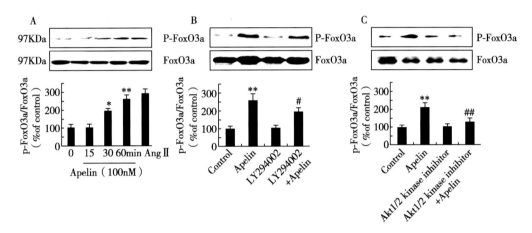

图 11-1-6　**Apelin 诱导血管平滑肌细胞迁移对 FoxO3a 磷酸化的影响（A）apelin（100nM）诱导血管平滑肌细胞不用时间的 Western blot 结果（B）用 LY294002 预处理结果（C）用 Akt1/2 激酶抑制剂预处理**

Figure 11-1-6　Effect of FoxO3a phosphorylation and translocation on apelin-induced VSMC migration. （A）Western blot analysis of FoxO3a phosphorylation in VSMCs treated with apelin（100 nM）for the indicated times（B）Preincubated with LY294002 （C）Akt1/2 kinase inhibitor AngII was a positive control. The phosphorylation level was normalized to total FoxO3a level

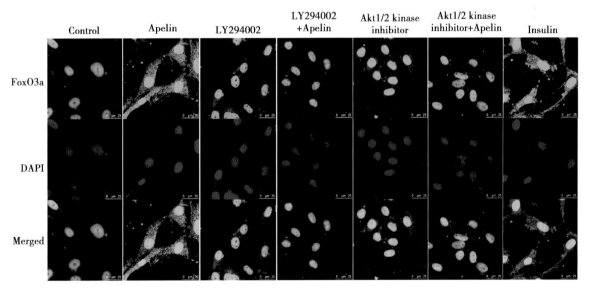

图 11-1-7　免疫荧光分析 FoxO3a 的亚细胞定位

Figure 11-1-7　Immunofluorescence analysis of subcellular localization of FoxO3a （green）

血管外科疾病图解

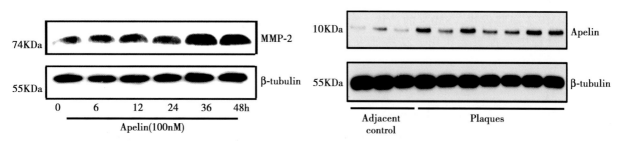

图 11-1-8　Apelin 诱导血管平滑肌细胞迁移过程中 MMP-2 表达升高

Figure 11-1-8　Effect of apelin-induced VSMC migration increase MMP-2 expression

图 11-1-9　免疫印记法分析 aplelin 在人颈动脉和邻近血管的表达

Figure 11-1-9　Western blot analysis of protein levels of apelin in human atherosclerotic carotid arteries and adjacent normal vessel

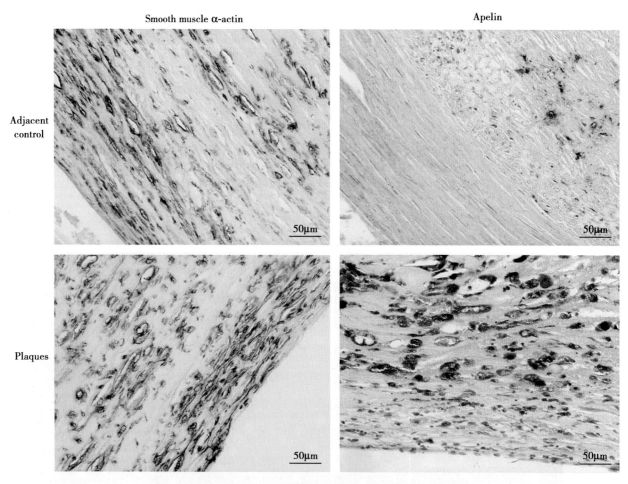

图 11-1-10　α-SMA 和 apelin 在人颈动脉斑块和邻近血管的表达

Figure 11-1-10　Representative immunostaining for α-smooth muscle actin and apelin in sections of atherosclerotic carotid arteries and adjacent normal vessel used as control

442

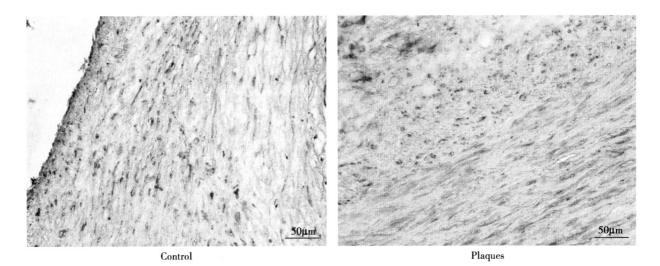

Control   Plaques

图 11-1-11 磷酸化 Akt 在人动脉粥样斑块中的表达
Figure 11-1-11 Expression of phosphorylated Akt in human atherosclerotic plaques

A. 免疫组织化学

A. Immunohistochemistry

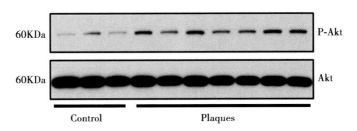

Control   Plaques

图 11-1-11B 免疫印记法分析
Figure 11-1-11B Western blot analysis

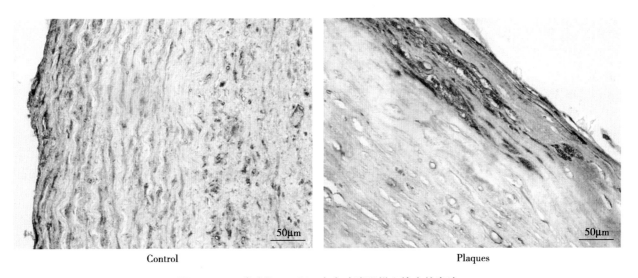

Control   Plaques

图 11-1-12 磷酸化 FoxO3a 在人动脉粥样斑块中的表达
Figure 11-1-12 Expression of phosphorylated FoxO3a in human atherosclerotic plaques

A. 免疫组织化学

A. Immunohistochemistry

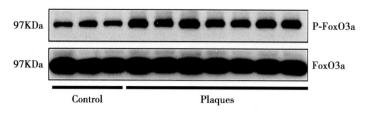

图 11-1-12B　免疫印记法分析
Figure 11-1-12B　Western blot analysis

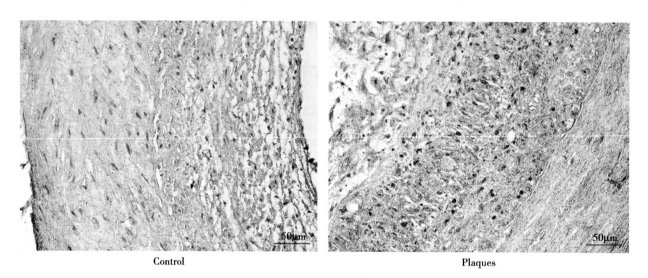

图 11-1-13　磷酸化 MMP-2 在人动脉粥样斑块中的表达
Figure 11-1-13　Expression of phosphorylated MMP-2 in human atherosclerotic plaques
A. 免疫组织化学
A. Immunohistochemistry

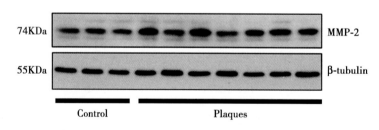

图 11-1-13B　免疫印记法分析
Figure 11-1-13B　Western blot analysis

（温见燕　王程　刘鹏　吴立玲　潘琳　周允）

▶ 第二节　脂肪细胞因子与血管钙化

　　血管钙化是动脉粥样硬化、糖尿病血管病变、慢性肾病、骨质疏松和衰老等疾病发生发展过程中普遍存在的病理生理现象。研究表明,血管钙化已经被视为心血管事件的独立危险因素,它会使血管僵硬性增加,顺应性降低,易导致高血压,引发血栓形成、斑块破裂,导致心血管疾病的高发病率和高死亡率。最初,人们对血管钙化并不是十分关注,只是把它看作骨骼外成骨的一种形式。进入 20 世纪,血管钙化逐渐被当作是一个伴随衰老出现的被动的、不可逆转的、不可调控的退行性改变。直到 20 世纪 90 年代,随着对血管钙化研究的不断深入,人们开始认识到血管钙化是一个与骨发育相似的、主动的、可调控的生物学过程。

越来越多的数据表明,血管钙化的过程受到多种促钙化因子和抑钙化因子的共同调节。其中,脂肪因子在血管钙化发生、发展过程中的作用是近些年开始受到关注的新的研究领域。脂肪因子中有越来越多的成员参与调节血管钙化的过程(表11-2-1),这其中既有促钙化因子如瘦素和CTRP3,也有抑钙化因子如脂联素、网膜素和Apelin,这提示脂肪因子家族各成员很可能在血管钙化过程中以协同或拮抗的方式发挥重要的调节功能,构成了促钙化和抑钙化的复杂的调节网络,二者平衡的打破最终导致血管钙化。因此,脂肪因子在血管钙化中的作用值得进一步探索研究。

表11-2-1 脂肪因子在血管钙化中的作用

脂肪因子	血管钙化	血管钙化评分	脂肪因子	血管钙化	血管钙化评分
瘦素	促进	正相关	TNF-α	促进	正相关
脂联素	抑制	负相关	IL-6	促进	正相关
网膜素	抑制	尚不清楚	抵抗素	促进	正相关
Apelin	抑制	尚不清楚	内脂素	尚不清楚	尚不明确
CTRP3	促进	尚不清楚			

一、瘦素

Parhami等人的研究表明,给予外源性瘦素刺激能够直接促进血管细胞钙化。在从正常牛主动脉血管平滑肌细胞(vascular smooth muscle cell,VSMC)筛选出的能够自发产生钙结节的钙化血管细胞(calcifying vascular cell,CVC)中,瘦素孵育能显著加剧CVC的钙化程度。这一研究首次将脂肪因子与血管钙化联系起来,提示脂肪因子除了在糖脂代谢、免疫和心血管功能调节中具有重要作用外,也可能参与到血管钙化的发生和发展中。此外,Zeadin等利用载脂蛋白E缺陷(apoE$^{-/-}$)小鼠在体水平上也证明瘦素能够促进动脉粥样硬化斑块的钙化。apoE$^{-/-}$小鼠腹腔注射瘦素2个月后发现,注射瘦素组动脉粥样硬化斑块钙化增加近8倍,血管钙化增加近2倍,但斑块大小与表面积并无显著差异。

冠状动脉钙化(coronary artery calcification,CAC)与冠状动脉粥样硬化程度紧密相关,CAC的发生能将冠心病死亡率提高1.7倍,它也是早期诊断冠心病的敏感指标。与动物实验的结果一致,几乎所有的临床资料均显示瘦素与CAC呈正相关。Qasim等检测了860名无糖尿病及冠状动脉疾病临床表现的志愿者的血浆瘦素含量,分析发现在校正了年龄、性别、传统危险因素等干扰之后,血浆瘦素含量与CAC仍呈显著正相关,甚至在进一步校正了代谢综合征和C反应蛋白后,这种相关性仍然存在。

二、脂联素

现有研究证明,脂联素在体内外实验中都被证实具有抑制血管钙化的作用。与瘦素的促血管钙化作用相反,Son等人在体外实验中发现,脂联素可通过磷酸化腺苷酸活化蛋白激酶(AMP-activated protein kinase,AMPK),促进生长阻滞特异基因6(growth arrest-specific gene 6,Gas6)的表达,抑制VSMCs的凋亡,从而逆转TNF-α所引起的VSMC钙化;2009年Luo等人研究发现,喂养30周的脂联素基因敲除(adiponectin$^{-/-}$)小鼠出现轻度的动脉钙化,说明内源性脂联素也可减轻动脉钙化的发生。

脂联素与CAC的关系尚在研究当中。Maahs等在一项涉及101名19~59岁1型糖尿病患者及205名对照者的巢式病例对照研究(nested case control study,NCCS)中发现,血浆低脂联素水平独立于其他心血管危险因素,与动脉粥样硬化临床前期进展呈显著正相关;在860名无糖尿病及冠状动脉疾病临床表现的志愿者中发现,血浆低脂联素水平与CAC无明显相关性。这些研究提示在不同疾病患者及不同样本中,血浆脂联素水平与CAC关系可能并不完全一致,尚需多中心、大样本临床资料进一步明确血浆脂联素水平能否作为 CAC 的独立预测因素。

三、网膜素

网膜素是 2003 年发现的一种特异表达于网膜脂肪组织的脂肪因子,它广泛参与内分泌、能量代谢、炎症及动脉粥状硬化的发生和发展。Duan 等人的研究发现网膜素-1 能够抑制 CVSMCs 成骨样分化。Xie 等人研究发现骨保护素(osteoprotegerin,OPG)基因敲除(OPG$^{-/-}$)小鼠表现出明显的主动脉和肾动脉中膜钙化。用腺病毒转染的方法使 OPG$^{-/-}$ 小鼠过表达网膜素-1,能够显著改善其胸主动脉中层钙化。作为目前仅知的两种与肥胖呈负相关的脂肪因子,网膜素-1 和脂联素在抑制钙化方面发挥着协同效应,提示网膜素-1 和脂联素水平降低很有可能是肥胖患者血管钙化发病率高的原因。

四、Apelin

Shan 等人的研究证明 Apelin 能够抑制 VSMC 成骨样分化。Apelin 孵育人 VSMCs 即可显著抑制 ALP 的活性、OC 的分泌以及 Runx2 的蛋白表达;孵育 12 天可观察到细胞外基质钙化显著减轻,钙沉积明显减少。进一步的研究表明,Apelin 可能通过 APJ/ERK1/2 和 APJ/PI3K/Akt 信号通路抑制 VSMCs 成骨样分化,从而减轻血管钙化。

五、CTRP3

补体 C1q/TNF 相关蛋白 3(complement-C1q/TNF-related protein 3,CTRP3)属于 CTRP 超家族,是 2001 年 Maeda 等人在小鼠胚胎成纤维细胞系中发现的一种分泌蛋白,后来发现其主要在脂肪组织表达,因此被归为脂肪因子家族的一员。

目前关于 CTRP3 生物学功能的研究仍在不断完善,Maeda 等人发现,CTRP3 在间质软骨原细胞分化过程中表达增高;外源性 CTRP3 可以激活促分裂原活化蛋白激酶(mitogen-activated protein kinase,MAPK)途径,促进间质软骨原细胞的增殖,进而促进软骨细胞的成熟分化。这一结果提示,CTRP3 可能作为骨骼生长因子在骨发育过程中发挥重要的作用。一些细胞因子如转化生长因子 β(transforming growth factor β,TGF-β)在促进成骨的同时也能促进血管钙化。

我们的研究发现:在大鼠慢性肾衰所导致的血管钙化模型中血清和血管局部 CTRP3 的表达水平升高(图 11-2-1,图 11-2-2),提示 CTRP3 可能参与了血管钙化的发生。腺病毒过表达 CTRP3 促进肾衰大鼠血管钙化(图 11-2-3),腺病毒过表达 CTRP3 增加肾衰大鼠腹主动脉钙结节的形成。

动物实验证实,CTRP3 能够促进血管钙化:腹主动脉血管茜素红染色显示对照组几乎没有橘红色钙结节的形成,肾衰组血管中层弹性纤维内出现部分橘红色钙结节,而 Ad-CTRP3 组血管中层弹性纤维内出现大量橘红色钙结节,比肾衰组显著增多,并呈现更为连续的环状分布(图 11-2-4)。腺病毒过表达 CTRP3 促进大鼠离体颈动脉血管环钙化,高磷可以促进离体培养的颈动脉血管环钙沉积,而涂抹 Ad-CTRP3 则能够进一步增加颈动脉血管的钙含量(图 11-2-5,图 11-2-6)。CTRP3 促进离体培养血管平滑肌细胞钙化。

为进一步明确 CTRP3 在血管钙化中的作用,我们以原代培养的大鼠 VSMCs 为对象,使用细胞内钙沉积、ALP 活性和茜素红染色的方法从离体水平检测 CTRP3 对 VSMC 钙化的影响。CTRP3 增加

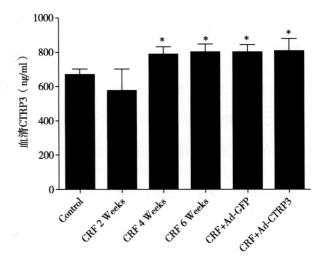

图 11-2-1　使用 ELISA 法检测肾衰大鼠和对照组大鼠血清 CTRP3 水平,肾衰大鼠血清 CTRP3 表达增加
Figure11-2-1　Serum CTRP3 of control and CRF rats were detected by ELISA assay. ＊ $P < 0.05$ vs. Control, the serum level of CTRP3 was elevated in CRF rats

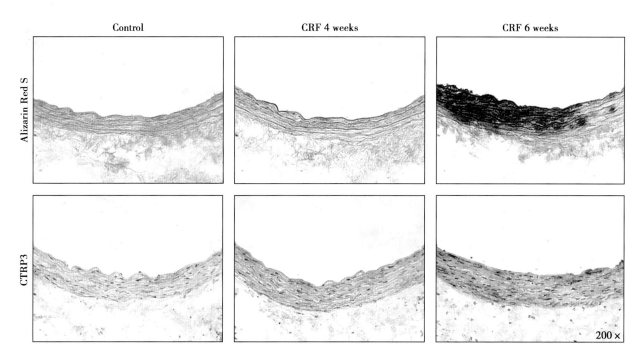

图 11-2-2　使用免疫组织化学和茜素红染色检测肾衰大鼠和对照组大鼠腹主动脉血管局部 CTRP3 和钙结节表达分布（放大 200×）

Figure 11-2-2　The distribution of CTRP3 and calcifying nodules in rat abdominal arteries of control and CRF rats. Frozen sections of rat abdominal arteries underwent alizarin red staining and anti-CTRP3 immunohistochemistry staining（magnification 200×）

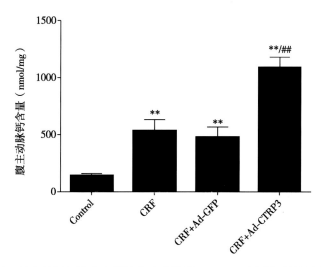

图 11-2-3　过表达慢性肾衰大鼠腹主动脉局部 CTRP3,6 周后取材检测腹主动脉血管钙含量

Figure 11-2-3　The effect of CTRP3 over-expression on calcium content in abdominal artery of CRF rats in vivo. Calcium content was measured on an atomic absorption spectrophotometer at 422. 7 nm. Data were normalized by the dry weight of artery. ＊＊$P<0.01$ vs. Control. ##$P<0.01$ vs. CRF

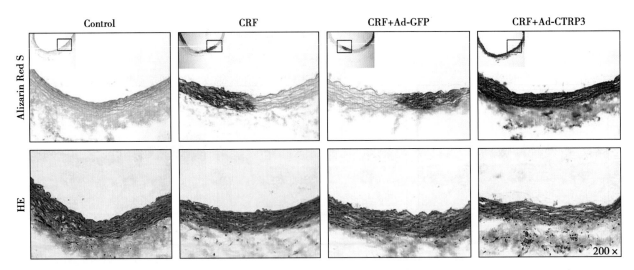

图 11-2-4　过表达慢性肾衰大鼠腹主动脉局部 CTRP3,6 周后取材检测腹主动脉钙结节形成(放大 200×)

Figure 11-2-4　The effect of CTRP3 over-expression on calcified region in abdominal artery of CRF rats in vivo. Frozen sections of abdominal arteries from control and CRF rats underwent alizarin red staining (magnification 200×)

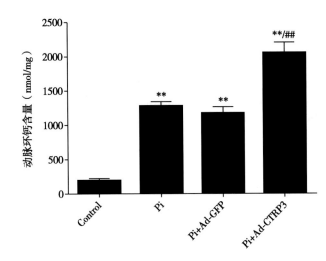

图 11-2-5　过表达大鼠颈动脉血管环局部 CTRP3,6 周后取材检测颈动脉血管环钙含量

Figure 11-2-5　The effect of CTRP3 over-expression on calcium content in carotid artery ring ex vivo. Calcium content was measured on an atomic absorption spectrophotometer at 422.7nm. Data were normalized by the dry weight of artery. ＊＊$P<0.01$ vs. Control. ##$P<0.01$ vs. CRF

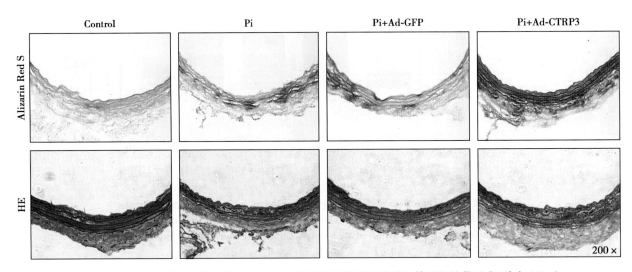

图 11-2-6　过表达大鼠颈动脉血管环局部 CTRP3,6 周后取材检测颈动脉血管环钙结节形成(放大 200×)

Figure 11-2-6　The effect of CTRP3 over-expression on calcified region in carotid artery ring ex vivo. Frozen sections of carotid arteries underwent alizarin red staining (magnification 200×)

VSMCs 钙沉积（图 11-2-7）。CTRP3 增加 VSMCs 中 ALP 活性（图 11-2-8）。CTRP3 增加 VSMCs 钙结节的形成（图 11-2-9）。在钙化的发生过程中，血管中膜的平滑肌从收缩表型向成骨表型转化并发挥着重要的作用，主要表现为平滑肌收缩表型标志分子如 SMA 等表达降低，而成骨表型标志分子如 Runx2、BMP2 等表达增加，VSMCs 从收缩表型向成骨表型转化是发生钙化的关键环节，CTRP3 促进血管平滑肌表型转化（图 11-2-10 ~ 图 11-2-12），促进 VSMCs 向成骨样细胞表型转化（图 11-2-13）。

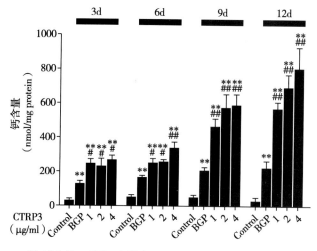

图 11-2-7　CTRP3 增加 VSMCs 钙沉积。不同浓度 CTRP3 刺激 VSMCs 3 ~ 12 天，采用邻甲酚酞络合酮法测定细胞内钙含量

Figure 11-2-7　CTRP3 administration increased calcium content in primary cultured VSMCs. VSMCs were cultured in calcification medium and stimulated with various concentrations of CTRP3（0，1，2，and 4μg/ml）for the indicated times. Calcium contents of the cell layers were measured by atomic absorption spectroscopy and normalized to cellular protein content. * P<0.05，**P<0.01 vs. BGP

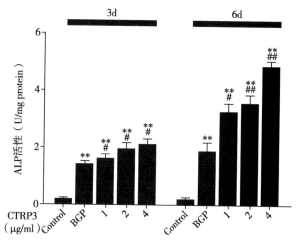

图 11-2-8　CTRP3 增加 VSMCs 活性。不同浓度 CTRP3 刺激 VSMCs 3 ~ 6 天，测定细胞内碱性磷酸酶活性

Figure 11-2-8　CTRP3 administration increased ALP activity in primary cultured VSMCs. VSMCs were cultured in calcification medium and stimulated with various concentrations of CTRP3（0，1，2，and 4 μg/ml）for 3 or 6 d. ALP activity were measured and normalized to cellular protein contents. * P<0.05，** P<0.01 vs. BGP

　　CTRP3 通过 ROS-ERK1/2-RUNX2 通路促进 VSMC 表型转化和钙化，Runx2 是一个成骨细胞特异的转录因子并在血管钙化中发挥着重要作用，而 ROS 产生以及 ERK1/2 等激酶的活化在 CTRP3 促成骨作用中起到关键作用。我们的研究发现，转录因子 Runx2 介导 CTRP3 促 VSMC 钙化的作用。转染 Runx2 shRNA 能显著抑制 CTRP3 诱导的 VSMCs 钙结节的形成（图 11-2-14）。ROS 产生以及 ERK1/2 磷酸化介导 CTRP3

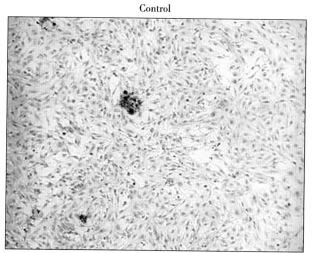
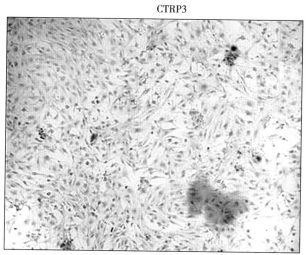

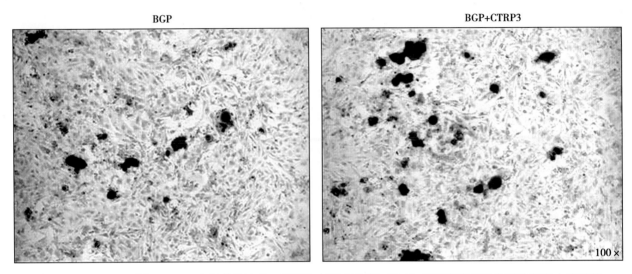

图 11-2-9　CTRP3 增加 VSMCs 钙结节的形成。CTRP3 刺激 VSMCs 12 天,采用茜素红染色测定细胞内钙结节形成(放大 100×)

Figure 11-2-9　CTRP3 administration enhanced calcifying nodules formation in primary cultured VSMCs. VSMCs were cultured in calcification medium in the presence of 2μg/ml CTRP3 for 12 d, and then stained with alizarin red (magnification 100×)

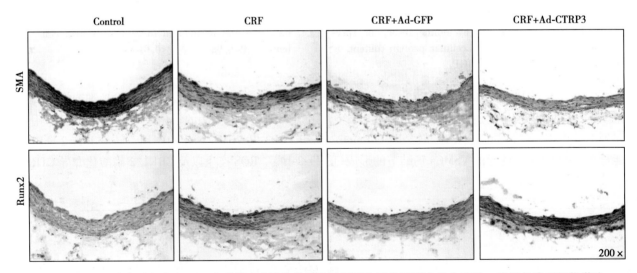

图 11-2-10　腺病毒过表达 CTRP3 促进肾衰大鼠腹主动脉平滑肌表型分子蛋白分布变化。使用免疫组织化学法检测平滑肌表型分子蛋白分布(放大 200×)

Figure 11-2-10　CTRP3 over-expression promoted phenotypic transformation in abdominal arteries of CRFs. Frozen sections of abdominal arteries from control and CRF rats underwent anti-Runx2 and SMA immunohistochemistry staining (magnification 200×)

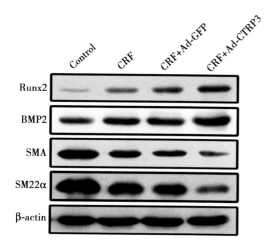

图 11-2-11　腺病毒过表达 CTRP3 促进肾衰大鼠腹主动脉平滑肌表型分子蛋白表达变化。使用免疫印迹法检测平滑肌表型分子蛋白表达

Figure 11-2-11　CTRP3 over-expression promoted phenotypic transformation in abdominal arteries of CRFs. The protein level of bone and SMC markers in vascular tissue were examined by Western blot

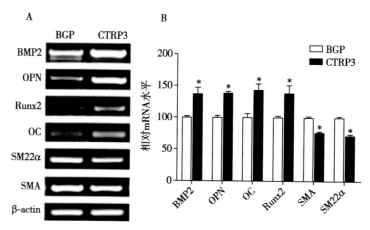

图 11-2-12　CTRP3 促进 VSMCs 表型分子 mRNA 表达变化。CTRP3 刺激 VSMCs 3 天，使用 RT-PCR 法检测 VSMCs 中表型分子 mRNA 表达

Figure 11-2-12　CTRP3 administration promoted phenotypic transformation of VSMCs in mRNA level. VSMCs were exposed to 2μg/ml CTRP3 in calcification medium for 3 d. The expression of osteoblastic phenotype molecules (BMP2, OPN, Runx2, and OC) and contractile phenotype markers (SM22α and SMA) was determined by RT-PCR (A) and quantified normalizing to β-actin (B). *$P<0.05$ vs. BGP

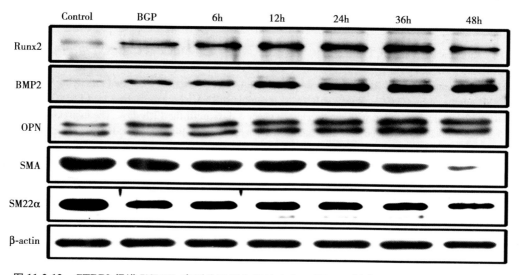

图 11-2-13　CTRP3 促进 VSMCs 表型分子蛋白表达变化。CTRP3 刺激 VSMCs 6 ~ 48 小时，使用免疫印迹法检测 VSMCs 中表型分子蛋白表达

Figure 11-2-13　CTRP3 administration promoted phenotypic transformation of VSMCs in protein level. VSMCs were exposed to 2μg/ml CTRP3 in calcification medium for 6 h to 48 h. The expression of osteoblastic phenotype molecules (Runx2, BMP2, and OPN) and contractile phenotype markers (SM22α and SMA) during VSMC calcification was determined by Western blot

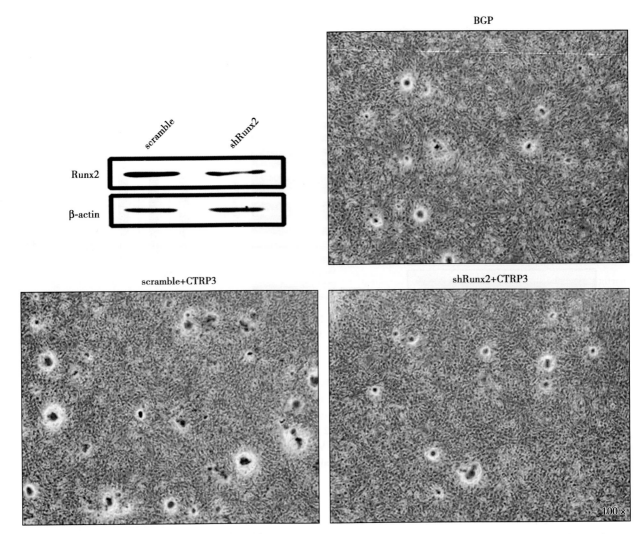

图 11-2-14　Runx2 shRNA 抑制 CTRP3 促进的 VSMCs 钙结节形成。shRNA 抑制 RUNX2 表达后，使用茜素红染色检测 CTRP3 对 VSMCs 钙结节形成的作用（放大 100×）

Figure 11-2-14　Knockdown of Runx2 expression by shRNA almost reversed increased calcifying nodules formation in VSMCs induced by CTRP3. Runx2 shRNA or scramble shRNA were transfected into VSMCs for 48 h, and then CTRP3（2μg/ml）was added with media change every 3 days until the 12th day. The expression of Runx2 in VSMCs was determined by Western blot and quantified normalizing to β-actin. Alizarin red staining was used to detect calcifying nodules formation in VSMCs（magnification 100×）

促进 VSMC 钙化的过程，应用 ROS 清除剂或 ERK1/2 激酶抑制剂（PD98059 或 U0126）预孵育细胞均能明显抑制 CTRP3 对钙结节形成的促进作用（图 11-2-15），说明 CTRP3 经促进细胞内 ROS 产生以及 ERK1/2 磷酸化介导其促进 VSMC 钙化的过程。我们通过进一步的细胞实验明确了转录因子 RUNX2、ROS 产生以及 ERK1/2 磷酸化的上下游关系，从而证实了 ROS-ERK1/2-RUNX2 为 CTRP3 促进 VSMC 表型转化和钙化的信号通路。

本研究结果在体内外证实 CTRP3 是促血管钙化的脂肪因子。外源性 CTRP3 刺激大鼠 VSMCs 能显著增加细胞 ALP 活性、细胞内钙沉积以及钙结节生成；在体内水平，过表达 CTRP3 也能促进腺嘌呤饮食诱导的大鼠慢性肾衰模型中动脉血管的钙化。CTRP3 通过增加 VSMCs 中 ROS 的产生，进而磷酸化 ERK1/2，上调转录因子 Runx2 的表达，从而促进 VSMCs 向成骨样细胞表型转化，最终导致 VSMC 钙化。该研究拓宽了对 CTRP3 生物学功能的认识，为阐明慢性肾衰时血管钙化的发病机制提供了新见解，也为探索防治血管钙化的新靶点提供了理论依据。

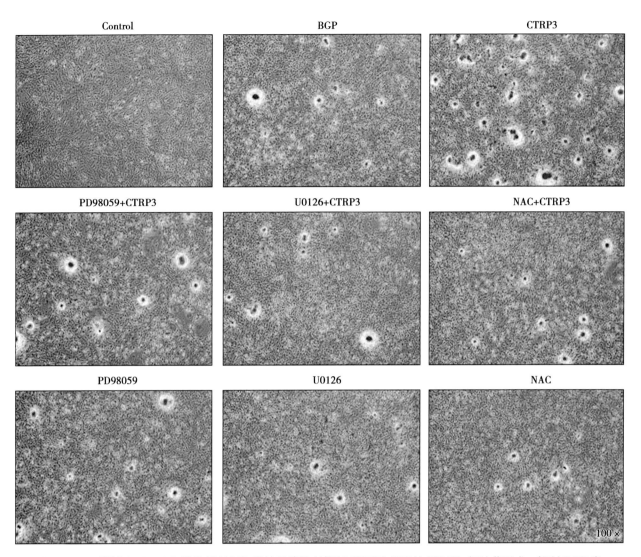

图 11-2-15　预孵育 ERK1/2 激酶抑制剂和活性氧清除剂抑制 CTRP3 促进的 VSMCs 钙结节形成。抑制 ROS 产生和 ERK1/2 磷酸化后,使用茜素红染色检测 CTRP3 对 VSMCs 钙结节形成的作用(放大 100×)

Figure 11-2-15　Pretreatment with inhibitors of ERK1/2 kinase or ROS scavenger could block the promotive effect of CTRP3 on calcifying nodules formation. VSMCs were pretreated by ERK1/2 kinase inhibitors (PD98059, 0.02mmol/L or U0126, 0.01mmol/L) or a ROS scavenger for 30 min and then CTRP3 (2μg/ml) was added with media change every 3 days until the 12th day. Alizarin red staining was used to detect calcifying nodules formation in VSMCs (magnification 100×)

(周允　吴丽玲　王程　温见燕)

参 考 文 献

[1] Waki H,Tontonoz P. Endocrine functions of adipose tissue. Annu Rev Pathol Mech Dis,2007,2:31-56.

[2] Maury E,Brichard SM. Adipokine dysregulation,adipose tissue inflammation and metabolic syndrome,Mol Cell Endocrinol, 2010,314:1-16.

[3] Libby P,Ridker PM,Maseri A. Inflammation and atherosclerosis. Circulation,2002,105:1135-1143.

[4] 国家"九五"科技攻关课题协作组. 我国中年人群心血管病主要危险因素流行现状及从 80 年代初至 90 年代末的变化趋势. 中华心血管病杂志,2001:74-79.

[5] Oda A,Taniguchi T,Yokoyama M. Leptin stimulates rat aortic smooth muscle cell proliferation and migration. Kobe J Med Sci, 2001,47(3):141-50.

[6] Motobayashi Y,Izawa-Ishizawa Y,Ishizawa K,et al. Adiponectin inhibits insulin-like growth factor-1-induced cell migration by

the suppression of extracellularsignal-regulated kinase 1/2 activation, but not Akt in vascular smooth muscle cells. Hypertens Res,2009,32(3):188-193.

[7] Liu QF,Yu HW,You L,et al. Apelin-13-induced proliferation and migration induced of rat vascular smooth muscle cells is mediated by the upregulation of Egr-1. Biochem Biophys Res Commun,2013,439(2):235-240.

[8] Cheng Wang,Jianyan Wen,Yun Zhou,etal. Apelin induces vascular smooth muscle cellsmigration via a PI3K/Akt/FoxO3a/MMP-2 pathway,The International Journal of Biochemistry& Cell Biology,2015,69:173-182.

[9] Jung HS,Park KH,Cho YM,et al. Resistin is secreted from macrophages in atheromas and promotes atherosclerosis. Cardiovasc Res,2006,69(1):76-85.

[10] Johnson RC,Leopold JA,Loscalzo J. Vascular calcification:pathobiological mechanisms and clinical implications. Circ Res,2006,99:1044-1059.

[11] Parhami F,Tintut Y,Ballard A,et al. Leptin enhances the calcificationof vascular cells:artery wall as a target of leptin. Circ Res,2001,88:954-960.

[12] Zeadin M,Butcher M,Werstuck G,et al. Effect of leptin on vascular calcification in apolipoprotein E-deficient mice. Arterioscler Thromb Vasc Biol,2009,29:2069-2075.

[13] Koulaouzidis G,Henein M. Coronary calcification and hormones. Angiology,2011,62:554-564.

[14] Qasim A,Mehta NN,Tadesse MG,et al. Adipokines,insulin resistance,and coronary artery calcification. J Am Coll Cardiol,2008,52(3):231-236.

[15] Son BK,Akishita M,Iijima K,et al. Adiponectin antagonizes stimulatory effect of tumor necrosis factor-alpha on vascular smooth muscle cell calcification:regulation of growth arrest-specific gene 6-mediated survival pathway by adenosine 5'-monophosphate-activated protein kinase. Endocrinology,2008,149:1646-1653.

[16] Luo XH,Zhao LL,Yuan LQ,et al. Development of arterial calcificationin adiponectin-deficient mice:adiponectin regulates arterial calcification. J Bone Miner Res,2009,24:1461-1468.

[17] Maahs DM,Ogden LG,Kinney GL,et al. Low plasma adiponectin levels predict progression of coronary artery calcification. Circulation,2005,111(6):747-753.

[18] Duan XY,Xie PL,Ma YL,et al. Omentin inhibits osteoblastic differentiation of calcifying vascular smooth muscle cells through the PI3K/Akt pathway. Amino Acids,2010,41:1223-1231.

[19] Xie H,Xie PL,Wu XP,et al. Omentin-1 attenuates arterial calcification and bone loss in osteoprotegerin-deficient mice by inhibition of RANKL expression. Cardiovasc Res,2011,92:296-306.

[20] Shan PF,Lu Y,Cui RR,et al. Apelin attenuates the osteoblastic differentiation of vascular smooth muscle cells. PLoS One,2011,6:e17938.

[21] Maeda T,Abe M,Kurisu K,et al. Molecular cloning and characterizationof a novel gene,CORS26,encoding a putative secretory protein and its possible involvement in skeletal development. Journal of Biological Chemistry,2001,276(5):3628-3634.

[22] Zhou Y,Wang JY,Feng H,et al. Overexpression of c1q/tumor necrosis factor-related protein-3 promotes phosphate-induced vascular smooth muscle cell calcification both in vivo and in vitro. Arterioscler Thromb Vasc Biol,2014,34(5):1002-1010.

[23] Clark-Greuel JN,Connolly JM,Sorichillo E,et al. Transforming growth factor-beta1 mechanisms in aortic valve calcification:increased alkaline phosphatase and related events. Ann Thorac Surg,2007,83(3):946-953.

[24] Kirton JP,Wilkinson FL,Canfield AE,et al. Dexamethasone downregulates calcification-inhibitor molecules and acceleratesosteogenic differentiation of vascular pericytes:implications forvascular calcification. Circ Res,2006,98(10):1264-1272.

[25] Wada T,McKee MD,Steitz S,et al. Calcification of vascular smooth muscle cell cultures:inhibition by osteopontin. Circ Res,1999,84(2):166-178.

[26] Tyson KL,Reynolds JL,McNair R,et al. Osteo/chondrocytic transcription factors and their target genes exhibit distinct patterns of expression in human arterial calcification. Arterioscler Thromb Vasc Biol,2003,23(3):489-494.

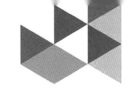

第十二章　干细胞技术在心血管疾病研究中的应用

▶ 第一节　干细胞培养

干细胞是一类具有自我更新和分化潜能的细胞,具有定向分化为内、中和外胚层的能力,在一定条件下可以分化为多种功能细胞,在基础研究、发育生物学和再生医学领域中具有广阔的应用前景。根据干细胞的发育分化潜能分为三类:全能干细胞(totipotent stem cells,TSC)、多能干细胞(pluripotent stem cell)和单能干细胞(unipotent stem cell)。根据干细胞所处的发育阶段分为胚胎干细胞(embryonic stem cells,ESs)和成体干细胞(somatic stem cell)。周琪等利用四倍体囊胚注射方法获得完全由 iPSCs 制备的活体小鼠,首次证明 iPSCs 具有真正的全能性。近年来随着干细胞研究的深入,特别是可诱导的多能干细胞(induced pluripotent stem cells,iPSCs)的诞生,以干细胞为模型在体外模拟器官发育或疾病的发生发展过程,干细胞逐渐成为基础和临床医学研究的热点。

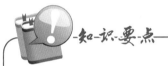知识要点

干细胞特征

干细胞是一类具有自我更新和分化潜能的细胞,并能定向分化为内、中和外胚层。在一定条件下可以分化为多种功能细胞。未分化的干细胞形态特征为:细胞成集落生长,细胞形态圆,体积小,核大,核浆比例高,核仁突出明显,克隆边缘整齐,镜下观察有立体感;而分化的干细胞形态特征为:细胞变长,边界模糊,立体感消失。

干细胞的传代、培养常见的方法如下:

一、依赖于饲养细胞的干细胞培养

依赖于饲养细胞的培养(feeder cell dependent stem cell culture):Matrigel 包被培养板,置于 4℃环境中过夜保存,第二天将小鼠来源的饲养细胞接种到已包被的培养皿上,待细胞完全伸展后备用。饲养细胞是一种经过特殊处理的成纤维细胞,失去了增殖能力,但能为干细胞的生长提供相应的营养成分。准备传代的干细胞去除已分化的细胞成分,弃去培养液,加入适量 Ⅳ 型胶原酶,37℃孵箱内消化三分钟,取出并镜下观察,见克隆边缘卷起后弃胶原酶,重新加入干细胞培养液,手动切割形成大小均一的细胞团,在离心管中利用重力作用自然沉降,重悬细胞并均匀铺种到饲养细胞上,添加 ROCK 抑制剂 Y-27632 能够显著提高传代的效率和克隆存活率,37℃,5% CO_2 条件下培养。干细胞每 7 天传代一次,培养期间可手动去除已分化的细胞成分。用酶消化法结合手动机械切割,可以有效去除分化的细胞和饲养细胞,形成的克隆大小形态比较均一,缺点是耗时较长,劳动量大。

未分化的干细胞形态特征:细胞成集落生长,细胞形态圆,体积小,核大,核浆比例高,核仁突出明显,

克隆边缘整齐,镜下观察有立体感(图 12-1-1,图 12-1-2)。分化的干细胞形态特征:细胞变长,边界模糊,立体感消失(图 12-1-3 ～ 图 12-1-6)。

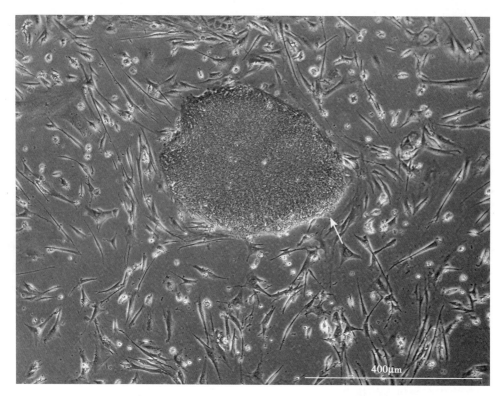

图 12-1-1 在小鼠胚胎成纤维细胞饲养细胞上生长的人可诱导的多能干细胞(hiPSC)克隆,新传代,克隆形态呈现典型的高质量克隆特征:未分化,克隆紧实,边界清楚
Figure 12-1-1 Human induced pluripotent stem cell (hiPSC) colony cultured on mouse embryonic fibroblast (MEF) feeder cells. Asmall "young" colony, this colony display the typical morphology of good-quality colony: undifferentiated, compacted colony with clear borders

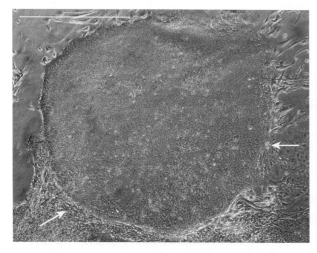

图 12-1-2 可以传代的克隆,克隆紧实形态好,典型克隆 hiPSC 细胞特征:细胞小而圆,核仁清晰明显,核浆比例高,克隆下方自发分化的细胞
Figure 12-1-2 Colonies ready for passaging. Typical hiPSC morphology: small, round cells with prominent nucleoli. High ration of nucleus to cytoplasm, with narrow spaces between the cells. Colony is compacted and ready to passage, the colony is relative good because the spontaneous differentiation

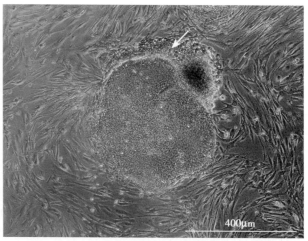

图 12-1-3 有自发分化的克隆
Figure 12-1-3 Colony has spontaneous differentiation

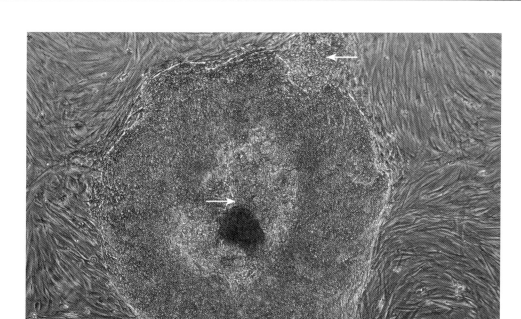

图 12-1-4　克隆中央核部分周边的细胞开始分化
Figure 12-1-4　The cell in the center of the colony and around the edge of the colony are poised to differentiation

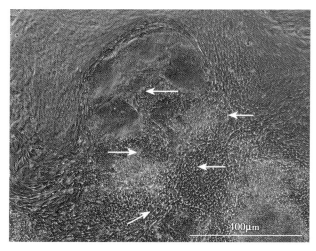

图 12-1-5　分化的 iPSCs 克隆
Figure 12-1-5　The colony of iPSCs in the image is differentiated

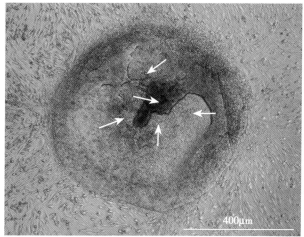

图 12-1-6　分化的 iPSCs 克隆
Figure 12-1-6　Multilayer of the colony lead to dif-ferentiation

二、不依赖于饲养细胞的干细胞培养

不依赖饲养细胞的干细胞培养(feeder free stem cell culture):小鼠来源的饲养细胞制备及鉴定过程繁琐,显著增加了干细胞培养的工作量;小鼠胚胎饲养细胞可能含有动物病原体,会对干细胞的培养造成潜在的干扰,以上因素限制了干细胞的大规模培养。目前已有不需要饲养细胞的无血清培养体系,其特点是最大限度上减少或者消除动物细胞带来的干扰,保证干细胞临床应用的安全性和有效性。目前研究中常用的商品化培养基有 NutriStem、TeSR-E8、X-Vivo 10 等,研究者不需要再准备饲养细胞,因而干细胞的培养过程更为简单(图12-1-7)。

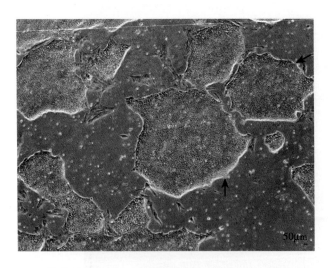

图12-1-7　无饲养细胞培养的人可诱导的多能干细胞（hiPSC）克隆
Figure 12-1-7　Human induced pluripotent stem cell (hiPSC) cultured in feeder free conditions

传代培养后的干细胞能维持干细胞的全能性,主要包括:碱性磷酸酶活性检测,干细胞标志物的检测,畸胎瘤形成实验,干细胞标志物的去甲基化分析,干细胞内源基因的表达分析,核型检测,拟胚体形成等。

（温见燕　王程　Huei-Sheng Vincent Chen）

▶ 第二节　体细胞重编程为可诱导的多能干细胞

过去十年人们对干细胞的研究取得了突破性进展,2006年日本科学家Yamanaka发现:将四种质粒Oct3/4,Sox2,c-Myc,Klf4同时转入小鼠成纤维细胞后可以在体外诱导产生多能干细胞(induced pluripotent stem cells,iPSCs)。虽然现在对转录因子介导的重编程机制尚不十分清楚,但是近年来对如何提高iPSCs重编程效率的研究取得了很大的进步。通过获取患者的成纤维细胞或者外周血单个核细胞,重编程得到iPSCs,再定向分化成相应的组织细胞,就能够在体外模拟相关疾病的发生发展过程,为再生医学研究、药物筛选和疾病治疗提供新的研究思路。

目前能够用于重编程的细胞有原代培养的人成纤维细胞、外周血单个核细胞、T细胞等;常用的载体有腺病毒(adenovirus)、反转录病毒(retrovirus)、仙台病毒(sendai virus)、附加体型载体(episomal vector)等。不同的重编程方法形成iPSCs细胞的效率会有所不同,在产生iPSCs的同时(图12-2-1,图12-2-2),也不可避免地产生重编程不完全的细胞(图12-2-3,图12-2-4),它们的干细胞特性不能长久维持,常在传代的过程中逐渐丢失。

一、整合病毒重编程

第一代iPSCs重编程技术利用反转录病毒载体将四种转录因子转入靶细胞核。这种方法虽然重编程的效率较高(在成年人皮肤来源的成纤维细胞中效率约为0.02%,在胎儿来源的成纤维细胞中效率约为0.1%),但反转录病毒载体会整合到靶细胞基因组,导致基因插入、整合、突变等问题。

二、非整合病毒重编程

腺病毒载体在重编程过程中不会整合到宿主细胞的基因组中,但是重编程的效率较低,在小鼠来源的成纤维细胞中重编程的效率为0.001%~0.0001%,在人来源的成纤维细胞中重编程的效率为0.0002%。

仙台病毒是一种RNA病毒,不会进入细胞核,重编程效率比较高,可以对人的成纤维细胞(效率约1%)和血细胞(效率约0.1%)进行重编程,目前已有商业化的产品,但不同批次的仙台病毒稳定性略有不同,有时候还会产生重编程不完全的细胞,即使重编程成功的iPSCs细胞也需要传代10次以上才能移除病毒。

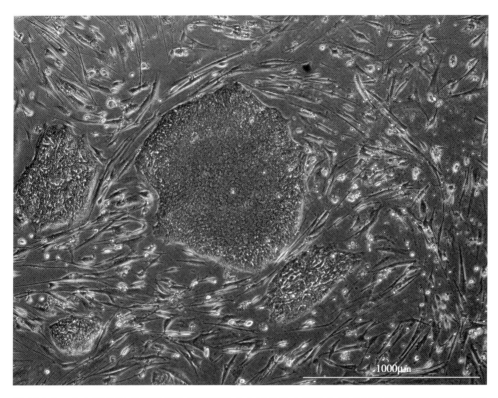

图 12-2-1　在小鼠胚胎成纤维细胞饲养细胞上生长的从人胚胎心房成纤维细胞利用逆转录病毒法产生的人可诱导的多能干细胞(hiPSC)克隆

Figure 12-2-1　Human induced pluripotent stem cell（hiPSC）colonies generated by retrovirus assay from human embryonic atrial fibroblasts were cultured on mouse embryonic fibroblast（MEF）feeder cells

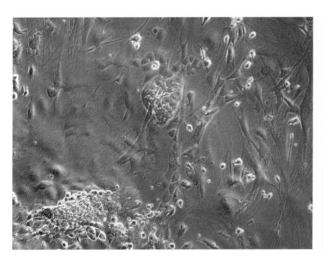

图 12-2-2　在小鼠胚胎成纤维细胞饲养细胞上生长的从人外周血单个核细胞利用附加体法产生的人可诱导的多能干细胞(hiPSC)克隆

Figure 12-2-2　Human induced pluripotent stem cell（hiPSC）colonies generated by episomal vector assay from peripheral blood mononuclear cells were cultured on mouse embryonic fibroblast（MEF）feeder cells

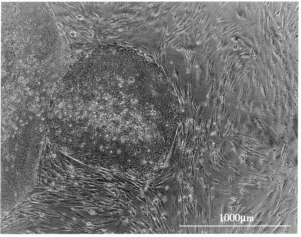

图 12-2-3　人胚胎心房来源的成纤维细胞部分重编程得到的克隆

Figure 12-2-3　Partially reprogrammed iPSCs colonies generate from human embryonic atrial fibroblast cultured on feeder cells

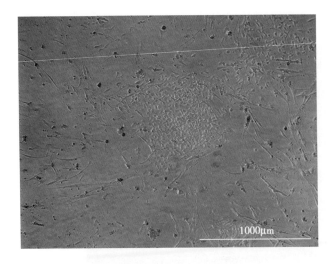

图 12-2-4　人胚胎心房来源的成纤维细胞部分重编程得到的克隆

Figure 12-2-4　Partially reprogrammed iPSCs colonies generate from human embryonic atrial fibroblast cultured on feeders

三、非病毒法重编程

附加体型载体是一种质粒 DNA,它避免了病毒载体的使用,重编程过程中没有外源基因的整合,因此它越来越受到研究者的青睐。但是其重编程的效率较低,只有 0.0003% ~0.0006% ,经过系统优化后效率可大大提高。

不同的重编程方法获得 iPSCs 的效率会有所不同,但即使采用相同的方法进行重编程,其效率也存在差异,尤其在携带基因突变的疾病细胞系上差别更为显著,这可能与疾病特异的突变以及进行重编程细胞的组织来源、代次、细胞状态等因素有关。已有研究发现,组蛋白去乙酰化酶抑制剂如丙戊酸(valproic acid,VPA)和丁酸钠(sodiumbutyrate)、TGFβ 及 MEK 信号通路抑制剂、抑制 ROCK 信号通路、诱导糖酵解及维生素 C(vitamin C)可以极大地提高重编程的效率,5% 氧气的低氧环境也可以使重编程的效率提高 3~5 倍。

重编程得到的 iPSCs 与胚胎干细胞一样具有分化成内、中、外三个胚层的能力,表达 Nanog、SSEA-4、Sox2、TRA-1-60 等干细胞特异标记物(图 12-2-5 ~ 图 12-2-8);在体内可形成含有三个胚层细胞类型的畸胎瘤,在体外可形成胚胎小体并分化为各个胚层的细胞,包括心肌细胞和神经细胞等(图 12-2-9)。胚胎干

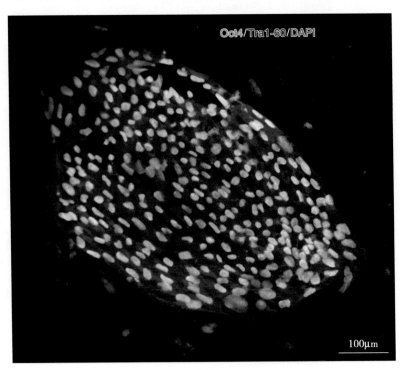

图 12-2-5　hiPSCs 表达内源性干细胞标志物,如 OCT4,Tra1-81,Nanog 和 SSEA4。Oct4 绿色, Tra1-60 红色, DA-PI 蓝色

Figure 12-2-5　hiPSCs expressed significant levels of endogenous pluripotent proteins e. g. OCT4, Tra1-81, Nanog and SSEA4. Oct4 in green, Tra1-60 in red, DAPI in blue

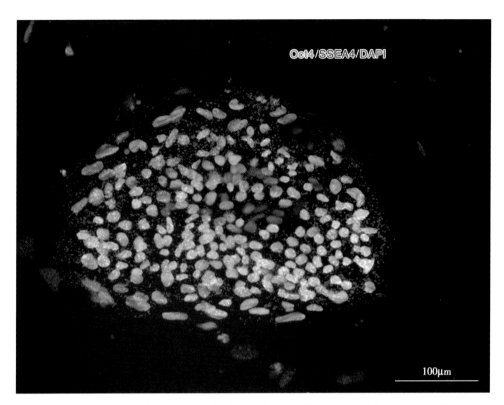

图 12-2-6 hiPSCs 表达内源性干细胞标志物,Oct4 绿色, SSEA4 红色, DAPI 蓝色
Figure 12-2-6 hiPSCs expressed significant levels of endogenous pluripotent proteins, Oct4 in green, SSEA4 in red, DAPI in blue

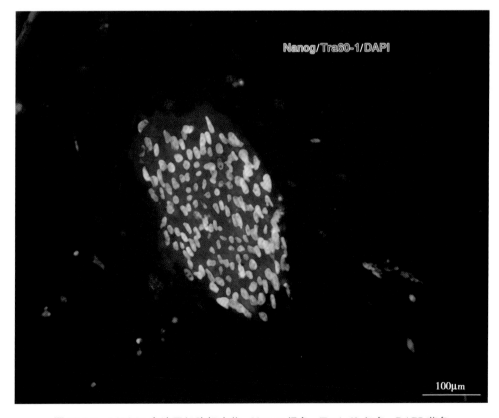

图 12-2-7 hiPSCs 表达干细胞标志物, Nanog 绿色, Tra1-60 红色, DAPI 蓝色
Figure 12-2-7 hiPSCs expressed significant levels of endogenous pluripotent proteins, Nanog in green, Tra60-1 in red, DAPI in blue

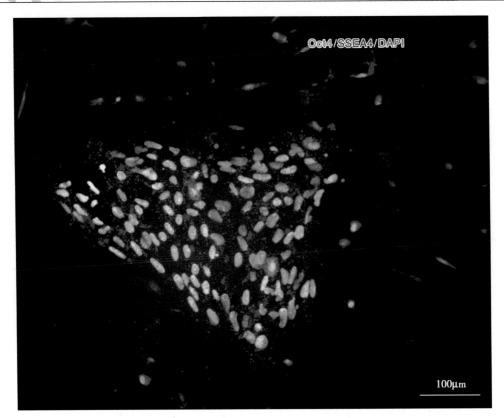

图 12-2-8 hiPSCs 表达干细胞标志物,Oct4 绿色, SSEA4 红色, DAPI 蓝色
Figure 12-2-8 hiPSCs expressed significant levels of endogenous pluripotent proteins, Oct4 in green, SSEA4 in red, DAPI in blue

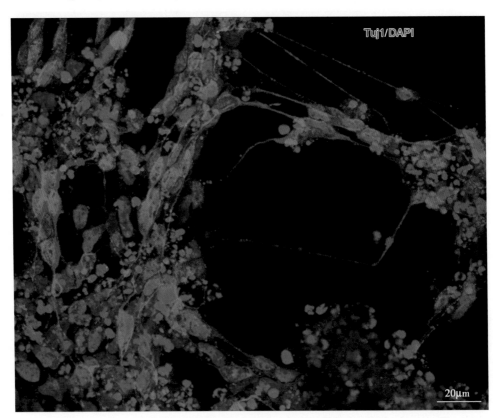

图 12-2-9 hiPSCs 定向分化为神经表达神经标志物 Tuj1,Tuj1 红色, DAPI 蓝色
Figure 12-2-9 Immunofluorescence staining for Tuj1 of iPSCs derive neurons. Tuj1 in red, DAPI in blue

细胞全能性的鉴定主要包括：碱性磷酸酶活性检测，干细胞标志物的检测，畸胎瘤形成实验，干细胞标志物的去甲基化分析，核型检测（图12-2-10），拟胚体形成等。

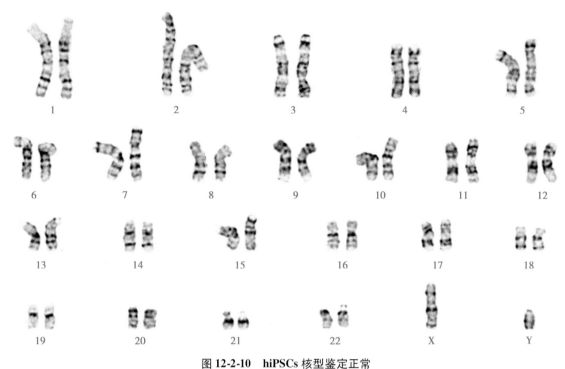

图 12-2-10　hiPSCs 核型鉴定正常

Figure 12-2-10　G-band karyotyping shows a normal karyotype Normal of hiPSCs

（温见燕　王程　**Huei-Sheng Vincent Chen**）

▶ 第三节　干细胞向心脏细胞定向分化

一、干细胞向心脏祖细胞定向分化

干细胞是一类具有自我更新和分化潜能的细胞，具有定向分化为内、中和外胚层的能力，能够在体外分化形成心脏和自主神经等人体所有的组织和器官。近年来随着干细胞研究的深入，特别是可诱导的多能干细胞（induced pluripotent stem cells，iPSCs）的诞生，以干细胞为模型在体外模拟心脏的发育或心血管疾病的发生发展过程，逐渐成为基础和临床医学研究的热点。将干细胞向心血管细胞，尤其是心肌细胞、血管平滑肌细胞以及内皮细胞定向分化，已经成为治疗心血管疾病的新方向。但由于体外诱导分化时间长（通常为 2～4 周），效率不高以及向体内注射有潜在的成瘤性，限制了 iPSCs 分化形成心血管细胞的临床应用。

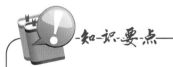知识要点

心脏祖细胞

心脏祖细胞（cardiac progenitor cells，CPCs）是一类居于干细胞和心血管细胞之间的细胞类型，可由 iPSCs 定向诱导分化形成，并具有自我更新和分化潜能；但与能分化成各种类型细胞的干细胞不同，CPCs 的分化方向已经比较确定，通常分化形成心肌细胞、内皮细胞和血管平滑肌细胞，成瘤性的潜在风险显著降低。

已有研究证实,将 iPSCs 来源的心肌细胞移植到发生心肌梗死的心脏组织内,左心室射血分数只能提高 5% ~10%;但如果将 CPCs 来源的心肌细胞移植到心脏心肌梗死组织后,其射血分数可提高 39% ~69%,因此 CPCs 来源的心肌细胞在治疗心血管疾病过程中具有更大的优势。CPCs 对于药物筛选、心肌再生及心脏疾病与心脏早期发育生物学的研究均具有重要意义。如何在无滋养层细胞、无血清条件下采用简单的方法从 iPSCs 获得质量可控、高度纯化的 CPCs 以满足基础研究和医学转化的需求是尚需解决的难题。

二、干细胞向心肌细胞定向分化

人心肌细胞不易获得并且在体外培养很难扩增(图 12-3-1),人胚胎干细胞/可诱导的多能干细胞具有产生不同组织细胞的能力,在一定的条件下可以诱导分化为心肌细胞,用干细胞高效地产生和纯化的心肌细胞在再生医学、药物筛选、研究心肌分化发育等方面具有重要意义,胚胎干细胞/可诱导的多功能干细胞成为在体外研究哺乳动物早期胚胎发生发育、组织分化、疾病的发生发展等病理生理事件中非常有用的工具。

细胞的诱导分化是细胞与其微环境相互间复杂而又精密协调的分子生物学过程,干细胞向心肌细胞分化的主要方法有:

1. 基于胚胎小体(embryonic body,EB)的分化方法 经典的胚胎小体诱导分化:将 iPSCs 消化后传代并铺种到饲养层细胞上培养 4~5 天,用 dispase 消化形成 EB(D0)(图 12-3-2),在具有低贴壁性(low attachment)的培养板中采用 EB 培养液悬浮培养 6 天,6 天后转移到 gelatin 包被过的培养板中继续贴壁生长,在第 7~14 天左右可在镜下观察到具有自发搏动性的心肌细胞形成(图 12-3-3),心肌特异性标志物 α-actiin 免疫荧光鉴定为阳性(图 12-3-4)。这种方法步骤比较繁琐,心肌细胞的产生效率较低。

2. 基于单层细胞的心肌细胞分化方法 这种方法不需要饲养层细胞,干细胞需要以单层细胞的形式生长至 90% 融合度。与传统的 EB 方法不同,这种方法在分化过程中需要加入一些化合物来进行诱导,因而分化效率大大提高。目前常用的分化方法有以下两种:

(1)B27/无胰岛素培养液诱导法:单层干细胞在 TeSR-E8 培养液中培养至 90% 以上融合度,换成 RPMI/B-27 无胰岛素培养液培养,同时加入 GSK-3 信号通路的抑制剂 CHIR99021 孵育 24 小时(D1),24

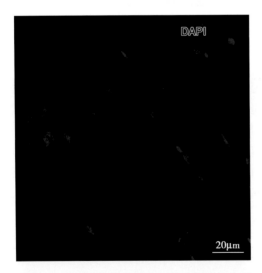

图 12-3-1 免疫荧光检测人胚胎心脏组织心肌特异性标记物

Figure 12-3-1 Immunofluorescence images of human embryonic cardiac cells were double-stained with antibodies

A. 蓝色为 DAPI

A. DAPI in blue

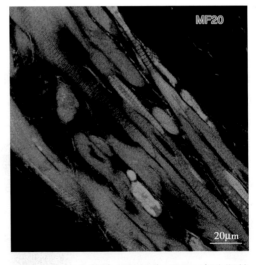

图 12-3-1B 人胚胎心肌细胞,MF20 表达阳性(绿色)

Figure 12-3-1B Immunofluorescence image of human embryonic cardiac cells were stained with MF20(green)

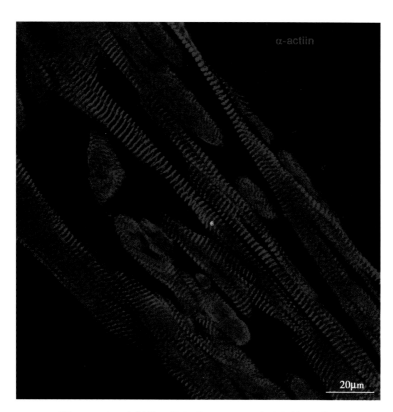

图 12-3-1C　人胚胎心肌细胞,α-actinin 表达阳性(红色)
Figure 12-3-1C　Immunofluorescence image of human embryonic cardiac cells were stained with α-actinin(red)

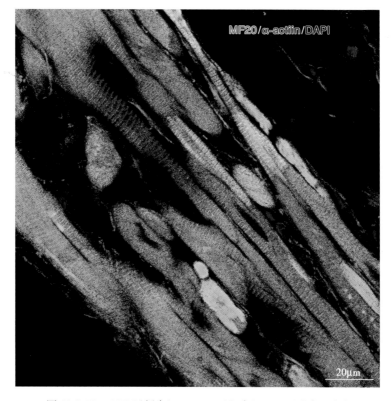

图 12-3-1D　MF20(绿色)/α-actinin(红色)/DAPI(蓝色)重叠
Figure 12-3-1D　MF20(green)/α-actinin(red)/DAPI(blue)merged

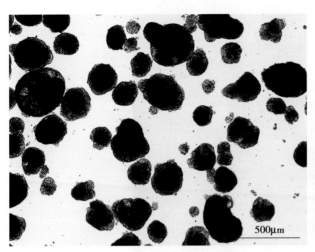

图 12-3-2　光镜下悬浮生长的 EBs
Figure 12-3-2　Phase image of EBs in suspension culture

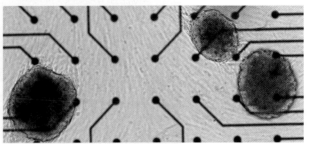

图 12-3-3　iPSCs 通过 EBs 法分化得到的跳动的心肌细胞光镜下的形态
Figure 12-3-3　Representative images of the morphological appearance spontaneously beating cardiomyocytes from iPSCs in EBs

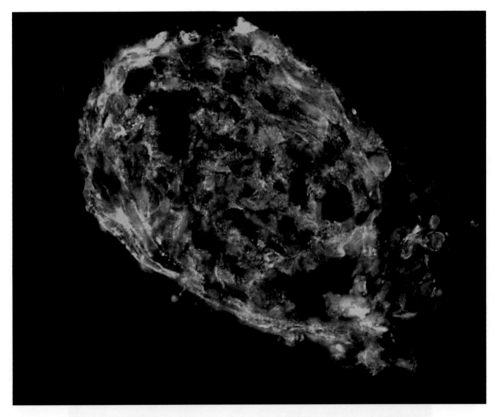

图 12-3-4　EBs 法分化得到的心肌细胞团，心肌特异性的标记物 α-actinin 表达阳性
Figure 12-3-4　EB develop outgrowths containing spontaneously contracting cardiomyocytes identified with immunolabeling of the cardiac-specific protein α-actinin（green）

小时后撤去 CHIR99021,RPMI/B-27 无胰岛素培养液继续培养两天(D2~D3),接着在上述培养液中加入 Wnt/β-catenin 信号通路的抑制剂 IWP2 孵育两天(D4~D5),在 D6 换成 RPMI/B-27 无胰岛素培养液培养直至观察到心肌细胞出现。采用这种方法可以在 D4 检测到心肌细胞标记物 NKX2.5 和 ISL1mRNA 的表达,在 D5 可检测到两者蛋白的表达,具有搏动能力的心肌细胞一般在 D8~D10 即可镜下观察到,在 D12 会大量出现(图 12-3-5)。在 D8 检测到 cardiac troponin T 的表达(图 12-3-6~图 12-3-8)。这种诱导方法产生心肌细胞的效率较高,一般会在 80% 以上。

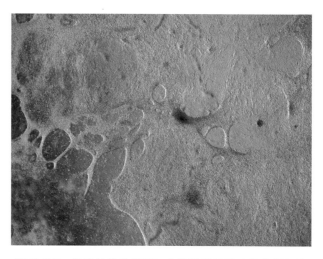

图 12-3-5　单层培养的 iPSCs 分化得到的跳动的心肌细胞光镜下的形态
Figure 12-3-5　Representative images of the morphological appearance cardiomyocytes from iPSCs in monolayer cultures in bright field

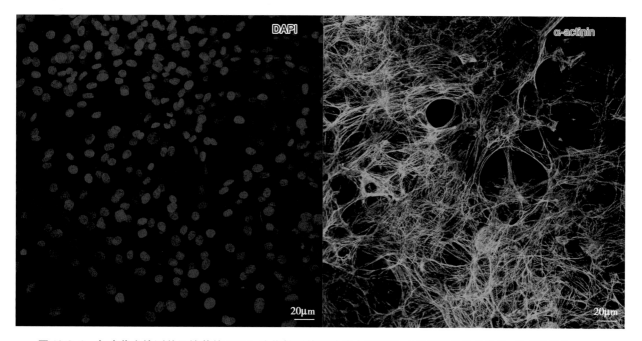

图 12-3-6　免疫荧光检测单层培养的 iPSCs 分化得到的跳动的心肌细胞,心肌特异性的标记物:DAPI 蓝色;α-actinin 绿色
Figure 12-3-6　Representative images of the morphological appearance cardiomyocytes from iPSCs in monolayer cultures identified with immunolabeling of the cardiac-specific protein α-actinin (green)

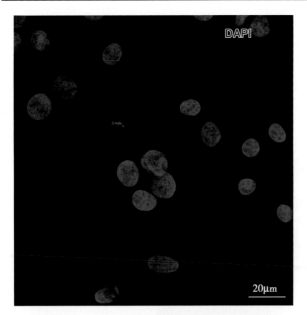

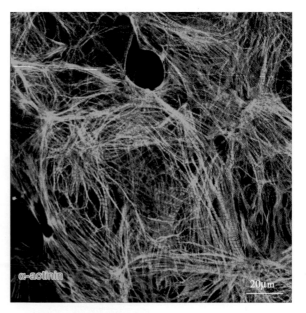

图 12-3-7 免疫荧光检测单层培养的 iPSCs 分化得到的跳动的心肌细胞心肌特异性的标记物

Figure 12-3-7 Representative images of the morphological appearance cardiomyocytes from iPSCs in monolayer cultures identified with immunolabeling of the cardiac-specific protein α-actinin

A. DAPI 蓝色

A. DAPI in blue

图 12-3-7B iPSCs 分化的心肌细胞 α-actinin 绿色

Figure 12-3-7B Immunofluorescence image of iPSCs differentiated cardiomyocytes were stained with α-actinin(green)

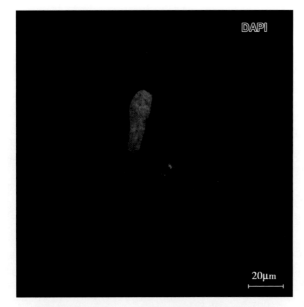

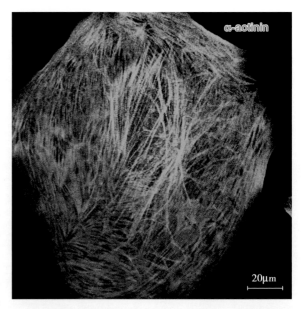

图 12-3-8 免疫荧光检测单层培养的 iPSCs 分化得到的跳动的心肌细胞,特异性的标记物

Figure 12-3-8 Representative images of the morphological appearance cardiomyocytes from iPSCs in monolayer cultures identified with immunolabeling of the cardiac-specific protein

A. DAPI 蓝色

A. DAPI in blue

图 12-3-8B iPSCs 分化的心肌细胞 α-actinin 绿色

Figure 12-3-8B Immunofluorescence image of iPSCs differentiated cardiomyocytes were stained with α-actinin(green)

（2）CDM3 培养液诱导法：这种诱导方法所需的基础培养液包括三种成分：RPMI1640 基础培养液、L-维生素 C-2-磷酸盐（L-ascorbic acid 2-phosphate，L-AA 2-P）以及牛血清白蛋白（bovine serum albumin，BSA），同时在诱导分化的不同阶段加入不同的化合物。简言之，单层干细胞在 TeSR-E8 培养液中培养至90% 以上融合度，换成 CDM3 培养液培养，同时加入 GSK-3 信号通路的抑制剂 CHIR99021 孵育 48 小时（D1 ~ D2），在 D3 换成 Wnt/β-catenin 信号通路的抑制剂 Wnt-C59 孵育两天（D3 ~ D4），后改为 CDM3 培养基持续培养直至跳动的心肌细胞出现。这种诱导方法效率高（80% ~ 95%），费用相对低，产生的心肌细胞可维持搏动长达 200 天。

目前干细胞体外诱导分化得到的心肌细胞具有异质性，通常包括心肌细胞和非心肌细胞，心肌细胞中则包括了起搏细胞、心房肌细胞、心室肌细胞。异质性的心肌细胞移植可能会引起严重的心律失常，得到纯化的心肌细胞对于基础研究和临床前应用尤为重要。

三、心肌细胞的鉴定

1. 镜下观察心肌细胞会产生明显的自发性搏动，这在显微镜下能够清晰地观察到，也是鉴定是否为心肌细胞的最常用指标。

2. 免疫荧光一般在诱导分化 14 天后，心肌细胞即表达标记蛋白，常用的包括 smooth muscle actin（SMA）、cardiac troponin I（cTnI）、cardiac troponin T（cTnT）、MF20、MLC2V、MLC2a、α-actinin 等（图 12-3-6 ~ 图 12-3-8）。

3. 流式细胞仪检测 流式细胞仪技术不仅可以鉴定心肌细胞，还能够进行定量分析和纯化，常用的抗体一般为 cTnT/SMA、cTnT/MLC2a、MF20/BrdU 等。

4. Real-time PCR 常用的检测标记物包括 KDR、ISL、GATA4、NKX2.5、TBX5、MEF2C、TNNT2、MYH6、HCN1、HCN4、KCNQ1 以及 KCNH2 等。

5. 膜片钳分析 CDM3 培养液诱导法产生的心肌细胞，在 D30 ~ D35 时用膜片钳技术可检测到大量的心室肌细胞产生（约占细胞总数的 57%），同时也可检测到心房肌细胞和节律细胞。

（温见燕 王程 Huei-Sheng Vincent Chen）

参 考 文 献

［1］Thomson，J. A，Itskovitz-Eldor J，Shapiro SS. et al. Embryonic stem cell lines derived from human blastocysts. Science，1998，282：1145-1147.

［2］Wen，J. Y，Wei，C. Y，Shah K，et al. Maturation-Based Model of Arrhythmogenic Right Ventricular Dysplasia Using Patient-Specific Induced Pluripotent Stem Cells. Circ J，2015，79（7）：1402-1408.

［3］Zhao XY，Li W，Lv Z，et al. iPS cells produce viable mice through tetraploid complementation. Nature，2009，461（7260）：86-90.

［4］Kim，C，Wong J，Wen J，et al. Studying arrhythmogenic right ventricular dysplasia with patient specific iPSCs. Nature，2013，494（7435）：105-110.

［5］Desai N，Rambhia P，Gishto A. Human embryonic stem cell cultivation：historical perspective and evolution of xeno-free culture systems. Reprod Biol Endocrinol. 2015，13：9.

［6］Lyn Healy，Ludmila Ruban. Atlas of human pluripotent stem cells in culture. New York：Springer，2015.

［7］John R. Masters，Bernhard O. Palsson，James A. Thomson. Human Cell Culture Volume VI：Embryonic Stem Cells，Springer Netherlands，2007.

［8］Takahashi K and Yamanaka S. Induction of pluripotent stem cells from mouse embryonic and adult fibroblast cultures by defined factors. Cell，2006，126：663-676.

［9］Nasir Malik and Mahendra S. Rao. A Review of the Methods for Human iPSC Derivation. Methods Mol Biol，2013，997：23-

33.

［10］ Stadtfeld M,Nagaya M,Utikal J,et al. Inducedpluripotent stem cells generated without viral integration. Science,2008,322: 945-949.

［11］ Zhou W,Freed CR. Adenoviral gene delivery can reprogram human fibroblasts to induced pluripotent stem cells. Stem Cells, 2009,27:2667 2674.

［12］ Huangfu D1,Osafune K,Maehr R,et al. Induction of pluripotent stem cells from primary human fibroblasts with only Oct4 and Sox2. Nat Biotechnol,2008,26(11):1269-1275.

［13］ Warren L,Manos PD,Ahfeldt T,et al. Highly efficient reprogramming to pluripotency and directed differentiation of human cells with synthetic modified mRNA. Cell Stem Cell,2010,7:618-630.

［14］ Mali P,Chou BK,Yen J,et al. Butyrate greatly enhances derivation of human induced pluripotent stem cells by promoting epigenetic remodeling and the expression of pluripotency-associated genes. Stem Cells,2010,28:713-720.

［15］ Noggle S,Fung H-L,Gore A,et al. Human oocytes reprogram somaticcells to a pluripotent state. Nature,2011,478:70-75.

［16］ Lin T,Ambasudhan R,Yuan X,et al. A chemical platform for improved induction of human iPSCs. Nat Methods,2009,6:805-808.

［17］ Ichida JK,Blanchard J,Lam K,et al. A small-molecule inhibitor of TGF-β signaling replaces Sox2 in reprogramming by inducing nanog. Cell Stem Cell,2009,5:491-503.

［18］ Zhu S,Li W,Zhou H,et al. Reprogramming of human primary somatic cells by OCT4 and chemical compounds. Cell Stem Cell,2010,7:651- 655.

［19］ Yoshida Y,Takahashi K,Okita K,et al. Hypoxia enhances the generation of induced pluripotent stem cells. Cell Stem Cell, 2009,5:237-241.

［20］ Chen J,Liu H,Liu J,et al. H3K9 methylation is a barrier during somatic cell reprogramming into iPSCs. Nat Genet,2013,45 (1):34-42.

［21］ Takahashi K,Yamanaka S. A decade of transcription factor mediated reprogramming to pluripotency,Nat Rev Mol Cell Biol, 2016,17(3):183-93.

［22］ Wen W,Zhang JP,Xu J,et al Enhanced generation of integration-free iPSCs from human adult peripheral blood mononuclear cells with an optimal combination of episomal vectors. Stem Cell Reports,2016,6(6):873-884.

［23］ Beltrami,A. P. ,et al. Adult cardiac stem cells are multipotent and support myocardial regeneration. Cell,2003,114(6):763-776.

［24］ Sturzu,A. C. and S. M. Wu. Developmental and regenerative biology of multipotent cardiovascular progenitor cells. Circ Res, 2011,108(3):353-364.

［25］ Martin-Puig,S. ,Z. Wang,and K. R. Chien,Lives of a heart cell:tracing the origins of cardiac progenitors. Cell Stem Cell, 2008,2(4):320-331.

［26］ Murry,C. E. and G. Keller,Differentiation of embryonic stem cells to clinically relevant populations:lessons from embryonic development. Cell,2008,132(4):661-680.

［27］ Burridge,P. W. ,et al. Production of de novo cardiomyocytes:human pluripotent stem cell differentiation and direct reprogramming. Cell Stem Cell,2012,10(1):16-28. Episomal Vectors. Stem Cell Reports,2016,146(6):873-84.

［28］ Verena Schwach,Robert Passier. Generation and purification of human stem cell-derived cardiomyocytes,Differentiation,2016, 91:126-138.

［29］ Birket,M. J. ,Ribeiro,M. C. ,Verkerk,A. O. ,et al. Expansion and patterning of cardiovascular progenitors derived from human pluripotent stem cells. Nat. Biotechnol,2015,1-12.

［30］ Burridge,P. W. ,Matsa,E. ,Shukla,P. ,et al. Chemically defined generation of human cardiomyocytes. Nat. Methods11,2014, 855-860.

［31］ Dambrot,C. ,Buermans,H. P. J. ,Varga,E. ,et al. Strategies for rapidly mapping proviral integration sites and assessing cardiogenic potential of nascent human induced pluripotent stem cell clones. Exp Cell Res,2014,327:297-306.

［32］ Elliott,D. a,Braam,S. R. ,Koutsis,K. ,et al. NKX2-5eGFP/w hESCs for isolation of human cardiac progenitors and cardiomyocytes. Nat Methods,2011,8:1037-1040.

［33］ Lian,X.,Zhang,J.,Azarin,S. M.,et al. Directed cardiomyocyte differentiation from human pluripotent stem cells by modulating Wnt/β-catenin signaling under fully defined conditions. Nat Protoc,2013,8:162-175.

［34］ Van den Berg,C. W.,Elliott,D. A.,Braam,S. R.,et al. Differentiation of human pluripotent stem cells to cardiomyocytes under defined conditions. Methods Mol Biol,2015,1-18.

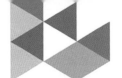

索 引